U0232926

当代中医专科专病诊疗大系

妇产科疾病诊疗全书

主 审 孙光荣 庞国明

主 编 邵丽黎 张海 王成荣 汤艳丽

中国健康传媒集团

中国医药科技出版社

内 容 提 要

本书共分为基础篇、临床篇和附录三大部分，基础篇主要介绍了妇产科疾病的相关理论知识，临床篇详细介绍了常见妇产科疾病的中西医结合认识、诊治、预防调护等内容，附录包括临床常用检查参考值、开设妇产科专病专科应注意的问题。全书内容丰富，言简意赅，重点突出，具有极高的学术价值和实用价值，适合中医临床工作者学习阅读参考。

图书在版编目（CIP）数据

妇产科疾病诊疗全书 / 邵丽黎等主编 . — 北京：中国医药科技出版社，2024.1
（当代中医专科专病诊疗大系）
ISBN 978-7-5214-4181-9

Ⅰ . ①妇…　Ⅱ . ①邵…　Ⅲ . ①妇科病－中医诊断学 ②妇科病－中医治疗法　Ⅳ . ① R271.1

中国国家版本馆 CIP 数据核字（2023）第 200768 号

美术编辑　陈君杞
版式设计　也　在

出版　**中国健康传媒集团** | 中国医药科技出版社
地址　北京市海淀区文慧园北路甲 22 号
邮编　100082
电话　发行：010-62227427　邮购：010-62236938
网址　www.cmstp.com
规格　787 × 1092mm $\frac{1}{16}$
印张　24 $\frac{1}{2}$
字数　615 千字
版次　2024 年 1 月第 1 版
印次　2024 年 1 月第 1 次印刷
印刷　北京印刷集团有限责任公司
经销　全国各地新华书店
书号　ISBN 978-7-5214-4181-9
定价　**198.00 元**

获取新书信息、投稿、为图书纠错，请扫码联系我们。

《当代中医专科专病诊疗大系》
编委会

总 主 审　陈可冀　王　琦　孙光荣　张大宁　李佃贵　刘学勤

总 主 编　庞国明　林天东　王耀献　李　俊　张忠德　张　海

执行总主编　刘清泉　倪　青　韦绪性　胡世平　韩振蕴　温伟波

常务副总主编（按姓氏笔画排序）

马晓昌　王　龙　亢泽峰　方志军　刘光珍　刘金民

关雪峰　李　浩　赵　敏　徐云生　谢　刚　裴晓华

副 总 主 编（按姓氏笔画排序）

于永铎　万永杰　马睿杰　王丰斌　王志刚　王凯锋

王京宝　王建伟　王祥生　王新志　王德辉　邓光锐

卢健棋　田维毅　吕　静　吕志刚　刘建浩　许　斌

李永平　李显筑　李晓东　杨文明　杨英武　杨国强

何清湖　余超刚　张可欣　张永存　张永红　张丽霞

张琳琪　张超云　张景祖　张智民　张勤修　陆润兰

陈　杰　陈卷伟　武洪民　苟文伊　周步高　柳越冬

姜卫中　顾月星　黄伟毅　崔国静　韩颖萍　熊　磊

常 务 编 委（按姓氏笔画排序）

于　睿　于子凯　于雪峰　万富贵　马立人　马宇鹏

王小宁　王广洁　王永杰　王圣治　王志荣　王志强

王利平　王秀芝　王秀阁　王宏献　王忠良　王建伟

王彦华　王振常　王海亮　王菁婧　王清峰　王瑞霞

牛栓柱　方朝晖　邓玉霞　甘洪桥　艾为民　龙新胜

卢　正　叶乃菁　田文敬　田晨光　史亚祥　史马广寒

付　江　冯志海　吕　妍　吕志刚　吕冠华　朱文宗

朱恪材　朱章志　朱智德　乔树芳　任　文　刘　明
刘　洋　刘　辉　刘三权　刘仁毅　刘世恩　刘向哲
刘杏枝　刘佃温　刘建青　刘建航　刘树权　刘树林
刘洪宇　刘静生　刘静宇　闫金才　闫清海　闫惠霞
许凯霞　孙文正　孙文冰　孙永强　孙自学　孙英凯
纪春玲　严　振　苏广兴　李　军　李　扬　李　玲
李　洋　李　真　李　萍　李　超　李　婷　李　静
李　蔚　李　慧　李　鑫　李小荣　李少阶　李少源
李永平　李延萍　李华章　李全忠　李红哲　李红梅
李志强　李启荣　李昕蓉　李建平　李俊辰　李恒飞
李晓雷　李浩玮　李燕梅　杨　荣　杨　柳　杨　楠
杨克勤　连永红　肖　伟　吴　坚　吴人照　吴志德
吴启相　吴维炎　何庆勇　何春红　冷恩荣　沈　璐
宋剑涛　张　芳　张　侗　张　挺　张　健　张文富
张亚军　张国胜　张建伟　张春珍　张胜强　张闻东
张艳超　张振贤　张振鹏　张峻岭　张理涛　张琼瑶
张攀科　陆素琴　陈　白　陈　秋　陈太全　陈文一
陈世波　陈忠良　陈勇峰　邵丽黎　武　楠　范志刚
林　峰　林佳明　杭丹丹　卓　睿　卓进盛　易铁钢
罗　建　罗试计　和艳红　岳　林　周天寒　周冬梅
周海森　郑仁东　郑启仲　郑晓东　赵　琰　赵文霞
赵俊峰　赵海燕　胡天赤　胡汉楚　胡穗发　柳忠全
姜树民　姚　斐　秦蔚然　贾虎林　夏淑洁　党中勤
党毓起　徐　奎　徐　涛　徐林梧　徐雪芳　徐寅平
徐寒松　高　楠　高志卿　高言歌　高海兴　高铸烨
郭乃刚　郭子华　郭书文　郭世岳　郭光昕　郭欣璐
郭泉滢　唐红珍　谈太鹏　陶弘武　黄　菲　黄启勇
梅荣军　曹　奕　崔　云　崔　菲　梁　田　梁　超
寇绍杰　隆红艳　董昌武　韩文朝　韩建书　韩建涛
韩素萍　程　源　程艳彬　程常富　焦智民　储浩然
曾凡勇　曾庆云　温艳艳　谢卫平　谢宏赞　谢忠礼

靳胜利　雷　烨　雷　琳　鲍玉晓　蔡文绍　蔡圣朝

臧　鹏　翟玉民　翟纪功　滕明义　魏东华

3

孙会秀	孙治安	孙艳淑	孙继建	孙绪敏	孙善斌
杜鹃	杜云波	杜欣冉	杜梦冉	杜跃亮	杜璐瑶
李伟	李柱	李勇	李铁	李萌	李梦
李霄	李馨	李丁蕾	李又耕	李义松	李云霞
李太政	李方旭	李玉晓	李正斌	李帅垒	李亚楠
李传印	李军武	李志恒	李志毅	李杨林	李丽花
李国霞	李钍华	李佳修	李佩芳	李金辉	李学军
李春禄	李茜羽	李晓辉	李晓静	李家云	李梦阁
李彩玲	李维云	李雯雯	李鹏超	李鹏辉	李满意
李增变	杨丹	杨兰	杨洋	杨文学	杨旭光
杨旭凯	杨如鹏	杨红晓	杨沙丽	杨国防	杨明俊
杨荣源	杨科朋	杨俊红	杨济森	杨海燕	杨蕊冰
肖育志	肖耀军	吴伟	吴平荣	吴进府	吴佐联
员富圆	邱彤	何苗	何光明	何慧敏	佘晓静
辛瑶瑶	汪青	汪梅	汪明强	沈洁	宋震宇
张丹	张平	张阳	张苍	张芳	张征
张挺	张科	张琼	张锐	张大铮	张小朵
张小林	张义龙	张少明	张仁俊	张欠欠	张世林
张亚乐	张先茂	张向东	张军帅	张观刚	张克清
张林超	张国妮	张咏梅	张建立	张建福	张俊杰
张晓云	张雪梅	张富兵	张腾云	张新玲	张燕平
陆萍	陈娟	陈密	陈子扬	陈丹丹	陈文莉
陈央娣	陈立民	陈永娜	陈成华	陈芹梅	陈宏灿
陈金红	陈海云	陈朝晖	陈强松	陈群英	邵玲玲
武改	苗灵娟	范宇	林森	林子程	林佩芸
林学英	林学凯	尚东方	呼兴华	罗永华	罗贤亮
罗继红	罗瑞娟	周双	周全	周丽	周剑
周涛	周菲	周延良	周红霞	周克飞	周丽霞
周解放	岳彩生	庞鑫	庞国胜	庞勇杰	郑娟
郑程	郑文静	郑雅方	单培鑫	孟彦	赵阳
赵磊	赵子云	赵自娇	赵庆华	赵金岭	赵学军

赵晨露　胡　斌　胡永昭　胡欢欢　胡英华　胡家容
胡雪丽　胡筱娟　南凤尾　南秋爽　南晓红　侯浩强
侯静云　俞红五　闻海军　娄　静　娄英歌　宫慧萍
费爱华　姚卫锋　姚沛雨　姚爱春　秦　虹　秦立伟
秦孟甲　袁　玲　袁　峰　袁帅旗　聂振华　栗　申
贾林梦　贾爱华　夏明明　顾婉莹　钱　莹　徐艳芬
徐继国　徐鲁洲　徐道志　徐耀京　凌文津　高　云
高美军　高险峰　高嘉良　高韶晖　郭士岳　郭存霞
郭伟杰　郭红霞　郭佳裕　郭晓霞　唐桂军　桑艳红
接传红　黄　姗　黄　洋　黄亚丽　黄丽群　黄河银
黄学勇　黄俊铭　黄雪青　曹正喜　曹亚芳　曹秋平
龚长志　龚永明　崔伟峰　崔凯恒　崔建华　崔春晶
崔莉芳　康进忠　阎　亮　梁　伟　梁　勇　梁大全
梁亚林　梁增坤　彭　华　彭丽霞　彭贵军　葛立业
葛晓东　董　洁　董　赟　董世旭　董俊霞　董德保
蒋　靖　蒋小红　韩圣宾　韩红卫　韩丽华　韩柳春
覃　婕　景晓婧　嵇　朋　程　妍　程爱俊　程常福
曾永蕾　谢圣芳　靳东亮　路永坤　詹　杰　鲍陶陶
解红霞　窦连仁　蔡国锋　蔡慧卿　裴　晗　裴琛璐
廖永安　廖琼颖　樊立鹏　滕　涛　潘文斌　薛川松
魏　佳　魏　巍　魏昌林　瞿朝旭

编撰办公室主任　高　泉　王凯锋

编撰办公室副主任　王亚煌　庞　鑫　张　侗　黄　洋

编撰办公室成员　高言歌　李方旭　李丽花　许　亦　李　馨
　　　　　　　　　李亚楠

5

坚持中医思维　彰显特色优势
提高临床疗效　服务人民健康

王　序

中医药学是中华民族的伟大创造，是中国古代科学的瑰宝，也是打开中华文明宝库的钥匙，为中华民族的繁衍生息作出了巨大贡献。党和政府历来高度重视中医药工作，特别是党的十八大以来，以习近平同志为核心的党中央把中医药工作摆在了更加突出的位置，中医药改革发展取得了显著成绩。2019 年 10 月 20 日发布的《中共中央 国务院关于促进中医药传承创新发展的意见》指出，传承创新发展中医药是新时代中国特色社会主义事业的重要内容，是中华民族伟大复兴的大事，对于坚持中西医并重，打造中医药和西医药相互补充协调发展的中国特色卫生健康发展模式，发挥中医药原创优势、推动我国生命科学实现创新突破，弘扬中华优秀传统文化、增强民族自信和文化自信，促进文明互鉴和民心相通、推动构建人类命运共同体具有重要意义。

传承创新发展中医药，必须发挥中医药在维护和促进人民健康中的重要作用，彰显中医药在疾病治疗中的独特优势。中医专科专病建设是坚持中医原创思维，突出中医药特色优势，提高临床疗效的重要途径和组成部分。长期以来，国家中医药管理局高度重视和大力推动中医专科专病的建设，从制定中长期发展规划到重大项目、资金安排，都将中医专科专病建设作为重要任务和重点工作进行安排部署，并不断完善和健全管理制度与诊疗规范。经过中医药界广大专家学者和中医医务工作者长期不懈的努力，全国中医专科专病建设取得了显著的成就。

实践表明：专科专病建设是突出中医药特色优势，遵循中医药自身发展规律和前进方向的重要途径；是打造中医医院核心竞争力，实现育名医、建名科、塑名院之"三名"战略的必由之路；是提升临床疗效和诊疗水平的重要手段；是培养优秀中医临床人才，打造学科专科优秀团队的重要平台；是推动学术传承创新、提升科研能力水平、促进科技成果转化的重要途径；是各级中医医院、中西医结合医院提升社会效益和经济效益的有效举措。

事实证明：中医专科专病建设的学术发展、传承创新、经验总结和推广应用，对建设综合服务功能强、中医特色突出、专科优势明显的现代中医医院和中医专科医院，建设国家中医临床研究基地，创建国家和区域中医（专科）诊疗中心及中西医结合旗舰医院，提升基层中医药特色诊疗水平和综合服务能力等方面都发挥着不可替代的基础保障和重要支撑作用。

《中共中央 国务院关于促进中医药传承创新发展的意见》对彰显中医药在疾病治疗中的优势，加强中医优势专科专病建设作出了规划和部署，强调要做优做强骨伤、肛肠、儿科、皮科、妇科、针灸、推拿以及心脑血管病、肾病、周围血管病、糖尿病等专科专病，要求及时总结形成诊疗方案，巩固扩大优势，带动特色发展，并明确提出用 3 年左右时间，筛选 50 个中医治疗优势病种和 100 项适宜技术等任务要求。2022 年 3 月国务院办公厅发布的《"十四五"中医药发展规划》也强调指出，要开展国家优势专科建设，以满足重大疑难疾病防治临床需求为导向，做优做强骨伤、肛肠、儿科、皮肤科、妇科、针灸、推拿及脾胃病、心脑血管病、肾病、肿瘤、周围血管病、糖尿病等中医优势专科专病。要制定完善并推广实施一批中医优势病种诊疗方案和临床路径，逐步提高重大疑难疾病诊疗能力和疗效水平。可以说《当代中医专科专病诊疗大系》（以下简称《大系》）的出版，是在促进中医药传承创新发展的新形势下应运而生，恰逢其时，也是贯彻落实党中央国务院决策部署的具体举措和生动实践。

《大系》是由享受国务院政府特殊津贴专家、全国第六批老中医药学术继承指导老师、全国名中医，第十三届和十四届全国人大代表庞国明教授发起，并组织全国中医药高等院校和相关的中医医疗、教学科研机构 1000 余名临床各科专家学者共同编著。全体编著者紧紧围绕国家中医药事业发展大局，根据国家和区域中医专科医疗中心建设、国家重点中医专科建设，以及省、市、县中医重点与特色专科建设的实际需要，坚持充分"彰显中医药在疾病治疗中的优势"，坚持"突出中医思维，彰显特色主线，立足临床实用，助提专科内涵，打造品牌专科集群"的编撰宗旨。《大系》共 30 个分册，由包括国医大师和院士在内的多位专家学者分别担任自己最擅长的专科专病诊疗全书的主审，为各分册指迷导津、把关定向。由包括全国名中医、岐黄学者在内的 100 多位各专科领域的学科专科带头人分别担任各分册主编。经过千余名专家学者异域同耕，历尽艰辛，寒暑不辍，五载春秋，终于成就了《大系》。《大系》的隆重出版不仅是中医特色专科专病建设的一大成果，也是中医药传承精华，守正创新进程中的一件大事，承前启后，继往开来，难能可贵，值得庆贺！

在 2020 年"全国两会"闭幕后，庞国明同志将《大系》的编写大纲、体例及《糖尿病诊疗全书》等书稿一并送我，并邀我写序。我不是这方面的专家，也未能尽览《大系》的全稿，但作为多年来推动中医专科专病建设的参与者和见证人，仅从大纲、体例、样稿及部分分册书稿内涵质量看，《大系》坚持了持续强化中医思维和中医专科专病特色优势的宗旨，突出了坚持提高临床疗效和诊疗水平及注重实践、实际、实用的原则。尽管我深知中医专科专病建设仍然不尽完善，做优做强专科专病依然任重道远。但我相信，《大系》的出版必将为推动我国的中医专科专病建设和进一步彰显中医药在疾病治疗中的独特优势，为充分发挥中医药在维护和促进人民健康中的重要作用，产生重大而深远的影响。

故乐以此为序。

国家中医药管理局原局长
第六届中华中医药学会会长 王明德

2023 年 3 月 18 日

陈 序

由我国优秀的中医学家、全国名中医庞国明教授等一批富有临床经验的中医药界专家们共同协力合作，以传承精华、守正创新为宗旨，以助力国家中医专科医学中心、专科医疗中心、专科区域诊疗中心、优势专科、重点专科、特色专科建设为目标，编撰并将出版的这套《当代中医专科专病诊疗大系》丛书（以下简称《大系》），是在 2000 年、2016 年由中国医药科技出版社出版《大系》第一版、第二版的基础上，以服务于当今中医专科专病建设、突出中医特色、强化中医思维、彰显中医专科优势为出发点和落脚点，对原书进行了修编补充、拾遗补阙、完善提升而成的，丛书名由第一版、第二版的《中国中西医专科专病临床大系》更名为《当代中医专科专病诊疗大系》。其内容涵盖了内科、外科、妇科、儿科、急诊、皮肤以及骨科、康复、针灸等 30 个学科门类，实属不易！

该丛书的特点，主要体现在学科门类较为齐全，紧密结合专科专病建设临床实际需求，融古贯今，承髓纳新，突出中医特色，既尊重传统，又与时俱进，吸收新进展、新理论和新经验，是一套理论联系实际、贴合临床需要，可供中医、中西医结合临床、教学、科研参考应用的一套很好的工具书，很是可贵，值得推荐。

今国明教授诚邀我在为《大系》第一版、第二版所写序言基础上，为新一版《大系》作序，我认为编著者诸君在中华中医药学会常务理事兼慢病分会主任委员、中国中医药研究促进会专科专病建设工作委员会会长庞国明教授的带领下，精诚团结、友好合作，艰苦努力多年，立足中医专科专病建设，服务于临床诊疗，很接地气，完成如此庞大巨著，实为不可多得，难能可贵，爱乐为之序。

中国科学院院士
国医大师　　陈可冀

2023 年 9 月 1 日

王　序

传承创新发展中医药，是新时代中国特色社会主义事业的重要内容，《中共中央 国务院关于促进中医药传承创新发展的意见》明确指出"彰显中医药在疾病治疗中的优势，加强中医优势专科建设"。因此，对中医专科专病临床研究进行系统整理、加以提高，以窥全貌，就显得十分重要。

2000 年，以庞国明主任医师、林天东国医大师等共同担任总主编，组织全国 1000 余位临床专家编撰的《中国中西医专科专病临床大系》发行海内外，影响深远。二十年过去，国明主任医师再次牵头启动《大系》修编工程，以"传承精华，守正创新"为宗旨，以助力建设国家、省、市、县重点专科与特色专科为目标，丰富更新了大量内容和取得的成就，反映了中医专科研究与发展的进程，具有较强的时代性、实用性，并将书名易为《当代中医专科专病诊疗大系》，凡三十个分册，每册篇章结构，栏目设计令人耳目一新。

学无新，则无以远。这套书立意明确，就其为专科专病建设而言，无疑对全国中医、中西医结合之临床、教学、科研工作，具有重要的参考意义。编书难，编大型专著尤难，编著者们在繁忙的医疗、教学、科研工作之余，倾心打造的这部巨著必将功益杏林，更希望这部经过辛勤汗水浇灌的杏林之树（书）"融会新知绿荫蓬，今年总胜去年红"。中医之学路迢迢，莫负春光常追梦，当惜佳时再登高。

中国工程院院士
国医大师
北京中医药大学终身教授　王琦

2023 年 7 月 20 日于北京

打造中医品牌专科　带动医院跨越发展

——代前言

"工欲善其事，必先利其器。"同样，肩负着人民生命健康和健康中国建设重任的中医、中西医结合工作者，也必当首先要有善其事之利器，即过硬的诊疗技术和解除亿万民众病痛的真本领。《当代中医专科专病诊疗大系》丛书（以下简称《大系》），就是奉献给广大中医、中西医结合专科专病建设和临床诊疗工作者"利器"的载体。期望通过她的指迷导津、方向引领，把专科建设和临床诊疗效果推向一个更加崭新的阶段；期望通过向她的问道，把自己工作的专科专病科室，打造成享誉当地乃至国内外的品牌专科，实施品牌专科带动战略、促助医院跨越式发展，助力中医药事业振兴发展。

专科专病科室是相对于传统模式下的大内科、大外科等科室名称而言的。应当指出的是，专科专病科室亦不是当代人的发明，早在《周礼·天官冢宰》就有"凡邦之有疾病者……则使医分而治之"。"分而治之"就是让精于专科专病研究的医生去分别诊疗。因此，设有"食医""疾医""疡医"等专科医生，只不过是没把"专科专病"诊疗分得那么细和进行广泛宣传罢了。从历代医家著述和学术贡献看，亦可以说张仲景、华佗、叶天士等都是专科专病的诊疗大家。因仲景擅伤寒、叶天士擅温病、华佗擅"开颅术"等，后世与近代的医学家们更是以擅治某病而誉满华夏，如焦树德擅痹病、任继学擅脑病等。因此，诸多名医先贤大家们多是专科专病诊疗的行家里手。

那么，进入 21 世纪以来，为什么说加强中医专科专病建设的呼声一浪高过一浪呢？究其原由大致有四：

首先是振兴中医事业发展、突出中医特色优势的需要。20 世纪 80 年代以后的中医界提出振兴中医的口号，国家也制定了相应的政策，中医事业得到了快速发展。但需要做的事还有很多很多。通过专科专病建设，可以培育、造就一大批高水平的中医、中西医结合专业人才，突出中医特色，总结实用科学的临床经验，推动中医、中西医结合专科专病的深入研究，助力中医药事业振兴发展！

第二是促进中西医协同、开拓医疗新领域的需要。中医、西医、中西医结合是健康中国建设中的三支主要力量，尽管中西医结合在某些领域和某些课题的研究方面取得了一些重大成就和进展，但仍存在着较浅层次"人为"结合的现象，而深层次的基础医学、临床医学等有机结合方面还有大量工作要做。同时，由于现在一些医院因人、财、物等条件的限制，也很难全面开展中西医结合的研究和临床实践。而通过开展专科专病建设，从某些病的基础、临床、药物等系统研究着手，或许将成为开展中西医协同、中西医结合的突破口，逐步建立起基于实践、符合实际的中西医协同、中西医结合的诊疗新体系，以开拓中医、中西医结合临床、教学、科研工作的新领域，实现真正意义上的中西医协同、中西医结合。

第三是服务于健康中国建设和人民大众对中医优质医疗日益增长新要求的需要。随着经济社会的发展和现代科学技术的进步，传统的医疗模式已满足不了人民群众医疗保健的需要，广大民众更加渴望绿色的、自然的、科学的、高效的和经济便捷的传统中医药。因此，开展中医专科专病诊疗，可以引导病人的就医趋向，便于病人得到及时、精准、有效的诊治；专科专病科室的开设，易于积累临床经验、聚焦研究方向、多出研究成果，必将大大促进中医医疗、医药、器械研发的进程，加快满足人民群众对中医药日益增长的医疗保健需求的步伐。

第四是提高两个效益的需要。目前有不少中医、中西医结合医院，尤其是市、县（区）级中医院，在当代医疗市场的激烈竞争中显得"神疲乏力"、缺少建设与发展中的"精气神"，竞争不强的原因虽然是多方面的，但没有专科特色、没有品牌专科活力是其重要的原因之一。"办好一个专科，救活一家医院，带动跨越发展"，已被许许多多中医、中西医医院的实践所证实。可以说，没有品牌专科的医院，是不可能成为快速发展的医院，更不可能成为有特色医院的。加强专科专病建设的实践表明：通过办好专科专病科室，能够快速彰显医院的专业优势与特色优势；能够快速提高医院的知名度，形成品牌影响力；能够快速带动医院经济效益和社会效益的提升；能够快速带动和促进医院的跨越式发展。

有鉴于上述四点，《大系》丛书，应运而生、神采问世，冀以成为全国中医、中西医结合专科专病建设工作者的良师益友。

《大系》篇幅宏大，内容精博，内涵深邃，覆盖面广，共30个分册。每分册分基础篇、临床篇和附录三大部分。基础篇主要对该专科专病国内外研究现状、诊疗进展以及提高临床疗效的思路方法等进行了全面阐述；临床篇是每分册的核心，以病为纲，分列条目，每个病下设病因病机、临床诊断、鉴别诊断、临床治疗、预后转归、预防调护、专方选要、研究进展等栏目，辨证论治、理法方药一线贯穿，使中医专科专病的诊疗系统化、规范化、特色化；附录介绍临床常用检查参考值和专科建设的注意事项（数字资源），对读者临床诊疗具有重要参考价值。

《大系》新全详精，实用性强。参考国内外书籍、杂志等达十万余册，涉及方药数万种，名医论点有出处，方药选择有依据，多有临床验证和研究报告，详略有序，条理清晰，充分反映了当代中医、中西医结合专科专病的临床实践和研究成果概况，其中不乏知名专家的精辟论述、新创方药和作者的独到见解。为了保持其原貌，《大系》各分册中所收集的古方、验方等凡涉及国家规定的稀有禁用中药没有做删改，特请读者在实际使用时注意调换药物，改换替代药品，执行国家有关法规。

本《大系》业已告竣，她是国内 1000 余位专家、学者、编者辛苦劳动的成果和智慧的结晶。她的出版，必将对弘扬祖国中医药学，开展中医、中西医结合专科专病建设，深入开展中医、中西医结合之医疗、教学、科研起到积极的推动作用，并为中医药事业的传承精华、守正创新和人类的医疗卫生保健事业做出积极贡献。

鉴于该《大系》编著带有较强的系统性、艰巨性、广泛性以及编者的认知差别，书中难免存在一些问题，真诚希望读者朋友不吝赐教，以便修订再版。

庞国明

2023 年 7 月 20 日于北京

编写说明

  近几十年来，妇科疾病在细胞生物学、免疫学、医学工程学、分子生物学等基础医学与临床研究方面，发展十分迅速，运用现代科学技术和方法研究中医理论和临床经验，取长补短，不断取得新的成果和突破，妇产科学领域日新月异，突出地显示了中医及中西医结合治疗妇科疾病的巨大优势。有鉴于此，编者立足于临床实用，兼顾理论研究，系统地编写了这部《妇产科疾病诊疗全书》。本书共分为基础篇、临床篇和附录三大部分，基础篇主要介绍了妇产科疾病的相关理论知识，临床篇详细介绍了常见妇产科疾病的中医西医结合认识、诊治、预防调护等内容，附录包括临床常用检查参考值、开设妇产科专病专科应注意的问题。

  本书内容既系统全面又注重临床实用，资料收集全面而翔实，集中体现了编者编著本书的指导思想。一是求全，即全面阐述中医学、西医学及中西医结合对妇产科疾病的系统理论，各种疾病的病因、病理、诊断、鉴别诊断、专家经验、特色疗法等，特别是治疗方法，务求详细全面。二是求新，即重点突出近十年来的新理论、新学说、新诊疗方法。三是求精，即选材要精，文字要简，突出学科特色。四是求实，即论述朴实，资料翔实，原委清楚，着眼实用，查阅方便。为保留方剂原貌，玳瑁、穿山甲等已禁止使用的药品，未予改动，读者在临床应用时应使用相应的替代品。

  本书编者都是从事临床、教学、科研第一线的医学工作者。编者在繁忙的工作之余，查阅了大量国内外近十年来的中西医文献，对新理论、新观点、新技术、新经验、新成果等进行了深入的挖掘和整理，付出了艰辛的劳动。

  编写本书共历时五载，数易其稿，反复讨论，最终方才定稿。由于本书参编者较多，受水平所限，书中难免存在疏漏之处。我们殷切期望广大读者对本书提出宝贵意见，以便修订再版。

编委会

2023 年 6 月

目　录

基础篇

临床篇

附录

数字资源

基础篇

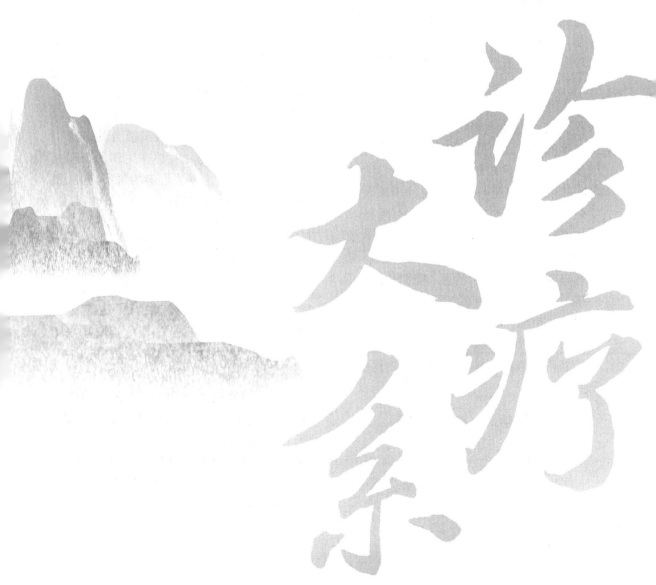

第一章　国内外研究现状及前景

第一节　现状与成就

21世纪以来，随着社会的进步和科学的发展，基础医学、临床医学、医用电子学、光学、免疫学、生物学均取得了很大的成就。这大大丰富了妇产科疾病学的内容，更新了传统观念，长期沿用的西医诊疗方法及保健工作也发生了巨大的变化。同时西医治疗中存在的难题也逐渐地展现出来。如抗生素的大量应用致双重感染；耐药菌株不断增加，有朝一日可能会无法控制一些细菌性疾病的蔓延；缺乏清除细菌性毒素的理想药物；化学药物的毒副作用等。人们逐渐悟出西医治疗并非解除疾病的万全之策。

我国的中医学已有4000多年的历史，是我国人民创造的极为宝贵的科学财富。中医辨证论治治疗了很多疑难、危重病症，很多西医解决不了的病证得以缓解、治愈。我国的中医学既是数千年历史的传统医学，又吸取了近百年来由西方传入的西医学，中、西医在长期的医疗实践中相互学习，逐渐形成了中西医结合这支新生力量。在妇产科疾病的临床治疗上，特别是治疗月经病，中西医结合有新的见解。在基础医学"肾主生殖"的研究上，也有了进一步深化，已进入了临床实践与机制研究相结合的新阶段。妇产科学领域的中西医结合研究前景无限。

一、中医学研究现状与成就

（一）基础理论

中医妇产科基础理论的研究，近年来取得了新的进展。

1. 妇产科医籍整理出版，成绩斐然

中医妇产科古籍虽多，但1949年后出版较少。近年来通过我国各部门的共同努力，先后整理出版了一批中医妇产科古籍，为中医妇产科学的研究提供了很好的参考。现已出版的有《济阴纲目》《妇人规》《产宝》《妇科玉尺》《傅青主女科》《妇人良方大全》《女科备要》《产宝百问》《产嗣要方》《女科要旨》《产科心法》《妇婴宝鉴》《妇科心法要诀》《达生全篇》《女科正宗》《女科论治准绳》《黄帝养胎经》《十产论》等，深受广大中医妇产科工作者的欢迎。

2. 肾气—天癸—冲任—胞宫生殖轴理论

中医女性生殖轴理论最早是20世纪80年代的名老中医罗元恺教授提出的。罗元恺教授认为中医学有完整的指导临床诊疗的理论体系，各个专科又结合其自身特点有其专业的理论。女性在生理、病理上都有其特点，其中最主要者为月经与妊娠，与之关系最密切者是肾气、天癸、冲任的盛衰，它们对女性的生长、发育、生殖与衰老有直接的作用。罗元恺教授根据《素问·上古天真论》中的经典理论，并参阅历代医家的相关论述，逐步探讨肾气、天癸、冲任的内涵和相互关系，最终提出"肾气—天癸—冲任—子宫是直接联系并调节女性月经周期的一个轴"，从而确立中医"肾—天癸—冲任—子宫"的生殖轴理论。后来进一步修改为"肾气—天癸—冲任—胞宫"。它们有序且互相协调，经、带、胎、产、乳才得以正常。若有一个环节失调，则可能出现各种病变。故治疗妇科病时，应适当地调节生殖轴，这是中医治疗妇产科疾病的特色。

3.“女子以肝为先天”讨论

（1）出处　“女子以肝为先天”出自叶天士《临证指南医案》。后世医家多宗此说，并用作女科诊治的理论根据。“女子以肝为先天”与“女人以肝为先天”虽一字之差，但立论有别。《汉语大词典》中“女人”条释为“泛指成年女子”或“妻子”。而“女子”条则释为“泛指女性”或指“处女”。可见“女子”所包含的范围更广。从“女子以肝为先天”而男子无“肝为先天”之文义分析，肝为先天者仅是女子的特定范畴。由此可见，肝为先天是以性别为界限，以男女差异为前提而建立的。肝之生理功能的正常对女性一生健康都是非常重要的，从严格意义上讲，若体现男女性别差异性，强调肝对女性特殊生理病理的重要性，则“女子以肝为先天”论应具有时限性、阶段性，以女子“二七”到“七七”为界。

（2）内涵　女子为何“以肝为先天”？这里的“先天”如果理解为物质概念，是先身而生之先天，显然是不成立的，但从先天的引申义“起决定性、根本性作用”的角度来理解则顺理成章。即“女子以肝为先天”强调肝脏在女性特殊的生理病理中占有重要地位。后世医家依据女子特殊的生理病理特点阐发此论，主要依据有四：第一，女子生理功能之经、孕、胎、产、乳皆以血为本，以气为用，血的生成及功用虽涉及心、脾、肝、肾，却以肝藏血最为重要。第二，治疗妇产科病证，有“少年治肾，中年治肝，老年治脾”之法，肝在中年女子病证治疗上具有重要地位。第三，肝主疏泄而喜条达，肝气郁结易产生诸多妇产科病证，强调疏肝理气在调治妇产科病证时的重要性。第四，肝经环绕阴部，由少腹沿两胁上行，女子孕育、生殖、哺乳等方面的病证多发于肝经部位，肝经为标，肝脏为本，强调肝经和肝脏在女子

病机诊断上的重要意义。上述四点，从不同角度强调了肝在女子生理、病理、诊断、治疗上的重要性。

（3）临床意义

①妇产科疾病重在调肝：“女子以肝为先天”重点强调了女性生理、病理的特殊规律，女子经、孕、胎、产、乳以血为本、以气为用的生理特点及经、带、胎、产、乳的病理变化均与肝主疏泄、肝主藏血等的生理功能、病理改变有着密不可分的关系。调肝法成为妇产科疾病首选之法。如近代中医妇科名家哈荔田依据“万病不离乎郁，诸郁当属肝”之说，尤重调肝之法。调肝之法应包括常规的柔肝、养肝、疏肝、疏肝，以及平肝、清肝、泻肝等法则，并有四逆散、柴胡疏肝散、四物汤、逍遥散等调肝名方。肝出现病理状态，可见太过、不及、热化、寒化之异，又可演变成肝郁、肝火、肝风之类，还具有郁结、上扰、下迫、横乘、流窜之性。因此，调肝法是妇产科常用治法之一，至于具体调肝之法，则需视临床病情而定。如刘奉五就提出妇科常见疾病治肝八法：疏肝调气法、清肝泻火法、清热平肝法、抑肝潜阳法、镇肝息风法、养血柔肝法、化阴缓肝法、暖肝温经法。人是不可分割的整体，在强调“女子以肝为先天”，女性有病应重视调肝的同时，不能否认肾、心、肺、脾等脏腑功能协调在保持女性健康中的重要作用，所以治疗妇产科疾病过程中必须注意脏腑间的相互关系。如治疗月经量少、闭经等妇产科病证时应肝肾同治、肝脾同治。

②调肝治疗其他疾病：肝在女性生理病理及诊治方面具有普遍指导意义。“女子以肝为先天”不仅是指治疗经、带、胎、产等病不离肝，在女性患内科疾病时亦应重视女性与肝的密切关系。如肝之经脉循行上达颠顶，故头痛、头晕可治肝；肝主疏泄，调畅气机促进脾胃气机升降、饮食

物的消化吸收，故厌食症、胃脘痛等脾胃病证均可调肝而愈等。研究发现衰老最根本的原因在于肾精的渐亏，而肝气衰是人体衰老的征兆，肝在衰老中占有重要的地位，调肝可预防疾病，延缓衰老，提示调肝对自体的保健及延缓衰老也有着极其重要的意义。"女子以肝为先天"理论具有了更广阔的应用前景。

（二）临床研究

1. 补肾法机制研究

（1）调节神经内分泌免疫系统　研究表明，肾虚患者有下丘脑－垂体及其所属3个靶腺轴功能紊乱、免疫功能低下的病理特征，补肾能改善神经内分泌免疫系统功能。

（2）对生殖内分泌－免疫的影响　补肾中药复方对围绝经期妇女紊乱的生殖内分泌－免疫网络有良性调节作用。

（3）调节生殖功能　补肾活血法对肾虚型卵泡发育障碍性不孕症有较好的疗效，补肾药通过对性腺轴、肾上腺多水平多靶器官的调节，达到降低雄激素、促排卵作用。

（4）治疗骨质疏松　补肾可以延缓脑组织老化，改变中枢神经递质水平，达到防治骨质疏松的目的。补肾药治疗骨质疏松症的机制还包括促进成骨细胞的增殖、对抗 IL-1 对骨髓基质细胞的影响、间接地抑制破骨细胞活性，使基质金属蛋白酶（MMP-9）mRNA 表达降低，减少骨吸收。

（5）补肾法具有促进性腺功能、促进生长发育、延缓衰老、调节肾上腺皮质功能、增强机体免疫力、调整自主神经功能等方面的作用。

2. 活血化瘀法机制研究

（1）血瘀证的西医学认识　血瘀证的西医学成因可能与微循环障碍、血液流变学异常、血液凝固性增高或纤溶性降低、

血小板聚集性增高或释放功能亢进、血流动力学障碍、血管狭窄、阻塞等有关。

（2）活血化瘀药理研究　近年来对活血化瘀药的药理研究较多。常见的单味药有丹参、川芎、芍药、红花、当归、益母草、血竭、蒲黄、延胡索、三七、大黄、莪术、水蛭等。活血化瘀类中药的作用机制主要在于活其血脉（改善心脑血管功能、血液物理化学性状、血小板及凝血系统功能、微循环等生理功能）、化其瘀滞（抗心肌缺血、脑缺血，抑制血小板聚集，抗凝、抗血栓形成等）。此外，还证实活血化瘀药物具有抑菌、抗病毒、抑制炎症反应、调节免疫功能、提高抵抗力的作用。

（3）活血化瘀在妇科的应用　形成血瘀的原因很多，首先是气滞，因女子血常不足、气常有余，气行滞缓血必涩流，气行有阻，血必不通。另外，血虚同样也可以引起血瘀。血虚不能充盈脉道，不但不能营养脏腑四肢百骸，同样不能营养全身的脉管，血中之气也衰少，因而脉涩血行缓慢，甚至阻脉道以致血瘀，即临床上经常提到的血虚血瘀诸证。在妇产科疾病中，瘀血既是疾病过程中形成的病理产物，又是某些疾病的致病因素。目前研究活血化瘀法在妇科疾病的应用主要有以下几方面。

①修复组织的抗炎作用：妇产科疾病患者在使用活血化瘀疗法后，血液流变性质改善，血流加快，红细胞解聚，毛细血管网开放增多，这些组织的作用和功能得到充分地发挥，在局部血流增加的基础上，同时坏死组织更迅速地被吸收，改善了患者血液的营养，从而促进组织的修复与再生，因此，对妇科各种炎症发生率进行很好的控制，具有很好治疗作用。

②控制血清微量元素含量：血清中微量元素对女性生理、病理方面都具有非常重要影响，人体内酶系统、分泌功能、糖和免疫功能，都有着它的参与。西医学证

明，当 Zn 含量低，垂体分泌功能会受到影响，性腺激素的分泌减少，月经失调；Cu 含量较低，则容易导致习惯性流产，不孕症等疾病。

③调节机体内分泌作用：在临床观察中发现血瘀为高催乳素血症的主要病因病机，活血化瘀能有效降低高催乳素血症，使卵巢功能得到恢复和调整，通过调节患者血液微循环，改善子宫内膜的营养状况，对卵泡发育起到很好的促进作用，有增高某些酶溶解度和卵泡内压力作用，有助于精卵结合和受精卵着床，减少妇女在产期瘀血形成的概率。

3. 中药周期疗法

按月经周期不同时期生理特点采用中药治疗，在辨证论治的基础上，根据月经周期不同时期的病理特点，采用不同的治法和药物来调节冲任功能，调整脏腑、气血、阴阳的正常水平的动态平衡，以恢复肾-冲任-胞宫的生理功能。中药人工周期疗法对下丘脑-垂体-卵巢不是单纯兴奋或抑制，而是具有双向调节、多元化作用。对下丘脑性闭经妇女的垂体 GnRH 起正反馈兴奋作用；对卵巢早衰妇女 GnRh 起负反馈作用；对多囊卵巢综合征患者垂体 LH/FSH 值起调节作用。

二、西医学研究现状与成就

（一）诊断方法

1. 超声检查

（1）产前超声 超声多普勒可监测胎儿—母体循环，评估子宫血液供应、识别胎儿生长受限和胎儿贫血时的胎儿—胎盘血流模式，是产前监测的新亮点。可以在超声介入治疗中发挥着重要作用，超声引导下宫内输血治疗胎儿贫血、识别双胎输血综合征、术中引导激光凝结术以及产前矫正脊柱裂等。对于孕 34~36 周有早产风险的孕妇，产前评估胎儿肺脏成熟度有助于临床决定是否进行产前类固醇皮质激素治疗及其使用疗程。识别宫内感染超声异常特征可为围生期孕妇提供有用信息。

（2）妇科超声 在常规经腹超声和经阴道超声之外，已出现了新的技术和新的应用领域，如盆底超声、妇科超声造影技术等。盆底超声用于诊断女性盆底功能障碍性疾病，主要包括盆腔器官脱垂、压力性尿失禁、大便失禁、梗阻型便秘和性功能障碍等，并可在术后动态监测治疗效果。

一些新的成像技术大大提高了超声诊断的水平。英国学者将水晶成像技术用于探索胚胎发育、显示解剖学结构、诊断内脏构造和畸形。利用超低速血流影像检查技术可检出更多微血管，有利于判断器官结构和血流是否正常。采用自动测量技术，不仅可测量大小，还可测量侧脑室和枕大池等结构。3D、4D 超声技术可还原胎儿颅脑解剖结构及血流构造，使得胎儿产前超声诊断更准确、更形象。以冠状动脉球囊导管行胎儿尿道成形术，可治疗胎儿下尿路梗阻。

超声诊断技术迅速发展，新技术、新软件的出现使得超声诊断在妇产科的应用更加广泛和深入。

2. 三维重建技术

三维重建技术是在传统二维计算机断层扫描图像的基础上，对其进行三维图像及模型的构建，然后再进行定性、定量的研究。这是一项通过绘制三维数据，从而得到的三维形态的影像重建技术。该技术在妇产科恶性肿瘤诊疗方面具有非常大的作用。

3. 扩散加权成像（DWI）

扩散加权成像是目前唯一一种可以观察水分子在活体组织内做微观运动的非侵入性成像方法。由于短径值在正常范围内的盆腔淋巴结也会出现癌细胞浸润抑或是部分增生性淋巴结短径值可能大于 1.0cm，这就导致对许多小转移性淋巴结存在漏诊的可能，以及发生淋巴结假阳性。因此，仅仅依赖淋巴结的短径值来判断淋巴结转移与否并不合理。研究表明，若以表观扩散系数（Apparent diffusion coefficient, ADC）为标准来检测淋巴结转移，其特异度和灵敏度均较高，优于淋巴结短径，进一步的标准化 MRI 前瞻性研究可能为 DWI 在淋巴结检测中的价值提供更多的证据。

4. PET/CT 检查

PET/CT 经过一次成像获取 PET 及 CT 二者图像，集功能与解剖优势于一体，在分子代谢的层面上来评估宫颈癌变及淋巴结浸润的情况，而无关于淋巴结的大小，为淋巴结性质的判定提供更准确的线索。

PET/CT 在检测宫颈癌患者淋巴结转移方面具有很高的诊断价值。PET/CT 在判断宫颈癌转移性淋巴结方面虽然有很高的价值，但是在宫颈癌早期阶段有一定的局限性，对于非常小的淋巴结，其准确性有所下降。

5. PET/MRI 检查

与 PET/CT 相比，PET/MRI 的发展历史相对较短，作为一种多模态分子成像技术受到广泛关注，PET/MRI 作为一种安全的检查方法，能在较短的时间内完成扫描，同时辐射剂量也较低，在很大程度上可以对病灶进行精准定位，对明确宫颈癌的早期分期及淋巴结的性质有重要的指导价值。

随着 PET/MRI 在神经系统疾病方面的应用研究中卓有成效，目前该项检查技术也开始对全身其他肿瘤疾病进行研究，尤其针对女性肿瘤疾病的诊断与治疗。由于 PET/MRI 具有较高的软组织分辨力且根据淋巴结代谢情况判断转移，对于癌细胞宫旁转移、远处转移以及较小淋巴结的浸润更具优势，可以及时修正治疗方案，并对宫颈癌放疗靶区的设计给予更多的有力的参考。根据现有的关于 PET/MRI 在临床应用的研究进展，其在妇科肿瘤疾病诊疗方面很有可能是具有重要指导意义的检查方法，但有关评价 PET/MRI 诊断盆腔转移淋巴结效能的研究较少，仍需多中心大样本研究进一步验证。

6. 多层螺旋 CT（MSCT）

MSCT 有薄层扫描、扫描成像速度快、丰富的后处理等优点，不仅可清楚观察到淋巴结的大小、数目、密度等，还能够对其准确定位及与周围毗邻关系等进行全面分析。

DWI 图像高信号可帮助判断宫颈癌淋巴结的性质，特别是以 ADC 值为标准来判断淋巴结转移时，其特异性和灵敏性均比较高，故较淋巴结短径更有优势，作为一种有效的评判标准，减少许多小淋巴结假阴性及一些淋巴结假阳性的发生。PET/CT 和 PET/MRI 利用融合成像，同时进行全身扫描成像，有着较高的应用前景。临床医生应清楚的是，PET/MRI 和 PET/CT 成像结果均不能替代病理检查结果（即"金标准"），临床医生应在全面评估患者病史及术中情况的基础上做出临床决策。

（二）妇产科肿瘤治疗新进展

妇产科肿瘤在手术治疗、辅助治疗及靶向治疗方面均有突破性进展。靶向治疗的应用使卵巢癌患者的生存状况得到了极大程度的改善。在手术治疗方面，宫颈癌根治性手术在传统开腹手术与腹腔镜手术之间的安全性比较有了更多的研究数据；子宫内膜癌早期手术治疗模式也在不断更新。

（1）一线化疗方案　逐渐奠定"铂类药物联合化疗"的地位，紫杉醇联合卡铂和贝伐珠单抗的 3 周方案是卵巢癌优选化疗方案。

（2）卵巢癌患者聚腺苷二磷酸核糖聚合酶（PARP）生物标志物检测　HRD已成为卵巢癌治疗相关的重要生物标志物。阻滞PARP可以通过破坏DNA复制从而破坏双链DNA，阻断肿瘤细胞的DNA修复途径，最终导致肿瘤细胞死亡。而在PARPi的临床应用中，对患者进行相应的生物标志物检测，有助于选择合适人群，指导临床用药。为了指导和规范卵巢癌PARPi相关的生物标志物检测，2020年10月中国抗癌协会妇科肿瘤专业委员会和中华医学会病理学分会联合制定了《上皮性卵巢癌PARP抑制剂相关生物标志物检测的中国专家共识》。国际妇产科联盟（FIGO）对于分期Ⅱ期及以上、非黏液性卵巢癌，推荐首先进行体系突变和胚系突变BRCA基因检测。检测的主要目的是指导临床用药。对于Ⅰ期卵巢癌患者，进行胚系突变的检测就已满足临床需求，可以帮助患者进行遗传风险的评估。

（3）贝伐珠单抗与PARPi　目前临床上PARPi多应用于卵巢癌的维持治疗，越来越多的证据表明，PARPi也可用于BRCA突变复发性卵巢癌患者的后线治疗。奥拉帕利和rucaparib已获美国FDA批准用于BRCA突变复发性卵巢癌患者的后线治疗，尼拉帕利也获批可用于HRD阳性晚期卵巢癌的后线治疗。

（4）PARPi维持治疗卵巢癌铂类敏感性复发　对于铂敏感复发的卵巢癌患者，含铂类药物化疗后PARPi维持治疗可显著延长患者PFS。对于铂敏感复发的卵巢癌患者，PARPi的应用带来了明显的生存获益，获益的时间被不断延长，这为卵巢癌的治疗带来了革命性的进展。

（三）机器人手术在妇产科领域的应用

机器人手术代表目前微创技术的最高水平。2005年美国食品药品监督管理局（FDA）批准达芬奇机器人手术系统应用于妇产科，现已在临床上广泛应用。达芬奇机器人具有3D高清影像、运动缩放、震颤滤过、灵活的手臂内腕等技术，有效克服了传统腹腔镜手术及开腹手术的局限性。

1. 良性疾病

机器人手术在妇产科良性疾病中的应用比较广泛，包括子宫切除术、子宫肌瘤剔除术、阴道骶骨固定术、子宫内膜异位症的手术治疗、输卵管吻合术、宫颈环扎术、附件手术等。

2. 恶性疾病

机器人手术治疗妇产科恶性疾病，如子宫内膜癌、宫颈癌、卵巢癌等。

机器人辅助下单孔腹腔镜手术包括机器人辅助经脐单孔腹腔镜手术及机器人辅助经阴道自然腔道内镜手术（vNOTES）。单孔手术具有创伤小、伤口美观等优点，更加符合微创理念。机器人辅助下vNOTES技术目前已在子宫肌瘤剔除术、附件切除术、子宫切除术、肿瘤手术中成功实践。

第二节　问题与对策

（一）完善辨证分型和诊断标准

近十几年来，我国许多研究部门对多种疾病的辨证诊断、分型标准进行了大量的研究工作，取得了可喜的成绩。许多中医学、中西医结合医学的专业委员会都制订了比较切合临床实际的诊疗标准。国家中医药管理局发布了《中医病证诊断疗效标准》《中医临床路径》《中医诊疗方案》，国家卫生健康委员会颁布了《中药新药临床研究指导原则》等。许多文献及研究部门都采用了这些标准，对规范中医学辨证论治的标准化、科学化具有很大的作用。但就目前的情况来看，这些标准尚不够普及，仍然有一些文献报道自拟标准，影响了诊断及治疗的判定。此外，由于中医学和西医学在一些疾病上不能直接画等号，中医学的诊断与治疗标准不一定适合西医学疾病的治疗及疗效判定标准。因此，有必要进一步加强标准化问题的研究，结合中医学的辨证论治原则，以西医学的疾病、诊断措施，制订出切合临床实际的辨证分型及疗效判定标准。

（二）中医药对妇产科疾病的疗效判定尚缺乏客观评价

中医学面对的主要是证，疗效的判定也多从症状的轻重程度来衡量，缺乏相应理化定性、定量指标的规范。随着现代科学的发展及疾病统计方法学在医学上的广泛应用，这种因证施治、灵活加减、单个机体症状的观察与判定临床疗效的方法日益受到冲击。单从证的变化判定中医药疗效很难受到西医学界的认可，更难以走向世界。其原因之一为患者的自觉症状受患者周遭环境、社会及患者自身心理因素等影响较大，难以控制这些因素对药物疗效的影响；其二为疾病外在的症状与机体的病理生理改变并非始终一致。如肿瘤早期、动脉粥样硬化症及一些病毒性感染的潜伏期，疾病已经发展到相当严重的程度，但临床却不一定出现相应的临床症状。如何应用中医学自身的方法，或者中西医结合的方法，客观判断中医药的临床疗效，需要政府制订出切合临床实际的客观标准，去规范、推广、实施。

广大医学工作者应用现代科学技术和方法对中医证的实质、证的诊断标准和疗效标准进行了多方面的研究和探索，取得了巨大的成就，如血瘀证、肾虚证、脾虚证等。但就目前的情况来看，尚不够全面、系统，对临床的指导等作用十分有限。

对中药的药理研究以临床疗效观察为主，不够系统、全面，未形成相应的系统理论。从分子水平、基因水平研究中药的有效成分及对妇产科疾病的作用机制，尚不够多。

（三）重难点疾病诊治问题

我国卵巢癌的相关临床研究在某些领域取得了较好的成绩，卵巢癌的普查和早期诊断也受到了极大的关注。卵巢癌的早期诊断一直是重点，近年来有很多新技术和新方法应用于卵巢癌的早期诊断，但仍不够理想，有待于进一步的研究与探讨。

降低孕产妇及围产儿死亡率一直是产科工作的重点和目标，也采取了一系列措施，孕产妇死亡率明显下降，但妊高征仍然对孕产妇和围产儿有严重威胁。其发病机制尚未揭示，免疫学和遗传学研究还有待深入。

羊水栓塞是孕产妇死亡的主要原因之一，如何确诊并提高抢救技术，仍是目前产科的主要课题。

近年来性传播疾病患者逐渐增多，尤其是人类免疫缺陷病毒（HIV）感染患者。HIV 阳性的孕妇、母婴传播等问题值得高度重视。艾滋病的治疗目前仍无好的治疗方法，如何防治艾滋病是我国乃至全世界关注研究的课题。

第三节 前景与思考

近几十年来，广大妇产科医学工作者对妇产科疾病的病因、防治等进行了大量的临床和实验研究，取得了很大进展，并获得了丰富的临床经验。

一、中医学治疗前景

中医学治疗妇产科疾病的效果是值得肯定的，尤其在月经失调、崩漏、围绝经期综合征、不孕症和胎漏等方面，较为理想。

月经病的治疗以调经为主。调经之法分为补肾、调肝、健脾等。近年来多采用辨病与辨证相结合的方法或中药人工周期疗法进行治疗,使月经病的治疗效果得到进一步提高。临床将崩漏分为青春期、育龄期和围绝经期三型,分别采用培补肝肾、疏肝益肝和补益脾肾的治疗方法,或结合中药周期疗法,提高了治疗效果。

中医学治疗带下病有丰富的经验,有资料表明,中医药治疗虚证带下病的效果较好,而西医学对虚证带下病的疗效相对较差。对于实证带下病中医学虽可用清热解毒、利湿止带之法治疗,但效果不是十分理想,常需要配合西药治疗。总的来说,慢性盆腔炎是难治之病,中医药治疗时间虽长,但有望治愈。

胎漏的治疗,西医学与中医学有不同的方法。西医学认为当孕妇出现流产时,说明胚胎发育不良或有畸形,安胎是不可取的,即使用药物安胎,分娩出的胎儿很可能有畸形或体质较虚。中医学运用补肾药治疗胎漏效果较好,分娩出的胎儿经过随访发现,其智商和体力都较未服药组高,也无明显畸形。

产后病患者近十几年来已逐渐减少。但是人工流产术后的闭经、月经失调的发病率逐年增加,放置节育环后出血的患者也逐渐增多,中医药在这方面的研究已经取得了一定的成果。

中药人工周期疗法的建立和推广,提高了不少妇产科疾病的治疗效果。

活血化瘀法在中医学临床各科都占有重要的地位。活血化瘀药不仅有止血和促进瘀血吸收的作用,还有促排卵和调整女性内分泌激素的作用。中医学对妇产科疾病的治疗虽然取得了一定的临床疗效,但有些妇产科疾病目前尚缺乏满意的疗效,如闭经、妇科肿瘤等疾病,需要进一步研究探讨,寻找较好的药物,提高临床治疗

效果。同时,还需进一步研究中药的有效成分、作用机制、剂型。中西医在理论上的、深层次的结合仍将是今后相当长一段时期的重大课题。

二、炎症的诊疗进展与前景

(一)妇科

(1)女性绝经后的30~40年,癌症的发病率逐渐增加。妇科肿瘤的普查及早期诊断在恶性肿瘤的防治中占有重要的地位。计算机辅助细胞学检测系统对宫颈病变的诊断敏感性及准确性很高,检测 HPV 感染也较简便,为大规模的普查提供了很好的手段。

近年来,很多新技术和新方法应用于卵巢癌的早期诊断,目前没有单一筛查早期卵巢癌的特异方法。多数学者认为,应根据患者的年龄、绝经情况、肿瘤家族史、盆腔包块等综合应用多种方法提早发现卵巢癌。当前有妇科常规检查、血清肿瘤标志物测定、阴道超声检查、经阴道彩色多普勒检查等诊断方法。对有卵巢癌家族史的高危人群则可用分子生物学方法检测相关的基因。

(2)妇科肿瘤的诊治越来越系统化、规范化,合理治疗的依据是确切的临床分期。妇科肿瘤的化疗,近年来发展很快,一些新的治疗方案及新药物不断应用于临床,取得了较好的疗效。对高剂量化疗加骨髓造血干细胞移植治疗卵巢癌进行了探讨,为将来治疗难治性卵巢癌提供了一条新途径。

(3)胚胎细胞染色体的迷失分裂及其基因突变、癌细胞的培养、免疫学反应等研究有助于揭开癌症发生的秘密,并提供早期抑制其生长的方法。

(4)体外受精–胚胎移植的开展、助孕技术的研究发展,给广大的不孕症患者带来

了希望和福音。

（二）产科

（1）脐带异常已逐步成为围产儿死亡的重要原因之一，探讨和研究可靠的诊断方法，将为预防脐带异常提供治疗思路。

（2）妊娠期急性脂肪肝起病急，对孕妇及胎儿危害严重，已引起广大产科工作者的高度重视，部分医院开展了肝脏穿刺，提高了该病的诊断准确率。

（3）对出生缺陷的流产病学调查，将对发病的有关因素提供可行的预防措施。

（4）随着产前诊断水平的提高，产前治疗的开展显得越来越迫切。产前治疗多针对遗传因素或非遗传性因素所致的胎儿畸形、脏器发育不良、某些因子缺乏、免疫不和等。虽然目前这方面还处于研究探索阶段，但这些研究无疑为人类征服遗传性疾病和先天性疾病展现了广阔的前景。

第二章　诊断思路与方法

第一节　诊断思路

一、明病识证，病证结合

辨证论治是中医学的精华之一，是中医学治疗疾病的基本原则。朱肱在《南阳活人书》中云："因名识病，因病识证，如暗得明，胸中晓然，无复疑虑而处病不差矣。"张仲景在《伤寒杂病论》皆用"病脉证并治"作为各篇篇首。这些都充分说明临证时要明病识证，病证结合，以提高疗效。若临证时不辨病，只辨证，胸中无全局观念，则辨证将漫无边际，顺逆吉凶，难以预测。"病"与"证"是总体与局部、共性与个性、纲与目的关系。叶天士说："盖病有见证，有变证，有转证，必灼见其初终转变，胸有成竹、而后施之以方。"如月经病的辨证主要针对患者月经的周期、经期、量、色、质等进行辨证；带下病的辨证要针对带下的量、色、质、异常气味及全身伴随症状进行辨证；妇产科痛证的辨证要针对疼痛的部位、时间、性质及兼症进行辨证。

西医学的"辨病"是建立在现代自然科学发展之上，以病因学、病理学、病理生理学、解剖学等为基础，以实验室检查为依据。其辨病比较细致、深入、具体，特异性比较强，治疗针对性比较强。因此，辨病是西医学的特长，西医对疾病的诊断更为准确。在临床时，既要重视中医的辨证，更要重视西医学的辨病，明病才能识证。辨病与辨证相结合，就是要把西医学的辨病与中医学的辨证两者之长相结合，以提高诊断的精确性。如对血瘀性月经过多。中医辨证后，采取以活血化瘀为主并结合止血的方法，效果尚不满意，必须结合辨病。如属于脱膜性的血瘀，又称膜性血瘀证，显然与一般血瘀的属性不同，治疗运用温阳化瘀的方法，疗效就有所提高。又如根据子宫颈炎的局部变化辨证用药，疗效理想。宫颈光红，属阴虚火旺，用养阴生肌散治之；局部腐烂严重，需祛腐生新；局部呈石榴状者，属血瘀证，当活血化瘀；局部肥大淡红，证属气血两虚，治宜补气养血，佐以消炎。通过对基础体温的分析，也有助于辨证。如高温相偏低，温差小于0.3℃，且偏短，高温相不能维持到12天，高温相欠稳定，上升缓慢，均属于阳虚或偏阳虚；高温相偏高，高温相超过37℃，或高温相过长，经行时仍下降不明显者，属于阳旺或阴虚火旺；高温相与低温相起伏不定如犬齿状者，一般与心肝有火，脾胃失和有关。同时，对无证者要从病，无病者则从证论治。

总之，明病识证，在辨病中结合辨证，在辨证中结合辨病，病证结合，才能提高妇产科疾病的临床疗效。

二、审度病势，把握规律

任何疾病都有其发生、发展、变化的规律。详审病势，掌握其演变规律，未雨绸缪，可以提高疗效。诚如张仲景在《金匮要略·脏腑经络先后病脉证第一》中所说："夫治未病者，见肝之病，知肝传脾，当先实脾。四季脾旺不受邪，即勿补之。中工不晓相传，见肝之病，不解实脾，唯治肝也。"妇产科疾病更是如此，不同的疾病均有其内在的联系和演变规律。如肝郁则犯脾，郁久则化火，火盛则动血生风，气滞则血瘀，导致多种妇科疾病，"五脏之伤，穷必及肾"，肝郁最终会影响肾的功能，出现经、带、胎、产、乳病等。女性生殖器官的急、慢性炎症治疗失常，日久必然导致子宫、输卵管的粘连、梗阻而致不孕症等。

三、审证求因，把握病机

辨证论治，审证求因，治病求本是中医学的精髓。有些妇产科疾病常反复发作，病程长，病情复杂，现象与本质不一致，虚实寒热和阴阳表里错综复杂。临床辨证时，既要抓住妇产科疾病的特异症状，谨守病机，深入辨析，反映辨证的深度，又要结合患者的病史、月经史、婚产史、带下史及有关检查进行全面分析，多层次辨证，反映辨证的广度。以审证求因，掌握疾病的本质。如对于妇产科一般辨证为血瘀证者，结合临床症状，妇科检查，辅助检查，如 BBT 测定、超声探查、子宫内膜病检、宫腔镜、腹腔镜的检查等，可明确得出血瘀证的病位、性质、程度、范围等反映疾病本质的临床资料。如子宫肌瘤血瘀证属癥瘕性血瘀证，盆腔感染血瘀证属湿热性血瘀证，子宫内膜增生性血瘀证属膜性血瘀证等。在临床辨证时，要时刻把握疾病本质才能洞幽烛微，条分缕析，分清主次，辨证准确。治疗时才能有的放矢，取得良好疗效。如对妇科出血病证，月经量多、色紫红、有血块、阵发性出血、小腹胀痛，乃血瘀也，此为主症，烦热口渴、脉弦数、舌红、苔薄黄，乃血热也，此为次症，又见气短神疲、懒于行动，则气虚是次证，同时兼见头昏目花、心慌，是兼症。综合分析本病属血瘀证兼有血热。出血导致气随血脱，心脉失养。治疗宜活血化瘀为主，清热凉血为次，补气摄血，养心安神为辅。

第二节　诊断方法

一、辨病诊断

辨病诊断即西医诊断。是以西医学理论为指导，在西医学检查手段的协助下，结合病史、临床症状及体征，以明确病名、病因、发病机制的一种西医学诊断方法。但由于女性在生理、病理上有其特点，故在诊断方法上也有其特异之处。特别是随着专科技术的发展，必须借助现代妇产科学的各种诊查手段，从而提高诊断水平。

1. 问诊

月经的初潮年龄、月经周期、经期时间、月经量及其性质、有无经前不适及月经间期不规则阴道出血、下腹疼痛等，末次月经时间、经量异常者应追问前次月经日期，绝经年龄及绝经后有无阴道出血或异常分泌物。妇科常见症状有外阴瘙痒、阴道流血、白带增多、闭经、不孕、下腹痛、下腹部包块等。

2. 体格检查

包括全身检查、腹部检查和盆腔检查。

（1）乳房检查　要注意其发育及有无包块或分泌物。

（2）腹部检查　为妇科检查的重要部分，应在盆腔检查前进行。注意观察腹部是否隆起或呈蛙腹状，腹部有无瘢痕、静脉曲张、妊娠纹、腹壁疝、腹直肌分离等。触诊腹壁厚度，肝、脾、肾有无增大及压痛，腹部是否有压痛、反跳痛或肌紧张、能否触及包块。包块的位置、大小、形状、质地、活动度、表面是否光滑或高低不平隆起以及有无压痛等。叩诊时注意鼓音和浊音分布范围，有无移动性浊音存在。合并妊娠时，应检查宫底高度、胎位、胎心、胎动等。

（3）盆腔检查　检查器械包括无菌手

套、阴道窥器、齿钳、长镊、子宫探针、宫颈刮板、玻片、棉拭子、消毒液、液状石蜡或肥皂水、生理盐水等。

（4）外阴部检查 包括外阴发育及阴毛多少和分布，有无畸形、水肿、皮炎、溃疡、赘生物或肿块；皮肤黏膜色泽、质地、有无增厚、萎缩，有无静脉曲张；前庭有无潮红、充血、出血点及分泌物。前庭大腺有无红肿、压痛及肿块；尿道口黏膜有无红肿、外翻，尿道旁腺有无积脓、积液、压痛；处女膜形态，阴唇系带是否消失，会阴体有无裂伤，阴道前后壁有无膨出，子宫脱垂或尿失禁等。

（5）阴道检查 观察阴道前后壁和侧壁黏膜颜色，皱襞多少，有无畸形，有无溃疡、充血、出血点、赘生物或囊肿，阴道内分泌物的多少、性质、色泽、有无臭味。白带有异常者应做涂片检查滴虫、真菌、淋病奈瑟菌。

（6）宫颈检查 包括宫颈大小、颜色、外口形状，有无糜烂、撕裂、外翻、腺囊肿、息肉、肿块，宫颈管内有无出血及分泌物，宫颈软硬度以及有无触痛等。

（7）子宫及附件检查 了解子宫位置、大小、形状、软硬度、活动度以及有无压痛、有无肿块、有无畸形。了解附件有无增厚、压痛、肿块或条索状物，肿块大小、软硬度、活动度，与子宫及周围的关系，有无压痛等。

（8）三合诊检查 了解后屈子宫后部、阴道直肠隔、子宫直肠窝、子宫颈旁组织、骶骨韧带、主韧带、骨盆侧壁及后壁、闭孔区淋巴结及直肠本身情况。

3. 辅助检查

包括阴道脱落细胞检查、子宫颈黏液检查、子宫颈涂片、子宫颈液基细胞学检查、子宫颈活组织检查、探针检查、诊断性刮宫、输卵管通液、输卵管造影、后穹隆穿刺、基础体温测定、妊娠试验、阴道

镜、宫腔镜、腹腔镜、羊膜镜、超声波、X线检查、CT、MRI、胎儿监护仪、胎儿成熟度、胎盘功能、胎儿镜检查等。随着科学技术的飞速发展，医学诊断新技术发展迅速。高效液相层析、放射免疫和免疫放射测定、酶联免疫吸附测定、聚合酶链反应和酶学检查技术、单克隆抗体的临床应用、放射性核素检查等新技术在妇产科诊断方面的广泛应用，明显提高了妇产科疾病诊断的准确性。

根据患者病史和全身检查，特别是妇科盆腔检查结果，结合已有的辅助检查资料，对其中有关的阳性发现进行综合分析后，去伪存真，分清主次，弄清它们之间的相互关系，进一步推测疾病可能存在于某脏器，属于何种性质和病因，最后建立诊断或初步诊断。

二、辨证诊断

妇科病的辨证诊断，即从整体观念出发，运用中医学的基础理论，通过望、闻、问、切诊察患者的症状和体征，获取有关疾病的信息，并据之进行综合分析。认识疾病寒、热、虚、实，属阴、属阳等病性，病位在表、在里、在气、在血，属何脏何腑，从而对疾病做出正确的诊断，此为辨证。并用治疗效果反过来验证诊断。

（一）四诊

1. 问诊

问诊是有目的地向患者或随诊者询问病情的一种诊法，在四诊中占有重要地位。《景岳全书·十问》称之为"诊治之要领，临证之首务"。临床医生只有通过详细的问诊，才能获得完整的经、带、胎、产等病史资料，进而了解疾病发生、发展、诊断、治疗经过，现症和其他与疾病有关的情况，为进一步的诊查奠定基础。

（1）问一般情况 包括年龄、婚否、

职业、住址等内容。其中年龄与妇产科疾病的发生有密切关系。首先，年龄可作为诊断的依据。如年逾18周岁月经仍未初潮者，可诊断为原发性闭经；年龄小于40周岁而绝经者，可考虑卵巢功能早衰；妇科肿瘤多发生于40周岁以后的女性。其次，根据不同年龄阶段不同的生理特点有助于诊断确定病变的性质。如不规则阴道出血，青春期少女多为功能性子宫出血，与肾气欠盛，天癸欠充有关；围绝经期则为断经前后诸证，与肾气衰、天癸竭及心肝脾胃功能失调有关；而绝经后老年女性则应警惕是否有生殖系统恶性肿瘤。再次，根据不同年龄，确定相应的治疗方案，如功能性子宫出血患者，育龄期应调月经周期而促排卵，而围绝经期则应促其绝经。问婚育史在妇产科疾病的诊断中也有重要意义。其内容包括婚否、结婚年龄、是否近亲结婚、丈夫健康状况、是否避孕及避孕方法、每次妊娠及分娩经过、是否足月产、产后情况、恶露性状和持续时间、产后有无腹痛和发热、流产次数、是否自然流产等。若婚后同居一年以上，未采取任何避孕措施而不孕者为原发性不孕症；若曾经孕产过，同居一年以上未避孕而不再妊娠者为继发性不孕症。婚否或有无性生活史，对于诊断与妊娠有关的疾病具有重要意义。一些未婚患者不愿诉说实情，影响诊断。医生若有怀疑，应耐心细致，争取配合，同时做相应的辅助检查。切勿盲目听从患者的叙述，放弃必要的检查，以致延误诊断。

（2）问主症 即促使患者就诊的最痛苦的症状，以及其特点和持续时间。主症一般反映疾病的本质证候，可作为辨病辨证的依据。但也有个别患者诉说病情漫无边际，或羞于启齿而不愿吐露真情，如不孕者往往只诉说月经失调、痛经，未婚孕妇常诉月经后期、闭经；患性病女性只诉

白带增多。因此，询问时应善于思考、判断、去伪存真，方可获得真实的主症。同时，对于不同的主症，询问的内容、顺序、侧重点要有所不同，要有针对性。

（3）问现病史及兼症 围绕主症即主诉，询问发病时间、诱因、经过、出现哪些兼症，曾做过何种检查、检查结果、诊断、用药、治疗、效果等。按照经、带、胎、产、乳、外阴的顺序来询问，且要根据主症有针对性、系统性询问。如月经病应重点询问初潮年龄，月经周期，月经期，月经血的量、色、质、味以及伴随的全身症状等。带下病则应询问带下的量、色、质、味，有无血性白带，并应了解其发病的时间、用药情况，是否伴有性交痛、阴痒、阴疮、阴道干涩等。

（4）其他 如既往史、家族史、个人史等信息，对妇产科疾病的诊断和治疗都必不可少，应引起足够重视。

2. 望诊

望诊是指医师有目的地观察患者的神、色、形态、分泌物、排泄物的变化，以测知患者机体的变化，了解疾病的情况。正如《丹溪心法》所说："欲知其内者，当以观其外。诊于外者，斯以知其内者，盖有诸内必形诸外。"《灵枢·本脏》篇云："视其外应，以知其内脏，测知所病矣。"直接诊视经血、带下及恶露的量、色、质，对妇产科疾病的诊断有很大的参考价值。妇科的一般望诊主要指观察患者形体、面目、唇舌、人中、毛发等对妇产科疾病诊断有积极意义的部位。其他望诊与他科无异，可资参考。

（1）望形态 女子到了14岁左右，身体逐渐发育成熟，胸廓、肩部和臀部丰满，乳房隆起，有腋毛及阴毛生长，表现出特有的体态，并有月经来潮。若年逾18周岁而身体矮小，肌肉瘦削，乳房平坦，形同幼女者，为肾气未充；如形体肥胖，虚

浮，面如满月，皮肤粗糙者，多为脾肾气虚而痰湿内盛，多见于月经先期、月经过多、带下病、子肿、闭经、不孕等病；形体消瘦，伴面色萎黄，爪甲色淡，皮肤枯燥不润，多属血虚，每见于月经后期、月经量少、闭经、胎萎不长等。掌腕和手臂屈侧肌肤润泽光滑，为津液气血充沛之象，若枯燥干涩则是津液不足或阴血亏损之证。皮肤粗糙干燥，呈褐色鳞甲状，称肌肤甲错，多为内有瘀血。

（2）望面色　面部色泽的改变，可测知脏腑气血的盛衰。若面色萎黄而身体消瘦，爪甲色淡，为营血不充，化源不足之候，可见于月经后期、月经过少、闭经、不孕等。若面色㿠白而体胖虚浮，多为气虚夹痰，可见于月经过多、月经先期、带下病、不孕等。若面色浮红而颧赤者，为阴虚火旺，多见于阴虚血热之月经不调、闭经、绝经前后诸证。面色晦暗，颊部、额部有暗黑斑，或兼眼眶暗黑者，多为肾气虚衰之象，可见于闭经、崩漏、胎动不安、滑胎、不孕、带下病等。若面色青紫，多为瘀血停滞，常见于痛经、闭经、癥瘕等。面色红有痤疮，月经前后较重者，多属血热。女性乳头周围变黑，手足心的纹路呈黑色，齿龈有紫斑，面部色暗，排除妊娠或行经情况下的色素沉着后，可诊断病位在肾或肝，性质多属"虚"和"瘀"。眼泡鳖黑，多见于带下病或月经病。

（3）望唇口、人中　脾开窍于口，其华在唇，足阳明胃经环口唇。唇口、人中通过诸多经脉与脏腑相互联系，观察其色泽、形态、润泽等变化，有助于了解脾胃的功能、邪正的盛衰、病变的部位及病变性质。正常口唇色泽红润，为气血充沛，化源充足。如口唇红厚，环口肌肤丰腴，提示冲脉气血旺盛。若唇色红绛为血热、鲜红为阴虚火旺，多见于月经先期、月经过多、崩漏、经行吐衄、胎漏、子悬等。

唇色深红而干焦乏津，主内热已盛，津液大伤，常见于产后发热、急性盆腔炎等。唇色淡红或淡白，多为脾虚血亏，常见于崩漏、月经过多、产后失血等出血较多的患者，也可见于血虚型月经量少、闭经、不孕等。若唇色青紫淡暗，或为寒凝血瘀，或为气滞血瘀，多见于痛经、癥瘕、闭经、月经后期等。望人中对女性某些疾病的诊断有一定的参考价值。《灵枢·五色》篇云："面王以下者，膀胱子处也。"古人认为望人中可诊断膀胱、子宫的病变，可以了解子宫及生殖系统的发育情况。

（4）望舌　五脏六腑都直接或间接地与舌相联系，其精气皆上荣于舌，故脏腑的病变亦可在舌上反映出来。诚如《临证验舌法》所言："凡内外杂症，亦无一不呈其形，著其色于舌……据舌以分虚实，而虚实不爽焉；据舌以分阴阳，而阴阳不谬焉；据舌以分脏腑，配主方，而脏腑不差，主方不误焉。危急疑难之倾，往往证无可参，脉无可按，而唯以舌为凭；女性幼稚之病，往往闻之无息，问之无声，而唯有舌可验。"因此，望舌对妇科病的诊断有十分重要的临床意义。通过舌诊，可以诊断疾病，测知病情，指导临床遣方用药。望舌，主要包括望舌质、望舌苔两方面的内容。

①望舌质：包括舌的荣枯、颜色、形态等几个方面，可诊察脏腑气血的盛衰。舌质以荣润红活为善，干枯死板无泽为恶。舌色以淡红为常。舌色深红为血热，常见于月经先期、月经量多、崩漏、月经前后诸证、胎动不安、经行吐衄、盆腔炎、产后发热等病。舌色绛红为阴虚火旺，多见于月经先期、经期延长，月经前后诸证、崩漏、胎漏、子痫等病。舌尖红赤者，心火偏旺，见于月经过多等。舌色淡白不荣为血虚，常见于月经后期、月经过少、闭经、久崩久漏等，伴舌体胖嫩边有齿痕者，多为气血两虚及脾阳虚损，可见于崩漏日

久，或经前泄泻、经前浮肿、闭经等。舌色暗红或青紫，或有瘀点、瘀斑，多为血瘀，或为气滞血瘀，或为寒凝血瘀，常见于月经后期、痛经、闭经、崩漏、产后恶露不绝、癥瘕等。但舌暗紫有瘀点，并非尽主血瘀，痰火郁结亦可见之，而妇科新病血瘀，如异位妊娠破裂、产后胎盘滞留等则未必见舌质暗或有瘀点、瘀斑。故临证应四诊合参，不可拘泥。妇科病的舌形以胖、瘦为主。若舌体胖大湿润，边有齿印，多属脾虚或夹湿，常见于月经过多、经行泄泻、经行浮肿、子肿等病。舌体瘦薄，多为津亏血少，舌体瘦薄而色淡者，多为气血两亏，常见于月经后期、月经稀发、闭经、胎萎不长、不孕、绝经前后诸证等；舌体瘦薄而色红，干燥甚则有裂纹，则属阴虚火旺，阴精亏耗，多见于月经先期、经期延长、经行吐衄、崩漏、妊娠痫证、严重恶阻、子眩等病。

②望舌苔：苔之厚薄，可察邪气之盛衰；苔之颜色，可察病变之寒热；苔之润燥，可察津液有无耗损。但望舌苔应与望舌质相配合。常人舌苔薄白，干湿适中，不滑不燥，是有胃气之表现。舌苔薄者病邪较浅轻，舌苔厚者病邪较深重；舌苔白者属寒、属湿，舌苔黄者属热；舌苔润者为津液未伤或内有寒湿；舌苔薄微黄，邪热尚轻，舌苔厚深黄，内热炽盛；舌苔黄而干，热盛津伤，黄厚而腻，湿热壅盛；舌苔灰黑润滑，阳虚有寒；舌苔黑干燥，火炽津枯。如舌苔由薄变厚，病邪入里；由润变燥，津液渐伤，反之亦然。故在妇科各种术后、产后发热、急性盆腔炎、癥瘕、异位妊娠等病变中，以此作为病邪深浅、性质的变化依据。

（5）望乳房 月经初潮前后，乳房逐渐发育丰满。妊娠之后，乳房膨大，乳晕扩大且有色素沉着。若孕后初期乳房胀大，后来反见缩小甚至凹陷，多为胎萎不长或胎死腹中。产后乳房胀硬，红肿疼痛，乳汁浓稠，为蒸乳成痈；若乳汁清稀，乳房松软，为气虚血弱。若未产而乳汁自溢，称为乳泣，或因气虚，或为郁热。若非因妊娠产育而乳房有乳汁溢出，月经闭止，为脾肾亏损，肝气横逆，肝木乘脾，胃气不固所致。

（6）望毛发 发为血之余，肾之华在发。毛发润泽乌黑，疏密适中，为肾气旺盛，气血充足。若头发稀疏细软，阴毛稀疏无华，为肾气不足之候，常见于月经迟发、闭经、不孕等；头发、腋毛、阴毛脱落，为肾气虚弱、精血亏损，见于产后大出血之血枯经闭证、恶性肿瘤化疗后或宫寒不孕等。若四肢粗糙多毛，乳房长毛，腋毛粗浓，阴毛特别茂盛，呈男性化分布，或环唇须毛者，多为肝肾不调，肾虚痰湿之证，常见于多囊卵巢综合征或高催乳素血症，可出现月经不调、闭经、不孕、乳泣等。

（7）望外阴 外阴丰满，阴毛润泽，是为正常。若外阴发育异常，可有螺、纹、鼓、角等先天畸形。望外阴应注意皮肤黏膜颜色有无改变，阴毛多少及分布情况，会阴有无撕裂伤或瘢痕，有无肿块，有无阴挺下脱、疮疡、异常分泌物。若外阴肌肤枯槁，为肾气虚衰；外阴红肿热痛、溃疡，为热毒生疮；外阴红肿湿润作痒，为湿热下注、感染虫毒；阴挺者，属中气下陷，升举无力。条件允许可使用窥阴器、阴道镜检查阴道、宫颈、子宫等情况。

（8）望月经、带下 可参见问诊。

（9）望恶露 恶露量多，色深红或紫红，质稠，味腥臭者，多为血热；日久不绝，色淡红，量多，质清稀，多为气虚；色紫暗有块，或伴有下腹疼痛者，多为血瘀。

3.闻诊

闻诊包括听声音和嗅气味。听声音即听患者的语声、呼吸、嗳气、叹息、呃逆、呕哕等声响；嗅气味即嗅患者身体上散发的气味、口气及分泌物、排泄物的气味，以及病室的气味。妊娠后应听胎心音。

（1）听声音　沉默寡言，善太息者，多为肝郁气滞；声音气粗，多言躁动，多属实证、热证；语声低微，少气懒言，多属气虚。呼吸急促，或呻吟不止，多为病情危急，应密切观察病情变化。妊娠呕哕频作，为妊娠恶阻；声音嘶哑，或不能发声音，多为妊娠失言。妊娠20周后，如胎儿存活发育正常者，可借助听筒在孕妇腹壁相应部位听到胎儿的心音。

（2）嗅气味　经、带或恶露臭秽者，多属有热；腥臭者，多为寒湿；腐臭难闻者，多为湿热蕴结成毒，邪毒炽盛，瘀血败浊下流所致，应注意是否是恶性肿瘤。

4. 切诊

切诊包括切脉和按诊两部分。

（1）切脉　女性脉象一般较男子柔弱细小，但至数均匀，以尺脉为盛。故《难经》云："男脉在关上，女脉在关下。是以男子尺脉恒弱，女子尺脉恒盛……男得女脉为不足……女得男脉为太过。"妇人经、孕、产、乳数脱于血，血常不足，又肝气郁结者较多，故以弦细脉常见。妇产科脉诊方法，病脉主病与内科相似，现就经、孕、产脉简述如下。

①月经脉：月经将至或正值经期，因血海满盈而外泄，血流通畅，故脉象较平时滑利有力，或弦滑略数，而无身热、口干苦等症状者，为月经常脉。若脉滑数洪大有力，主热伏冲任，实证为多，见于月经先期、月经量多等症；脉沉细或虚弱，主气血亏虚，多见月经过少、闭经；脉细数无力，多主虚热津伤，阴亏血少，可见于月经先期、月经量少、血枯经闭、崩漏等。崩漏初起，脉多虚大弦数；暴崩不止，脉多虚大而芤；久漏淋漓，脉以细弱略缓为顺。如反见浮、洪、数、急者为逆，多

属重症，应加以重视。涩脉主冲任瘀阻，弦脉主肝气郁结。

②带下脉：脉见弦滑略数，伴带下量多，色白或黄，味臭者，多属湿热下注；若脉缓滑，伴白带黏稠如涕，多属脾虚湿困；脉沉迟微弱，尺脉为甚，伴白带清冷质稀者，多属肾阳虚惫之证。

③妊娠脉：其常脉为六脉平和而滑利，尺脉动甚，按之不绝。《素问·平人气象论》云："妇人手少阴脉动甚者，妊子也。"《素问·阴阳别论》亦云："阴搏阳别，谓之有子。"尺脉主肾，胞络系于肾，孕后月经停闭，阴血下聚，以养胞胎，血气旺盛，血流畅利，故尺脉按之不绝，滑利有力。孕妇的血流量可比平时增加30%，故孕脉以滑数为多。体质虚弱者，脉多细滑。《胎产心法》云："然亦有中年受胎及气血羸弱之妇，脉见细小不数者，但于微弱之中，必有隐隐滑动之气，此即阴搏阳别之谓，乃妊娠之脉也。"有人统计，滑脉诊断早孕的灵敏度为97.9%，漏诊率为2.1%，阳性预检率为99.5%。如孕后脉沉细短涩，或两尺脉弱者，属肾气虚弱，气血不足，应防胎动不安，或胎萎不长等；如脉由洪滑转为沉涩，伴见阴道出血者，应警惕胎死腹中。切脉虽然有助于妊娠诊断，但应结合西医学检查，以进一步明确诊断。

④临产脉：妊娠足月临产时，多见尺脉滑利而急数。如《产孕集》云："尺脉转急，如切绳转珠者，欲产也此外。"孕妇双手中指两旁脉从中节渐达于末端，搏动应手者，也是临产之兆。《景岳全书·妇人规》云："试捏产母手中指本节渐达于末端搏动，即当产也。"此法有一定的临床意义，但应结合其他临床表现及检查，综合分析，方能准确无误。

⑤产后脉：产后气血俱虚，脉以缓脉、细弱为顺，如脉弦大紧数，为脉证相违，应防止产后大出血。若脉见洪大滑数，或

浮数，多为产后发热；产后出血不止，脉多微涩或虚数。

（2）按诊　妇产科按诊方法与他科无异，但因女性生理结构的特殊性，还有其特殊的按诊部位。

①按乳房：触摸乳房的软硬，有无压痛，按压时有无溢乳；有无结节及包块，应横清其位置、形状、大小、质地、活动度、压痛、与周围组织有无粘连，以判断结节或包块的性质。女子青春期以后，乳房发育不良，若干瘪平塌者，多为先天肾气不足。经行乳房胀痛，按压痛甚或有结节者，多为肝郁气滞。中老女性应特别注意乳岩的诊断。

②按腹部：通过腹部触诊可以了解生理器官的某些病变。如腹部膨隆胀大，应鉴别孕腹、包块或腹内液体。若为孕腹，应按产科检查逐次检查；若为包块，应触摸其位置、大小、形态、质地、移动度、有无压痛等。如按之有形，坚硬不移，或按之痛者，多属血瘀，病在血分，为癥；按之不硬，如囊裹水，推之可移，或痛无定处，多属气滞、痰凝，病在气分，为瘕。叩诊有无移动性浊音，以判断有无腹水或内出血。如有腹痛，可通过按诊查清腹痛的部位、范围及有无反跳痛、压痛等。腹部触之不温者，甚或冰冷者，多为阳气不足；触之灼热而痛者，多为热盛。哈荔田教授运用腹部触诊判断冲任的盛衰有一定的经验：按脐中及其周围，动气应手且与寸口相应者，为脏气旺盛，动气微弱，一息二动者，为冲任气虚；动而沉迟者为命门火衰；动数有力者，为冲任伏热。另按腰骶部（敏感点以八髎穴部位最多），如有压痛点者，则为冲任失调，可见于月经失调、痛经、不孕症等病。

（二）辨证要点

妇产科疾病的辨证方法与内科基本相同，但以脏腑辨证、气血辨证、冲任督带辨证更为常用。由于妇科病有经、带、胎、产、乳病等之不同，其辨证方法亦有所不同。如带下病除诊视全身症状和舌脉外，还需分辨带下的量、色、质、气味，发病新久，有无阴痒等。同时，女性病与奇经八脉中的冲、任、督、带有关，尤以冲、任二脉为主。现分述如下。

1. 脏腑辨证

脏腑辨证是各种辨证方法的基础，也是妇产科疾病诊断最常用的辨证方法。

（1）肾病辨证

①肾气虚证：月经初潮较迟，月经稀少，或闭经，或月经先后无定期，月经量多，色淡暗，质稀薄，孕后胎动不安，子宫细小，或生殖器官萎缩，或不孕，性欲低下，发育延迟，眩晕耳鸣，腰膝酸软，失眠健忘，发脱齿摇，舌质淡、苔白，脉沉细弱。

②肾阴虚证：月经先期，崩漏，月经量少，闭经，色鲜红，质稍稠，带下量少色黄或夹血色，妊娠心烦，胎动不安，胎萎不长，绝经前后诸证，不孕。形体消瘦，头晕耳鸣，五心烦热，潮热盗汗，颧红口干，失眠多梦，腰膝酸痛，小便黄少，大便干结，或有性欲亢进，舌稍红而少津，或有裂纹，少苔或无苔、花剥苔，脉细数无力。

③肾阳虚证：月经过少，闭经，崩漏，经行浮肿，经行泄泻，带下清稀，妊娠水肿，妊娠腹痛，宫寒不孕，精神萎靡不振，腰脊酸软疼痛，形寒肢冷，小腹冷坠，面色㿠白或黧黑，夜尿频多，五更泄泻，性欲减退，脉沉迟而弱，尺脉尤甚。

④肾阴阳俱虚证：参见肾阴虚、肾阳虚证辨证。

（2）肝病辨证

①肝郁气滞证：月经先后无定期，月经量或多或少，或经期延长，经色暗有块，

痛经，闭经，经前乳胀，不孕，缺乳，经行情志异常，精神抑郁，善叹息，烦躁易怒，胸胁胀痛，腹满，纳差，舌淡暗，苔薄白，脉弦。

②肝经郁火证：月经先期、量多，色紫红，崩漏，经行吐衄，经行头痛，经期延长，妊娠心烦，乳汁自出，头晕，头痛，目眩，耳鸣，口苦咽干，心烦易怒，失眠多梦，目赤肿痛，舌边红，苔薄黄，脉弦数。

③肝经湿热证：痛经，带下量多，色白或黄白相兼，质黏稠，秽浊而臭，或有阴痒、阴疮、子淋，阴肿或盆腔疼痛，胸闷，纳呆，心烦，口苦，尿黄涩痛，大便黏滞臭秽，舌质红，苔黄腻，脉滑数或弦数有力。

④肝气上逆证：经行吐衄，妊娠恶阻。头昏头痛，或烦躁易怒，胁肋疼痛，舌偏红，苔薄白，脉弦。

⑤肝阴（血）亏虚证：月经量少或闭经，痛经，阴痒，眩晕耳鸣，面色无华，爪甲不荣，夜寐多梦，视力减退，或见肢体麻木，舌质淡，苔薄白，脉弦细。

⑥肝阳上亢证：经行头痛，绝经前后诸证，妊娠眩晕，先兆子痫，头晕目眩，头痛，面红，目赤，烦躁易怒，失眠多梦，耳鸣耳聋，震颤，脘满欲呕，舌质红，苔薄黄或少苔，脉弦细或弦细数。

⑦肝风内动证：妊娠痫证，产后痉证。头晕头痛，颈项强直，卒然倒地，昏不知人，言语不利，四肢抽搐，两目上视，牙关紧闭，舌质红或绛，无苔或花剥苔，脉弦有力或弦细数。

（3）脾（胃）病辨证

①脾虚血少证：月经后期，月经量少，色淡闭经，胎萎不长，产后缺乳。面色萎黄，肢倦神疲，头晕心悸，食欲不振，失眠多梦等，舌质淡，苔薄白，脉细弱。

②脾虚湿盛证：经行浮肿，经行泄泻，妊娠肿胀，闭经，不孕，带下量多，色白或黄。形体虚胖，头晕且闷，脘腹痞闷，头身困重乏力，口淡乏味，纳少，便溏，多痰，舌淡胖，或边有齿印，苔薄白或微黄腻，脉沉或缓滑。

③脾失统摄证：月经先期，经期延长，月经量多，崩漏，乳汁自出，神疲乏力，少气懒言，面色无华，小腹下坠，舌质淡，苔薄白，脉细弱，或沉缓无力。

④脾虚气陷证：崩中漏下，阴挺下脱，产后血崩，少气懒言，倦怠嗜卧，小腹空坠，头晕目眩，面色不华，舌质淡，苔薄白，脉沉弱。

⑤胃失和降证：经行呕吐，妊娠恶阻，肢倦神疲，食少脘闷，舌质淡红，苔薄白，脉缓乏力。

（4）心病辨证

①心血不足证：月经后期，量少，或闭经，心悸怔忡，夜寐不宁，或手足麻痹，舌淡白，苔薄白，脉细弱。

②心火偏旺证：月经失调，经行口糜，绝经前后诸证，妊娠心烦、子淋，心烦失眠，五心烦热、口舌糜烂，小便短黄，舌尖红，苔薄黄少津，脉细数。

（5）肺病辨证

①肺气失宣证：妊娠水肿，妊娠小便不通，产后癃闭，胸闷气促，咳喘无力，面色淡白，神疲体倦，舌质淡或暗，苔薄白，脉浮滑。

②肺阴虚证：经行吐衄，闭经，不孕，子嗽，子喑，咳嗽，少痰或无痰，口咽干燥，形体消瘦，潮热，盗汗，颧红，舌红、少津，脉细数。

2.气血辨证

（1）气病辨证

①气虚（陷）证：月经先期，月经量多，经期延长，崩漏，产后恶露不绝，血色淡质稀，胎死不下，难产，乳汁自出，阴挺下脱，面色㿠白，短气懒言，倦怠嗜

卧，舌淡白、脉虚弱。

②气滞证：月经后期或先后无定期，漏下，难产，痛经，经行乳胀，妊娠腹痛，子肿，乳汁不通，癥瘕，胸胁或少腹胀痛，痛无定处，甚则气聚成块，但推之可移，按之可散，忽上忽下，心烦易怒，面色晦暗，舌苔薄白，脉弦。

③气逆证：经行吐衄，妊娠恶阻，头痛，呕逆，恶心，呕吐等，舌苔薄白，脉弦或滑。

（2）血病辨证

①血虚证：月经后期，月经量少，色淡、质稀，闭经，经行头痛，经行身痛，经后腹痛，不孕，胎动不安，胎萎不长，产后缺乳、产后发热、产后身痛，面色苍白，或萎黄，肌肤不荣，口唇、爪甲淡白，头晕眼花，手足麻木，心悸失眠，舌质淡、苔薄白，或少苔，脉细无力。

②血瘀证：月经量多，经期延长，崩漏，异位妊娠，恶露不绝，月经过少，淋漓不绝，经色紫暗有块，闭经，胎死不下，经行身痛，产后腹痛，癥瘕，不孕症，下腹刺痛，痛有定处，拒按，状如针刺，甚则积结成块，按之痛甚，推之不移，肌肤甲错，舌紫暗，有瘀斑、瘀点，脉沉弦或沉涩。

③血寒证：有虚、实之分。

血虚寒证：月经后期，月经量少，色淡或如黑豆汁，带下清冷，不孕症，面色少华，腰酸背痛，腹冷如扇，小便清长，大便稀溏，舌淡，苔薄白，脉沉迟、无力。

血实寒证：月经后期，月经量少，色暗有块，经行腹痛，得热痛减，面色青白，形寒肢冷，苔薄白，脉沉紧。

④血热证：有虚、实之别。

血实热证：经行先期，月经量多、质稠、色深红，阴中灼热，经行吐衄，崩漏，面红，唇赤，口渴，喜饮，心中烦热，小便短赤，大便干结，舌红或绛，苔黄干燥，脉滑数或洪大。

血虚热证：月经先期，色鲜红，或漏下不止，胎动不安，两颊潮红，低热不止，或午后潮热，五心烦热，咽干不燥，渴不多饮，盗汗，少寐，舌红欠润，少苔或无苔，脉细数无力。

3. 冲任督带辨证

（1）冲任亏虚　月经后期，月经量少，或经闭不行，经、孕、产后下腹疼痛，胎萎不长，婚久不孕等症，兼见肝肾不足或气血虚弱之象。

（2）冲任不固，带脉失约　月经先期，月经量多，经期延长，经间期出血，崩漏，胎漏，带下清稀，堕胎，滑胎，胎动不安，阴挺下脱等，兼见肾气亏虚证或脾虚不摄证等症状表现。

（3）瘀阻冲任　月经后期，经量或多或少，经色暗滞，行而不畅，经期延长，崩漏，痛经，不孕，妊娠腹痛，产后腹痛，恶露不绝等，兼气滞血瘀证等症状表现。

（4）寒凝冲任　月经后期，月经过少，经行少腹绞痛，不孕症。

（5）热（湿）毒蕴结冲任　阴痒，阴户肿痛，带下黄稠或脓样，臭秽，热入血室。

（6）督脉不足　宫寒不孕，阴冷，产后腰痛等，兼肾阳不振证等症状表现。

第三章 治疗原则与用药规律

第一节 治疗原则

一、常用治则

由于女性有经、孕、产、乳等生理特点，以致阴常不足，阳常有余，常影响肾、肝、脾的生理功能，导致冲、任、督、带受损，发生经、带、胎、产、乳诸疾。故其治疗必须结合女性的生理、病理特点，运用四诊八纲，辨证施治，以调整或恢复机体的生理功能。常用的治疗方法有内治法、外治法和饮食疗法。

1. 内治法

（1）补肾温肾　补肾温肾法是治疗妇科病的一个重要治疗法则，根据辨证，治法分别有：滋肾养阴，填精益髓；滋肾阴，降虚火；滋阴潜阳；交通心肾法；补养肝肾法；温补肾阳，补益命火；补益肾气；阴阳双补。临证既要正确辨别阴阳盛衰，合理选用滋肾药或温肾药，又要注意调节肾中阴阳平衡。诚如《景岳全书·新方八略》中所云："善补阳者，必于阴中求阳，则阳得阴助而生化无穷；善补阴者，必于阳中求阴，则阴得阳升而泉源不竭。"大量实验研究揭示了补肾中药对下丘脑-垂体-卵巢性腺轴功能有调节作用，此乃补肾治疗妇产科疾病的药效学基础。

（2）疏肝养肝　根据辨证，治法分别有疏肝解郁、疏肝理脾、清肝利湿、疏肝理气、清热凉血、养肝调经、补血滋阴、平肝潜阳、降火息风。

（3）健脾和胃　健脾和胃是治疗妇产科疾病的常用原则。常用治法有健脾益气、健脾燥湿、补脾举陷、补气摄血、健脾养

心、益气补血、和胃降逆止呕。

（4）补气养血　女性以血为本，以气为用。补气养血为妇产科常用的治法。常用治法有补气固冲、补血填精、气血双补。

（5）理气行滞　理气行滞法常与疏肝解郁法、活血化瘀法同用。

（6）活血化瘀　活血化瘀法在妇产科疾病的治疗中越来越受到重视，被广泛地应用于一些疑难病证，如妊娠高血压综合征、ABO型新生儿溶血病、免疫性不孕、卵巢早衰等病证的治疗，取得了较为满意的疗效。故活血化瘀法是女性病常用治法之一。包括活血祛瘀、活血化瘀、消癥散结、祛瘀止血。

（7）软坚散结　疏肝、解郁、消癥、行气、化痰等法均能散瘀、破气，故常与他法配伍，以增强疗效。

（8）解毒杀虫　此法常与外治法合用，整体与局部同治，常能缩短疗程，增强疗效。

（9）调理奇经　冲、任、督、带等与妇科的生理病理密切相关。妇科病的治疗还需重视调理冲任。临床上调治冲任无常法，多以冲任病变之由来和所涉及的经络、脏腑病证加以综合分析，拟定治法。

2. 外治法

外治法治疗妇科病，是以四诊八纲、辨证论治为依据，明确疾病的阴阳、表里、寒热、虚实，并根据辨证选择恰当的治法，选用不同的外治药物、治疗方法、治疗部位及补泻手法，从而达到调整阴阳、疏通气血、扶正祛邪、治愈疾病之目的。如痛经患者大多数为寒凝血瘀或气滞血瘀所致，故常用熨法、热烘法、溻洗法、灸法等，并配合应用温热或活血化瘀的药物。

3. 饮食疗法

饮食疗法也应"辨证施膳"，即根据中医学辨证施治的理论，选食配膳，做到组膳有方，方必依法，法必有理，以取得满意的疗效。选择的食物应与治疗用药相辅相成，相得益彰。

饮食疗法还应注意食物的合理调配，即食物性能的恰当配伍。如粗粮细粮结合，荤素搭配，干稀搭配，尽量选择易消化吸收的食物。食疗可调补虚损，防病治病，对妇产科的经、带、胎、产、乳、杂病诸多疾病有辅助治疗的作用。

二、病证结合

中医临床认识和治疗疾病，既辨病又辨证，但主要不是着眼于"病"的异同，而是将重点放在"证"的区别上，通过辨证来进一步认识疾病。同一疾病在不同的发展阶段，可以出现不同的证型；而不同的疾病在其发展过程中又可能出现同样的证型。因此在治疗疾病时可分别采取"同病异治"或"异病同治"的原则。病证结合治疗即是通过收集分析临床证候来诊断疾病，加以辨证，从而进行治疗，也就是通俗意义上的中西医结合治疗，这是当前我国医学最优势的一个方面。妇产科疾病治疗应体现急则治标，缓则治本，减少毒副作用，提高临床疗效。

病证结合治疗就是西医学的辨病治疗和中医学的辨证治疗相结合，可以显著提高妇产科疾病的治疗效果。如应用滋阴补肾、清热利湿中药，甲硝唑栓外用治疗老年性阴道炎，疗效理想。滋阴补肾中药具有类似雌性激素样作用，能调整绝经期后机体阴阳平衡，增强自身的抵抗力；局部应用甲硝唑栓可以杀灭和抑制病原的生长。对急性盆腔炎，西药采用足量、有效的抗生素，以控制感染，中医则以清热解毒，凉血化瘀为大法。对功能性子宫出血，急

性大出血时以西医辨病治疗为主，中医辨证治疗为辅；出血势缓者中医治本，西医对症治疗；调经阶段以中医辨证治疗为主，西医对症治疗为辅。妊娠剧吐轻症患者中医辨证治疗为主，重症患者宜西医辨病治标为主，中医则宜根据患者的虚实寒热不同辨证治本等。由于病种不同，病证结合治疗的方法也各不相同。

以月经疾病，妇科感染性疾病为例来阐释妇科病的治疗原则。

（一）月经疾病

1. 辨病治疗

加强营养，充分休息；根据不同病情可分别采用止血、止痛、镇静、解痉、调整周期治疗、促排卵治疗、内分泌激素治疗、抗生素等方法。

2. 辨证治疗

根据月经病的寒热虚实、患者的体质及患者的具体情况和临床症状，将月经病分为血热证、血寒证、血虚证、气虚证、气滞证、血瘀证、痰湿证、脾虚证及肾虚证九个证型。

（1）血热证　经行提前，量多，色深红或紫黑，质稠，伴口渴心烦，舌红苔黄，脉滑数有力等。治则：清热凉血为主。方药：清化饮（赤芍、麦冬、牡丹皮、茯苓、黄芩、生地黄、石斛）。

（2）血寒证　经行推后，量少，色暗，伴小腹疼痛，得热则减，畏寒肢冷，面色苍白，大便溏薄，小便清长，舌淡苔薄白，脉沉细等。治则：温经散寒。方药：温经汤。

（3）血虚证　月经推后，量少，色淡，甚则经枯不行，伴面色萎黄，头晕心悸，舌淡苔少，脉虚细等。治则：补血益气。方药：人参养荣汤。

（4）气虚证　月经提前，量多，色淡，质稀，伴肢体困倦，面色㿠白，心悸多汗，

舌淡苔薄白，脉虚弱无力等。治则：补气摄血为主，佐以升提之法。方药：补中益气汤。

（5）气滞证　月经推后，量少，色暗红或正常，间或夹血块，经前或经中少、小腹胀甚于痛，按之不减，伴胸脘痞闷，乳胁胀痛，触之加剧，舌质紫暗或有瘀点，脉沉弦或涩等。治则：行气活血为主，佐以化瘀。方药：紫苏饮合失笑散。

（6）血瘀证　经前及经中小腹疼痛，按之不减，经行前后不定，有时量少淋漓不断，有时突然下血量多，色紫暗有血块，血块出痛减，舌质紫暗或边尖有瘀点，脉沉涩或沉紧等。治则：行气化瘀为主，佐以止痛摄血。方药：桃红四物汤合失笑散。

（7）痰湿证　月经推后，量少，色淡，甚或经闭不行，伴带下量多，色白质稀，形体肥胖，胸闷泛恶，肢倦神疲，苔白腻，脉滑或细缓等。治则：健脾燥湿，行气化痰。方药：苍附导痰丸。

（8）脾虚证　月经或提前或推后，或暴崩下血，或淋漓不尽，色淡质稀，伴气短乏力，四肢不温，纳差便溏，面色苍白或虚浮，舌质淡嫩，脉细弱或虚迟等。治则：健脾益气，养血止漏。方药：理中汤。

（9）肾虚证　月经或提前或推后，量少，色淡，甚或经闭不行，或淋漓不断，伴腰膝酸软，头晕耳鸣，精神不振，便溏溺长，面色晦暗，舌质淡，苔薄白，脉细弱等。治则：补养肾气，养血调经。方药：固阴煎加鹿角霜、覆盆子、芜蔚子、当归等。

中医辨证论治时热证宜清热凉血，寒证宜温经散寒，气滞血瘀宜行气化瘀，肝脾肾失调宜滋补肝肾、燥湿健脾，气血亏虚宜补气养血等。

（二）感染性疾病

1. 辨病治疗

（1）一般治疗　急性感染时应卧床休息，多饮水，勤排尿，以减少细菌在体内的停留时间，有利于控制感染。注意外阴部的清洁，清洗或擦抹外阴时应从前面向肛门方向进行，以减少细菌污染的概率。

（2）抗生素治疗　抗生素的应用在本病治疗中有不可替代的作用。最好根据药敏试验选用适当抗生素，培养结果未出前应先用广谱抗生素。临床上一般选用广谱、低毒、强效、不易产生耐药性的药物。

（3）肾上腺皮质激素的应用　严重感染患者，在应用广谱抗生素的同时加用肾上腺皮质激素。

（4）手术治疗　形成盆腔脓肿后可在后穹隆处抽脓，注入抗生素溶液。盆腔脓肿穿孔破入腹腔。应立即剖腹探查，清除脓液，尽可能切除脓肿，并静脉滴注大量抗生素，术毕应引流，注意纠正休克及电解质紊乱。

2. 辨证治疗

（1）热毒壅盛型　临床多见高热寒战，腹痛拒按，带下黄浊秽臭，口干舌燥，恶心呕吐，舌质红，苔黄腻，脉滑数等症状。治当清热解毒，行气活血。方用仙方活命饮加减。

（2）瘀热蕴结型　临床多见腹痛拒按，痛如针刺，大便秘结，高热寒战，小便黄少，黄白带下，烦热口渴，舌质红，苔黄白腻，脉弦滑数。治当通腑泄热破瘀。方用大黄牡丹汤加味。

（3）下焦湿热型　临床多见低热起伏，腰酸腹痛，经前或经期及劳累后加重，月经不调，量多，带下黄稠，秽臭，尿黄便干，舌质红，苔黄腻，脉滑数。治当清热利湿，理气止痛。方用四逆散加清带汤。

（4）气滞血瘀型　临床多见少腹痛如针刺或长期隐痛，痛处不移，月经不调，经色紫黑有块，白带增多，头晕倦怠，舌质暗紫有瘀斑，苔白，脉涩或沉。治当理气止痛，活血化瘀。方用桂枝茯苓丸加味。

在中医方面，选用清热解毒、清热利湿、通腑泄热、理气止痛、活血化瘀的中药治标；同时，辨证选用补肾中药治本。在西医方面，妇科炎症急性发作时，采用敏感抗生素规律疗程抗感染，中西医联合治疗，两者相互取长补短，效果颇佳。至于慢性炎症，更需辨证辨病的结合，在重视综合治疗的同时常可配合中药保留灌肠、艾灸、按摩等疗法，合理施治，以求最佳疗效。

第二节　用药规律

一、辨病用药

妇科疾病的药物治疗具有一定的规律性，整体应用原则如下。

①足够的疗程，合适的剂量。

②尽量避免使用有肾毒性的药物。

③调整人工周期治疗。

④内分泌激素治疗。

⑤抗生素一般选用广谱、低毒、强效、不易产生耐药性的药物。

⑥注意对症治疗，加强支持治疗。

⑦对不同病因引起的同一种疾病，要根据不同的病因进行不同的治疗。

二、辨证用药

以辨证为基础的中医中药治疗要根据不同妇科疾病的辨证分型，根据证型，确立治法，在此基础上定方用药，如温补肾阳、滋补肝肾、活血化瘀、补气固冲、疏肝解郁、补血填精、软坚散结、清热解毒、凉血止血、祛湿化痰、温经散寒、解毒杀虫、调理奇经等。

三、中西药合用

中西药合用是指在中医学辨证、西医学辨病的基础上，将中药（单味、复方制剂、中成药、针剂等）与西药合用或先后序贯使用。中西药合用可以减少毒副作用、降低并发症，防止病情恶化或复发、提高疗效，如术后用中医药治疗。中西药合用可使治疗作用增强，副反应减少，作用持久，产生有益的治疗作用，但若应用不当，也可能产生完全相反的作用，导致不良的后果，给患者的身心健康造成损害。

当前，随着中西医结合的深入发展，中西药合用，在临床上的应用日益广泛。特别是近十几年来，随着中药剂型的不断改革，中西药并用的概率越来越高。中西药合用是中西医结合的必然趋势，也是中西医结合的重要途径。越来越多的临床和药理实验证明，中西药合理并用或复方制剂有提高疗效、降低毒副反应、扩大适应证范围、缩短疗程、标本兼顾、减少用药量、节省药材，以及有利于新剂型的研制、改进等点，并能发挥单独使用中药或西药所没有的治疗作用，显示了合理用药的优越性。如 TMP 可增强抗感染中药蒲公英、鱼腥草、马齿苋、苦参、黄柏、秦皮、白头翁、仙鹤草、地榆等的疗效，产生协同和增效作用；青霉素与金银花合用，后者能加强前者对耐药金黄色葡萄球菌的抗感染作用；黄精、骨碎补可降低氨基苷类药物的耳毒性。参附注射液与间羟胺、多巴胺等配伍应用有协同作用，可减少对升压药的依赖性。许多中药对放、化疗具有减毒、增效、降低副反应的作用。

但是相反、不合理的中西药物并用，可增加毒副反应或引起药源性疾病，甚至死亡。如抗生素类药物与神曲、麦芽等含酶中药及中成药合用，可使前者的抗感染作用大减，后者酶活性降低，可谓两败俱伤。甘草与盐酸麻黄碱合用可使后者疗效降低。氨茶碱与麻黄合用，不良反应明显增加；氨茶碱与五味子合用，彼此疗效降低。黄连上清片可以抑制乳酸菌，降低乳酸菌的药效。胃蛋白酶不宜与陈香露白露片，朱砂安神丸，黄连、大黄及其制剂合用，否则可影响胃蛋白酶的助消化作用。

中西药物合用可相互影响其在体内的吸收、分布、代谢，改变效应器官对相同浓度药物的敏感性，表现在同一受体部位或相同的生理系统上作用的相加（1+1=2）、增强（1+1＞2）或拮抗（1+1＜1）。因此，合理的中西药联合应用的选择与发挥疗效，应建立在临床与药理的基础知识之上，最大限度地避免盲目并用所产生的不良后果，杜绝1+1＜1的拮抗作用，发挥1+1=2的相加作用，争取1+1＞2的增强作用。但是，临床上许多医务工作者对中、西药的药理作用了解不够全面，缺乏必要的互相沟通，只重视中西药物合用的好处，客观上却忽略了其合用的害处。因此，临床工作者必须刻苦钻研中西医理论，了解中西药物之间的异同，将中医学的辨证施治和西医的辨病治疗有机地结合起来，合理选用中西药联合治疗，以扬长避短，取得比单一疗法更好的疗效。

四、特殊用药方法

（一）中药宫颈锥形切除

此法是用《外科正宗》里的一个方子，叫三品锭，它是由白砒、明矾、雄黄所组成。白砒及明矾煅成粗粉混合后煅成一分硬币大小的三品锭。取一枚贴敷于子宫颈口，七到九天之后，局部坏死脱落，一两天之后再上三品锭，到宫颈管内，涂覆于子宫颈口，如此反复使用5~12次，饼直接敷贴在子宫颈外口，或插入宫颈外口，或插入宫颈管内，使病变组织发生凝固、坏死，以致自溶脱落。本法主要用于治疗宫颈原位癌、宫颈肥大、宫颈糜烂等。治疗后宫颈外口形成圆锥形筒状缺损，形似宫颈锥形切除，故称中药宫颈锥形切除。

1. 三品锭的制备

白砒4.5g，明矾60g，雄黄7.2g，没药3.6g。将白砒及明矾煅成白色粉末，氧化二砷含量应控制在6%~9%，加雄黄及没药后，再加少量水，制成饼形或杆形，阴干后用紫外线消毒备用。同时清洗阴道、宫颈后，将药物敷贴于患部，外用凡士林纱布保护阴道壁，再用棉球压紧固定。用药后宜卧床休息，24小时观察一次药物位置有无移动。48小时后更换凡士林纱布。

2. 禁忌证

①宫颈鳞癌早期浸润脉管型者（淋巴管、血管内有癌栓存在）。

②宫颈鳞癌早期浸润病变融合者。

③老年女性宫颈高度萎缩。

④单纯宫颈癌不便观察浸润深度者。

⑤早期宫颈癌并发急性感染或并发严重内脏疾患，特别是心脏、肝脏、肾脏病者。

3. 类似配伍

类似本法的药物配伍还有许多，列举两例。

（1）阿魏、雄黄、穿心莲各15g，天南星、芙蓉叶各30g。上药制成栓剂或锭剂，放在宫颈癌病灶上或插入颈管内。

（2）乌梅18g，鸦胆子、硇砂、蟾酥各9g，马钱子、轻粉、雄黄、红砒各6g，研末敷于患部，用于治疗菜花型、腐烂型子宫颈癌。

以上这些特殊的用药方法均属外治法中的腐蚀法。

（二）中药离子导入法

中药离子导入法是中医外治法，通过带电流的导电膜把附着于导电胶片上面的中药液以离子的形式导入体内。能够促进药物向体内有效运转，可使药物直达病灶，提高中药的吸收效率，能达到疏通经络、补气活血、扶正祛邪的功效。具有镇痛、促进血液循环、软化瘢痕、松解粘连、锻炼肌肉等作用。是目前比较先进的一种治疗方法。可以治疗很多方面的疾病，诸如风湿痹证、骨关节疾病、痛经、宫寒、乳痛等病。中药离子导入的方法如下：首先用中药液把纱布浸湿，打开电源开关，将纱布压缩在电极板上，将电极板固定在治疗部位，然后选择治疗时间，调节治疗强度和温度，以患者能承受为度。高血压后期、严重心脏病、癫痫、皮肤破溃及炎性渗出的患者禁用。

蜈蚣5条，穿山甲12g，皂角刺15g，三棱、莪术、丹参各30g，细辛6g，血竭3g，地龙、土鳖虫各10g，输卵管积水者加茯苓50g。上药水煎3次，约600ml，兑匀再浓缩至150ml，分5次离子导入。治疗时，用外层纱布垫蘸药汁紧贴输卵管不通部位，导入仪正极紧压其上，负极包裹九层湿纱布置相应腰部，然后接通电源，电流量以患者能耐受力为限，一般10~20mA。每侧导入15~30分钟，每日1次，10次为1个疗程。

离子导入法还广泛用于治疗盆腔炎、盆腔淤血综合征、痛经等多种妇科病。

（三）穴位注射法

穴位注射法是将药水注入穴位以防治疾病的一种治疗方法。是将针刺刺激和药物的性能及对穴位的渗透作用相结合，发挥其综合效应，对某些疾病有特殊的疗效。穴位注射法的适用范围很广，凡是针灸治疗的适应证大部分均可采用此法，如风湿痹证、腰腿痛、妇科杂病等。注意药物的性能、药理作用、剂量、配伍禁忌、副作用、过敏反应等。孕妇的下腹部、腰骶部和三阴交、合谷穴等，不宜用穴位注射法，以免引起流产。

药物种类及取穴因病种不同而异，此处仅举数例。

①取中极、关元、足三里、三阴交穴，每次选2个穴位，用5%当归注射液，每穴注射2ml，隔日1次，5次1个疗程。主治宫颈炎。

②取关元、中极、三阴交、足三里穴。气虚者选黄芪注射液，血虚者选当归注射液、丹参注射液。每次选穴2个左右，每穴注药0.5ml，每日1次。主治月经不调。

③取肾俞、气海、关元、三阴交、足三里、中都穴。用5%当归注射液或用10%红花注射液10ml，选肾俞、气海加下肢穴任何1个，每穴注射1~2ml，每日1次，5次为1个疗程。主治闭经。

④取肾俞、关元、气海、上髎、三阴交穴。用10%红花注射液或胎盘注射液，每次3~4穴，每穴注药1ml，每日1次，可连注4~5次为1个疗程。每次治疗应于月经来潮前2天左右开始，连续治疗4~5个月经周期。腰痛重者取肾俞，腹痛重者取腹部1穴。主治痛经。

⑤取乳根穴，常规消毒，每穴注入维生素B和维生素C注射液各1ml，每日1次，5次为1个疗程。主治缺乳。

第四章 提高临床疗效的思路方法

一、持续强化中医思维，用活中医特色诊疗

中医学与西医学发源于东西方不同时代，是在不同哲学思想、不同思维方法的基础上，建立起来的医学体系。中医学是宏观整体医学，西医学是微观分析医学。在医学模式上，西医学是"生物医学"模式，中医学则是"形－神－环境医学"模式。在对疾病的认识上，西医学强调"微生物侵袭"，重视人体形态结构改变，认为微生物的侵袭是导致疾病发生的重要因素，"物必先生虫而后腐"；而中医学强调"正气存内，邪不可干"，重视环境变化、正气不足对疾病的作用，"物必先腐而后生虫"。在诊断上，西医学重视局部改变，强调实验室指标变化，突出机器的作用；中医学重视整体反应，强调医患结合，突出四诊合参，无创诊断。在治疗上，西医学强调抗感染、消炎、制酸、平喘、抗风湿、抗心律失常等；中医学是重视"调和""从化"，如调整阴阳，调和气血，调整脏腑功能等。孙思邈说"上医以德治国，中医以礼齐人，下医以刑治病"。在哲学方面，西医学认为"疾病是有其形态结构异常的病理过程"，而中医学认为疾病是人体不能适应环境所引起的部分功能失去和谐的动态过程。中西医学具有不同的诊断标准和诊治方法，二者分属于医学领域的不同学派，只能相互补充，相互辅助，不能相互取代。

尽管中西医学在理论与实践上存在诸多的差异，但其主要差异在于思维方法的不同。在现代形势下，建立和强化中医思维，提高中医临床疗效，是发展中医学术、实现中医现代化发展的关键所在。

中医学作为一门医学，疗效是硬道理。中医不仅要近期疗效，更要远期疗效，这就要对"医"有一个长远的考虑和深入的认知。

在当前医疗服务领域竞争激烈的形势下，中医院必须充分突出中医特色，形成自己的服务品牌。中医临床专科的特色，必须不断强化中医思维，持续提高疗效，才能凸显其优势。

（一）充分发挥辨证论治在理论和实践上的优势

辨证论治是中医学的灵魂。辨证论治的思想孕育于《黄帝内经》，发挥于《伤寒杂病论》。《伤寒论》中提倡"六经辨证"，《金匮要略》中提倡"脏腑经络先后病"。"辨证论治"的内涵由此奠定了基础。其强调无论"外感"还是"杂病"，都不能一成不变地看待，疾病的全过程是一个变化的过程。

辨证论治体现出一种人本思想，即非常重视个人体质类型。如个人免疫力强弱、生活习惯等。通过分析，即便是感染，同一种病的患者之间也存在很大的不同，要补其不足，泄其有余，因时因地因人而异，因病因症而异，本身就体现出一种科学态度，也符合当今"社会－心理－医学"模式这一大趋势。

中医辨证论治理论与实践将随着时代的发展，借助于新科技而不断深入，不断提高。

（二）充分发挥中医特色疗法优势

与西医学相比较，中医学在医学模式、理论基础、思维方法、疾病诊疗等诸多方

面有其特色与优势，主要表现在以下三方面。

1. 超前的整体医学模式

中医学早在《黄帝内经》时代，已经认识到人类的生存繁衍与日月、天地是密不可分的。并借助当时先进的阴阳五行学说作为论理工具来说明人与人之间、人与环境之间的复杂关系，建立了"形 – 神 – 环境医学模式"。

2. 独特的医学诊疗体系

在诊疗上，中医学突出辨证论治、三因制宜，强调无创性诊断、个性化治疗，注重调理气血、阴阳、脏腑之间的关系。中医应用天然药物治疗，指出"大毒治病，十去其六，常毒治病，十去其七，小毒治病，十去其八，无毒治病，十去其九，谷肉果菜，食养尽之"。

中医学诊疗体系还具有超前诊疗、探求未知的特点，它能根据自然气候的变化预测疾病发生演变及发病规律和特点，并结合发病学说，对未发疾病进行预测和防治。如当前对于艾滋病等疾病的诊治，即是明证。有些疾病，目前西医学认为多是致病原因不明的疾病，且无特效药物，而中医学则依据自己独特的理论体系进行辨证论治，可以取得较好的疗效。

3. 突出治未病的学术思想

中医学认为防病重于治病，"是故百战百胜非善之善者也，不战而屈人之兵善之善者也"。《黄帝内经》中即突出了"治未病"的学术思想，如"圣人不治已病治未病，不治已乱治未乱""粗守形，上守神"等。在《素问》前三篇中《素问·上古天真论》《素问·四气调神大论》《素问·生气通天论》中，分别论述了保养肾精、调养人神、摄养阳气的重要性，指出如能适应自然变化来调摄人的精、气、神，注重"虚邪贼风，避之有时，恬淡虚无，真气从之"，如此"精神内守，病安从来"，则能

"年度百岁而动作不衰"。"精与神俱，而尽终其天年"。后世由此发展起来的运动养生法、呼吸养生法、药食养生法、情志养生法等，为人类疾病的治疗和预防保健事业做出了巨大贡献。

对不同的妇科病，中医和西医有不同的研究，治疗方法不同，疗效也不同。很多妇科疾病，如月经不调、习惯性流产、功能失调性子宫出血、阴道炎、宫颈糜烂、免疫性不孕、原发性痛经、乳汁不下、急性乳腺炎、慢性盆腔炎、输卵管堵塞等疾病则适合中医药治疗。

中医治疗讲究"个性化"，即以辨证施治为原则，因人、因地、因时论治，同病异治、异病同治。根据患者的致病因素、个体体质、居住环境、病情症状等，分析归纳，对不同的情况用不同的治疗方法，处方用药也随着疾病的变化而变化。治疗疾病时，中医不拘泥于一病一方，而是从整体出发，以辨证施治为原则的个性化治疗，这是中医治疗的特点。

当女性处于亚健康状态时，可见失眠、焦虑、健忘、四肢乏力、手脚发麻、头晕心悸、食欲下降、面色苍白或萎黄、面部黄褐斑等症状，而体检各项指标均在正常范围内，应及时用中药调理。中药可充分调动人体自身的防病治病机制，从而避免疾病的发生。当某些妇产科疾病单纯应用西药治疗而无明显效果时，不妨求助于中医或中西医结合治疗。如针刺、灸疗、火罐、推拿、中药保留灌肠、口服中成药、复方针剂、中药擦浴、中药外熨、穴位封闭等。这些特色疗法结合起来的治疗效果，远非势单力孤的单一疗法可比。

综上所述，中医药对妇产科疾病的防治，是从调理脏腑气血、平衡阴阳入手，从根本上治疗。除中药内服外治之外，从心理疏导、家庭配合、社会调节、生活调摄等方面辅助治疗，防治"未病"，疗效显著。

医学发展到今天，对中医来讲，既存在挑战，又带来机遇。现如今许多疾病的发病机制并不清楚，其病理生理也是多环节的平衡失调，单从西医论治，疗效很难有大的突破。中医治病不仅针对机体的症状，更强调机体的整体状况与证候，其药学理论融中医辨证审因、立法选药于一体，是长期临床经验的结晶。这种由中医的辨证论治以及中药多成分、多种病理作用有机组合的治疗方法，对于疑难病的病理机制非常吻合。

二、持续强化中医临床功底，提高临床疗效

医学的核心问题是临床疗效，疗效是硬道理。中医学的高疗效，是其优势所在，也是其生命力所在。而其生命力之根在于学术，学术之本在于临床。因此，如何提高中医临床疗效是中医学发展的关键，首先，要明病识证，辨病与辨证相结合，坚持中医学辨证论治这个根本原则，才能提高中医药的疗效。其次，要整体和局部相结合，各种治疗方法有机地、合理地、综合地选择应用，方可提高疗效。再次，要保证中药的质量，要应用道地药材，注意药物的加工炮制。最后，要重视西医学对中医理论、中药的实验研究，中西结合、取长补短，借助西医学的诊断技术，提高诊断的准确性，保证治疗的针对性。

实践是获得真知的源泉。医学是一门实践性很强的科学，更离不开实践，只有将所学理论联系临床实际，用理论指导实践，并且多实践，勤实践，才有可能获得真知。中医学不仅是医学，也是文化，是文化与科学的统一，体现了东方文化的底蕴和思维。有悟性，并且善于体悟，才有可能升华提高，才有可能创新发展。临证贵在变通。疾病的病理变化"非常则变"，故临床中，不仅要知常，更重要的是会知变，即知常达变，也就是要会应变，并善于应变。在临证中，当常法药之效果不理想或无效时，应及时变通思路，以应对临床千变万化的症状。总之，"学道于经典，闻道于百家，悟道于通化，成道于临床，创道于包容"。

在现代形势下通过对传统文化和经典理论的学习与掌握，建立和强化中医思维，提高中医临床疗效，是发展中医学术、实现中医现代化的关键所在。

三、明确治疗目标，理清治疗思路

明确妇产科疾病的病因病机，合理选用治疗方法，提高妇产科疾病的临床治愈率。必须熟练掌握现代妇科疾病的基本理论和诊疗方法。从治疗计划、治疗内容、治疗方法、临床实践等方面围绕着治疗目标，制定出行之有效、易于操作的治疗措施。

中西医结合治疗妇产科疾病，在临床有独特疗效。用中西医结合理论，在临床实践中体现了"一个临床"的目标特点，但在具体临床实践过程中，中医治法和西医治法时常是分开的，即中医治法就是中医治法，西医治法就是西医治法，二者之间是孤立的、毫无关系的，甚至出现对立现象。所以需要在临床实践过程中深入研究中医妇科、西医妇科各自的治疗规律，总结前人的治疗经验，探讨妇科各系统疾病中西医结合的优势所在，使临床医生能兼容中西医理论并在实践中融会贯通。例如妇产科疾病中的功能失调性子宫出血，即中医的"崩漏"，西医学认为多由机体内部或外部各种因素导致，如精神紧张、情绪变化、代谢紊乱、气候骤变等，影响大脑皮质和中枢神经，引起下丘脑－垂体－卵巢轴功能调节或靶细胞效应导致月经失常。相当于中医的冲任损伤、不能制约经血，胞宫蓄溢失常、经血非时而下。中医常见

病因有血热、肾虚、脾虚、血瘀等。据此，治疗妇产科疾病中的功能失调性子宫出血主要是"止血、调节月经周期、促进排卵、手术等"和根据"急则治其标，缓则治其本"的原则灵活掌握"塞流""澄源""复旧"三法分步进行治疗。治疗妇科盆腔炎症要用手术加药物治疗可以获得较好疗效，中医药治疗丰富了非手术治疗的内容，使并发症减少，巩固了术后疗效。对妇科炎症疾病要充分应用西医学先进的诊疗手段，如 CT、超声波、核磁共振显像等技术，提高了临床诊断的准确性，并可以进行反复无损伤性监测；采取中医清热解毒、活血化瘀和西医的抗生素、手术治疗相结合。妇科肿瘤方面，中医治疗以扶助正气、清热解毒、抗肿瘤、保肝、护胃、活血化瘀、软坚散结等为治疗原则，结合西医学的手术、放疗、化疗等治法，大大改善了肿瘤患者的生活质量、延长了患者的寿命，中药可以达到稳定病情，阻止瘤体增大或促使瘤体减小的效果，也能够减小放、化疗对机体造成的损害。在妇科的临床疗效上则是共同的结合点，对于同一疾病的治疗，中医、西医各有其特点，寻找两者的结合点是治疗妇科疾病的最佳途径。此外，中医和西医在理论和治法上，也有许多可以互补的结合点，这是中西医结合最佳优势。因此，要善于总结、发现和利用这些结合点，提高临床治疗效果。

参考文献

[1] 吴青青. 妇产科超声新进展 [J]. 中国医学影像技术，2021，37（3）：321-323.

[2] 贾鹏欢，刘晓云. 影像学新技术在宫颈癌淋巴结转移中的研究进展 [J]. 贵州医药，2020，44（9）：1366-1367.

[3] 朱俊，吴小华. 2020 年度妇科恶性肿瘤最新研究进展及展望 [J]. 中国癌症杂志，2021，31（4）：250-255.

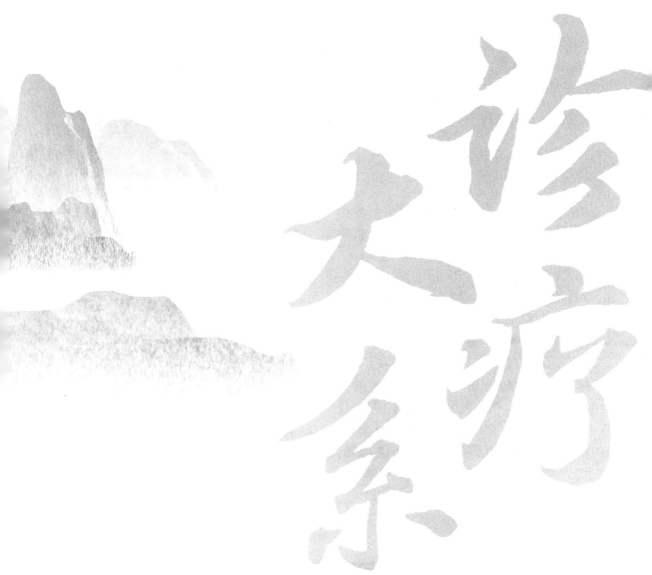

临床篇

第五章　生殖内分泌疾病

第一节　功能失调性子宫出血

功能失调性子宫出血（以下简称功血）是由于调节生殖的神经及内分泌系统功能障碍而引起的子宫异常出血（全身及内、外生殖器官无器质性病变存在）。功血可发生在月经初潮至绝经间任何年龄。功血分为无排卵性功血和有排卵性功血两大类。无排卵性约占85%，多见于青春期和围绝经期女性，有排卵型约占15%，多见于育龄期女性。

中医学中功血之病名。根据其症状特征，无排卵性功血属于中医学"崩漏"的范畴；排卵性功血相当于中医学"月经先期""月经过多""经间期出血"。

一、病因病机

（一）西医学认识

1. 功血的分类

正常月经有赖于下丘脑－垂体－卵巢轴系统的调节制约。任何因素干扰了此系统的正常功能，均可引起功血。

（1）青春期功血　由于下丘脑－垂体－卵巢轴发育不成熟，周期中枢成熟延迟，下丘脑垂体与卵巢之间尚未建立稳定、规律的周期性调节和正负反馈反应。在垂体促性腺激素、促卵泡成熟激素（FSH）和黄体生成激素（LH）的作用下，卵泡发育并且分泌雌激素，但雌激素对下丘脑正反馈反应尚未能形成正常月经周期中的FSH和LH高峰，因而卵巢中虽有卵泡发育但不排卵，也无黄体形成。精神紧张、恐惧、劳累和环境气候改变也是青春期功血的重要原因。

（2）围绝经期功血　主要由于卵巢功能衰退，卵巢对垂体促性腺素反应低下，卵泡数量减少且不能发育成熟，对促性腺激素敏感性降低。雌激素分泌减少，对脑垂体的负反馈作用减弱并丧失了正反馈调节机制，使促性腺激素水平呈不同程度升高，但LH峰消失，而不能排卵。

（3）育龄期功血　下丘脑－垂体－卵巢轴反馈已建立，卵泡能发育成熟、排卵。由于黄体生成激素的分泌不足或持续存在，使黄体发育不全、早衰或萎缩不全，引起子宫内膜的不规则脱落出血。

2. 子宫内膜的病理变化

根据血内雌激素浓度的高低和作用时间长短，以及子宫内膜对雌激素反应的敏感程度，子宫内膜也可表现出不同的增生性变化。

（1）子宫内膜腺囊型增生过长（单纯性增生）　子宫内膜局部或全部增厚，或呈息肉样增生。镜下特点是腺体数目增多，腺腔囊性扩大，大小不一，犹如瑞士干酪样外观，又称干酪样增生。腺上皮细胞为高柱状，可增生形成复层或假复层，无分泌表现。间质常出现水肿、坏死，伴少量出血和白细胞浸润。1%~3%患者可转化为子宫内膜癌。

（2）子宫内膜腺瘤型增生过长（复杂性增生）　子宫内膜腺体高度增生，呈出芽状生长，腺体数目明显增多，形成背靠背现象，间质明显减少。腺上皮呈复层或假复层排列，或乳头状突入腺腔，细胞核大、深染，出现核分裂，但无不典型增生性改变。若腺瘤样增生程度更严重，腺上皮出现异型性改变，则发展为子宫内膜不典型增生过长，是癌前期病变，10%~15%患者可转化为子宫内膜癌。

（3）增生型子宫内膜 子宫内膜所见与正常月经周期中的增生期内膜无区别，只是在月经周期后半期甚至月经期，表现为增生期形态。

（4）萎缩型子宫内膜 子宫内膜萎缩变薄，腺体少而小，腺管狭窄而直，腺上皮为单层立方形或低柱状细胞，间质少而致密，胶原纤维相对增多。

（二）中医学认识

本病的主要病机特点为脏腑气血功能失调，冲任不固，不能制约经血，以致经血非时妄行。引起冲任不固的原因有肾虚、脾虚、血瘀、血热等。各种原因引起的肾虚、脾虚、血瘀、血热，均可伤及冲任二脉。冲任损伤不能制约其经血，故血从胞中非时而下。肾虚是主因，肾为天癸之源，冲任之本，肾气旺盛则天癸至，促使冲任通盛、经时如期。若先天肾气不充，或年老肾气虚衰，或肝、脾功能失常，气血失调，导致肾、天癸、冲任、胞宫之间调节失衡，冲任受损，则可发生月经失调。

1. 肾虚

少女先天不足，肾气稚弱，天癸初至，冲任未盛；围绝经期女性肾气渐衰；多产、房劳、手术不当伤肾；久病及肾。肾气虚则封藏失司，冲任失固，不能制约经血。肾阴亏损，阴虚火旺，则致崩漏或月经紊乱。

2. 脾虚

素体中气不足，忧思过度伤脾，饮食劳倦损伤脾气。脾伤则气陷，统摄无权，冲任失固，不能制约经血，致经来量多，或先期而至，重则发为崩漏。

3. 血瘀

七情所伤，冲任郁滞；经期、产后余血未尽又外感寒热之邪而致瘀；气血虚弱，血流无力，经血迟滞而瘀。瘀阻冲任，血不归经发为崩漏。

4. 血热

因于热者，有实热、虚热之分。实热之因有素体阳盛、肝火易动，或肝郁化火，或感受热邪，或过食辛辣助阳之品。虚热之因有素体阴虚，或久病失血伤阴，阴虚火旺。不论实热、虚热，均损伤冲任，热又可迫血妄行，以致崩漏、月经先期、月经量多、经期延长。

二、临床诊断

（一）辨病诊断

1. 诊断要点

（1）病史 医生应询问患者年龄、月经史（包括初潮、月经周期、经期长短、经量、月经变化、有无闭经）、婚育史及避孕措施；了解患者有无慢性病史，如肝病、血液病、高血压、贫血、代谢性疾病，有无毛发增多及溢乳，有无情绪打击等精神创伤。既往诊断史、治疗史。

（2）症状 ①月经过多：周期规则。②月经频发：周期规则，月经间隔短于21天。③不规则子宫出血：阴道少量出血，淋漓不尽，或时多时少，或时流时止，持续时间几天。④贫血：失血量多可引起。严重者伴头晕、心慌、气短、乏力、食欲不振等。

2. 相关检查

（1）血液检查 血常规检查以及特殊的骨髓检查，排除血液病引起的子宫出血。

（2）阴道脱落细胞涂片检查 根据细胞形态判断有无排卵。一般表现为中、高雌激素水平影响。

（3）宫颈黏液检查 了解有无排卵。经前出现羊齿状结晶提示无排卵。

（4）激素测定 FSH、LH、雌激素（E_2）、孕激素（P）测定可了解下丘脑－垂体－卵巢轴功能状态，了解卵巢有无排卵及黄体功能是否健全。

（5）基础体温测定 了解有无排卵及

排卵后黄体功能情况。

（6）诊断性刮宫　治疗出血，了解子宫内膜形态，排除子宫内膜器质性病变。怀疑内膜癌时应行分段刮宫。

（7）超声检查　了解子宫、卵巢有无器质性病变。

（8）宫腔镜　可在直视下取组织活检，提高子宫内膜息肉、黏膜下肌瘤、内膜癌的诊断率。

（9）腹腔镜　可发现有无多囊卵巢，卵巢肿瘤、子宫内膜异位症等。

（10）测定甲状腺、肾上腺激素、肝功能、胰岛素及血糖，可排除因其他内分泌疾病及肝病引起的出血。

（二）辨证诊断

根据功血症状特征，无排卵性功血属于中医"崩漏"范畴；排卵性功血属于中医"月经先期""月经过多""经间期出血"范畴。首先，应根据患者月经周期、经期、经量的改变来诊断，并根据中医的基本理论进行辨证。本病是以阴道不正常出血为特征，临床主要以月经的量、色、质参合舌脉及伴随症状为辨证依据。一般来说，出血量多、淋漓不净、色淡、质稀、脉沉细者多为虚证；出血量或多或少、色鲜红或紫红、质黏稠、脉数或细数者多为热证；出血量多、经行不畅、色暗、有血块、血块排出后痛减、舌质紫暗或有瘀点瘀斑、脉涩者多为瘀证。

1. 崩漏

（1）肾阳虚型

①临床证候：突然出血，量多或淋漓不尽，色淡或暗红，质清稀，精神萎靡，眩晕，腰痛，小腹寒冷，或坠痛不适，或四肢不温，面色萎黄，小便清长，大便溏薄，舌质胖淡，苔薄白，脉沉细无力。

②辨证要点：出血色淡、质稀，腰痛，腹冷，小便清，大便溏，舌淡胖，脉沉细。

（2）肾阴虚型

①临床证候：突然出血，量多或淋漓不尽，色鲜红，质稍稠，耳鸣心悸，五心烦热，失眠盗汗，腰膝酸软，舌质红或偏红，苔薄，脉细数。

②辨证要点：出血鲜红，质稍稠，五心烦热，腰膝酸软，舌质红，脉细数。

（3）脾虚型

①临床证候：突然出血、量多，或淋漓不尽，色淡、质薄，面色㿠白，神疲乏力，心悸，气短懒言，纳呆，大便溏薄，小便清长，手足不温，舌质淡胖，边有齿痕，脉细弱或虚大。

②辨证要点：出血色淡、质薄，神疲乏力，气短懒言，舌质淡胖，边有齿痕，脉弱或虚大。

（4）血瘀型

①临床证候：突然出血，量多或淋漓不尽，色紫红，夹有血块，小腹胀痛拒按，块下痛减，胸胁胀满不舒，或乳房胀痛，舌质紫暗或有瘀点，脉涩、紧或弦涩。

②辨证要点：出血色紫红有血块，小腹痛拒按，块下痛减，舌质紫暗有瘀点，脉涩紧或弦涩。

（5）实热型

①临床证候：突然出血，量多或淋漓不尽，色深红，质黏稠，头晕面赤，烦渴，喜冷饮，大便秘结，小便黄，舌质红绛或舌尖红，舌苔黄或黄腻，脉数或弦数、洪数。

②辨证要点：出血色深红，质黏稠，烦渴喜饮，大便干，小便黄，舌红，苔黄，脉数或弦数。

（6）虚热型

①临床证候：突然出血，量多或淋漓不尽，色深红或红、质薄，面颊潮红，午后潮热盗汗，烦热少寐，咽干口燥，大便干燥，小便黄，舌质红，苔薄黄或无苔，脉细数。

②辨证要点：出血色红、质薄，午后

潮热，咽干少寐，舌红，少苔，脉细数。

2. 月经先期、经血过多、经期延长

（1）气虚型

①临床证候：经色淡红，经质稀薄，神疲乏力，少气懒言，自汗，舌质淡胖或有齿印，脉虚无力。

②辨证要点：经色淡红，经质稀薄，舌质淡胖有齿印，脉虚无力。

（2）肾虚型

①临床证候：经色暗淡，经质稀薄，面色淡暗或有瘀斑，腰骶酸痛，胫酸膝软或足跟痛，耳鸣或耳聋，性欲减退，舌淡暗、苔薄，两尺脉沉弱。

②辨证要点：经色淡暗、质稀薄，腰膝酸软，舌质淡暗，两尺脉沉弱。

（3）阴虚型

①临床证候：经色深红、经质稠，咽燥口干，五心烦热，潮热颧红，便结，尿短赤，舌质红，少苔或无苔，脉细数。

②辨证要点：经色深红、质稠，咽干口燥，舌质红，少苔，脉细数。

（4）血热型

①临床证候：经色深红、经质稠或有血块，心烦，口渴引饮，大便结，小便黄短，唇舌色红，苔黄，脉滑数。

②辨证要点：经色深红、质稠，便干尿黄，舌红，苔黄，脉滑数。

（5）肝郁型

①临床证候：经色紫红，夹有血块，胸胁胀满不舒，经前乳房胀痛，烦躁易怒，脉弦。

②辨证要点：经色紫红，胸胁胀满，经前乳胀，脉弦。

（6）血瘀型

①临床证候：经色紫黑有块，小腹或少腹固定性疼痛，舌质紫暗或有瘀斑、瘀点，脉弦或涩。

②辨证要点：经色紫黑有块，少腹痛固定不移，舌质紫暗有瘀点，脉弦涩。

3. 经间期出血

（1）肾阴虚型

①临床证候：月经中间期出血，量少、色鲜红、质黏稠，伴五心烦热，头晕耳鸣，腰膝酸软，舌质红，少苔，脉细数。

②辨证要点：经间出血，量少色红，质黏稠，舌质红、少苔，脉细数。

（2）湿热型

①临床证候：月经中间期出血，量或多或少，色红质黏稠或为赤带，味腥臭。平素白带量多，色黄，心烦胸闷，舌质红，苔黄腻，脉弦细。

②辨证要点：经间期出血，色红、质稠，白带多，舌质红，苔黄，脉弦细。

（3）血瘀型

①临床证候：月经中间期出血，量少、色紫黑，有血块，伴少腹两侧胀痛或刺痛，舌质暗红或有瘀点，脉弦涩。

②辨证要点：经间出血，量少、色紫黑，有血块，少腹刺痛，舌质暗有瘀点，脉弦涩。

三、鉴别诊断

（一）西医鉴别诊断

1. 全身性疾病

血液病、恶性肿瘤、肝病、高血压、甲状腺功能异常等均可引起子宫异常出血。

2. 与妊娠有关的各种出血

流产、异位妊娠、滋养细胞肿瘤、子宫复旧不良、胎盘残留等。

3. 生殖道感染

子宫内膜炎、宫颈炎、子宫肌炎、子宫内膜结核等。

4. 生殖道肿瘤

子宫内膜息肉、黏膜下肌瘤、功能性卵巢肿瘤、子宫内膜癌等。

5. 其他

宫内节育器、使用避孕药、抗凝药物使用不当等。

（二）中医鉴别诊断

1. 月经先后不定期

月经先后不定期主要为月经周期的紊乱，其经量、经期均属正常。

2. 癥瘕

癥瘕可表现为经量过多及经期的延长，但无月经周期的紊乱。妇科检查和盆腔超声检查有助于鉴别。

3. 胎漏

胎漏是发生于停经后的阴道少量出血，且同时伴有早孕反应。妊娠试验阳性。妇科检查及盆腔超声检查均有助于明确诊断。

四、临床治疗

（一）提高临床疗效的要素

1. 急则治标，止血防脱

本病是以阴道突然大出血或淋漓不净为临床特点，故辨证止血为治疗本病的第一步。待血止后，根据青春期、围绝经期的不同生理特点再分别采用调周期，促排卵及健脾补肾的不同治疗方法以治其本。出血期间，如不能迅速有效地止血，常会导致气随血脱，甚至危及生命。故此，止血防脱为当务之急。叶天士言："留得一分自家之血即减少一分上升之火。"提出"崩漏初起宜先止血"。《万氏妇人科》曰："妇人崩中之病，皆因中气虚，不能收敛其血。"思虑过度、所思不遂情况下，影响气的运行，导致气结于中，脾运化失常，则冲脉之血虚，月事不能止潮有度；体育运动或劳动负荷过重，动则耗气，使太冲受损，气虚失固，而发崩漏；平素体虚，加之环境骤变、饮食习惯改变，致气血生化无源，太冲失荣，不能摄血而发病。李东垣在《兰室秘藏》中指出"脾胃虚则九窍不通"。故治疗上应立足于健脾升阳，益气固冲，起到扶正、培本、祛邪之功效。唐

容川在《血证论》中说治血有四法，指出"唯以止血为第一要法"。如出血量多、势急，当以止血为要。但止血并非单纯的固涩止血，应根据出血的不同病因，不同性质，分别采用相应的方法。临床常用的止血方法多以益气摄血、养阴止血、温阳止血、清热止血、补血止血、理气止血、酸收止血、固涩止血等，均应根据病情辨证应用。

2. 治病求本，澄源复旧

本病的发生主要是由于冲任损伤所致，治疗上以调节脏腑功能为主，使气平血和，冲任得固，其病自愈。由于崩漏的发病缓急不同，出血的新久各异，因此，治疗仍需本着"急则治其标，缓则治其本"的原则，灵活掌握塞流、澄源、复旧三法。塞流即止血，澄源即正本清源，亦是求因治本，乃治疗功血的重要阶段，复旧即固本善后，治法上或补肾，或调肝，或扶脾。然经病之本在肾，故总宜益肾固冲调经，本固血充则经水自调。三法不可截然分割，塞流需澄源，澄源当固本，临床要灵活掌握方不致有误。如出血缓解后，则应审因求本，重在调补脾肾，治本调经，恢复月经周期。如出血量少，淋漓不断。势缓者则寓固本于止血之中，标本兼顾，以达到止血调经的目的。同时，在辨证论治的基础上，要根据不同年龄的生理特点，治疗有所侧重。青春期肾精未实，肾气未充，其病多因肾的封藏失固所致，治疗宜侧重补肾；育龄期患者因婚配生育，耗血伤阴，气常有余，肝失疏泄，治疗宜侧重调肝补肾；围绝经期肾气渐衰，精血日亏，宜脾肾兼顾，补后天以养先天。

3. 调整周期，促排卵法

中药调整周期疗法是在辨证的基础上，结合月经周期中卵泡发育的不同阶段、不同特点，选用相应的治法与方药，以期达到促排卵，恢复正常的月经周期的目的。

该疗法多以补肾活血为其治则。在卵泡发育期,滋补肾阴,排卵期加用活血通络之品以促排卵。黄体期温补肾阳,以提高黄体水平,维持正常的黄体功能。月经期活血调经,促使子宫内膜按期全部脱落,为下一个月经周期做准备。

4.中西结合,止血调经

治疗功血以止血、调整月经周期为原则。西药治疗见效快,但副作用大,性激素所致的胃肠反应患者不易耐受,且疗效不易巩固。中药治疗见效慢,但不易复发,无副作用。中西医结合治疗则可扬长避短。急性大出血时以西药为主,中药为辅。急性大出血甚至休克,当以止血为要。给予输血、输液及止血剂对症治疗,并采用刮宫或大量性激素止血。同时配合独参汤或固冲汤口服,以补气摄血固脱。

出血势缓者,以中医治本,西医治标。一般出血期,以中医辨证施治为主,正本清源以止血,久漏不止者可酌加祛瘀止血药,如茜草、炒蒲黄、三七、人参等,并同时加用西药止血药如卡巴克络、酚磺乙胺、6-氨基己酸等,以提高止血效果。调经阶段以中药为主,西药为辅。血止后调经阶段以中医辨证施治为主。调经治本,并结合西医分型适当选用西药,可明显提高疗效。青春期功血,用中药诱导排卵,调整月经周期,西药提高雌激素水平。围绝经期功血,以控制月经量,诱导绝经为主,减少出血量。黄体功能欠佳(不足)者在补肾助阳基础上配用黄体酮,以促进黄体功能。可选择具有诊断意义且止血迅速的诊断性刮宫,更重要的是预防复发。生育期(育龄期)功血,要在排除器质性病变后,首先了解体内孕激素水平,结合临床病史,针对性调整月经周期。

在运用性激素治疗出血时,一定要了解性激素的种类、用量、用药方法、副作用,不可滥用,避免引起阴道反复出血、子宫内膜恶性变等并发症。

（二）辨病治疗

1.无排卵性功血

(1)一般治疗　患者由于长期大量阴道出血,身体虚弱。首先要加强营养,保证充分休息,改善全身状况。一般患者,需补充蛋白、铁剂、维生素,出血时间长者,用抗生素预防感染治疗。

(2)止血治疗

1)性激素止血。首先要了解月经周期生理,性激素止血机制,性激素种类、用量、给药方法、副作用,切不可滥用。①雌激素止血:使子宫内膜迅速生长修复止血。雌激素口服或肌内注射,己烯雌酚2mg,肌内注射,6~8小时1次,血止后逐渐减量,每3天减量1次,每次减量不超过原用药量的1/3,直至维持量,每日0.5~1mg,用药2周后开始加用孕激素,有利于子宫内膜同步脱落。停药3~7天可发生撤药性出血。口服己烯雌酚胃肠道反应大,患者多不易接受。②孕激素止血:使增生的子宫内膜转变为分泌期子宫内膜,停药后出现撤退性出血。称"药物刮宫"。黄体酮20mg/d,肌内注射3~5天,或用醋酸甲羟黄体酮8~10mg/d。③雌、孕激素合用止血:口服避孕药,可使过度增生的子宫内膜逐渐退化,减少出血。用药方法与避孕时相同。④雄激素止血:雄激素有拮抗雌激素作用,增加平滑肌及子宫血管张力,减少盆腔充血,而减少出血,多用于围绝经期功血。⑤抗前列腺素药物:可使子宫内膜剥落时出血减少,主要通过改变血栓素 A_2 和前列环素 I_2 之间的平衡而起作用。出血期间服用前列腺素合成酶抑制剂如氟芬那酸200mg,每日3次。葡萄糖或生理盐水100ml中,10~30分钟滴完。氨甲环酸250~500mg静脉滴注或口服250~500mg,每日2~4次。也可与卡巴克络、维生素K、酚磺乙胺、仙鹤草等药物合用。

2）手术止血。①诊断性刮宫治疗：围绝经期功血止血首选措施，为排除器质性病变或明确诊断或大量阴道出血时可行诊断性刮宫。②子宫内膜破坏性手术：适用于药物治疗无效，无生育要求或年龄大不能耐受子宫全切手术或施行子宫全切术有禁忌证者，可选用微波、冷冻、电凝、激光、放射治疗，也可选用连续灌流式前列腺切割镜切除子宫内膜术。③子宫切除术：适用于保守治疗无效，年龄超过40岁疑有器质性并发症时，或病理诊断为子宫内膜腺瘤型增生过长、不典型增生者。

（3）调整周期治疗 ①人工周期：月经第5天开始，每日服己烯雌酚0.5~lmg，连服20天，服药第11天，开始每日加用醋酸甲羟黄体酮6~10mg，口服，或黄体酮10mg，肌内注射，两药同时用完，停药3~7天出血。于出血第5天重复用药，连用3个周期。一般用药2~3个周期后，患者常能自发排卵。②雌、孕激素联合治疗：雌激素使子宫内膜再生修复，孕激素限制雌激素引起的内膜增生程度。适用于生育期（育龄期）有避孕要求者和围绝经期功血。己烯雌酚0.5mg及醋酸甲羟黄体酮4mg，于出血第5天开始两药并用，每晚1次，连用20天，撤药后出血，血量较少。口服避孕药，服用方法与避孕时相同，连用3个周期。③孕激素治疗：适用于体内有一定雌激素水平的围绝经期功血患者。在月经周期23~25天时肌内注射黄体酮20mg/d，或口服醋酸甲羟黄体酮。连续口服3个周期。

（4）促排卵治疗 治疗前做阴道脱落细胞检查，雌激素水平在轻度影响以上，提示卵泡发育，诱发排卵效果较好。①枸橼酸氯米芬：一种非甾体化合物，有微弱雌激素作用，在下丘脑竞争结合雌激素受体产生抗雌激素作用，削弱了雌激素的负反馈作用，诱导下丘脑促性腺激素的释放，促进排卵。于周期第5天开始，每天服用50mg，连服5天。若失败可重复用药，枸橼酸氯米芬量可渐增至100~150mg/d，不宜长期服用。长期大剂量应用可引起卵巢过度刺激综合征。②三苯氧胺：非类固醇抗雌激素药物，与氯底酚胺交替使用促排卵效果较好。月经第5天起，每次10~20mg口服，每日2次，连续5天。③人绒毛膜促性腺激素：类似LH作用诱发排卵。适用于体内雌激素中等水平者。于月经周期第16~18天，每天5000~10000U，隔日肌内注射，共2次。该药诱发排卵成功率不及氯底酚胺。④小剂量雌激素周期治疗：月经第5天开始，己烯雌酚0.5mg/d，连用20天为1周期，若无出血停药10天后继续第二周期治疗，连用3~5个周期。⑤联合用药：可增加诱发排卵的成功率。氯底酚胺与绒毛膜促性腺激素联合应用，于月经第5天起，每日氯底酚胺50mg，连用5天，停药后第7~10天加用人绒毛膜促性腺激素5000~10000U，隔日肌内注射2次。氯底酚胺与雌激素联合应用治疗体内雌激素水平偏低者，使用时先用小剂量己烯雌酚2~3周期，亦可服完氯底酚胺后加用小剂量雌激素至基础体温上升时停药。注意两药不能同时使用，因雌激素可抑制氯底酚胺（CC）抗雌激素作用从而降低疗效，人绝经期促性激素（hMG）与人绒毛膜促性腺激素联合应用：出血干净后每日肌内注射hMG1~2U，直至卵泡发育成熟，停用hMG，加用人绒毛膜促性腺激素5000~10000U，每日1次，共2~3日。注意应用hMG时易并发卵巢过度刺激综合征。

（5）内分泌治疗 可分别补充甲状腺激素或肾上腺激素。

2.排卵性功血

（1）黄体功能不足 小剂量己烯雌酚周期治疗，黄体期补充孕激素、CC、人绒毛膜促性腺激素或中药等诱发排卵，均可改善黄体功能。

（2）黄体萎缩不全　经前一周加用孕激素，使子宫内膜及时全部脱落。

（3）月经量过多　雌激素水平过高引起，可用雄激素对抗。丙酸睾酮于月经第20天开始肌内注射，25mg，每日1次，连用3天；或甲睾酮于月经周期第10天开始5mg，每日2次，10天；或前列腺抑制剂经前服用，用药不宜超过1周，甲芬那酸0.25g，每日3次，单氯芬那酸0.2g，每日3次。也可对症配合其他止血剂治疗。

（4）排卵期出血　一般不需治疗，也可口服短效避孕药。

（三）辨证治疗

1.辨证论治

（1）崩漏

①肾阳虚型

治法：温肾固冲，止血调经。

方药：右归丸加减。熟地黄、山药、山茱萸、枸杞子、菟丝子、鹿角胶（烊化）、杜仲、制附子、黄芪、艾叶。

加减：大便溏薄者，加补骨脂、芡实；四肢、面目浮肿、纳差者加茯苓、白术、砂仁；年少肾气未充者加淫羊藿、紫石英。

②肾阴虚型

治法：滋阴补肾，止血调经。

方药：左归丸合二至丸加减。熟地黄、枸杞子、山茱萸、山药、菟丝子、鹿角胶（烊化）、龟甲胶（烊化）、墨旱莲、女贞子。

加减：阴道流血量多或淋漓不止者，加生地榆、小蓟；手足心热、盗汗、口干者加地骨皮、麦冬；心烦失眠，多梦者加五味子、夜交藤、酸枣仁。

③脾虚型

治法：健脾益气，升阳举陷。

方药：举元煎加味。党参、黄芪、乌贼骨、白术、阿胶（烊化）、升麻、炙甘草。

加减：兼血虚者加制何首乌、白芍，或用归脾汤去当归（党参、黄芪、白术、茯神、远志、酸枣仁、广木香、龙眼肉、甘草）；气虚不摄者用固冲汤加减（炒白术、黄芪、煅龙骨、煅牡蛎、山茱萸、白芍、海螵蛸、茜草、棕榈炭）；纳呆、腹胀者加砂仁、木香；若四肢不温，出冷汗者加附子。

④血瘀型

治法：活血化瘀，理气调经。

方药：桃红四物汤加减。桃仁、当归、赤芍、生蒲黄、制五灵脂、红花、川芎、炙甘草、生地黄、茜草，乌贼骨、益母草、黄芪、党参、香附。

加减：若阴道出血多者，去当归、川芎，加三七粉冲服；寒凝血瘀、少腹冷痛者，加艾叶、炒小茴香；瘀久化热、口干便结、舌红苔黄者，加仙鹤草、马齿苋、牡丹皮。

⑤实热型

治法：清热凉血，止血调经。

方药：清热固经汤加减。黄芩、栀子、阿胶（烊化）、生地黄、炙龟甲（先煎）、生地榆、生牡蛎（先煎）、仙鹤草、地骨皮、棕榈炭、生藕节、生甘草。

加减：若阴道出血有血块、小腹疼痛者加益母草、生蒲黄；肝经有热、心烦、胸胁胀痛者加柴胡、川楝子；兼头晕头痛者加钩藤、生白芍；血块多、腹痛者加三七粉，冲服。

⑥虚热型

治法：滋阴清热，止血调经。

方药：保阴煎加减。生地黄、熟地黄、续断、地骨皮、白芍、山药、黄芩、麦冬、炙甘草。

加减：若头晕、失眠甚者加生龙骨、生牡蛎；兼气短乏力者加太子参、生山药。

（2）月经先期、月经过多、经期延长

①气虚型

治法：补气健脾，摄血固冲。

方药：补中益气汤加减。黄芪、党参、煅龙骨（先煎）、煅牡蛎（先煎）、白术、当归、陈皮、柴胡、升麻、炙甘草。

加减：月经量多者加乌贼骨；经期延长者去当归、柴胡，加炒蒲黄、益母草；兼血虚者加桂圆肉、制何首乌、阿胶；失眠多梦者加合欢皮、炒酸枣仁。

②肾虚型

治法：补肾固冲调经。

方药：补肾固冲丸加减。续断、杜仲、枸杞子、党参、熟地黄、菟丝子、阿胶（烊化）、鹿角霜、巴戟天、炒白术、当归。

③阴虚型

治法：滋阴清热调经。

方药：两地汤加味。生地黄、地骨皮、阿胶（烊化）、玄参、麦冬、白芍、墨旱莲、生地榆。

加减：潮热盗汗者加炙龟甲；气短乏力者加党参、黄芪。

④血热型

治法：清热凉血，固冲调经。

方药：清经散加减。牡丹皮、地骨皮、赤芍、白芍、茯苓、小蓟、侧柏叶、生地黄、青蒿、黄柏、黄芩。

加减：热盛伤阴，口干渴者加麦冬、沙参；有血块者加益母草、茜草。

⑤肝郁型

治法：疏肝解郁，凉血调经。

方药：丹栀逍遥散加减。牡丹皮、栀子、白术、白芍、柴胡、当归、炙甘草、薄荷（后下）、生牡蛎（先煎）、茯苓。

加减：出血多者去柴胡，加生地榆、墨旱莲；胸胁胀痛较甚者加川楝子、延胡索。

⑥血瘀型

治法：活血祛瘀调经。

方药：桃红四物汤加减。桃仁、赤芍、熟地黄、茜草、红花、当归、炙甘草、益母草、香附。

（3）经间期出血

①肾阴虚型

治法：滋阴补肾，止血调经。

方药：两地汤合二至丸加减。生地黄、地骨皮、白芍、阿胶（烊化）、麦冬、女贞子、玄参、生地榆、墨旱莲。

②湿热型

治法：清利湿热。

方药：清肝止淋汤加减。白芍、牡丹皮、制香附、茯苓、当归、川牛膝、小蓟、生地黄、黄柏、薏苡仁。

加减：热重于湿者加栀子、黄芩；湿重于热者加车前子（包煎）、泽泻。

③血瘀型

治法：化瘀止血。

方药：逐瘀止血汤加减。当归、生地黄、桃仁、牡丹皮、茜草、赤芍、枳壳、大黄。

2. 外治疗法

（1）体针疗法

①取关元、三阴交、内关、肾俞、太溪、百会穴，针刺用补法，留针并加艾条灸之。功能滋阴补肾，固摄冲任，用于肾虚崩漏。

②取关元、三阴交、隐白、脾俞、百会、足三里穴，针用补法，灸用悬灸，功能补气升阳，固摄止血，用于气虚崩漏，月经量多者。

③取关元、隐白、血海、水泉、三阴交，针刺用泻法或平补平泻法，功能清热凉血，固冲止血。用于血热型崩漏、经量多或先期。

④取肾俞、脾俞、关元、气海、三阴交、足三里、交信，用补法，功能益气固冲止血。用于气虚型功血。

⑤取血海、中极、水泉、三阴交、曲

池，用泻法，大敦、隐白点刺放血。功能清热凉血止血。用于血热型功血。

⑥取膈俞、血海、气冲、太冲，用平补平泻法，功能化瘀调冲止血。用于血瘀型功血。

⑦取关元、三阴交、隐白为主穴。虚热者加内关、太溪穴；实热者加血海、水泉穴；脾虚者加脾俞、足三里穴，每日1次。

⑧出血过多，昏厥者，急刺水沟、合谷穴，灸百会。

（2）灸法

①取百会、神阙、隐白，用艾条灸20分钟，隔日1次。适用于脾虚、肾阳虚型崩漏。

②神阙、隐白，艾灸10~20分钟，可减少脾虚、肾阳虚型崩漏出血。适用于脾虚肾虚型崩漏。

③取神阙、血海穴，用艾炷灸。取0.2cm厚的鲜姜片，用针穿数孔，放在穴位上，然后置1个黄豆粒大小的艾炷于姜片上点燃，每次施灸7~10壮，以灸处皮肤红晕湿润为度，每日或隔日1次，10次为1个疗程。用于血虚、血瘀型功血。适用于血虚、血瘀型崩漏。

④食盐1茶匙，研末，填入脐窝（神阙）中，高出皮肤0.3cm，取艾炷（0.5cm×0.3cm×0.3cm）置于盐上点燃，连续灸9壮为1个疗程，用于脾虚型功血。

⑤取关元、中极、足三里、隐白、地机，施雀啄灸，每穴可灸5~10分钟，每日灸1~2次，10次为1个疗程。用于血热型功血。

⑥令患者俯卧，将点燃的艾条在十七椎穴（位于第5腰椎棘突下）进行温灸30~40分钟，每日1~2次，连用3~5日为1个疗程。用于肾阳虚型功血。

⑦食盐和蒲黄炭等量混合拌匀，填满脐孔，令高出皮肤少许，再置艾炷于药面

上灸，须频灸，直至阴道出血停止方可停灸，一般灸1~3次即可奏效。用于血瘀、肾虚型功血。

（3）耳针　取子宫、卵巢、内分泌、肾上腺皮质下、肝、肾、神门穴，每次2~3穴，每日或隔日1次，留针30~120分钟，适用于功血。

（4）梅花针

①取带脉区、腰、骶部、背部和脊柱两侧明显压痛点，三阴交。中度刺激，出血期重点叩打腰、骶部、带脉区及小腿内侧；出血停止后，重点叩打带脉区，下腹部、大椎穴、脊柱两侧压痛点。此外，加叩内关及足三里。出血期不宜叩打下腹部。用于血瘀型功血。

②血海、膈俞、脾俞、三阴交、太白、肝俞、隐白、心俞、百会、关元、夹脊、八髎（散刺）叩刺。适用于血瘀型崩漏。

（5）水针　取关元、三阴交、中极、血海穴，用5%当归或维生素B_{12} 10ug注射液每穴注入0.5ml，每日1次，15次为1个疗程。用于肾虚，血瘀型功血。

（6）头针　选取生殖区左右两侧同时捻针，3~5分钟，间歇5分钟再捻第2遍，共捻3遍。用于功血。

（7）推拿疗法　用手掌推拿小腹部20~30次，用手掌按揉腰骶部及大腿内侧20~30次，痛点部位多施手法，按压曲池、阳陵泉、三阴交、血海穴，每穴1分钟。适用于功血。

（8）外敷法

①益智仁、沙苑子各20g，艾叶30g。前两味药研为末，以艾叶煎汁后调敷脐上，每6小时换药1次，5天为1个疗程。功能益肾固冲，止血调经，适用于肾虚型崩漏。

②生地黄、地骨皮各15g，黄芩、黑栀子、炙龟甲，煅牡蛎各12g，牡丹皮10g，共研细末，醋调如泥，敷于肚脐部，纱布覆盖，胶布固定，每日换药4次。主治血热

型崩漏。

③党参、白术、黑炮姜、乌贼骨各15g，甘草6g，共研细末。醋调如泥敷脐部，纱布外敷，胶布固定，每日换药1次。治疗脾虚型崩漏。

3. 成药应用

（1）春血安胶囊

［功效主治］益肾固冲，调经止血。用于肝肾不足，冲任失调所致的月经失调、崩漏、痛经、青春期功血、上节育环后出血见上述症状者。

［用法用量］口服。1次4粒，1日3次，或遵医嘱。

（2）妇科止血灵

［功效主治］补肾敛阴，固冲止血。用于女性功血。

［用法用量］口服，1次5片，1日3次。

（3）宫血宁胶囊

［功效主治］凉血止血，清热除湿，化瘀止痛。用于崩漏下血，月经过多，产后或流产后宫缩不良出血及功血属血热妄行证者，以及慢性盆腔炎湿热瘀结证所致的少腹痛、腰骶痛、带下增多。

［用法用量］月经过多或子宫出血期，宜1次1~2粒，1日3次，血止停服。慢性盆腔炎患者1次2粒，1日3次，4周为1个疗程。

（4）人参归脾丸

［功效主治］益气健脾，养血安神。用于治疗心脾两虚，气短心悸，失眠多梦，头昏头晕，肢倦乏力，食欲不振，崩漏便血。

［用法用量］用温开水或生姜汤送服，水蜜丸1次6g，小蜜丸1次9g，大蜜丸1次1丸，1日3次。

（5）云南白药粉

［功效主治］化瘀止血，活血止痛，解毒消肿。用于治疗跌打损伤，瘀血肿痛，吐血，咯血，便血，痔血，崩漏下血，疮疡肿毒及软组织挫伤，闭合性骨折，支气管扩张及肺结核咯血，溃疡病出血，以及皮肤感染性疾病。

［用法用量］可用酒送服，但月经过多者用温水送服。每次0.5~1g，每日2~3次，口服。

（6）乌鸡白凤丸

［功效主治］补气养血，调经止带。用于气血两虚，身体瘦弱，腰膝酸软，月经不调，崩漏带下。

［用法用量］每次1丸，每日2次，口服。

（7）益母草膏

［功效主治］活血调经。用于治疗血瘀所致的月经不调、产后恶露不绝，症见经水量少、淋漓不净、产后出血时间过长，产后子宫复旧不全见上述症状者。

［用法用量］口服。一次10g，1日1~2次。

（8）震灵丹

［功效主治］补脾肾，固冲任，镇心神。适用于妇人血气不足，崩漏虚损，带下久冷，胎脏无子。

［用法用量］每次1粒，1日1~2次，空腹时用温酒送下。

（9）茸坤丸

［功效主治］补肝肾、益精血、调冲任，用于治疗肝肾不足型崩漏。

［用法用量］每次1丸，每日2次，口服。

（10）当归浸膏片

［功效主治］补血活血，调经止痛。用于治疗血虚引起的面色萎黄，眩晕心悸，月经不调，经闭腹痛，肠燥便秘。

［用法用量］口服，1次4片，1日3次。

（11）参茜固经冲剂

［功效主治］益气养阴，清热凉血，祛瘀生新，活血止血。主治月经过多。

［用法用量］经前1周到经净期服药，

每天 2 次，每次 2 包，开水冲服，3 个月经周期为 1 个疗程。

4. 单方验方

①生地榆 250g，米醋 1000ml，浸泡 7 天，去渣留液，每次 30ml，1 日 3~4 次，口服。主治崩漏。适用于久漏不止者。

②补骨脂 3g，赤石脂 2g，共研为细末，1 次服用，每日 3 次口服，主治崩漏。适用于肾阳虚久漏不止者。

③炒蒲黄、制五灵脂、夏枯草各 9g，水煎每日 1 剂，早晚分服，连服 2 个月经期，经期不停药。用于治疗月经过多。

④艾叶 4.5g，鸡子黄 2 枚，艾叶煎汤，鸡子黄搅匀入汤。每日 1 剂，分 2 次服。用于治疗血虚月经过多。

⑤陈艾 5g，阿胶 10g，用陈艾煎汤后烊化阿胶。每日 1 剂，分 2 次服。适用于血虚久漏不止者。

⑥贯众 15g，用醋炒后水煎煮，每日 1 剂，顿服。用于治疗月经过多。

⑦墨旱莲、白茅根各 30g，苦瓜根 15g，水煎加冰糖少许，代茶饮，每日 1 剂。用于治疗月经过多。

⑧斑地锦、益母草各 10g，于经期水煎服，每日 1 剂。用于治疗月经过多。

⑨贯众炭 16g 酒煎，每日 1 剂，顿服。用于治疗月经过多。

⑩人参 9g，红枣、红糖各 100g，水煎，每日 1 剂，分 2 次服。用于治疗气血不足型月经过多。

⑪芹菜 30g，茜草 6g，六月雪 12g，水煎每日 1 剂，分 2 次服。用于治疗月经过多。

⑫生地黄、藕节、白茅根各 60g，水煎取汁，入冰糖代茶饮，每日 1 剂。用于治疗功血。

⑬益母草 50g，香附子 15g，水煎每日 1 次，分 2 次服。用于治疗功血。

⑭仙鹤草、山藿香、墨旱莲各 30g，水煎，每日 3 次服。用于治疗功血。

⑮三七粉 3g，杜仲炭、荆芥炭、地榆炭各 6g，共研细末，每次 3g，每日 2 次，用米汤水送服。用于治疗功血。

（四）其他疗法

1. 中西医结合治疗排卵性功血

处方：戊酸雌二醇，醋酸甲羟黄体酮，中药周期方。操作方法：女性在月经第 5 天口服戊酸雌二醇 1mg，每日 1 次，连服 21 天，第 16 天口服醋酸甲羟黄体酮 10mg，每日 1 次，连服 10 天。在此基础上加服中药，方为生地黄 15g，生山药 15g，黄芪 12g，女贞子 12g，墨旱莲 12g，续断 12g，吴茱萸 12g，砂仁 12g，白术 12g，枸杞子 12g，当归 12g，黄芩 10g，玉竹 12g，香附 12g，石菖蒲 12g，牡丹皮 12g。卵泡期者加菟丝子 12g、白芍 12g；排卵期者加桂枝 12g、丹参 10g；黄体期者加茜草 12g、地骨皮 12g、阿胶（烊化）12g；经期者加益母草 15g、蒲黄 12g；出血量多者加椿根皮 12g、乌贼骨 20g、生牡蛎 30g、续断 12g。水煎服 400ml，每日 2 次。1 个月经周期为 1 个疗程，连续治疗 3 个疗程。

2. 结合雌激素片

处方：结合雌激素片。服用方法：第 1 天服结合雌激素片 2.5mg，第 2 天服结合雌激素片 1.875mg，第 3 天服结合雌激素片 1.250mg，第 4 天起每日服结合雌激素片 0.625mg，连续 20 天，服药最后一周每日加服醋酸甲羟黄体酮 4mg，连服 7 天。适应证：功血。

（五）医家诊疗经验

1. 哈荔田

哈荔田教授对子宫内膜增殖引起流血量多、色紫成块、腹痛乳胀者，采用行滞消瘀之法。以刘寄奴、丹参、赤芍、香附、川芎、柴胡等药为主，再重用鳖甲化瘀软坚，并以没药、延胡索活血止痛，茜草行血止血，当归养血和血，甘草调和诸药。以大量攻逐之品，荡积破瘀，使冲任通畅，新血归经而崩漏自止。

2. 张国钧

张国钧教授认为凡治血崩，总以辨瘀血之有无与轻重为首务，其治则视瘀血之轻重，正气之盛衰而定。瘀多体实者，宜攻宜破，攻多于补，药选红花、桃仁、牛膝、没药等；瘀少体虚者，宜行宜和，补过于攻，药宜选当归、赤芍、川芎、五灵脂、蒲黄等；纯虚且瘀不明显者当虑其血止瘀留，独处留寇，药须性缓力单，加山楂、延胡索、香附、益母草。

3. 蔡小荪

蔡小荪教授对崩漏的诊治，主张临证首辨阴阳，塞流不忘化瘀。阳崩或由血热导致的崩漏，治法以清热凉血为主。阴崩或由阳虚引起的流血，治疗以益气温阳为主。血瘀引起的崩漏宜用活血化瘀止血。

4. 罗元恺

罗元恺教授认为崩漏一证，因虚或虚中夹实者多。纯实热或纯瘀阻者少，治宜注重补虚，有热者兼养阴清热，夹瘀者兼祛瘀生新。出血多者，宜补气以摄血，出血缓解后，应重在补肾，以促其正常排卵，恢复月经周期。出血期不宜用当归、川芎，否则会增加出血。

5. 孙宁铨

孙宁铨认为"功血"的病变在于"肾"。常见于青春期与围绝经期。一为"肾精未实，肾气未充"，二为"肾精不足，肾气衰惫"，育龄期功血与肾直接关系的较少，大都由于"肝脾失调"而影响肾的功能失调而发病。因此，治疗青春期、围绝经期的功血重点在"肾"，育龄期重点在调"肝肾与脾肾"。肝肾阴虚为滋补肝肾，凉血止血，药用阿胶、女贞子、墨旱莲、生地榆、大黄炭。脾肾阳虚为温肾健脾，益

气止血，药用补骨脂、生黄芪、生白术、党参、杜仲。

6. 徐志华

徐志华认为崩中漏下有轻重缓急之分，二者发病机制同中有异。崩以血热居多，漏以瘀热居多。其治法最忌见血止血，阿胶、山茱萸、龙骨、牡蛎之属，酸涩滋腻，用之不当，则有滞邪留瘀之弊。因此，止血必须澄源。以清热化瘀、凉血为治疗崩漏的基本法则。

7. 李辅仁

李辅仁认为凡妇人女子初得崩中、漏下病者，宜用止血之剂，以急则治其标，四物汤加十灰丸治之。以血止为度。血止即服清热之剂，若气陷不能收摄而脱血者，归脾汤、四君子汤加川芎、当归治之。青春期患者宜补肾气益冲任；育龄期患者重在疏肝养肝，调冲任；围绝经期患者重在滋肾调肝，扶脾固冲任。他认为崩漏之证是疾病的现象，其根源在于脏腑，责于肝脾肾的虚亏，气虚血亏，中气不振，肾气不固和冲任的失调。疏肝理气、滋补肝肾、补脾固冲才是治本之法。特别强调辨证的确切及治法的变通。若因病致虚，当先去其病，因虚致病，当补其虚，初期止血，治则清热，药补其虚。

8. 班秀文

班秀文认为崩漏病因不外寒、热、虚、瘀四端，为脏腑、气血、阴阳失调所致。治疗当治血调气，寒温相宜，固本澄源，补肾调经为主。崩漏病在血分，妇人属阴，以血为本，处于"有余于气，不足于血"的生理状态。属娇嫩之体、不堪药物之偏颇，故选方用药常选甘润平和之剂，以免过用刚燥之品而动火耗伤阴血。如崩漏因于热者，多夹虚火为患，用地骨皮饮或二地汤合二至丸。北沙参、麦冬等甘凉养阴清热之品，因于寒者，常用艾叶、肉桂、巴戟天、锁阳、菟丝子等温润之品，

温阳摄血，补阳配阴；因于瘀者，本"通因通用"之旨，选用鸡血藤、益母草、山楂、三七、泽兰等行血止血之品，以达化瘀不伤正，止血不留瘀的目的；因于虚者，选用人参养荣汤或左、右归丸化裁。主张"从肾治经""治崩不忘肾"，临证习用五子衍宗丸加减，固本调理善后。

9. 姚五达

姚五达认为崩漏的主症是出血，治疗首为止血。主张治疗崩漏以截流开源为法。截流即止血，常以大蓟、小蓟、仙鹤草、血余炭、三七粉止血固崩，同时又有祛瘀之功。尤其重用大小蓟 30~35g，止血不留瘀，益气不伤气。对阴血不足，胞络相火妄动，出血量多则加生地黄炭、地榆炭、白茅根炭以清热止血养阴；对相火较盛成毒，出血数月不止，常加土茯苓 30g，入肝经以清胞宫相火，效果颇佳；气虚不摄血，则加升麻炭、党参、生黄芪、藕节炭，以补气升提，摄血于脉中；对于气血失调，气滞血瘀，血不归经而致者则加香附、泽兰、佩兰以行气活血。开源即调和冲任，疏肝补脾固肾，常用续断、杜仲、菟丝子、桑寄生益肾补精，使封藏之功得固；以全当归、杭白芍、阿胶珠补肝血；以盐橘核、台乌药疏理气机，与前药共求"气以通为补，血以和为补"之意。对阴血不足，肝气偏盛致胃气上逆者，则用青竹茹、砂仁、灶心土、茯苓以和胃止逆化浊，调理中焦；又以生黄芪、炒白术、炒麦芽健脾消积，使后天得旺；以远志、石斛通心肾、安魂魄、益精血。

10. 李春华

李春华治疗崩漏力主痰瘀、湿热二端。综前贤诸论，结合个人经验，提出如下方法。①化痰祛瘀止血。治痰必治血，血活则痰化；治瘀必治痰，痰化血易行。拟方祛痰浚血方：黄芪、仙鹤草、仙桃草各 30g，苍术、白术、茯苓、茜草各 15g，陈皮、半夏、枳壳、蒲黄、五灵脂各 20g。②清利湿热、化痰止血。拟四妙二仙汤：苍术、黄柏、川牛膝、蒲公英、贯众各 15g，薏苡仁、败酱草、马齿苋、仙鹤草、仙桃草各 30g，蒲黄、五灵脂、地榆各 10g。

11. 周鸣岐

周鸣岐认为崩漏的治法，首在详探病史，次在分段论治。即先予凉血止血，以塞其流，澄其源；次予补气升阳，以培本固摄；再予滋阴养血益气，使营血复旧。再者在分段治疗中还需掌握轻重、缓急；漏者为缓，止血之中兼调气血；崩者为急，当以固摄止血为先。血者水谷之精气也。在男子则化为精，在女子则化为血，若内伤脾胃，健运失职，饮食减少，血无以生，则经必不调，故要处处兼顾胃气。还应注意，切忌在经期行房事。善用祛瘀止崩汤。方为柴胡、当归、红花、桔梗、阿胶、牡丹皮各 10g，赤芍、牛膝、香附、栀子各 12g，生地黄、黄芩 15g，甘草 8g，鲜藕节 3 块为引。功能活血逐瘀，凉血止崩，治疗血瘀、气滞、血热型崩漏及月经失调导致的崩漏，随证加减，自当显效。

12. 马志

马志认为功血多见于青壮年女性，其病机如《素问·阴阳别论》中云："阴虚阳搏谓之崩。"即阴本不足，阳热复盛，血热妄行，故发为崩中下血之症。故而确立了以清补肝肾、固摄冲任为治疗崩漏大法。所拟调经固冲汤方以当归、白芍、生地黄用以养血清肝；女贞子、墨旱莲、龟甲为滋阴补肾；赤石脂、乌梅以固摄下元；地榆炭、芥穗炭、栀子炭、黄芩、黄柏、刺蒺藜祛风，清热凉血。方证契合，效如桴鼓。

13. 王大增

王大增治疗崩漏时，既强调心主血、脾统血、肝藏血三脏的重要性，也不忘从气血间相互关系权衡处置，善用"加味奇效四物汤"调经凉血止血，续用归脾汤加味健脾宁心和血以固本。奇效四物汤出自《奇效良方》，其组成为胶艾四物汤加黄芩，此方奇在以黄芩一味清心火除血热。常在奇效四物基础上加用黄芪以益气摄血，并重用黄芪30g补气以资生血之源，配合当归补血，则阳生阴长，气旺血生；同时加入一味大黄炭，达清热祛瘀止血之效。他认为崩漏即使久病，仍有残血瘀滞，徒用补养固涩无功，加大黄炭一味，乃遵《黄帝内经》"通因通用"之法，在养血和血、益气摄血诸品中加祛瘀清热之药，达祛瘀生新之目的，对月经先期、经期延长、崩漏冲任郁热及郁久成瘀者效果更著。

14. 庞泮池

庞泮池治疗崩漏时守"塞流、澄源、复旧"大法，其独到之处如下。①天癸初至，补肾清热，药用党参、生地黄、熟地黄、山茱萸、女贞子、墨旱莲、黄芩、牡丹皮、荆芥穗、紫石英、花蕊石、仙鹤草。久血不止，还常加用阿胶滋阴止血，一药收功。②天癸既行，清肝祛邪，药用柴胡、当归、白芍、牡丹皮、黄芩、制香附、花蕊石、荆芥穗、贯众炭。③天癸既绝，健脾止血，药用知母、黄柏、生地黄、熟地黄、牡丹皮、柴胡、广郁金、酸枣仁、麦冬、仙鹤草、贯众炭、怀山药、茯苓等。如暴崩气随血脱，则用参附四逆汤，夹瘀可加益母草、川芎。血止后调理脾胃。谓年衰肾亏属自然规律，不必强补，健脾益气生血，可补气以摄血。

15. 傅金英

傅金英认为脾肾亏虚是导致青春期功血发生的重要原因。青春期少女先天禀赋不足，天癸初至，肾气尚未充盛，冲任功能未健，机体发育不成熟，身体正处在生长发育阶段，且其生长发育旺盛，物质消耗较大，肾虚导致封藏失司，冲任不固，不能制约经血而发为崩漏。出血期治疗以补肾健脾，固冲止血为主，与治崩三法之塞流、澄源、复旧的联合使用，其中虚寒者，加艾叶炭、炮姜；阴虚者，加女贞子、墨旱莲；伴腰膝酸软者，加续断、菟丝子、桑寄生；有血块者加炒蒲黄、五灵脂；食欲欠佳者加鸡内金、焦三仙、砂仁；大便干结者加肉苁蓉、炒草决明子。血止后治以补肾健脾，活血养血，澄源复旧为主。继用八珍汤合右归丸加减以善后调理，恢复人体脏腑功能的协调，使月经生理轴正常运转。

16. 何嘉琳

何嘉琳认为在青春期这一特定的阶段中，肾气初盛，未充足，天癸尚微，机体阴阳、脏腑、气血功能失调，冲任损伤，经血不固，子宫藏泻失常是青春期功血发生的重要病机。辨证分为如下三型。①血热决堤型：临床表现为月经先期，量多如崩或量少淋漓不止，血色鲜红，质稠，口干，便结，舌红，苔薄黄，脉数。平时以凉血清肝，养阴抑沸为法，方用生地黄、生白芍、牡丹皮、地骨皮、黄芩、槐米。若经来崩下，宜宁静血海，清源遏流，方用桑叶、炒白芍、墨旱莲、侧柏叶、生地黄炭、玄参炭、仙鹤草。经净后，还需养阴敛肝，固守堤防，方用南沙参、北沙参、太子参、生地黄、生白芍、制玉竹、枸杞子、阿胶珠、麦冬、合欢皮等。②脾肾气虚型：临床表现为经血非时而暴下不止，或淋漓日久不尽，血色淡，神疲气短，面色无华，舌淡苔薄，脉沉弱。治宜健脾补肾，摄血塞流，方用生黄芪、党参、焦白术、炒白芍、肉豆蔻炭、炙甘草、附子炭、山茱萸、菟丝子、淫羊藿、覆盆子等。如下血量少，应扶持中气，引血归经，方选补中益气汤加减。③血瘀胞络型：临床表现为经血非时而下，量时多时少，时出时止，经色暗有血块，血块下则痛缓，舌暗，边有瘀点，脉弦涩。以活血化瘀，疏通气血为治法，方用当归、赤芍、白芍、大蓟、小蓟、艾炭、延胡索、丹参、失笑散。若血块量多，时感小腹痛，治宜荡涤胞宫，散瘀通络，方用制大黄、三七粉、马齿苋、血余炭、血竭等。经血净后，治当正本清源，养血调经，方用生黄芪、当归、炒白芍、藕节、仙鹤草、生地黄、熟地黄等。

五、预后转归

①青春期及生育期功血经止血、人工周期、促排卵等对症治疗后，下丘脑-垂体-卵巢轴恢复正常调节功能，卵巢排卵功能恢复，月经周期恢复正常，身体逐渐康复。

②围绝经期功血治疗的关键是减少出血量，诱导绝经，防止功血复发。只要掌握治疗原则，合理用药，规范治疗，一般均可达到预期治疗效果。

③少数顽固性功血患者由于长期失血，会引起诸多并发症，严重影响患者身心健康。此类患者子宫内膜腺瘤型增生过长或不典型增生，经治疗后子宫内膜无明显改变者，要中转手术治疗。

④对于长期接受雌激素治疗的患者，需定期做子宫内膜病理检查，以防子宫内膜腺癌的发生。

六、预防调护

（一）预防

1. 未病先防

（1）调情志　因七情过激，精神过度紧张可刺激大脑皮质，从而影响卵巢功能。故平时应保持心情舒畅，尽量避免紧张、烦闷或恐惧的心理，特别是月经期应保持情绪稳定，避免不良情绪的刺激。

（2）适劳逸　月经期应注意休息，避免工作过度劳累、剧烈活动及重体力劳动。因劳倦太过可耗气动血，导致月经过多，经期延长，甚至崩漏。

（3）调寒温，节饮食　环境改变，气候骤变等均可通过大脑皮质影响卵巢功能。故经期应注意寒温变化，避免炎暑高温、冒雨涉水，适当增减衣服，避免受寒。饮食宜清淡有营养，不宜过食辛热或冰冷食物。因辛热之物可助阳生热，热迫血可致月经量多、崩漏等。

2. 既病防变

功血患者患病后应及时治疗，以防长期失血造成贫血。并应注意休息，加强营养，多食高蛋白或富含维生素C的食品，提高抗病能力。出血多时应卧床休息或住院治疗，观察记录出血时间，出血的量、色和质的变化及伴随的症状。若出血量骤多不止，当及时处理，以免暴伤阴血，发生失血性休克。

出血期间应注意清洁外阴部，禁性生活及盆浴，以防细菌侵入引起盆腔炎症。出血时间过长者，应给予抗生素预防感染。子宫内膜增生过长者应定期复查，以防恶性变。出血期间忌食辛辣、生冷之品，以防出血量增多，加重病情。

（二）食疗

1. 人参大枣乌鸡汤

人参20g，大枣20枚，乌鸡1只，加水2000ml，做汤（为3天量）。每次200ml，每日3餐，10天为1个疗程。用于崩漏，血止后体虚者。

2. 木耳藕节猪肉汤

木耳、冰糖各15g，藕节30g，瘦猪肉100g。放入砂锅共炖熟，喝汤食肉。每日1剂，分2次服，具有补益肝肾的功能，用于肝肾不足型功血。

3. 三鲜汁

鲜藕、鲜白萝卜、鲜墨旱莲各500g，洗净捣烂，用干净纱布包裹取汁加冰糖适量，频频饮服。每日1剂。具有清热、凉血、止血的功能，适用于血热型功血。

4. 牛膝炖猪蹄汤

猪蹄 250g，牛膝 20g，用砂锅共炖至熟烂，加米酒 20~50ml 服用，每日 1 剂，分 2 次服。具有化瘀止血功效，适用于血瘀型功血。

5. 黑木耳散

黑木耳 30g，焙烧研末，每次 3~6g，每日 2 次，红糖水送服。具有凉血止血的功效，适用于血热型功血。

6. 鸡腹蛋芪汤

鸡腹内未成熟之黄色小鸡蛋 1 副，大葱、生姜各 50g，黄芪 50g，用麻油在锅内同炒去葱姜，用黄芪煎汤为引，顿服。适用于脾虚型功血。

7. 玉米须炖瘦肉

适用于血热型功血。取玉米须 30g，瘦肉 120g，精盐适量，味精少许。将瘦肉切块，与玉米须一起放入陶罐内，加水 500ml，上蒸笼加盖清蒸至肉熟，加精盐、味精，趁热服用。对治疗血热型功血疗效显著。

8. 乌贼骨炖鸡

取乌贼骨 30g，当归 30g，鸡肉 100g，精盐、味精适量。把鸡肉切丁，当归切片，乌贼骨打碎，装入陶罐内加清水 500ml，精盐适量，上蒸笼蒸熟，每日 1 次。一般 3~5 次可见效。乌贼骨有收敛止血的作用，当归和鸡肉都是补血佳品，所以治疗血虚型功血效果好。

9. 益母草炒荠菜

取鲜益母草 30g，鲜荠菜 30g，菜油适量。将鲜益母草、鲜荠菜洗净切断。把铁锅放在旺火上倒入菜油烧热，放入鲜益母草、鲜荠菜炒熟即可食用。每日 2 次，服至血止。益母草有活血、破血、调经的作用；荠菜含荠菜酸，能缩短出血、凝血时间，从而达到止血的目的，故对瘀血型功血十分有效。

10. 荔枝干炖莲子

取荔枝干 20 粒，莲子 60g。将荔枝干去壳和核，莲子去芯，洗净后放在陶罐内加水 500ml，上蒸笼用中火蒸熟即可服用。常用于治疗脾虚型功血。

11. 猪皮胶冻

猪皮 1000g，黄酒 250g，红糖 250g，将猪皮切成小块，放大锅内，加水适量，以小火煨炖至肉皮烂透，汁液黏稠时，加黄酒、红糖，调匀即可停火，倒入瓷盆内，冷却备用，随量佐餐食。具有滋阴养血、止血作用。适用于阴虚血热型月经过多、功血及一切出血症状。

12. 乌梅膏

净乌梅 1500g。将乌梅加水 3000ml，用炭火煎熬，待水分蒸发至一半，再加水至原量，煎浓，用干净纱布滤去渣，装瓶待用。服用时加白糖调味，成人每次服 5~10ml，开水冲服，每日服 3 次。适用于各种原因引起的功血。

13. 乌梅红糖汤

乌梅 15g，红糖 30~50g。将乌梅、红糖一起入煲，加水 1 碗半，煎剩至大半碗，去渣温服。具有补血止血、美肤悦颜功效，适用于月经过多或功血患者。

14. 红枣炖猪皮

红枣 15~20 枚（去核），猪皮 100g。将猪皮刮净切成小块，红枣洗净去核，一起装入炖盅内，加清水少量，隔水炖至猪皮熟烂即可。具有补脾和血、增加皮肤光泽及弹性功效。适用于治疗脾虚型崩漏及身体虚弱者。

七、专方选要

1. 安冲汤

炒白术 18g，生黄芪 30g，生龙骨、生牡蛎、生地黄各 18g，生杭白芍 12g，海螵蛸 18g，茜草 9g，川续断 12g，棕榈炭 20g。每日 1 剂，水煎 2 次，分 3 次温服。月经前3天开始服，到血止后3天为1个疗程。共治疗3个疗程。治疗功能性子宫出血。[刘路芬，邓莉. 云南中医药杂志，2010，31（12）：41.]

2. 固本止崩汤

生地黄20g，熟地黄30g，黄芪30g、炒白术20g，党参10g，炒荆芥10g，炒三仙各10g。若血滞加三棱10g、莪术12g；若寒加肉桂6g；若年老或年幼肾亏明显者加鹿角胶10g、龟甲胶10g。每日1剂，分早晚2次口服，每次200ml，连服1周。治疗功血。[罗福兰，胡红娟，周靖. 云南中医中药杂志，2012，33（6）：46.]

3. 二至芍药汤

女贞子60g，墨旱莲60g，白芍30g。加水400ml，浸2小时，煎至200ml，2煎加水200ml，煎至100ml，与1煎合并，分2次服用，每次150ml，每日1剂。治疗功血。月经来潮的第1天开始，连服15剂为1个周期，3个周期为1个疗程。[刘永真，张应峰，崔建国. 中国实用医药，2013，8（22）：40.]

4. 当归补血汤

黄芪30~60g，当归30g，桑叶30g，三七10g，伴口干渴、舌质红、有热者加生地黄30g、伴面色㿠白、乏力气短、纳差血亏者加阿胶（烊化）15g；出血量急、量大者加红参30g，浓煎频服；伴腹痛怕凉，加炮姜10g、艾炭15g、党参15g。每日1剂，每次150ml，分早晚2次温服。治疗功血。[乔艳文. 中国现代药物应用，2013，7（19）：155.]

5. 两地汤

生地黄20g，地骨皮10g，阿胶10g，白芍15g，麦冬15g，玄参30g。经血量多加女贞子、墨旱莲；淋漓不净加地榆、茜草；五心烦热加麦冬、地骨皮；血中多有血块加三七、蒲黄。水煎，每日1剂，分2次口服，每7剂为1个疗程，连服2个疗程。

治疗功血。[郑丽丽，陈丽文. 吉林中医药. 2007，27（10）：21.]

6. 固冲汤

白术30g，生黄芪18g，龙骨24g，牡蛎24g，山茱萸24g，生白芍12g，乌贼骨12g，茜草9g，棕边炭6g，五味子15g。治疗功血。气虚者加党参20g；血热者加白头翁30g、黄芩12g；血瘀者加益母草30g。水煎服，取汁500ml，早晚分服，一般10剂为1个疗程，服药期间停用其他药物和治疗方法。治疗功血。

7. 益气止血汤

西洋参15g，白术12g，益母草15g，花蕊石30g，贯众炭10g，煅龙骨30g，煅牡蛎30g，乌贼骨30g，仙鹤草15g，荆芥15g，三七粉2g（冲服）。治疗功血。每日1剂，水煎服。3个月经周期为1个疗程。既可达到止血效果，又可控制周期，短期内复发率低，临床上有较好疗效。

8. 补中益气汤

黄芪25g，白术15g，党参20g，当归15g，升麻6g，柴胡6g，陈皮8g，炙甘草6g。每日1剂，水煎2次分服。偏寒者加菟丝子15g、艾叶15g；偏热者加金银花炭20g、黑芥穗25g；血虚者加阿胶20g、龙眼肉20g；气虚甚者重用黄芪30~50g。治疗功血。1个月经周期为1个疗程，连续治疗3个疗程。

9. 益气固冲止血方

黄芪、山茱萸、贯众炭、乌贼骨、阿胶（烊化）各15g，党参、茜草炭各12g，益母草、墨旱莲、仙鹤草各30g，甘草5g。偏阴虚血热者，加黄柏炭10g、龟甲10g；偏阳虚者，去茜草炭，加鹿角胶、艾叶炭各10g，续断15g；血下如注，气欲随之而脱者，党参易为红参10g（另炖），黄芪改为30g，加五味子6g，煅牡蛎15g；夹瘀者，加三七粉3g，炒蒲黄10g（包煎），焦山楂15g。治疗功血。每日1剂，水煎分2

次服，出血量较多时可每日2剂，分4次服用。

10.补肾养血调冲方

当归、淫羊藿、巴戟天各10g，菟丝子30g，白芍、熟地黄、山茱萸、枸杞子、女贞子、墨旱莲、黄芪各15g，砂仁6g。偏阳虚者，加鹿角霜10g、紫石英30g；偏阴虚者，加龟甲10g、生地黄15g；偏气血虚者，加阿胶20g、制何首乌15g、党参12g。若经逾1个月不潮者，加川芎10g，赤芍、川牛膝各15g。每日1剂，水煎分2次服，经行停药，每一月经周期为1个疗程，连续治疗3个疗程。

主要参考文献

[1] 李青，李永春."督脉半灸法"治疗肾阳虚型围绝经期功能失调性子宫出血38例[J].中国针灸，2018，38（10）：1085-1086.

[2] 吴小华，刘小惠，杨帅.血管内皮生长因子与抑制素B和促排卵结局的相关研究[J].中华生殖与避孕杂志，2017，38（3）：193-198.

[3] 许会英，孙高高，马春霞，等.孕激素及bFGF对无排卵性功能失调性子宫出血患者子宫内膜PCNA表达水平的研究[J].中国妇幼保健，2017，32（2）：254-256.

[4] 许会英，孙高高，马春霞，等.PCNA水平在无排卵型功能失调性子宫出血患者中的表达及bFGF抗体、黄体酮干预效果研究[J].中国妇幼保健，2018，33（15）：3381-3384.

[5] 李晓凤.汉族与维吾尔族崩漏患者中医证型及相关中医体质差异性研究[D].新疆：新疆医科大学，2017.

第二节　闭经

闭经是许多妇科疾病常见的症状，通常分为原发性闭经和继发性闭经两类。年龄超过13岁，第二性征未发育或年龄超过15岁，第二性征已发育，月经尚未来潮者，称为原发性闭经；在建立正常月经周期后，又因非生理性因素停经6个月以上，或按自身原有月经周期计算停止3个周期以上者，称为继发性闭经。

中医学中亦称"闭经"。最早记载于《素问·阴阳别论》中，如"女子不月""月事不来""血枯"等。后世又有"经水断绝""经闭""月水不通"等等。

一、病因病机

（一）西医学认识

正常月经的建立和维持有赖于下丘脑-垂体-卵巢轴的神经内分泌调节以及靶器官子宫内膜对性激素的周期性反应。其中一个环节病变或功能失调，均可引起闭经。按发生的部位，闭经可分为子宫性闭经、卵巢性闭经、垂体性闭经、下丘脑性闭经。

1.子宫性闭经

患者月经调节功能正常，第二性征发育正常，由于子宫内膜对卵巢激素不能产生正常的反应而引起的闭经。

（1）先天性子宫缺如　由于副中肾管发育不全或未发育，以致子宫缺如。

（2）子宫内膜损伤　常因各种宫腔手术术后伴有子宫内膜炎症或子宫内膜缺失，导致宫腔粘连引起闭经。

（3）结核性子宫内膜炎、子宫恶性肿瘤　行子宫腔内照射治疗均可使子宫内膜受到严重破坏而闭经。

（4）子宫切除　术后可引起闭经。

2.卵巢性闭经

卵巢分泌的性激素水平低下，不能使子宫内膜发生周期性变化而闭经。

（1）先天性卵巢发育不全或缺如　卵巢未发育或仅呈条索状，无功能。

（2）卵巢功能早衰　女性40岁前绝经，伴围绝经期症状，雌激素水平低下，促性腺激素水平升高。

（3）卵巢已切除或卵巢组织被破坏　患者双侧卵巢已手术切除或因放射治疗卵巢组织被破坏或严重卵巢炎而导致闭经。

（4）卵巢功能性肿瘤　睾丸母细胞瘤、卵巢支持–间质细胞肿瘤等可产生过量的雄激素，抑制下丘脑–垂体–卵巢轴功能，从而导致闭经。

3. 垂体性闭经

垂体前叶器质性病变或功能失调可影响促性腺激素的分泌，继而影响卵巢功能，导致闭经。

（1）低促性腺激素性闭经　原发性单一垂体促性腺激素缺乏症表现为原发性闭经，性腺、性器官和性征不发育，促性腺激素、催乳激素和雌二醇水平皆低，垂体窝正常。

（2）垂体梗死　由于产后大出血引起低血容量性休克，使垂体血管梗死致垂体前叶缺血性坏死，垂体功能减退，促性腺激素、促甲状腺激素、促肾上腺激素分泌不足，出现闭经、无乳、性欲减退、毛发脱落、畏寒、嗜睡、低基础代谢、低血压、第二性征衰退、生殖器官萎缩等，也称为席汉综合征。

（3）垂体肿瘤　可分为催乳激素肿瘤、促性腺激素腺瘤、促甲状腺激素腺瘤、生长激素腺瘤等。不同性质的肿瘤可出现不同的症状，但多有闭经现象。这是因为肿瘤压迫分泌细胞，使促性腺激素分泌减少。

4. 下丘脑性闭经

由于中枢神经系统或下丘脑功能失调，从而引起闭经。

（1）特发性因素　是闭经中最常见原因之一，发病机制不明。表现为促性腺激素释放激素（GnRH）的分泌模式异常，包括幅度、频率及量的变化。这种改变与中枢神经系统的神经传递物或下丘脑功能障碍有关。

（2）精神因素　精神创伤、环境变化扰乱中枢神经与下丘脑间的功能，影响了下丘脑–垂体–卵巢轴的内分泌调节，卵泡发育受阻，排卵障碍而闭经，如假孕性闭经。闭经多为一时性，可自行恢复。

（3）体重下降　如神经厌食，由于内在情感的剧烈矛盾或为保持体型强迫节食引起下丘脑功能失调。表现为厌食，严重消瘦和闭经。

（4）运动性闭经　如长跑，剧烈运动后 GnRh 的释放受到抑制而闭经。

（5）其他内分泌异常　肾上腺、甲状腺、胰腺等功能紊乱也可引起闭经。

（二）中医学认识

中医学认为月经的产生与调节，以肾为根本。脏腑、气血、经络的正常生理活动是产生月经的生理基础。肾、天癸、冲任、胞宫是产生月经的主要环节。所以，凡能引起脏腑功能失调、气血失调，以至肾–天癸–冲任–胞宫轴中任何一个环节发生功能失调或器质性病变的因素，都可导致闭经。依据"辨证求因"的原则，综合历代医家的认识，闭经的病因不外虚实两端。虚者多由肾气不足，冲任未充，或肝肾亏虚，精血匮乏，或脾胃虚弱，气血乏源，或久病失血，冲任不能满盈，血海空虚，无血可下。实者多因气滞血瘀，或痰湿壅阻，经隧阻隔，冲任不通而成。病机不外乎冲任空虚或冲任不通。冲化空虚多由先天不足，体弱多病，多产房劳，肾气不足，精亏血少，脾虚生化不足，冲任血少等引起；冲化不通多由情态失调，精神过度紧张，或受刺激，气血郁滞不行，肥胖之人多痰多湿，痰湿阻滞冲任等引起。

1. 肝肾不足

禀赋不足，肾气未盛，精气未充，肝血虚少，冲任失于充养，无以化为经血，以致闭经。或因多产、堕胎、房劳，或久病及肾，以致肾精亏耗，肝血亦虚，精血匮乏，源断其流，冲任亏虚，胞宫无血可下而成闭经。《医学正传》云："月经全借肾水施化，肾水既乏，则经血日益干涸。"

2. 气血虚弱

脾胃素虚，或饮食劳倦，或忧思过度，损伤心脾，藏血不足，或大病、久病、吐衄、下血、堕胎、小产等数脱于血，或哺乳过长过久，或患虫积耗血，以致冲任大虚，血海空乏，无血可下，而成闭经。《兰室秘藏》云："妇人脾胃久虚，或形羸气血俱衰，而致经水断绝不行。"

3. 阴虚血燥

素体阴虚或失血伤阴，或久病耗血，或过食辛燥灼烁津血，以致血海燥涩干涸，故成闭经。若日久病深，精亏阴竭，血海枯竭，则可发展为虚劳闭经。《景岳全书·妇人规》曰："正因阴竭，所以血枯，或以咳嗽，或以夜热。"

4. 气滞血瘀

七情内伤，肝气郁结不达，气血瘀滞。或因经、产之时，血室正开，感受风冷寒邪，或内伤寒凉生冷，血为寒凝而瘀，或因热邪煎熬阴血成瘀。气滞则血瘀，血瘀必气滞，二者相因而致。冲任瘀阻，胞脉壅塞，经水阻隔不行，故而成闭经。

5. 痰湿阻滞

肥胖之人，多痰多湿，痰湿壅阻经络，或脾阳失运，湿聚成痰，脂膏痰湿阻滞冲任，胞脉闭而经不行。《女科切要》说："肥白妇人，经闭而不通者，必是湿痰与脂膜壅塞之故也。"

二、临床诊断

（一）辨病诊断

1. 诊断要点

诊断病理性闭经首先要排除生理性闭经，如妊娠、哺乳期、绝经期以及由副中肾管发育异常引起的生殖器官发育异常，如生殖梗阻、处女膜闭锁、阴道畸形等。经血不能排出体外，也称为假性闭经。

（1）病史　详细了解月经史，包括月经初潮的年龄、月经周期、月经量、闭经期限，伴随症状。既往史有无周期性腹痛，有无精神刺激或生活环境改变，是否接受过抗精神病药物，有无手术切除子宫或卵巢史，有无全身慢性疾病史如结核、营养不良、甲状腺、肾上腺功能亢进或减退等。已婚女性要注意是否服用过避孕药物，有无多次刮宫术及产后大出血史。原发性闭经，要详细了解其母亲孕期是否接受激素治疗，或服用过致畸药物。

（2）体格检查　①全身检查：营养发育状况、精神神经类型、智力、身高、体重、体态及脂肪分布、第二性征发育、有无多毛、溢乳及先天畸形。②妇科检查（未婚者可行肛腹诊检查）：外阴发育、阴毛分布、有无阴蒂肥大、阴道及子宫发育、有无先天畸形、双侧附件有无炎症及肿瘤。③实验室检查：血尿常规、凝血功能、肝功能、X线等检查。

2. 相关检查

（1）子宫功能检查　了解子宫、子宫内膜状态及功能。①宫腔镜：了解宫腔深度、宽度、形态有无畸形、粘连及内膜病理改变，或取内膜病理检查。②腹腔镜：直视子宫及卵巢外观，取卵巢活体组织检查，判断是否为多囊卵巢综合征。③诊断性刮宫：适用于已婚女性，了解子宫腔、宫颈有无粘连、器质性病变，取子宫内膜行活体组织检查、结核菌培养。④输卵管碘油造影：了解子宫形态，有无畸形，输卵管是否通畅。⑤药物试验：雌激素、孕激素试验，观察子宫内膜有无反应。⑥盆腔超声：观察盆腔有无子宫、子宫形态、子宫大小、子宫内膜厚度、卵巢大小、卵巢形态、卵泡发育等。⑦CT或MRI检查：用于盆腔、头部蝶鞍区检查，了解盆腔肿块和中枢神经系统病变性质，判断是否为卵巢肿瘤、下丘脑病变，垂体微腺瘤、空蝶鞍等。⑧静脉肾盂造影：怀疑米勒管发育不全时，造影可确定有无肾脏畸形。

（2）卵巢功能检查　①阴道脱落细胞检查：观察表、中、底层细胞比例，表层细胞越多反映雌激素水平越高。②基础体温：了解有无排卵及黄体功能。③宫颈黏液：了解雌激素水平及有无孕激素影响。④血清甾体激素测定：雌激素、黄体酮、睾酮、胰岛素测定。雌、孕激素低，提示卵巢功能不正常或衰竭；睾酮值高，提示多囊卵巢综合征。

（3）垂体功能检查　①血FSH、LH、PRL放射免疫测定：月经周期中FSH正常值6~26U/L，LH 16~104U/L。若FSH＞40U/L，提示卵巢功能衰竭；若LH/FSH≥2~3，高度怀疑多囊卵巢综合征；FSH、LH均低，提示垂体功能减退，病变可能在垂体或下丘脑。PRL正常值为0~25μg/L，PRL＞25μg/L时称高催乳血症，PRL升高时应进一步做头颅CT或MRI检查，排除垂体肿瘤。②垂体兴奋试验：上午8点，将LHRH 100μg溶于生理盐水5ml中静脉推注，于注射前及注射后15min、30min、60min、120min各取血2ml，用放疗分析法测定血中LH含量，若注射15~60min LH值较注射前高2~3倍以上，说明垂体功能正常，对LHRH反应良好，病变在下丘脑，如不升高或增高不显著，说明病变可能在垂体。

（4）染色体检查　除外性发育异常，根据核型确定治疗方案。

（二）辨证诊断

闭经的辨证必须要详细询问患者的病史与检查结果。辨证的重点在于分清虚实。患者年逾18岁尚未行经，或月经初潮晚，月经后期、量少、色淡，渐致闭经，多为虚证。伴夜尿频、四肢不温者为肾气不足；闭经伴腰膝酸软、阴部干涩、带下量少者为肝肾阴虚；伴面色苍白或萎黄，头晕心悸者为气血虚弱；伴身体瘦削、颧红盗汗、五心烦热者为阴虚血燥。月经突然停闭，或月经量渐少而渐至闭经者，多为实证。伴精神抑郁，胸胁、乳房胀痛者为气滞血瘀；伴形体肥胖、胸脘胀满、带下量多者为痰湿阻滞；若伴口干舌燥、小便黄赤、大便秘结、消谷善饥者为津血枯涸所致。

1. 肝肾阴虚型

（1）临床证候　月经超龄未至，或初潮较迟，量少色淡，渐至闭经，或闭经日久，消瘦低热，皮肤干燥，面色晦暗，口干舌燥，两颧发红，伴头晕目眩，腰膝酸软，性欲淡漠，舌红少苔，脉弱或细数。

（2）辨证要点　初潮较迟，量少色淡，消瘦低热，皮肤干燥，舌红少苔，脉弱或细数。

2. 气血不足型

（1）临床证候　月经逐渐减少，以至完全停止，面色苍白或萎黄，头晕目眩，心慌气短，精神疲倦，失眠多梦，食欲不佳，舌淡苔薄白，脉沉细无力。

（2）辨证要点　月经逐渐减少，心慌气短，舌淡苔薄白，脉沉细无力。

3. 气滞血瘀型

（1）临床证候　大怒之后或忧思不解，月经骤停或数月不行，小腹、胸胁胀痛，乳房作胀，面色萎黄带有青灰色，头痛，烦躁不安或抑郁，失眠多梦，食欲不佳，舌淡有瘀斑或瘀点，脉细涩。

（2）辨证要点　月经骤停或数月不行，小腹、胸胁胀痛舌淡有瘀斑或瘀点，脉细涩。

4. 痰湿阻滞型

（1）临床证候　月经来潮后又逐渐停闭，胸胁满闷，精神疲倦，白带增多，或呕吐痰涎，舌淡胖，苔滑腻，脉弦滑，多见于形体肥胖患者。

（2）辨证要点　胸胁满闷，白带增多，舌淡胖，苔滑腻，脉弦滑。

5. 寒凝血瘀型

（1）临床证候　月经闭止，小腹冷痛，胸闷恶心，四肢不温，面色发青，带下色白量多，舌淡暗，边有瘀斑，苔薄白，脉细涩或弦。

（2）辨证要点　月经闭止，小腹冷痛，四肢不温，带下色白量多，舌淡暗，边有瘀斑，苔薄白，脉细涩或弦。

三、鉴别诊断

1. 早孕

生育期女性，除闭经外，还有晨起恶心、呕吐、嗜睡、厌食、择食等早孕反应。检查可见乳房增大，乳晕着色，子宫体增大符合停经月份，超声检查宫腔内见孕囊，尿 hCG 测定有助于诊断。

2. 下生殖道梗阻引起的假性闭经

如处女膜闭锁、阴道横膈等。

3. 闭经 – 溢乳综合征

除闭经外还有溢乳伴生殖器官萎缩。

四、临床治疗

（一）提高临床疗效的要素

1. 评审病机，分清虚实

闭经的治疗，首先应评审病机，分清虚实，原则上是虚者补之，实者泻之，切忌不分虚实，滥用通利之法，以见血为快。临证中往往病机复杂，虚中可以夹实，实中也可兼虚，治疗中实者不宜过于宣通，宣通后又须养血益阴，使津血流通；虚者不可峻行补益，恐本身无力，而辛热之剂，反燥精血。治疗原则遵循"血滞宜通，血枯宜补"，以通经为目的。临床用药时需注意：攻实不应过用苦寒辛燥之剂，以免败胃伤津；补虚不应过用辛热滋腻之品，以免燥伤津血，应以调和气血为原则。不能以"见血告捷"，必须注意巩固疗效。不论病属虚实，在通下之后，应不同程度地予以滋阴养血生津之品，才能提高远期疗效。

2. 中西合用，扬长避短

闭经多属下丘脑 – 垂体 – 卵巢轴功能不成熟所致。西医强调内分泌法治疗，服用外源性激素调经，虽有一定效果，但副作用大。中医辨证论治从整体观念出发，结合卵巢周期性变化，调整肾阴、肾阳间平衡，促进肾的功能，使失调的肾 – 天癸 – 冲任 – 子宫之间重新建立平衡，从而调整内分泌，促进月经正常，按期来潮，达到治疗的目的。提高临床疗效应将中西医有机结合起来，扬长避短，既可在短期获得明显效果，又可长期巩固疗效。

3. 周期疗法

应用中药周期疗法或西药人工周期与中药人工周期相结合及中药与西药促排卵药物相结合的治疗方法。通过临床证明获得明显疗效。正确运用周期疗法，辨证论治，能够大大提高疗效。本法依据西医学理论中月经产生的机制，按卵巢周期性变化规律，结合辨证论治，在月经期或黄体酮撤退出血后，应用滋阴补肾药调养冲任，促进卵泡的发育及肾阴的恢复；经间期以补肾活血，促排卵为重点，使气充血活而功能增强，提高排卵率；分泌期以补肾阳、调冲任为治法，健全黄体功能；经前期则以活血调经为主，促进月经正常来潮；月经期以活血化瘀为主，促使子宫内膜剥脱。单纯应用中药人工周期 3 个月，未能再现月经时，应配合西药人工周期疗法，以改善雌激素水平和黄体功能。患者服用补肾活血药 10~15 天后，再用黄体酮 20mg，连续 5 天，以期月经来潮，经来第 5 天口服己烯雌酚 1mg，每日 1 次，连服 21 天，月经周期第 12 天开始，用绒毛膜促性腺激素，每日 1000U，连用 5 天，第 18 天用黄体酮 20mg，每日 1 次，连用 5 天。另外，氯米芬具有诱发排卵作用，但治标不治本，此时配合中药活血化瘀、化滞行气，则有利于排卵，效果显著。大多数患者在停药后仍能维持月经按时来潮。总之，根据月经周期中肾阴、肾阳的变化规律，应用调补肾阴、肾阳的组织系列方剂，可取得良好的疗效。

（二）辨病治疗

1. 一般治疗

合理安排工作及生活，避免精神紧张及过度劳累，加强营养，治疗慢性疾病。

2. 激素治疗

要根据患者年龄、闭经原因、体内雌激素水平及有无生育要求选择治疗方案。

（1）孕激素治疗　适用于一般性闭经。常用黄体酮 20mg，肌内注射，连用 3 天；或醋酸甲羟黄体酮 10mg，口服，连服 5 天，停药后发生撤退性出血。无撤退性出血者，说明患者体内雌激素水平低下，应进一步做雌激素检查。

（2）雌激素治疗　适用于卵巢性闭经及某些性发育异常的替代治疗。常用己烯雌酚 0.5~1.0mg，口服，连服 20 天为 1 个周期，连用 3~6 个周期。

（3）人工周期治疗　适用于卵巢性闭经及某些性发育异常替代治疗。因长期单独应用雌激素有致癌的可能性，一般主张雌、孕激素合用。己烯雌酚 0.5mg，口服，连服 20 天，后 3 天肌内注射黄体酮 20mg，每天 1 次，连用 3~6 个周期。

（4）氯米芬　常用于下丘脑垂体功能失调。

（5）绒毛膜促性腺激素　用法见第五章第一节"功血"。

（6）溴隐亭　配伍应用性激素、促性腺激素，此治法适用于高催乳血症伴发垂体肿瘤患者。溴隐亭 2.5mg/d，若无明显反应逐渐加至 5~7.5mg/d，分 2~3 次口服，每日不超过 10mg，连续服用 3~6 个月。

（7）其他　服避孕药引起闭经应立即停服避孕药；精神厌食者应进行精神治疗，同时改善营养状况；宫腔粘连者分离宫腔粘连；治疗子宫内膜结核；内分泌疾病积极治疗原发性疾病等。消除引起闭经的病因，才能使患者得到根本治疗。

（三）辨证治疗

1. 辨证论治

（1）肝肾阴虚型

治法：滋肾益阴，养血调经。

方药：左归丸加减。熟地黄、山药、山茱萸、泽泻、茯苓、牡丹皮。

加减：若潮热盗汗者，酌加青蒿、鳖甲、地骨皮；心烦不寐者，酌加柏子仁、丹参、珍珠母。

（2）气血虚弱型

治法：益气养血调经。

方药：人参养荣汤加减。人参、茯苓、远志、陈皮、五味子、白芍、熟地黄、坤草、黄芪、当归、丹参、川芎。

加减：若脾虚便溏者，去当归、熟地黄加白术、砂仁；心悸失眠者，加炒酸枣仁、麦冬、卷柏、牛膝。

（3）气滞血瘀型

治法：行气活血，祛瘀通络。

方药：血府逐瘀汤加减。桃仁、红花、赤芍、当归、生地黄、桔梗、牛膝、坤草、川芎、柴胡。

加减：若小腹冷痛、四肢不温、带下量多、舌淡、脉沉紧者去柴胡、坤草，加肉桂、乌药、山茱萸。

（4）寒凝血瘀型

治法：温经散寒，活血调经。

方药：少腹逐瘀汤加减。炮姜、延胡

索、五灵脂、白芍、当归、没药、肉桂、川芎。

加减：若小腹冷痛较剧者酌加艾叶、小茴香。

（5）痰湿阻滞型

治法：豁痰除湿，调气活血通经。

方药：苍附导痰丸加减。陈皮、半夏、茯苓、苍术、南星、当归、牛膝、枳壳、香附、川芎、甘草。

加减：面浮肢肿、小便不利者加泽泻、车前子。

2.外治疗法

（1）体针治疗

①肝肾不足型闭经：取关元、肾俞、肝俞、三阴交、太溪、太冲穴。关元、三阴交、太溪、太冲用补法，肾俞、肝俞用泻法。

②气血虚弱型闭经：取足三里、三阴交、气海、归来、脾俞、膈俞穴。足三里、三阴交、脾俞、肝俞、膈俞用补法；气海、归来用平补平泻法。

③气滞血瘀型闭经：取合谷、三阴交、太冲、地机、血海、中极、气冲、次髎穴。合谷、三阴交、太冲、地机、血海、次髎用泻法，中极、气冲用平补平泻法。

④痰湿阻滞型闭经：取脾俞、三焦俞、中极、中脘、丰隆、三阴交。脾俞、三焦俞、中脘、三阴交用平补平泻法，中极、丰隆用泻法。

（2）耳针

①取穴内分泌、卵巢、皮质下、肝、肾、神门。每次选3~4穴，毫针刺，中度刺激，隔日1次，留针20分钟。或在耳穴埋针，每周2~3次。

②取穴子宫、内分泌、肾、卵巢、皮质下神门、交感等穴。毫针刺，中强度刺激，每次选2~3穴，留针15~20分钟。经前、经后各针7日，每日1次。

（3）电针 取穴归来、三阴交、中极、地机、天枢、血海穴。每次选用1~2组，或各对穴交替使用，选用疏密波，通电20~30分钟，每日或隔日1次。治疗闭经。

（4）激光针 取肝俞、脾俞、中极、石门、行间、三阴交穴。用氦氖激光对每穴照射5分钟，每日1次，10次为1个疗程。

（5）梅花针

①取腰骶部、脊柱两侧，重点叩打带脉区、腹部、期门、三阴交、关元及有阳性反应处。若兼失眠、心悸、盗汗者，加刺四神聪、风池、大椎及神庭穴。

②取腰骶部膀胱经第一侧线，脐下任、冲脉循行路线，以及归来、血海、足三里穴。循各经反复叩打3遍，然后重点叩刺肝俞、肾俞、次髎，其后再叩刺其他各穴。中等刺激，隔日1次，5次为1个疗程。间隔3~5日。

（6）皮内针 取血海、足三里穴。先将穴位局部及针具消毒，然后将皮内针刺入穴位，沿皮刺入0.5~1.0寸深，针柄贴在皮肤上，用胶布固定，埋针时间在2~3日，秋冬季节时间可适当延长。7日为1个疗程。间隔7日。皮内针的埋藏处要保持干燥、清洁，不能碰水。

（7）穴位注射 取肾俞、气海、关元、三阴交、足三里、中都穴。用5%当归注射液或用1%红花注射液1ml，选用肾俞、气海加下肢任何1个穴位，每穴注射1ml，每日1次，5次为1个疗程。

（8）灸法

①在关元穴上放置胡椒饼加丁香粉、肉桂粉，取艾炷灸6壮，或用艾条灸，每日1次，7次为1个疗程。适用于寒实型、虚寒型闭经。

②取中脘、关元、气海、归来，命门、肾俞、三阴交穴。每次选3~4穴，取0.2cm厚鲜姜片，用针穿刺数个小孔，放在施灸的穴位上，然后放置黄豆粒大小的炷于姜片上点燃，使施灸处皮肤潮红为度，可以

反复灸 4~6 壮，每日或隔日 1 次，10 次为 1 个疗程，间隔 5 日。适用于寒凝血瘀、气血虚弱型闭经。

（9）耳穴压迫法

①用王不留行子贴压耳穴子宫、内分泌、卵巢、肝、肾、三焦、胃、脾、皮质下。中等刺激，每日 1 次，两耳轮换贴穴至经期后 2 日。并辅以艾炷隔姜片灸气海。第 2 个月按上法治疗至第 5 日月经来潮。用于气滞血瘀型闭经。

②用绿豆压耳内分泌、子宫、肝、肾、卵巢穴，每次取单侧，每 3 日交换 1 次，连用至痊愈。

（10）拔罐法　取大椎、肝俞、脾俞、身柱、肾俞、命门、关元穴，每次 1 组，每日 1 次，均用刺络留罐法。适用于气滞血瘀型闭经。

（11）外敷法

①山茱萸 15g，当归、怀牛膝、菟丝子各 12g，熟地黄、枸杞子各 10g，川芎、白芍、益母草各 20g。上药焙干共研细末，取药末适量用黄酒调成糊状，敷贴于肚脐上，外用纱布覆盖，胶布固定，2 日换药 1 次，连续敷至病愈。用于肝肾阴虚型闭经。

②党参、白术、熟地黄、当归、白芍、川芎各等份，共为细末，黄酒适量调成膏状，贴肚脐眼上，纱布外敷，胶布固定，2 日换药 1 次。连续敷至病愈。适于气血虚弱型闭经。

③乌药、白芷、木通、当归、赤芍、大黄、续断、椿根皮、川牛膝、杜仲、附子、锁阳、红花、巴戟天、艾叶、香附、肉桂、益母草、血竭、乳香、金樱子、儿茶、黄丹、植物油各等份，共熬成膏药贴敷脐部，每日 1 次，10~15 天为 1 个疗程。治疗闭经。

④益母草、当归、红花、赤芍、路路通各 30g，五灵脂、青皮、穿山甲各 15g，共研粗末，布包扎紧蒸热熨小腹上。每日

1 次，每次热熨 30 分钟，7 次为 1 个疗程。治疗闭经。

⑤大黄、延胡索、五味子各 12g，木香 8g，桂枝 20g，山楂 10g，研细末加食盐炒热，外熨腰部、小腹部，然后温灸。治疗闭经。

⑥绿矾 15g，炒热，待温熨脐。治疗经闭。

⑦炒艾叶、生姜捣碎，温敷脐部，治疗寒湿凝滞型闭经。

⑧益母草 120g，月季花 60g，将上药放在砂锅中，加水 2500ml，浓煎，去滓，放在文火上保温，以厚毛巾 2 条泡药汁，轮流拧去药汁，热敷脐眼及下少腹部，以少腹内有温热舒适感为佳。

⑨中药外用复经散：方用黄芪、党参、桃仁、红花、当归等。上药研为细末，用时取 15g 以黄酒调和为药丸，贴于肚脐。贴 24 小时取下，隔日 1 次，10 次为 1 个疗程。功能益气活血，化瘀调经，适用于人流术后闭经。

（12）浴洗法

①益母草 125g，加水 1000ml，煎水先温洗小腹部，再取蚕沙适量炒热，布包熨小腹。

②生地黄、当归、赤芍、桃仁、五灵脂、大黄、牡丹皮、茜草、木通各 15g，加水 1500ml，共煎取汤淋洗脐下，每日 1 次，每次 30 分钟，7 日 1 个疗程，治疗热结血闭型闭经。

（13）推拿按摩法

①取穴：关元、气海、血海、三阴交、足三里、膈俞、肝俞、脾俞、肾俞。患者仰卧，施术者用摩法施于小腹部，同时配合按、揉关元和气海。患者仰卧，施术者按揉血海、三阴交、足三里，再施一指禅推法于腰部脊柱两旁的膈俞、肝俞、脾俞、肾俞，或用擦法在腰脊柱两旁治疗；然后再按、揉上述穴位 2~3 遍，以患者感觉酸

胀为度。

②患者仰卧，医生居患者右侧，先点按内关、中脘、血海、三阴交、足三里穴各半分钟，再以手掌推揉腹部数次，然后提拿带脉。或者患者取俯卧位，医生在患者腰骶部施常规按摩数次，再点按膈俞、肾俞、志室等穴，然后在腰骶部按摩3~5分钟。每日或隔日1次，10次为1个疗程。

3.成药应用

（1）大黄䗪虫丸

［功效主治］祛瘀血、清瘀热、滋阴血、润燥结。主要用于治疗五劳虚极所致的形体羸瘦，腹满不能饮食，潮热，肌肤甲错，两目暗黑，舌紫或有瘀点，脉沉涩。也可以治疗女性经闭，腹中有肿块，胁下癥瘕刺痛等症。

［用法用量］每日2次，每次1丸，口服。

（2）坤灵丸

［功效主治］调经养血，逐瘀生新。用于治疗月经不调，或多或少，行经腹痛，子宫寒冷，久不受孕，习惯性流产，赤白带下，崩漏不止，病久气虚，肾亏腰痛。适用于瘀血型月经失调。

［用法用量］口服，一次15丸，1日2次。

（3）八宝坤顺丹

［功效主治］养血调经。用于气血两虚，月经不调，经期腹痛，腰腿酸痛，足跗浮肿。

［用法用量］口服，1次1丸，1日3次。

（4）八珍益母丸

［功效主治］益气养血，活血调经。用于治疗气血两虚兼有血瘀所致的月经不调，症见月经周期错后、行经量少、淋漓不净、精神不振、肢体乏力。

［用法用量］口服。水蜜丸1次6g，小蜜丸1次9g，大蜜丸1次1丸，1日2次。

（5）妇科千金丸

［功效主治］补益气血，清热除湿，用以治疗气血不足，湿热下注引起的带下病、盆腔炎、宫颈炎等。适用于湿热下注型月经失调。

［用法用量］每次9g，每日2次口服。

（6）女金丹

［功效主治］补气养血，调经安胎。用于气血两亏，月经不调，腰膝疼痛，崩漏白带，子宫寒冷。

［用法用量］每次1丸，每日2次，口服。

（7）当归浸膏片（丸）

［功效主治］补血活血，调经止痛。用于治疗血虚引起的面色萎黄，眩晕心悸，月经不调，经闭腹痛，肠燥便秘。

［用法用量］口服，1次4片，1日3次。

（8）通经甘露丸

［功效主治］活血祛瘀，通经止痛。用于治疗血瘀阻滞所致的经闭不通，小腹疼痛等症。

（9）妇科回生丹

［功效主治］化瘀通经，补气养血。适用于气虚血亏，瘀血凝滞引起的月经不调，经闭腹痛，癥瘕痞块，身体消瘦，四肢倦怠。

［用法用量］每次1丸，每日2次，口服。

（10）血府逐瘀口服液

［功效主治］具有活血祛瘀，行气止痛的作用。用于瘀血内阻，头痛或胸痛，内热憋闷，失眠多梦，心悸怔忡，急躁善怒。

［用法用量］每次2支，每日2次，口服。

（11）少腹逐瘀丸

［功效主治］温经活血，散寒止痛。用于寒凝血瘀所致的月经后期、痛经、产后腹痛，症见行经后错、行经小腹冷痛、经血紫暗、有血块、产后小腹疼痛、小腹喜热拒按等。

［用法用量］颗粒剂每次1袋（每袋重

1.6g），每日 2~3 次，开水冲化，待温服。丸剂每次 1 丸，每日 2 次，口服。

（12）活血止痛散

[功效主治] 具有活血止痛之功效。主治打扑损伤，落马坠车，一切疼痛。适用于瘀血型月经失调。

[用法用量] 每次 3g，每日 2 次，口服。

（13）调经化瘀丸

[功效主治] 调经行血，理气化瘀。用于气滞血瘀引起的经血不调、行经腹痛或闭经不通。

[用法用量] 口服，1 次 10 粒，1 日 2 次。

4. 单方验方

①丹参 60g，红糖适量，煎水服，每日 1 剂。适用于阴血不足型闭经。

②川大黄末 9g，黄酒 125ml，大黄末用黄酒送下。适用于血瘀型闭经。

③川厚朴 9g，桃仁 15g，红花 10g，水煎服，每日 1 剂。适用于气滞血瘀型闭经。

④瓜蒌 15g，石斛 12g，麦冬、玄参、车前子各 9g，生地黄、瞿麦、益母草、牛膝各 12g，马尾连 6g，水煎服，适用于阴虚胃热、血枯经闭。

⑤当归、坤草各 20g，熟地黄、菟丝子、白芍、枸杞子、泽兰、淫羊藿、怀牛膝各 15g，艾叶、红花、仙茅各 10g，川芎 12g，水煎服。适用于人工流产术引起的闭经。

⑥鲜土牛膝 30~60g，或加马鞭草鲜全草各 30g，水煎，调酒服。适用于血滞型经闭。

⑦蚕沙 180g，炒黄，陈酒 1500ml，浸泡 3~6 小时，隔水煮 2 小时，滤去蚕沙，取酒服用。每服 30ml，每日 2 次。适用于痰湿阻滞型闭经。

⑧鸡血藤、棉花根各 30g，水煎服。治疗气血虚弱型闭经。

⑨桑椹 25g，鸡血藤 20g，黄酒适量。水煎，1 日 2 次服，有补气养血，活血化瘀之功。治疗气血虚弱型闭经。

⑩灵芝 20g，卷柏 9g，山药、酒白芍各 15g，牛膝 10g，肉桂 6g。血瘀易赤芍加益母草；寒湿加延胡索、小茴香；气虚加黄芪、红参；血虚加当归、川芎；肾虚加山茱萸、淫羊藿。每日 1 剂，水煎服。治疗瘀滞型闭经。

（四）医家诊疗经验

1. 朱南荪

朱南荪教授认为月经体现了肾-冲任-胞宫轴的生理功能。其中任何一个环节发生故障，均可导致闭经。血枯者，为虚证闭经的主要病机，临证时宜先补后攻，寓通于补，补乃助其蓄积，通是因势利导。凡气血不足型，第一阶段治疗用健脾醒胃之剂调理，方用香砂六君子丸加减，待脾胃功能恢复，应调补气血兼填补奇经，予十全大补汤加减。凡肝肾不足型，治以滋补肝肾，养血调经。偏阴虚者，左归丸加减，偏阳虚者，右归丸加减。血瘀者，治以理气化瘀、导痰泻火。凡气滞血瘀，宜气血并调，气滞为主，方用四物汤合逍遥散加减。血瘀为主，方用通瘀煎。凡痰湿阻滞型，治宜行气导痰化湿，方用二陈汤合祛痰药加减。凡心火偏旺型，治宜清心泻火通经，方用三黄四物汤加减。善用药对如下党参与黄芪、当归与熟地黄、桂枝与鸡血藤、鹿角片与巴戟天、枸杞子与菟丝子、怀山药与山茱萸、香附与川楝子、川牛膝与续断、当归与丹参、赤芍与牡丹皮、莪术与白术、柴胡与郁金、泽兰与益母草、石菖蒲与胆南星、大黄与黄芩、大黄与月季花等配对使用。

2. 姜春华

姜春华教授运用活血化瘀法治疗闭经，认为根据不同原因，或以活血化瘀为主，或配用他法，或以他法为主，配以活血化瘀之品。风冷血凝者，温通胞脉；气滞瘀结者，开郁破血；血热成瘀者，清泄胞络。对冲任血枯之虚性闭经，在大队养荣补血药中加入活血之品，能充盈血海，调达冲任，疏通胞脉，引血下行，促使胞宫推陈致新，以静寓动，并能增强补血药调经的效应。

3. 郑绍先

郑绍先教授认为心主血，肺主气，心肺同居高位，心气不得下通，即可因热邪上迫于肺，肺失治节之常，不能贯心脉而朝百脉，造成血枯致心气不得下通而行经，也可由于心肺虚损，精血亏乏无以充血海，肺失治节而不调血，痰湿阻滞血海无以流通，阻滞冲任二脉的充盈流畅。为此，通过调节心肺功能，可起到不通经而经自调的目的。

4. 罗元恺

罗元恺教授认为闭经有虚有实。虚为血海空虚，来源匮乏，实乃邪气壅阻，虚实不同，攻补各异。临床虚证较多而实证较少，治疗时一般先补后攻。闭经的病机，主要由于肾气不充，天癸不至，冲任不通盛，胞脉不充盈，以致血海空虚，无余可下。肾脏之中，肾阴是月经的来源，滋养肾阴，乃治疗闭经的要点，但肝肾为母子之脏，若肝气郁而不泄，难以达到月经通调之目的，治宜先滋肾养血，继以疏肝解郁兼引血下行。有热者稍加清热凉血，夹瘀者佐以活血行瘀；偏寒者则兼温而通之。

5. 王大增

王大增教授认为闭经是病又是症，有虚实之分。虚有气虚、血虚、心气不足、脾虚、肾虚之分。实有气滞（郁）、血瘀、寒积、痰滞之分。虚多实少，即使虚实夹杂也以虚中求实为好。治法上以补养培本，补中有通为当。气行则血行，治血病时要考虑气药的配伍，如香附之类。热则流通，寒则凝结，故用药偏温或佐以肉桂之类以助生发之机。

6. 李春华

李春华教授认为实证闭经，不仅见于气滞血瘀和痰湿阻滞两种类型，而痰和瘀血互结，壅塞胞脉导致的闭经也屡见不鲜。津血同源，病理上气滞既可导致血瘀，又可聚湿成痰，因此，痰瘀形成的闭经应该痰瘀同治。自拟化痰破瘀通经汤（当归、柴胡、白芍、茯苓、白术、益母草、鸡血藤各15g，川芎、陈皮、法半夏各10g），为治痰瘀闭经的基本方。瘀血偏重加桃仁、红花各10g；痰湿偏重加天南星10g、白芥子10g；气滞明显加香附、郁金各15g；肾阳虚加仙茅、淫羊藿各15g。

7. 姚寓晨

姚寓晨教授认为继发性闭经，其因不外乎血枯与血滞两大类。前者属虚，后者属实，以内伤七情，肝气郁结所致者为多。自拟"三紫调心汤"，对情志因素所致的闭经，有养心滋液通脉之效。药用紫石英、紫丹参、紫参各15g，琥珀末5g，小麦30g，合欢皮10g，柏子仁、广郁金、生卷柏各12g，以润燥宁心，活血调经。临床适用于闭经有明显的精神因素、苔薄、舌质暗红、脉细涩者。

8. 蔡小荪

蔡小荪教授认为肾阳虚是形成痰湿闭经的主要因素。肾阳者，职司气化，主前后二阴，有调节水液的作用。阳虚气化不利，水液失调，停聚而致痰湿，痰湿内壅，闭塞子宫，胞脉不通致闭。此外，脾虚运化失职，水谷不能化生精血而生痰湿，湿聚脂凝，脉络受阻，胞脉闭塞，逐渐称为闭经，主张健脾益肾，化痰消脂调经。药用四物汤养血活血，化瘀调经。怀牛膝引血下行；仙茅、淫羊藿、巴戟天温肾助阳，补命门火而兴阳道；茯苓、白术健脾燥湿化痰消脂；石菖蒲祛痰开窍；白芥子辛散利气、温通祛痰；生山楂消食化积，组成健脾益肾消脂汤，专治闭经后形体肥胖或肥胖后形成的闭经。

9. 王自平

王自平教授治疗继发性闭经首先找出病因，结合病程及临床表现，评辨虚实而论治。虚证以补益肝肾，健脾养血为主，并可根据病情适当伍入调气活血通经之品。实证则应根据不同的病机，分别以温经散寒，理气活血，祛痰除湿，活血调经，使气血调畅，经复可望。无论虚实，切不可以通为快，滥用攻破通利，重伤气血，也不可过用滋腻养血，以免脾胃受伤，化源不足。须在调理气血中寓以"通"法，顺势利导，催经下行。对于痰湿阻络型，特别是月经后延量少，渐至闭经，体胖者，利湿健脾同用，以标本兼治，常加活瘀利气之品。对于子宫发育不良，月经后延量少，闭经者，除加用补肾之品外，还要注意"先天生后天，后天养先天"的关系，酌加健脾养血之品，对于人流术后闭经（宫腔粘连除外），多属冲任胞宫损伤，补肾是其治疗大法之一，阴阳双补方能收到良效。

10. 朱卓夫

朱卓夫教授认为闭经的原因大抵分为血枯、血瘀、寒凝、热涸、痰阻、气郁和脾虚等七方面。①血枯闭经：导致血枯而月事不来往往是因为失血、盗汗、房劳多产、脾胃虚弱，或者误服汗下、攻伐药物，又或因经前吐血、下血等导致。治宜用四物汤合柏子仁丸，或八珍汤加味。室女经闭也有因其他疾病引起气血不足而形成者，又有室女饮食如常而天癸不至者，往往存在气血不足，服药治疗其杂病而经自流通，与血枯经闭有轻重之分。②血瘀闭经：血脉阻滞，脉中有干血，经闭不行。症见面色苍暗，皮肤干燥如鱼鳞状，口燥不欲饮水，胸腹胀满不舒，小腹拘急胀硬、按之痛甚，痛连腰骶，小便微难，大便燥结，舌质暗红，或赤紫斑点，脉涩结。治宜用

通经丸，米汤下。③寒凝闭经：寒气客于血室，血凝不利，故经闭不通。症见面色青白，腰酸腹痛，四肢冷闭，脉象沉迟，唇淡舌白。治宜用五积散加味，温经汤加味亦可治疗。④热涸闭经：因患潮热，消铄血液，或因胃火消铄者，均能酿成闭经。症见面黄颧赤，心烦唇燥，口苦咽干，肌肉消瘦，入夜潮热，睡眠不安，大便结燥，舌苔干燥，脉象弦数。治宜用二黄散、一贯煎治之。⑤痰阻闭经：大抵因湿痰与脂膜壅塞而导致。症见身体肥胖，面色浮黄，胸闷脘胀，痰多时易呕恶，白带甚多，口中淡腻，舌苔滑白，脉象弦滑。治宜用苍砂导痰丸，淡姜汤送服。⑥气郁闭经：因忧郁烦恼，心念不遂所致。症见面色暗淡苍白，精神抑郁，头晕胁痛，胸闷纳少，嗳气吞酸，腹胀时痛，肠鸣气急，腰酸带下，脉象弦涩。治宜用四制香附丸，白开水送下。还可用开郁二陈汤亦治之。⑦脾虚闭经：脾胃不和，饮食减少，或因营养不良、不能生血导致。症见面色苍黄，浮肿，四肢清冷，头晕乏力，心悸气短，有时腹胀，口淡乏味，食量减少，不易消化，恶心欲呕，脉象虚迟，常多白带。治宜用归脾汤加味，归芍六君子汤亦治之。

11. 叶品良

叶品良教授认为调治闭经应从调整脏腑、气血经络入手。主要在于调整脏腑功能，特别是肝、脾、肾三脏的功能，而三脏同调往往比单治一脏效果显著。以柴芍六君子汤合四物汤灵活化裁治疗闭经。六君子汤益气健脾，兼消痰湿阻滞，则脾气健旺以资气血生化之源。四物汤养血和营，气血调和则月水以时而下；加柴胡疏肝理气解郁，肝脾同调，暗合逍遥散的基本结构。若患者素体阴虚或肝郁化热，可加生地黄、赤芍凉血活血，既可清泄血分之热，又可化瘀生新，使血行经通。肝郁则气滞，气滞则血瘀，故可加炒香附、桃仁、红花、

鸡血藤理气活血。肝肾不足者可加炒杜仲、续断、怀牛膝平补肝肾；若偏阳虚还可加菟丝子、补骨脂、淫羊藿；若偏阴虚加墨旱莲、女贞子；若因感寒或接触冷水导致经闭不行，可加桂枝、吴茱萸温经散寒。治疗闭经的目的在于通，因此活血通经药必不可少。尤其是对于闭经日久的患者，可加水蛭、虻虫、王不留行、路路通以增强通经的效力。

五、预后转归

闭经的预后转归与以下三种情况密切相关。一是患者闭经后阴道有无生理性白带，有则预后转归好，无则预后转归差；二是患者闭经时间的长短，时间短者，治疗后恢复快，时间长者，子宫萎缩，恢复困难；三是患者年龄大小，年轻患者恢复快，35 岁以上的患者恢复较慢，年龄越大，越难恢复。

（1）子宫器质性闭经　对子宫器质性闭经，经分离宫腔粘连、治疗子宫内膜结核等病因治疗后月经即能恢复；但子宫内膜损伤严重，有时月经不易恢复。先天性无阴道、子宫的患者，手术治疗后仅能解决夫妻间性生活问题，不能恢复月经。

（2）卵巢性闭经　用雌孕激素贯序治疗后月经来潮，给患者精神上以安慰，也起到了防癌、防止骨质疏松作用，而不能使之恢复生育能力。对于染色体核型有 46XY 者，要行性腺切除术，防止癌变。

（3）垂体性闭经　功能低下者经内分泌、雌激素替代治疗及对症治疗后可使月经恢复，诱发排卵后有可能妊娠；垂体肿瘤引起闭经，微腺瘤经溴隐亭治疗，可恢复月经、排卵及受孕；其他肿瘤则需手术治疗。

（4）下丘脑性闭经　功能性闭经去除病因后可恢复月经，器质性闭经用雌激素替代治疗可促使第二性征发育，促排卵治

疗后有生育可能。

（5）其他内分泌功能失常性闭经　病因治疗后月经有望恢复正常。

若闭经的时间不长，属情志、营养、生活等因素导致的功能失调性闭经，经采用辨证论治后，预后多良好。若闭经时间较长，症状日渐加重，则可能转化为肝肾亏损，进而肾气虚惫的闭经，恢复月经则较困难。

六、预防调护

（一）预防

注意及时治疗某些可以导致闭经的疾病，如妇科炎症、结核、营养不良、贫血、肿瘤、甲状腺功能异常、肾上腺功能异常等。积极防止医源性闭经发生，如尽量避免刮宫过深、放射性治疗、使用避孕药物等。

经期应避免淋雨、涉水、伤风感冒，以防寒邪内侵，产后（包括人工流产后）应注意卫生，避免邪毒内侵，阻滞冲任胞脉。注意饮食营养，避免过度减肥，导致营养不良引发本病。经行之际，忌食生冷，避免阴寒之邪凝滞气血。

（二）调护

保持精神愉快，注意心理卫生，尽量避免不良刺激，如过度的"悲""恐""怒"等。治疗闭经应结合心理疗法，解除焦虑，促使疾病痊愈。加强锻炼，增强体质，消除慢性病灶，劳逸结合。

（三）食疗

1. 白鸽鳖甲汤

白鸽 1 只（去毛及内脏），鳖甲 50g，将鳖甲打碎放白鸽腹内，加水煮烂，调味后食用喝汤。有补血养肝、益肾活血之功效。用于治疗闭经肝肾不足兼血瘀者。

2. 丹参鸡蛋

丹参 30g, 鸡蛋 2 枚, 两者共煮 2 小时, 吃蛋饮汤, 可连续服用, 适用于血虚闭经。

3. 桃仁牛血羹

桃仁 12g, 新鲜牛血（已凝固者） 200g, 加水 500ml, 煲汤, 少量盐调味, 每日 1~2 次, 适用于血瘀型闭经。

4. 杞子兔肉汤

枸杞子 30g, 兔肉 250g, 同入砂锅, 文火煮旺, 加入适量盐、味精, 即可食用。每日 2 次, 常服。适用于闭经肝肾不足型, 有滋补肝肾的功效。

5. 薏仁根老丝瓜汤

薏仁根 30g, 老丝瓜（鲜品） 30g。水煎取汁, 加红糖少许, 每日 1 剂, 连服 5 日。适用于闭经痰湿阻滞型, 具有祛痰化湿的作用。

6. 苏木木耳汤

苏木、木耳各 30g, 用水、酒各适量煎煮服用。有补血活血作用, 适用于闭经气滞血瘀者。

7. 山楂益母饮

山楂、益母草各 30g, 水煎当茶饮, 有行血通行之功效, 适用于闭经血瘀者。

8. 芪归生姜羊肉汤

黄芪、当归各 30g, 生姜 50g, 羊肉 500g。将羊肉切块, 生姜切片, 黄芪、当归用纱布包, 加水炖烂, 去药渣, 调味后分次服食。有补益气血, 温经行经的功效。适用于闭经气血虚弱者。

9. 王不留行炖猪蹄

王不留行 30g, 茜草 15g, 牛膝 15g, 猪蹄 250g。药物用纱布包好, 与猪蹄同放入砂锅炖煮烂熟, 去药包, 服汤食肉, 每日 2 次, 5 剂为 1 个疗程。具有活血化瘀、理气通经作用。适用于气滞血瘀型闭经。

10. 鸡血藤炖肉

鸡血藤 10~15g, 瘦猪肉 150g。二味共炖, 食肉饮汤, 每日 1 次, 5 日为 1 个疗程。

具有补气活血通经之功能, 用于虚实错杂型闭经。

11. 鸡冠红糖饮

雄鸡冠 3 个, 红糖 30g。将雄鸡冠洗净, 捣烂如泥, 加入红糖, 沸水冲服。每日 1 次, 连用 5~7 天。方中鸡冠血有养血、活血的功用。红糖温经, 合而为方, 适用于女性经水不调、经行腹痛、经量涩少等症, 有养血活血的功效。

12. 鸡肝肉桂散

雄鸡肝 14 只, 肉桂 35g。将雄鸡肝洗净、切片、烘, 和肉桂共研细末, 分 14 包, 早晚空腹以米汤水各送服 1 包。1 周为 1 个疗程。有温补肝肾, 散寒活血的功用, 适用于女性经闭腹痛, 月经涩少, 或经血紫暗有块等, 有良效。

13. 内金山楂散

鸡内金、焦山楂各 10g。将鸡内金放瓦上焙干, 和山楂共研细末。早晚空腹以温黄酒或米汤各冲服 10g。10 天为 1 个疗程, 主治血瘀所致闭经。

14. 枣杞龙眼甜羹

南枣 10 枚、枸杞子 30g、龙眼 20g, 加水适量, 文火炖汤约 1 小时后, 将鸡蛋敲开倒入, 煮熟成荷包蛋, 吃蛋喝汤。分 2 次, 1 日服完。适用于肝肾不足型闭经。

15. 黑豆红花糖方

黑豆 50g、红花 6g, 红糖 30g, 前两味先水煎, 煎好后加入红糖热服。适用于肝肾不足型闭经。

16. 山药土豆汤

山药 30g、土豆 30g、黑豆 30g, 鸡血藤 50g、牛膝 10g, 先将鸡血藤、牛膝煎水 1 小时后, 去渣加入山药、土豆、黑豆煮至熟烂, 加入红糖适量服用。适用于肝肾不足型闭经。

17. 大枣白鸽汤

大枣 50g（去核）, 白鸽一只（去毛及内脏）洗净, 炙鳖甲、炙龟甲各 30g, 枸杞子 20g。先煎鳖甲和龟甲 30 分钟，后放入枸杞子再煎 20 分钟，煎好后去药渣，取药汁煮大枣及白鸽至熟，吃肉饮汤。适用于肝肾不足型闭经。

18. 蒸柏子仁猪肝

柏子仁 10g，猪肝 150g。将猪肝洗净，切口装入柏子仁，上锅蒸熟。每日 1 剂，分两次服。每次以 25ml 黄酒温服。适用于气血虚弱型闭经。

19. 桂圆粥

干桂圆肉 9g，薏苡仁 30g，红糖 1 匙。干桂圆肉与薏苡仁同煮粥，加红糖 1 匙食用。每日 1 剂。适用于气血虚弱型闭经。注意桂圆肉性温，阴虚火旺者不宜服。

20. 鸽肉葱姜粥

鸽肉 150g，葱姜末 20g，猪肉末 50g，粳米 100g，胡椒末 1g，料酒 10g，麻油、食盐、味精各适量。将鸽肉去净骨刺切块。放入碗内，加猪肉、葱姜末、料酒及盐，拌匀备用，粳米淘洗干净，下锅加水 1000ml，烧开后放进鸽肉等共煮成粥时调入麻油、味精及胡椒粉即可。适用于气血虚弱型闭经。

21. 清炖鳖甲白鸽

鳖甲 50g，白鸽 1 只。将白鸽洗净，鳖甲打碎，装入白鸽腹内，放入砂锅内，加水适量，炖熟后调味服用。隔 1 天服 1 次，连服 1 周为 1 个疗程。适用于阴虚血燥型闭经。

22. 百合丹参汤

百合 30g，丹参 15g，水煎服。适用于气虚血瘀型闭经。

23. 姜丝炒墨鱼

生姜 50~100g，墨鱼（去骨）400g，油、盐适量，将姜切细丝，墨鱼洗净切片，放油、盐同炒，每日 2 次，佐膳。适用于阴虚血燥型。

24. 当归益母茶

当归 8g，益母草 10g，沸水冲泡或以水煎取淡药液代茶饮用，每日 2 剂以上。适用于气滞血瘀型。

25. 牛膝炖猪蹄

川牛膝 15g，猪蹄 2 只，黄酒 80ml。猪蹄刮净去毛。剖开两边后切成数小块，与牛膝一起放入大炖盅内，加水 500ml，隔水炖至猪蹄熟烂。去牛膝，余下猪蹄肉和汤食用。适用于气滞血瘀型。

26. 桃仁牛血汤

桃仁 10~20g，鲜牛血（血已凝固）200g。将牛血切块，与桃仁加清水适量煲汤，食用时加食盐少许调味。用于气滞血瘀型闭经。

27. 川芎煮鸡蛋

鸡蛋 2 只，当归 9g，将当归加水 3 碗，放入煮熟去壳又用针刺十余个小孔的鸡蛋，煮汤至 1 碗即成，每日服，2 次，吃蛋饮汤。适用于气滞血瘀型闭经。

28. 薏米山楂粥

薏米 30g，炒扁豆 15g，山楂 15g，红糖适量，四味同煮粥食。每天 1 次，每月连服，7~8 天。适用于痰湿内阻型闭经。

29. 苍术粳米粥

苍术 30g，粳米 30~60g，先将苍术水煎去渣取汁，再入粳米煮粥，每日 1 次，可连续服食数天。适用于痰湿内阻型闭经。

30. 艾叶川芎蛋

艾叶 15g，生姜、川芎各 10g，鸡蛋 2 枚，煮熟，食鸡蛋并服汤。适用于痰湿内阻型闭经。

31. 大黄山楂茶

大黄 2g，山楂肉 15g，水煎代茶饮。适用于气滞血瘀型闭经。

七、专方选要

1. 化痰逐瘀汤

治疗瘀血内阻型继发性闭经。方用桃仁、红花、当归、川芎、赤芍活血祛瘀；柴胡、枳壳疏肝理气；川牛膝破瘀通经，引瘀血下行；桔梗开肺气，引药上行；苍术、法半夏、陈皮行气祛湿化痰；姜黄行气止痛；甘草缓急，调和诸药。诸药合用，共奏化痰活血逐瘀之功。[沈美凤. 临床研究，2014. 4（46）：115.]

2. 自拟通经汤

治疗肾虚肝郁型青春期闭经。方用女贞子30g，墨旱莲10g，菟丝子15g，柴胡10g，赤芍10g，茯苓15g，枳壳10g，益母草10g，牛膝10g等。脾胃虚加党参、白术，乳房胀痛加白芍、橘核、川楝子，头晕耳鸣加枸杞子、龟甲、何首乌。上药每剂水煎2次，2次药汁混合，共约300ml，分2次服。每日1剂，连服5剂，间隔25天再进5剂，15剂为1个疗程。[韦雄. 广西中医学院学报，2007，10（2）：9.]

3. 加减左归饮

熟地黄30g，怀山药、枸杞子各15g，茯苓、大枣各10g，炙甘草6g。气血虚弱者加党参30g、当归15g；气滞血瘀者加香附、泽兰、红花各10g，枳壳12g；寒湿凝滞者加桂枝8g，干姜、香附、艾叶各10g，水煎服。治疗继发性闭经。

4. 温肾填精通络方

肉苁蓉、巴戟天、川芎、芍药、阿胶、鹿角片各10g，黄芪、鸡血藤各20g，熟地黄15g，当归、泽兰叶各12g，紫河车6g，磁石30g，水煎服。治疗肝肾不足型闭经。

5. 加减归脾汤

炙黄芪30g，炒党参、炒白术、当归、茯神、龙眼肉各10g，木香、紫河车各5g，炙远志6g，炙甘草3g。四肢麻木者加炒白芍、鸡血藤；腹痛者加延胡索、炙鳖甲；形寒肢冷者加淫羊藿、鹿角片；体肥腹胀者加炒枳壳、泽兰叶；腰膝酸楚者加杜仲、怀牛膝。水煎服。治疗人流术后闭经。

6. 四物汤

治疗虚性闭经。经前期用四物汤加党参、白术、牛膝、益母草；月经期以四物汤加何首乌、鸡血藤、牛膝、莪术；经间期以四物汤加茺蔚子、紫石英；经后期以四物汤加党参、白术、菟丝子、五味子、何首乌、枸杞子。

7. 益经通络汤

方用菟丝子、党参、熟地黄、白术、山药、枸杞子、淫羊藿、巴戟天、丹参、玉竹、柴胡、白芍、水蛭等。中药每日1剂，辅以心理疏导、药膳养生调摄。适用于卵巢功能减退之闭经。

主要参考文献

［1］叶雨曦. 针灸治疗继发性闭经的Meta分析［D］. 广州：广州中医药大学，2018.

［2］赵井芩. 基于PCOS症状群分析内分泌代谢特点与中药周期疗法循证医学研究［D］. 湖南：湖南中医药大学，2017.

［3］王宪. 月经周期疗法的中医文献研究［D］. 山东：山东中医药大学，2017.

［4］马宁，杨晓，彭薇，等. 原发性闭经患者的细胞遗传学特点及治疗效果分析［J］. 武警后勤学院学报（医学版），2017，26（10）：849-852.

［5］李倩男. 卵巢早衰中医证型聚类分析及与社会心理因素关系的研究［D］. 成都：成都中医药大学，2018.

第三节　痛经

凡在经期、经前、经后出现明显的下腹疼痛、坠胀，伴腰酸痛或其他不适，以致影响工作及生活的症状，称为痛经。痛经不是一种疾病，而是一个临床症状，是由多种因素引起。通常分为原发性痛经和继发性痛经两种。原发性痛经是生殖器官无明显器质性病变的痛经，也称功能性痛经，多见于青春期少女、未婚及未育者；继发性痛经多因生殖器官有器质性病变所致。本节主要论述原发性痛经。

中医学亦称"痛经"。《诸病源候论》首立"月水来腹痛候";《妇人大全良方》称为"经来腹痛";《景岳全书·妇人规》称之为"经行腹痛"。

一、病因病机

（一）西医学认识

原发性痛经的病因目前尚不清楚，可能有如下因素。

1. 内分泌因素

近年来大量研究证明，子宫内膜前列腺素含量增高可能是造成痛经的重要因素。排卵后，在孕激素的作用下，分泌期子宫内膜能合成和释放较多的前列腺素，月经血中含量亦增高，因而促进子宫平滑肌痉挛性收缩，子宫内压力增高，血流量减少，子宫缺血、缺钙，引起痛经。由于前列腺素对胃肠道平滑肌的作用，引起恶心、呕吐、腹泻等。无排卵性月经一般无痛经现象。垂体后叶分泌的血管升压素是比催产素更强的子宫收缩剂，也是功能性痛经的一个重要因素。

2. 子宫因素

子宫过度前屈，子宫颈口或子宫颈管狭窄可使经血流通不畅，造成经血潴留，刺激子宫收缩，引起痛经；子宫发育不良导致子宫收缩不协调，也容易合并血管供应异常，造成组织缺氧，导致痛经；子宫内膜整块脱落，排出不畅，使子宫收缩增强引起膜样痛经。

3. 精神因素

女性经期自觉有下腹胀坠或轻微腹、腰痛等不适属正常现象，但每个人对疼痛耐受性及敏感度不同，某些精神类型不稳定患者易发生痛经，子宫神经在子宫收缩与缺血中亦起一定作用。

（二）中医学认识

痛经发病有情志所伤、起居不慎和六淫为害等不同病因，并与素体及经期、经期前后特殊的生理环境有关。其发病机制主要是在此期间受到致病因素的影响，导致冲任瘀阻或寒凝经脉，使气血运行不畅，胞宫经血流通受阻，以致"不通则痛"，或冲任、胞宫失于濡养，不荣而痛。其病位在冲任、胞宫，变化在气血，表现为痛证。本病多从初潮后就发生，年轻女性较多，必然与肾气有关。宋代陈自明《妇人大全良方》："肾气全盛，冲任流通。"若肾气不充，冲任流通受阻，则发为本病。发作时疼痛难忍，又与气血滞涩不通或不能荣养冲任、胞宫有关。其所以随月经周期发作，是与经期冲任气血变化有关。经期或经期前后，由于血海由满盈而泻溢，气血变化急骤，致病因素乘时而作，便可发生痛经。

1. 气滞血瘀

素多抑郁，经期或经期前后复伤于情志，肝气更为拂郁，郁则气滞，气滞则血瘀，血海气机不利，经血运行不畅，发为痛经。清代张山雷《沈氏女科辑要笺正》中说的"经前腹痛无非厥阴气滞，络脉不疏"便是指此。若经期虽无明显情志诱因，但因肝气素郁，以致"经欲行而肝不应，则拂其气而疼生"。

2. 寒湿凝滞

多因经期冒雨、涉水、游泳，或经水临行之时贪食生冷，内伤于寒，或生活于湿地，风冷寒湿客于冲任、胞中，以致经血凝滞不畅，或素禀阳虚，阴寒内盛，冲任虚寒，致使经水运行迟滞。血滞不行，留聚而痛。清代傅山在《傅青主女科》中说："夫寒湿乃邪气也，妇人有冲任之脉居于下焦……经水由二经而外出，而寒湿满二经内乱，两相争而作疼痛。"

3. 湿热瘀阻

宿有湿热内蕴，流注冲任，阻滞气血；或于经期、产后（包括堕胎、小产后）而感湿热之邪，稽留于冲任，或蕴结于胞中，湿热与经血相搏结，故发为痛经。

4. 气血虚弱

脾胃素弱，化源不足，或大病久病，气血俱虚，冲任气血虚少，行经之后，血海空虚，冲任、胞脉失于濡养，兼之气虚血滞，无力流通，因而发生痛经。明代王肯堂在《胎产证治》中说"经止而复腰腹痛者，血海空虚不收也"。

5. 肝肾亏损

多因禀赋素弱，肝肾本虚；或因多产房劳，损及肝肾。精亏血少，冲任不足，胞脉失养，行经之后，精血更虚，冲任、胞宫失于濡养，而致痛经。

痛经虽有虚实之分，但因"女性本不足于血"，所以即便属瘀滞亦常兼不足，如肝郁血虚、肝郁脾虚、肝郁肾虚等，便是实中有虚之痛经证。又如血气本虚，血少则不畅，气虚则运血迟，迟则滞涩作痛，便是虚中有实之痛经。所以痛经夹虚者多，全实者少。

二、临床诊断

（一）辨病诊断

1. 诊断要点

①原发性痛经患者多为月经初潮后不久未婚未孕的年轻女性。

②疼痛多在月经来潮后数小时，亦可在经前1~2天开始，经期加重。疼痛多为下腹绞痛或坠胀痛，可放射至腰骶部、会阴、肛门等处。疼痛程度因人而异，严重者面色苍白、四肢发凉，甚至虚脱。可伴有恶心、呕吐、腹泻、尿频、头痛、头晕、心慌不适。疼痛可持续数小时或几天不等。膜样痛经在排出大块脱落子宫内膜时疼痛加剧，一旦排出，疼痛迅速减轻。

2. 相关检查

①测基础体温呈双相曲线。
②经血前列腺素测定显示有异常增高。

（二）辨证诊断

痛经可见伴随月经周期出现小腹疼痛，辨证时应根据疼痛发生的时间、性质、部位、程度，结合月经的色、量、质，以及舌、脉象，患者的素体情况等辨其寒热虚实。

1. 气滞血瘀型

（1）临床证候　经前或经期小腹胀痛拒按，经血量少，经行不畅，血色紫暗有块，血块下痛暂减，经前乳房胀痛，胸闷不舒，舌质紫暗或有瘀点，脉弦。

（2）辨证要点　小腹胀痛拒按，血色紫暗有块，乳房胀痛，舌质紫暗有瘀点，脉弦。

2. 寒湿凝滞型

（1）临床证候　经前或经期小腹冷痛，得热痛减，月经后期，量少，经色暗而有瘀块或如黑豆汁样，畏寒，手足欠温，带下量多，舌苔白或腻，脉弦或沉紧。

（2）辨证要点　小腹冷痛，得热痛减，畏寒，舌苔白或腻，脉弦或沉紧。

3. 湿热瘀阻型

（1）临床证候　经前或经期小腹刺痛或胀痛拒按，有灼热感，或伴腰部胀痛，月经不调，血色暗红，质稠有块，带下量多，色黄质稠，或伴有低热起伏，舌质红，苔黄或腻，脉弦数或滑数。

（2）辨证要点　小腹刺痛或胀痛拒按，带下量多，色黄质稠，舌质红，苔黄腻，脉弦数。

4. 气血虚弱型

（1）临床证候　经后小腹隐隐作痛，少腹及阴部空坠，喜按，月经血量少，色淡、质清稀，面色无华，神疲乏力，舌质淡，脉细无力。

（2）辨证要点　小腹隐隐作痛，喜按，经血量少、色淡、清稀，舌质淡，脉细无力。

5. 肝肾虚损型

（1）临床证候　经后一两日内小腹绵

绵作痛，伴腰骶部酸痛，经色暗淡、量少、质稀薄，或伴有头晕耳鸣，健忘失眠，潮热，舌质淡红，脉沉或细。

（2）辨证要点 经后小腹绵绵作痛，经色暗淡、量少、稀薄，腰酸痛，舌质淡红，脉沉或细。

三、鉴别诊断

原发性痛经诊断时需除外器质性病变，如子宫内膜异位症、盆腔炎、盆腔淤血综合征、子宫内异物或子宫畸形等。且膀胱炎、结肠炎、阑尾炎等常会在经期加剧，易与痛经混淆，应注意鉴别。

四、临床治疗

（一）提高临床疗效的要素

1.谨守病机，注重调理

冲任气血，不通则痛、不荣则痛为痛经的主要病机，治疗上应以调理冲任气血为原则。因于寒者，宜温而通之；因于热者，宜清而通之；因于气滞血瘀者，宜行而通之；因于虚者，则宜补而通之。治法分两步：月经期调血止痛以治标；平时辨证求因而治本。结合素体情况，或调肝，或益肾，或扶脾，使之气顺血和，冲任流通，经血畅行则痛可愈。

2.选择最佳服药时间

有资料表明，对痛经患者治前、治后、经前4~6天的盆腔血流图变化进行观察，可发现经前盆腔血流图有瘀血征象，反映了冲任、子宫存在着血行不畅的客观改变，治疗后，波幅值、血灌流量值显著上升，与治前比，均有极显著性差异，说明瘀血去，胞脉畅，气血流通，通则不痛，故服药时间应选择经前3~7天为最佳时间。临床当适时用药，经前或经期腹痛者，多在经前4~5天开始服药，以迎而夺之，见血后1~2天即可停药；经后腹痛者，宜在见血后

第1天开始服药，连服1周，以补中求通，使正气得复。经间期则应根据患者的素体情况进行调治，如此连续治疗3个周期，可收良好效果。

3.中西结合，扬长避短

对于痛经的治疗，西医强调止痛、镇静及使用前列腺素抑制剂，取效虽然快捷，但副作用大，疗效难以持久。而中医则依据整体观念，辨证施治，止痛速度虽不及西药，但经一般系统治疗，可望痊愈。但对因经期腹痛难忍而就诊的急症患者，尚无能立即止痛的有效方药，因此应中西医结合，扬长避短，对急性腹痛者适当给予西药以迅速止痛，然后运用中医的辨证施治理论，予以中医的方药及方法，能取得较好效果。

4.内外结合，双管齐下

在内服药物治疗的同时，配合外治法，诸如敷法、薄贴法、熨法、热烘法、按摩法等方法，药物直达病所，恰到好处地发挥作用。把二者有机地结合起来可使协同发挥作用，不失为一条提高临床疗效的捷径。

（二）辨病治疗

1.一般治疗

消除紧张情绪，注意经期卫生，避免经期剧烈运动和过度劳累。

2.止痛、镇静、解痉

凡能抑制组织内前列腺素合成酶活性，减少前列腺素合成的药物均能止痛。如水杨酸类，复方阿司匹林、布洛芬、甲氯芬那酸、双氯芬酸等。布洛芬一次服用200~400mg，每日3~4次或酮洛芬一次服用50mg，每日3次。吲哚美辛一次服用12.5~25mg，每日3次。于月经来潮开始服用效果佳，服用2~3天。镇静剂适用于精神紧张造成的痛经，地西泮每一次服用2.5~5mg，每日3次或苯巴比妥0.03g，每

日 3 次；解痉剂可口服或注射阿托品类。可待因、哌替啶、吗啡类药物可用于严重痛经，不宜久用，易成瘾。

3. 激素治疗

（1）雌激素　子宫发育不良者，可用少量雌激素治疗，刺激子宫发育。口服己烯雌酚 0.25~0.5mg，每日 1 次，于月经第 5 天开始连续口服 20 天，连用 3~6 个周期。大量雌激素可抑制排卵，起到止痛作用，但影响卵巢正常功能，应慎用。

（2）孕激素　可抑制子宫收缩，用于膜样痛经。经前 7 天开始肌内注射黄体酮 20mg，每日 1 次，连用 5 天，或口服醋酸甲羟黄体酮 4~8mg，每日 1 次。

（3）雌、孕激素联合应用　可抑制排卵，抑制前列腺素合成，从而止痛。

4. 手术治疗

扩张宫颈术，使经血流畅，适用于已婚未育且宫颈管狭窄患者。

（三）辨证治疗

1. 辨证论治

（1）气滞血瘀型

治法：理气化瘀止痛。

方药：膈下逐瘀汤。炒五灵脂、当归、赤芍、桃仁、红花、香附、乌药、甘草、川芎、牡丹皮、延胡索、枳壳。

加减：若兼口苦、苔黄，心烦急躁，上方加栀子、夏枯草；若前后二阴坠胀者加川楝子、柴胡；若胸闷食少者加炒白术、茯苓、陈皮；若痛甚而见恶心呕吐者加吴茱萸、黄连、生姜。

（2）寒湿凝滞型

治法：温经散寒除湿，化瘀止痛。

方药：少腹逐瘀汤加味。炒小茴香、延胡索、川芎、生蒲黄、炒五灵脂、赤芍、制没药、当归、苍术、茯苓、肉桂、干姜。

加减：若痛甚而厥，症见手足不温或冷汗淋漓加熟附子；若腰膝酸软者加杜仲、续断。

（3）湿热瘀阻型

治法：清热除湿，化瘀止痛。

方药：清热调经汤加味。牡丹皮、白芍、香附、延胡索、大血藤、败酱草、薏苡仁、黄连、生地黄、当归、桃仁、川芎、红花、莪术。

加减：兼胸闷腹胀者加青陈皮、炒枳壳、乌药；胸闷烦躁、口苦口渴者加柴胡、栀子。

（4）气血虚弱型

治法：益气补血止痛。

方药：圣愈汤加减。党参、黄芪、白芍、当归、熟地黄、延胡索、香附、川芎。

加减：若见头晕、心悸、失眠者加夜交藤；腰膝酸软者加杜仲、续断、桑寄生。

（5）肝肾虚损型

治法：益肾养肝止痛。

方药：调肝汤加减。当归、山茱萸、续断、巴戟天、白芍、山药。

加减：兼见潮热者加青蒿、鳖甲地骨皮；小腹空冷者加附子；腹痛及腰骶痛，夜尿频而清长者加益智仁、桑螵蛸。

2. 外治疗法

（1）体针治疗

①取三阴交、次髎、四关穴。行提插捻转手法，留针 20 分钟，每日 1 次。用于肝肾亏虚，气滞血瘀型痛经。

②取中极、地机、次髎为主穴。气滞血瘀加太冲、血海；寒凝胞中加水道、关元；湿热下注加曲泉、阴陵泉；气血虚弱者加脾俞、足三里；肝俞虚损者加肾俞、肝俞、足三里。实证用泻法，虚证用平补平泻法。

③主穴：中极、关元、血海、三阴交穴。配穴：足三里、地机、太冲、商丘、合谷穴。取主穴加配穴以后按双频针麻治疗仪，电频率控制在 200 次 / 分钟；用红外

线照射脐下至曲骨穴处，每日 1 次，每次 30 分钟。每逢月经来潮前治疗 3~4 次。

（2）灸法取穴　关元、气海、曲骨、三阴交、子宫、次髎、外陵。用艾卷温和灸法操作，在月经来潮前 2 日施灸，每日 1 次，每次选 3 个穴，每穴施灸 20 分钟，连续 4 日。腰痛重者加灸肾俞。4 次为 1 个疗程，疗程间隔 4 日。用于气血虚弱，气滞血瘀及肝肾亏虚型痛经。

（3）耳针

①取穴：主穴取内生殖器、内分泌、缘中、神门、艇角；配穴取交感、肝、肾、皮质下。于经前 1 周开始治疗，每日 1 次，每次一侧耳穴，两耳交替，治疗至月经干净。适用于各型痛经。

②取穴：子宫、交感、肾、内分泌、肝、神门。每次选 3~4 穴，毫针中等刺激，留针 20~30 分钟，经期每日 1~2 次，经前、经后每周 2~3 次。用于各型痛经。

（4）耳穴压迫法

①取穴：生殖器、内分泌、肾。气滞血瘀配肝、脾、三焦、心、交感；寒邪凝滞配肝、腹、皮质下，加灸关元；气血虚弱伴有恶心呕吐配脾、胃、腹；肝肾不足配肝、腹、脾。于敏感点贴压王不留行子，每日自行按压 3~5 次，每周 3 次，两耳交替进行。用于各型痛经。

②取穴：子宫、卵巢、附件、肾上腺、内分泌、腰痛点、肝、脾、肾。方法：将王不留行子贴压于以上各穴，3 日换 1 次，双月交替贴压，每日按摩 3 次，每次 15 分钟，12 日为 1 个疗程。用于各型痛经。

（5）梅花针

①取穴：脐下之肾经、胃经、脾经循行部位、腰骶部督脉、华佗夹脊、膀胱经循行部位。操作时叩打顺序为先上后下，先中央后两旁，先腰骶后腹部。疼痛剧烈者，用重刺激，发作前或疼痛较轻或体弱者，用中等或轻刺激。每次 10~15 分钟。用于气滞血瘀型痛经。

②取穴：腰、骶部及下腹部、带脉区，亦可取小腿内侧。重点叩打腰、骶部、腹股沟、关元、气海、期门、三阴交。中度或重度刺激。于每次月经来潮前 1 周左右开始治疗，每日 1 次，7 次为 1 个疗程。用于气滞血瘀及寒湿凝滞型痛经。

（6）水针　取三阴交、十七椎下穴。操作时用当归注射液、阿尼利定 4ml，每穴注入 2ml，于月经来潮前 2~3 日或经期内，共注射 2~4 次，治疗 2 个周期。用于肝肾亏虚，气滞血瘀型痛经。

（7）贴敷法

①三味痛经膏：五灵脂、郁金各 250g，冰片 1g。上药研细末，装瓶备用。在月经前 3~5 天，选关元、中髎两穴，每穴取 15g 粉末，用白酒调成糊状，摊在纱布上，贴敷于穴位，外用橡皮膏固定。月经来潮后 2~3 天无腹痛去掉膏药。用于气滞血瘀型痛经。

②化瘀止痛膏：当归、川芎、桃仁、炒白芍、吴茱萸各 100g，肉桂、细辛、川牛膝各 30g，炙甘草 50g，牡丹皮 20g。上药研细末，同时取 20g 药末，加 30% 白酒（原白酒加水稀释），少许凡士林调匀。经前 3 天敷于脐部，经至敷于关元穴，胶布固定，经净取下。痛甚者用热水袋加温。连敷 1~3 个月经周期。用于气滞血瘀型、寒湿凝滞型痛经。

③丁香、肉桂、延胡索、木香各 10g，研末过筛和匀，经前或疼痛发作时，取 2g 药粉置胶布上，贴关元穴。若疼痛不止，加贴双侧三阴交。用于气滞血瘀型痛经。

④肉桂、细辛、吴茱萸、延胡索、乳香、没药各 10g，研细末，经前取药粉 3g，置于 5 号阳和膏中混匀，贴于神阙穴。用于寒凝型痛经。

⑤白芥子 12g，捣烂，调拌面粉，外敷涌泉、八髎、关元穴，然后温灸。用于寒湿凝滞型痛经。

⑥丁香、肉桂、细辛、延胡索、川芎、红花各等份，研末用食用油调匀，随用随配。贴敷关元、中极、双子宫。根据病情加气海、次髎、水道、肾俞等穴。治疗寒湿凝滞型痛经。

⑦复方香附贴剂药方：香附、月季花、啤酒花、牛膝、当归各100g，共研细末，加食醋为糊状备用。于月经前3天，取药糊摊于双层纱布上，分别置于关元穴、曲骨穴、子宫穴，每2~3小时取下贴剂按摩2分钟，贴敷24小时换药1次，5天为1个疗程，连用3个月经周期。适用于原发性痛经。

（8）激光穴位照射　双侧三阴交、子宫穴，每个穴位照射3~5分钟，于月经中期开始，隔日1次，共5次。或经前5天每日1次，两个月为1个疗程。用于肝肾亏虚型痛经。

（9）推拿疗法

①患者取仰卧位，用双手的三指（食、中、无名指）沿腹正中线上下摩擦，起于神阙穴，逐次摩气海、关元、中极，随之摩双侧之天枢、四满、归来、子宫、气冲，最后结束。

②患者取俯卧位，医者立于一侧，拇指按压腰骶部两侧敏感痛点，以得气为度，持续按摩5~7分钟。再让患者仰卧，用掌根以关元穴为中心揉压小腹部，以痛胀感为度，持续操作10分钟，双拇指分压两三阴交以得气为度，持续操作5分钟，每日1次，10次为1个疗程，经期小腹部手法停用。用于各型痛经。

（10）滴药法

①捣大蒜成汁，灌耳。用于各型痛经。

②将75%乙醇2ml滴于耳孔内，或用75%乙醇棉球塞住耳孔。用于各型痛经。

③肉桂、公丁香、樟脑、冰片各30g共研末，浸泡在500ml酒中，1个月后去渣，置眼药或滴鼻液瓶中，将5~10滴点舌面，先含后咽。适用于寒湿凝滞性痛经。

（11）灌肠法　当归15g，川芎、肉桂、吴茱萸各6g，赤芍、生地黄、川楝子各12g，香附、木香、乌药各8g，延胡索9g，生甘草5g。上药两煎共取汁250ml，药液温度约36℃，取100ml保留灌肠。每日2次，早晚各1次，经期前3日开始，待经期腹痛止为止，可连续用3个月经周期。适用于血虚寒凝气滞型痛经。

（12）熨法

①石菖蒲、白芷各30g，公丁香10g，共研细末，将食盐500g，炒至热极，再将药末倒入拌炒片刻，旋即取起装入白布袋中，热熨脐部及痛处，待药袋不烫时，将药袋敷脐上，覆被静卧片刻即愈。若1次未愈，可再炒热熨敷1次。应用于寒湿凝滞，气滞血瘀型痛经。

②生姜120g，花椒60g，共研极细末，炒热，包熨痛处。用于气血虚弱、寒湿凝滞型痛经。

③乌药、砂仁、延胡索、香附各12g，木香、甘草各10g，用白酒炒热后外敷贴小腹。用于各型痛经。

（13）中药足浴方法　药物组成：当归20g，附子15g，小茴香15g，吴茱萸15g，川椒10g，细辛10g，柴胡15g，香附10g，五灵脂10g，牛膝15g，延胡索15g，鸡血藤15g，煎煮取汁1000ml，连用10天，治疗原发性痛经。

（14）药袋护腹治疗痛经　药物组成：鹿茸、三七、黄芪、当归等。于经前1天或经来腹痛时紧敷贴脐眼，至痛止，或经净时取下。适用于各型痛经。注意经量多者于经潮或量多时取下。连续佩戴3个周期。

3. 成药应用

（1）痛经丸

［功效主治］温经活血，调经止痛。用于下焦寒凝血瘀所致的痛经、月经不调，症见经行错后、经量少有血块、行经小腹冷痛、喜暖。

［用法用量］口服，每次 6~9g，每日 2 次，临经时服。

（2）参茸鹿胎丸

［功效主治］温宫止滞，逐瘀生新，调经活血。用于治疗女性月经不调、月经期间腹部疼痛，对子宫寒冷、白带多、产后腹痛有很明显的辅助治疗作用。

［用法用量］口服，每次 1 袋，每日 1~2 次，空腹用红糖水送服。

（3）调经姊妹丸

［功效主治］活血调经，逐瘀生新。用于气滞血瘀所致经血不调，行经腹痛。

［用法用量］每次 3~6g，每日 2 次，口服。

（4）调经活血片

［功效主治］养血活血，行气止痛。用于气滞血瘀兼血虚所致月经不调、痛经，症见经行错后、经水量少、行经小腹胀痛。

［用法用量］每次 5 片，每日 3 次，口服。

（5）女性痛经丸

［功效主治］具有活血，调经，止痛的功效。用于气血凝滞，小腹胀疼，经期腹痛。

［用法用量］口服，每次 50 粒，每日 2 次。

（6）痛经穴颗粒

［功效主治］温经散寒，活血止痛。用于寒凝气滞血瘀，女性痛经，少腹冷痛，月经不调，经色暗淡。

［用法用量］温开水冲服。每次 1 袋，每日 2 次，于月经前 1 周开始，持续至月经来 3 天后停服，连续服用 3 个月经周期。

（7）愈带丸

［功效主治］益气调经，散寒止带。用于由气虚血亏、子宫湿寒引起的女性月经量少、后错、白带量多、腰膝酸软、手脚冰凉、头晕耳鸣等。

［用法用量］每次 3g，每日 3 次，口服。

4. 单方验方

①金荞麦根 50g，（鲜品 70g），水煎服，经前 3~5 日服，连服 2~3 剂。治疗原发性痛经。

②丹参 30g，鹿衔草 20g，水煎服。适用于气滞血瘀型痛经。

③三七粉 2~3g，经前及痛经时，温开水送服，每日 2 次。适用于气滞血瘀型痛经。

④五灵脂 10g，酒制香附 15g，水煎至 300ml，分早晚 2 次口服。适用于气滞血瘀型痛经。

⑤鸡蛋 2 枚，艾叶 10g，生姜 15g，水煎后饮汁吃蛋。适用于寒凝血瘀型痛经。

⑥红花 10g，红糖 30g，水煎，经来即服，每日 1 次，连服 3 日。适用于胞宫虚寒型痛经。

⑦益母草 30g，山楂 30g，红花 10g，红糖适量。水煎服。适用于血瘀型痛经。

⑧鲜山楂 1000g，加红糖 250g 熬成稀糊状，每次 30ml 食用。用于各型痛经。

（四）医家诊疗经验

1. 罗元恺

罗元恺认为女性以血为主，以血为用，经、孕、产、乳，均与血有一定关系。故因瘀而致病者亦较多。其中月经病之痛经，更多由于瘀阻导致。月经的宣泄，以畅利为顺，不通则痛，瘀血壅阻胞脉，经血不能畅下，故下腹疼痛。血之与气，相辅而行，血既壅阻而成瘀，必兼气滞，故治以化瘀行气止痛为大法，寒者须温经散寒而化瘀，热者须清热凉血而化瘀，虚者宜补气血以缓图，壮盛者可急攻以祛瘀。寒热虚实之不同，处方组药便有所差异。瘀既为有形之邪，容易结成肿块之癥瘕，这更需于化瘀之中兼用软坚散结之品，才能根治。

2. 黄绳武

黄绳武认为痛经除"不通则痛"外，

还应考虑精血，经期精血外流，在此精血不足之时又兼气血郁滞致痛，更多表现为虚实夹杂证，其机制是气血不和。对痛经治疗，除遵循"通"的法则外，还应注意补养精血。每以四物汤养血活血，补中有行，活中有养，通治血证百病。归、芎血分动药以行血气，地、芍血分静药以养精血。痛经乃气血为病，四物汤治血有余，治气不足，每酌加香附、乌药、艾叶、川楝子、延胡索等气药以助其不足。

3. 朱南孙

朱南孙认为发生痛经的主要机制是冲任经脉不利、气血运行不畅。治疗时"以通为主"。并根据不同情况，制定基本方药，以气滞为主者，则以疏肝行气、活血调经之加味四物汤为基本方（柴胡4.5g，延胡索9g，青皮、木香各4.5g，香附、川楝子各9g，枳壳6g，当归、赤芍各9g，川芎4.5g）；以血瘀为主者，则以活血化瘀、行气破滞之加减血竭散为基本方，方为血竭粉3g，生蒲黄9g，五灵脂12g，山楂9g，柴胡4.5g，延胡索9g，青皮4.5g，川楝子9g，刘寄奴12g。

4. 黄惠卿

黄惠卿认为痛经患者在行经期间，从现象上看是"通"，但实际上是不通所产生的疼痛。为此在治疗时应采用"通因通用"法以温经化瘀，因人、因时灵活加减施治，取顺气活血之效，促使新陈代谢功能，达到瘀去新生的目的，使痛经痊愈。主方为酒当归9g，川芎5g，赤芍7g，炒干姜1g，醋延胡索6g，益母草15g，炒小茴香少许，官桂4g，炒五灵脂7g，生蒲黄9g，水煎服。

5. 蔡小荪

蔡小荪认为治疗痛经，不单纯止痛。处方用药强调"求因为主，止痛为辅"。常用当归、川芎、牛膝、香附、延胡索、丹参、红花、白芍为基本方。膜样痛经，腹

痛较剧，上方用土牛膝或川牛膝，加花蕊石、没药、失笑散、桂心、桃仁，使整块内膜粉碎，有一定止痛效果。虚性痛经平时常服八珍丸或乌鸡白凤丸，经行时再改服汤剂。

6. 孙宁铨

孙宁铨认为功能性痛经多见于年轻女性，属实为多，其中寒证常见于青春期少女。主要病因病机为"受寒、饮冷、入水、淋雨"而致"寒凝气血，气滞血瘀"。治则温通化瘀，行气活血。常用药物为肉桂、红花、丹参、当归、葛根、延胡索、香附、乌药、木香、枳壳、小茴香、吴茱萸、五灵脂、川牛膝、泽泻等。

7. 李孔定

李孔定认为本病是由于各种因素导致气滞血瘀，冲任瘀血，经血排出不畅所致。在治疗上强调本病的基本病理，抓住一个"瘀"字，治疗原则着眼一个"活"字。临床以水蛭为主，配伍当归、川芎、赤芍、香附、五灵脂、蒲黄、甘草组成自拟方"天癸冲和汤"。

8. 班秀文

班秀文治疗痛经的特点：①重在理气活血，常配伍莪术、益母草。②用药偏于温化，善用《金匮要略》温经汤。③治疗时分经前经后，巧用"活和补"三法。经前防痛，以活血为主；经期治痛，以调和气血为主；经后调养，以补益气血为主。常以四物汤为治血通剂，经前以活血防痛，当归、川芎均用10g，赤芍、白芍同用，并加莪术、苏木、延胡索、香附等。经期川芎只用3~6g，加鸡血藤、丹参、益母草等。经后加党参、炙黄芪。

9. 沈仲理

沈仲理认为痛经一证，多因受寒而得，但根据临床所见当以辨证为主。热郁痛经的确诊重在辨舌苔与脉象，患者多见舌质红，或苔薄黄，脉弦或弦数。他主张清热

消中，行瘀止痛，药用四物汤养血活血，配大血藤、金铃子、五灵脂、乳香、没药，活血祛痛，加败酱草清热消痛肿，行瘀止痛。组成热性痛经方，既治热郁痛经，又治经间期腹痛、慢性附件炎，结核性附件炎而痛剧者可加蜈蚣、地龙、全蝎等。

10.戴慧芬

戴慧芬认为月经期是调经止痛的最好时机，可因热利导用药，一般于经前一周开始服用变通逍遥散，此方为逍遥散去白术，加香附、佛手而成，加重疏肝理气的分量，寓气行则血行之意，适用于肝气郁滞、气机不利或肝脾血虚所引起的痛经。若肝郁化火，可加牡丹皮、栀子以凉血止痛；若寒凝气滞、肝气不舒，去薄荷，加肉桂、炒吴茱萸、小茴香之类；若经后疼痛，去薄荷加熟地黄，名"黑逍遥散"，能加强养血之功而止痛。

11.孔光一

孔光一根据多年的临床经验，对女性痛经有独特的认识，首先注重肝脾的不调，再者是肝肾、脾肾的关系，因肾为先天之本，亦为疾病传变的最终归宿，所谓"久病及肾"。痛经的病因病机有诸多方面，而贯穿始终的即是经血的生成流通是否顺畅，落实在脏腑上主要是肝脾肾三脏的紧密联系。其用药特点如下。①疏肝解郁、健脾和营。常以逍遥散加减，疏肝解郁、养血健脾。方中配以青皮、陈皮、香附、砂仁等药理气以止痛；配赤芍、川芎、益母草、延胡索等药活血化瘀和营通络；瘀血重者可用莪术、桃仁、败酱草等药破血逐瘀。②燥湿化痰、清肝温肾。每多选用二陈汤应之，常会辨证选用黄芩、龙胆草、麦冬、牡丹皮、蒲公英等药结合疏肝之法来运用。对于下焦虚寒，肾气不足所引起的痛经，相应选用肉桂、干姜等药温脾肾以散寒；合以川续断、乌药、生艾叶之温通，辅助疏肝调脾之作用，以达调经止痛之效。在

实际应治中寒热并用，上下合参，肝脾肾同调，关键是根据脉证来具体灵活运用。

五、预后转归

痛经是妇科常见病证。西医常用止痛、解痉、镇静、激素等药物治疗迅速有效，但不易根治，停经后易复发。运用中医辨证论治，标本兼治，但中医对经期腹痛难忍的急症患者，尚无立即止痛的方药。治疗时可中西医结合，急性腹痛者给西药迅速止痛，然后中医药治疗，能取得较好效果。

六、预防调护

（一）预防

①加强体育锻炼，增强身体素质，注意劳逸结合。

②保持心情舒畅，尽量消除对痛经的恐惧与紧张。

③注意经、产期保健卫生，注意保暖。

④经期禁房事。

（二）食疗

1.生姜花椒红枣汤

生姜 20g，花椒 9g，红枣 10 个。水煎去渣，加红糖适量温服。月经前每日 1 次，连服 3 日。用于寒凝胞宫型痛经。

2.首乌肝片

何首乌 20g，鲜猪肝 250g，木耳 25g，青菜适量。将何首乌加水 200ml 煮成 20ml 浓汁，将猪肝剔去筋，洗净切片。在何首乌汁中加适量酱油、盐、料酒。铁锅中加素油先煸炒猪肝，八成熟时倒入何首乌汁炒匀，最后加青菜起锅即成。可供佐餐，常食。具有滋补肝肾的功效。用于肝肾亏损型痛经。

3.田七丹参酒

三七 30g，丹参 60g，米酒 500g。将两药浸泡于酒内，约 15 日即可服用。月经前

每日服 2 次，每次 10~15ml，连服数日。用于气滞血瘀型痛经。

4. 羊肉炖当归黄芪

羊肉 500g，切块，当归 60g，黄芪 30g，生姜 5 片。共炖汤，盐调味，吃肉喝汤。用于气血虚弱型痛经。

5. 大艾生姜煲鸡蛋

艾叶 10g，生姜 15g，鸡蛋 2 枚。将上 3 味加水 500ml 同煮，蛋熟后去壳放入再煮，煲好后饮汁吃蛋。于月经的第一日开始服，每晚 1 次，连服 5 日。此方具有温阳暖宫的功效。用于阳虚宫寒型痛经。

6. 马齿苋粥

干马齿苋 30g，大米适量，加水 1000ml，煮成稀粥，盐调味，食服。于经前 1 日开始服用，每晚 1 次，连服 5 日。具有清热除湿的功效。用于湿热瘀结型。

7. 延胡索益母草煮鸡蛋

延胡索 20g，益母草 50g，鸡蛋 2 个。将以上 3 味加水同煮，待鸡蛋熟后去壳，再放回锅中煮 20 分钟左右即可饮汤，吃鸡蛋。用于气滞血瘀型痛经。

8. 乌豆蛋酒汤

乌豆（黑豆）60g，鸡蛋 2 个，黄酒或米酒 100ml。将乌豆与鸡蛋加水同煮即可。用于各型痛经。

9. 益母草香附汤

益母草、香附各 100g，鸡肉 250g，葱白 5 根。将葱白拍烂，与鸡肉、益母草、香附加水同煎。饮汤，食鸡肉。用于气滞血瘀型痛经。

10. 姜枣红糖水

干姜、大枣、红糖各 30g。将前两味洗净，干姜切片，大枣去核，加红糖煎。喝汤，吃大枣。用于气滞血瘀型痛经。

11. 姜枣花椒汤

生姜 25g，大枣 30g，花椒 100g。将生姜去皮洗净切片，大枣洗净去核，与花椒一起装入瓦煲中，加水 1 碗半，用文火煎剩大半碗，去渣留汤。饮用，每日 1 剂。用于寒湿凝滞型、气滞血瘀型痛经。

12. 山楂酒

山楂干 300g，低度白酒 500ml。将山楂干洗净，去核，切碎，装入带塞的大瓶中，加入白酒，塞紧瓶口，浸泡 7~10 日后饮用。每次 15ml。浸泡期间每日摇荡 1~2 次。用于气滞血瘀型痛经。

13. 月季花茶

夏秋季节摘月季花花朵，以紫红色半开放花蕾、不散瓣、气味清香者为佳品。将其泡之代茶，每日饮用。用于气滞血瘀型痛经。

14. 红花酒

红花 200g，低度酒 1000ml，红糖适量。红花洗净，晾干表面水分，与红糖同装入洁净的纱布袋内，封好袋口，放入酒坛中，加盖密封，浸泡 7 日即可饮用。每日 1~2 次，每次饮服 20~30ml。用于气滞血瘀型痛经。

七、专方选要

1. 当归艾叶汤

当归 30g，生艾叶 15g，红糖 60g。每日 1 剂，煎 2 次，取汁 600ml，分 3 次温服，治疗原发性痛经。[朱应来，李霞. 江苏中医，2001，22（8）：25.]

2. 调经通络止痛汤

当归 10g，白芍 15g，白芥子 9g，柴胡 6g，香附 15g，郁金 15g，延胡索 10g，川楝子 10g，蒲黄 5g，五灵脂 15g，甘草 6g，熟地黄 10g。瘀血偏重者加血竭 1.5g，气滞偏重者加青皮 6g，寒凝者加吴茱萸 9g、小茴香 9g，痛剧呕吐者加法半夏 10g。治疗原发性痛经。[侯德平. 中华实用中西医杂志，2006，19（1）：80.]

3. 痛经方

桃仁 12g，红花 8g，当归 15g，生地黄 12g，杭白芍 15g，川芎 12g，延胡索

10g，枳壳 8g，仙茅 15g，淫羊藿 15g，加水 1500ml，煎至 500ml，药渣再加清水约 1000ml，煎药至 300ml 左右，两煎混合，每日 1 剂，分早晚 2 次服用。[张金华. 中国社区医师，2011，29（18）.]

主要参考文献

[1] 王艳英. 原发性痛经发病机制及治疗的研究进展. 中华中医药杂志 [J]. 2015，30（7）：2447-2449.

[2] 白春梅. 中药治疗原发性痛 78 经例 [J]. 内蒙古中医药，2013，（27）：6-7.

[3] 周光明. 深刺八髎穴对原发性痛经即时止痛 42 例疗效观察 [J]. 浙江中医杂志，2015，（5）：380.

[4] 朱博，陈淑琳，李月，等. 针灸治疗原发性痛经取穴规律的探讨 [J]. 上海针灸杂志，2015，9（4）：318-374.

[5] 白洁宇，潘莹，桂立辉，等. 新乡市 3 所高校女大学生痛经现状调查分析 [J]. 新乡医学院学报，2016，33（4）：318-320，324.

[6] 谭锐，巩文静，耿雪，等. 柔性辟谷技术改善青年女性原发性痛经的初步研究 [J]. 中国妇幼保健，2019，34（4）：951-954.

[7] 任青河，黄江南，黄荣杰，等. 柔性辟谷技术改善高血压的初步研究 [J]. 中国食物与营养，2017，23（8）：70-75.

第四节　倒经

倒经是与月经周期相似的周期性子宫外出血，也称"代偿性月经"。多见于青春期女性。子宫以外的出血部位有鼻、胃、肠、肺、膀胱、视网膜、乳腺、皮肤等。以鼻出血最常见。

《类证治裁》称之为"倒经"，《本草纲目》称之为"逆行"，《叶氏女科证治》称之为"逆经"。还有"经行吐衄""经逆""经从上逆""经从口鼻出""错经"等别称。

一、病因病机

（一）西医学认识

病因目前尚不清楚。一般认为可能是由于鼻黏膜等处器官对卵巢分泌的雌激素较为敏感，雌激素可使毛细血管扩张，脆性增加，因而易破裂出血。也有人认为鼻黏膜为原始生殖器官的组成部分，因而倒经在鼻黏膜处多见；也有人认为倒经为子宫内膜异位症所致。在某种情况下，子宫内膜可随血液循环或淋巴播散至肺等处，从而引起该处的周期性出血。

（二）中医学认识

中医学认为本病与血热有关。血热气逆，冲任失调所致。《素问·至真要大论》："诸逆冲上，皆属于火。"火热或因肝气郁滞化火，或因胃火炽盛，或因肺肾阴虚。经行之际，冲气旺盛，气火上逆，血随气升，热伤血络，故而上逆为倒经。还可由于气滞血瘀，瘀阻气机不畅，经前经期冲脉之气偏盛，经血随冲脉之气上逆而致倒经。

1. 肝经郁火

情志抑郁或郁怒伤肝，肝郁化火，火热上冲，损伤血络而外溢，则为吐血、衄血。

2. 胃热炽盛

足阳明胃经为多气多血之处，冲脉隶于阳明。若素喜食辛辣、温燥之品，积蕴化热，经行冲气偏旺，胃火随冲气上逆，灼伤血络发为吐血、衄血。

3. 肺肾阴虚

房事不节，产乳过多，阴血耗伤或久病伤阴，肺肾阴虚，虚火妄动。经行之脉，冲气亢盛，夹虚火上逆，灼伤肺胃，发为吐血、衄血。

4. 瘀热

素有瘀血内停，日久化热，经行冲气

偏盛，瘀热随之上逆，损伤脉络而致吐血、衄血。

二、临床诊断

（一）辨病诊断

1.诊断要点

鼻衄与月经来潮同时发生，月经量多，鼻出血量少，亦可相反，亦可无月经只有周期性鼻衄。倒经发生于肺、消化道等其他器官可出现周期性咳嗽、吐血等。倒经发生后全身不适等月经期症状消失。

2.相关检查

检查出血部位，取活组织检查确定病变性质是否为恶性肿瘤所致出血。

（二）辨证诊断

本病以血热和血瘀多见，血热有虚热、实热之分。临证要根据出血的量、色、质及伴随症状、舌脉辨其虚实。一般经前或经初吐血、衄血，量多色鲜红，质较稠多为实热证，若有心烦易怒、两胁胀痛、脉弦数属肝经郁火，伴口干咽燥、喜冷饮、口臭、脉洪大则为胃热炽盛。如在经期或经后吐血、衄血，血量少、色红质略稠，伴头晕耳鸣、手足心热、脉细数为虚热，如吐衄色紫暗或夹有血块、舌紫、脉涩则为瘀血内阻。

1.肝经郁火型

（1）临床证候　经前或经期吐血、衄血、量多、色鲜红，月经先期量少，或月经不行，心烦易怒，头晕耳鸣，胸胁、乳房胀痛，口苦干，舌质暗红，苔薄黄，脉弦数。

（2）辨证要点　吐血、衄血量多、质稠、色鲜红，胸胁胀痛，心烦易怒，脉弦数。

2.胃热炽盛型

（1）临床证候　经前或经期吐血、衄血，血量较多，色暗红，伴见月经先期，口渴喜冷饮，口苦口臭，牙痛便秘，胸中烦热，舌红苔黄，脉数或洪大滑数。

（2）辨证要点　吐衄色暗红，口渴欲饮，口臭便秘，舌红苔黄，脉洪大。

3.肺肾阴虚型

（1）临床证候　经期或经后吐血、衄血，量少、色鲜红，月经量少甚或闭经，头晕耳鸣，潮热颧红，五心烦热，咽干口燥，咳嗽少痰，舌红少苔，脉细数。

（2）辨证要点　经期或经后吐衄，量少、色红，经量稀少，潮热干咳，舌红少苔，脉细数。

4.瘀热型

（1）临床证候　吐血、衄血，量少或多，色紫暗，或夹有血块，月经量少，色紫暗，有血块，小腹或胸胁刺痛，口干不欲饮，肢体发麻，面色青紫或口唇青紫，舌质紫暗或有瘀点、瘀斑，脉沉涩或沉弦。

（2）辨证要点　经期吐衄，色紫暗，经量少、色黑，小腹疼痛，舌质暗红，脉沉涩。

三、鉴别诊断

（一）西医鉴别诊断

1.鼻外伤

如机械性外伤，手术损伤等均可造成鼻出血，与月经周期无关。

2.鼻腔炎症

各种急慢性鼻衄，萎缩性、过敏性鼻炎均可引起鼻出血，一般出血量少，且与月经周期无关。

3.鼻黏膜肿瘤

亦可引起长期间断性鼻出血，也可造成大出血，但出血与月经周期无关。

4.血液病

如血小板减少性紫癜、白血病等亦可引起鼻出血，出血与月经周期无关，常伴身体其他部位出血。血常规检查、骨髓穿刺等实验室检查有助于诊断。

（二）中医鉴别诊断

女性内伤杂病，虽有吐血、衄血的临床表现，但发作与月经周期无关，且伴有其他全身症状。经行吐衄则伴有月经周期反复发作的特点，故与内科病之吐血、衄血有别。

四、临床治疗

（一）提高临床疗效的要素

1. 治病求本，标本同治

倒经的发生主要是血热气逆，冲任失调所致，涉及的脏腑为肝胃肺肾。治疗的原则应根据"热者清之""逆者平之""上病下治"。根据虚热，实热之不同及热在肝经或胃经及有无瘀血内阻而分别施治。肝胃实火，以苦寒清热为主；肺肾阴虚则治以滋肾润肺为主，不可妄用苦寒攻下之品，以免化燥伤阴；瘀血内阻则要以活血化瘀为主，使血活瘀去火自降；对于病程日久，出血过多，热随血去，实证已转虚，治疗时不可以实热证论治，而应以滋润补虚养血为要。无论何种治法，都必须同时平冲、降逆，引血下行，使血潜归血海治疗中，在出血期间，还当配合清热止血、活血止血之品。平素以治本为原则，同时亦可配合针灸、食疗等方法治疗，相互为用，提高临床效果。

2. 中西结合，相得益彰

倒经在西医学中尚无根治的方法，只是对症治疗止血，如吐衄量较多时，服中药难以迅速取效，此时可先用西药对症治疗，以达到迅速止血之目的，是治标之法。血止后可根据临床症状、舌苔、脉象的变化，用中医理论辨证论治，审证求因，审因论治，调整阴阳气血平衡，以治其本，中西医结合，相互为用，相得益彰，使疾病彻底治愈。另外，西医学在诊断上有优越性，通过辅助检查，明确诊断，能使中药治疗有的放矢，不至于误诊误治。因此，中西医结合治疗倒经更能提高临床疗效。

（二）辨病治疗

1. 局部止血

患者可用指压法为临时急救措施。用拇、食指将两侧鼻翼压向鼻中隔，用口呼吸，压迫时间为 5~10 分钟。

2. 烧灼法止血

在鼻镜下，医生实施局麻后用硝酸银或电灼将患者出血的血管封闭以达到止血目的。术后可用油剂滴鼻，以防干燥。

3. 填塞法止血

凡士林纱布条填塞鼻腔，压迫止血，48 小时后取出纱布条。

（三）辨证治疗

1. 辨证论治

（1）肝经郁火型

治法：疏肝清热，引血下行。

方药：清肝引经汤加减。当归、生地黄、白茅根、牡丹皮、白芍、黄芩、炒栀子、川楝子、川牛膝、茜草、甘草。

加减：若小腹胀痛，加丹参、益母草；若头晕头痛者，加白菊花、石决明；若口苦咽干，大便秘结者，加龙胆草、大黄；若腰酸头晕者，加熟地黄、续断。

（2）胃热炽盛型

治法：清胃泻火，引血下行。

方药：白虎汤合泻心汤加减。大黄（后下）、石膏、麦冬、黄连、黄芩、赤芍、生地黄、川牛膝、白茅根。

加减：若口干渴者，加芦根、石斛；便秘者，加芒硝；恶心欲吐者，加竹茹、陈皮；月经量少或闭经者，加三棱、莪术、丹参、桃仁。

（3）肺肾阴虚型

治法：滋肾润肺，引血下行。

方药：顺经汤合二至丸。当归、白芍、熟地黄、沙参、女贞子、墨旱莲、川牛膝、牡丹皮、茯苓、黑荆芥。

加减：若干咳不止者，加百合、贝母、炙枇杷叶；潮热盗汗者，加青蒿、鳖甲、地骨皮；便秘者，加玄参、瓜蒌。阴虚潮热者，可选用十全补阴汤；阴虚咳嗽者，可选用百合固金汤。

（4）瘀热型

治法：活血化瘀，清热降逆。

方药：膈下逐瘀汤加减。桃仁、红花、当归、川芎、制香附、五灵脂、乌药、赤芍、牡丹皮、川牛膝。

加减：若头痛、衄血偏多者，加钩藤、黄菊花；若病程较长，血块较多者，加三棱、莪术、延胡索、地龙。

2.外治疗法

（1）体针主穴　合谷、上星、风池。配穴：后溪、尺泽、少商、上巨虚、太冲、丘墟。针刺每日1次，用于实热证。三阴交穴针后可灸3~5壮。用于肺肾阴虚型倒经。

（2）耳针

①取穴肾上腺、内分泌、肝、肾、卵巢。用毫针中等刺激，留针20~30分钟，经期每日1次，经后隔日1次。可每周2次，两耳交替使用。治疗倒经。

②取穴内鼻、肾上腺、神门、肾、子宫、卵巢、皮质下、内分泌。每次选3~5穴，毫针刺，用中度刺激，每日1次，每次留针15~30分钟。治疗倒经。

（3）梅花针　取膀胱经背部第一侧线。操作时由上至下反复叩刺3遍，然后重点叩刺肝俞、肾俞，用较强刺激，经期每日1次。吐衄多者，可每日叩打2次。治疗倒经。

（4）皮内针　取血海、肝俞、气海穴。

操作时按皮内针操作方法进行。每次取单侧1~2穴。双侧交替进行。每周2次，换季治疗时，每日1次。治疗倒经。

（5）耳穴压迫法　取穴耳屏。用双手中指同时按压双侧耳屏，使耳屏紧贴外耳道口，使耳道闭塞，指压强度以患者能耐受为度，每次按压2~3分钟。用于肝经蕴热型倒经。

（6）结扎法　用细线扎紧流血鼻孔对侧中指的第二指节，并高举该手，可使鼻衄止住。

（7）艾灸　取穴气海、血海。用艾条灸时，每穴3~5分钟，至皮肤潮红为度，每日1次。用艾炷灸时，用中等艾炷，每穴5~7壮，每日1次。治疗倒经。

（8）敷贴法

①冷敷：即让患者取坐位，头后仰，将冷水毛巾敷于前额。并用干净棉花浸透冷水，敷于鼻梁骨上，上齐双目，下齐鼻尖。治疗经行衄血。

②压迫止血：即用手指分别压迫两侧迎香穴（鼻翼旁开1cm凹陷处），同时将大蒜捣成泥，敷于两足心。治疗经行衄血。

③贴敷：黄柏、牡丹皮、山栀子、郁金各15g，大蒜适量，共捣烂作饼状，敷贴在患者的双脚涌泉穴及神阙穴。治疗经行吐血、衄血。

（9）贴穴治疗　取吴茱萸适量烘干研末备用。于经前7天开始将吴茱萸粉用醋拌成糊状分别贴于太冲、涌泉穴上，外敷纱布固定。每日更换一次，双侧穴位交替使至月经过后即止。1~3个疗程内治愈。治疗倒经。

（10）塞法　经行鼻衄时，可用云南白药或棉花塞鼻，压迫止血。治疗经行衄血。

（11）滴药法

①莲子心（末），刺蓟汁，研令匀，每用滴鼻中。治疗经行衄血。

②石膏、牡蛎等份，捣罗为末，更研，

以新汲水调如煎饼面，滴于鼻中立止。治疗经行衄血。

③以青蒿草汁灌入鼻中。治疗经行衄血。

（12）涂抹法　郁金30g，煎汤抹胸口，加入韭菜汁、牛膝更佳。适用于热结血闭而致月经逆行。

（13）推拿

①取穴：肝俞、膈俞、气海、血海、行间。患者仰卧位，医者用单手掌揉按小腹3~5分钟，点按气海，关元各1~2分钟。再取俯卧位，分推脊腰部，掌根揉按脊柱两侧，拇指按压肝俞，膈俞各1~2分钟，最后点按行间2~3分钟。具有疏肝消热、引血下行之功，用于肝经郁热型倒经。

②取穴：气海、肺俞、膈俞、胃俞、涌泉、三阴交。患者仰卧位，用掌轻揉小腹3~5分钟。再取俯卧位，轻推腰脊部，拇指按压肺俞、膈俞、肾俞1~2分钟。最后点按涌泉穴、三阴交各2分钟。治疗倒经。

3. 成药应用

（1）知柏地黄丸

［功效主治］滋阴降火。用于阴虚火旺，潮热盗汗，口干咽痛，耳鸣遗精，小便短赤。

［用法用量］口服。水蜜丸一次6g，小蜜丸一次9g，浓缩丸一次8丸，一日3次。

（2）龙胆泻肝丸

［功效主治］泻肝胆实火，清肝经湿热，治头晕目赤，耳鸣耳聋，耳肿疼痛，胁痛，口苦，尿赤涩痛，阴肿阴痛，湿热带下，舌红苔黄。

［用法用量］口服，每次9g，每日2次。

（3）百合固金丸

［功效主治］养阴润肺，化痰止咳。用于肺肾阴虚，燥咳少痰，咽干喉痛。

［用法用量］口服。1次6g，1日2次。

（4）牛黄上清丸

［功效主治］清热泻火，散风止痛。用于热毒内盛、风火上攻所致的头痛眩晕、目赤耳鸣、咽喉肿痛、口舌生疮、牙龈肿痛、大便燥结。

［用法用量］口服，每次6g，每日2次。

（5）荷叶丸

［功效主治］凉血止血。用于血热所致的咯血、衄血、尿血、便血、崩漏。

［用法用量］口服。1次1丸，1日2~3次。

（6）失笑散

［功效主治］活血祛瘀，散结止痛。主治瘀血停滞，症见心腹刺痛，或产后恶露不行，或月经不调，少腹急痛，舌淡，苔白，脉弦细。

［用法用量］每次2g，每日2次。

4. 单方验方

①鲜藕60g，侧柏叶60g，打碎取汁，用陈酒分数次送服。治疗实热型经行吐衄。

②大蓟、灶心土各15g，水煎服，每日2次。具有清热止血的功效，用于胃火炽型经行吐衄。

③生干地黄、龙脑薄荷各60g，生甘草30g，上为末。每服3g，新汲水调下。每日3次。具有清肺凉血的功效，用于阴虚肺燥型经行吐衄。

④鲜茅根30g，牛膝15g，水煎服。具有清热凉血解毒的功效，用于实热型经行吐衄。

⑤熟地黄15g，当归15g，丹参15g，茺蔚子15g，生乳香9g，生没药9g，红花6g，肉桂3g。每日1剂，水煎，分2次服。于月经来潮前5天开始服药，7天为1个疗程，每月服药1个疗程。用于治疗肝肾阴虚型倒经。

⑥熟地黄15g，当归15g，沙参15g，白芍15g，黑芥穗15g，茯苓15g，牡丹皮15g，牛膝10g。水煎服，每日1剂。应用于肝肾阴虚型倒经。

（四）医家诊疗经验

1. 哈荔田

哈荔田教授认为经行吐衄多由血热气逆，经血不随冲脉下行反而上溢所致。治疗离不开"热者清之，逆者平之"的原则。治疗宜清热凉血，引血下行。但在临床上患者的发病原因不同，治法因人而异。如因肝郁化热，迫血妄行所致者，治当疏肝解郁，清热凉血为主。因阴血亏损，相火内炽，血不循行，上冲肺胃所致者，又宜滋阴降火，清热凉血。因热郁肺胃，血络损伤所致者，则宜清降肺胃，凉血止血。此外，经行吐衄总与热迫血溢，上冲肺胃有关。如病位在肺，当参用清肺润肺之品，如黄芩、桑白皮、麦冬、沙参、白茅根等；如病位在胃，当酌加清胃和降之品，如代赭石、竹茹、知母等。经行吐衄多为热证且以虚热较多，故苦寒攻下之品，非确有实证者宜慎投，苟免重伤气血。若虚中夹实应以养阴清热为主，稍佐苦寒。吐衄止后，即应转予和肝、理脾、益肾之品，以调冲任，恢复气血，使月经得循常道，方能防止复发。

2. 蒲辅周

蒲辅周教授在《蒲园医案》中记载治疗逆经案两则，主张从血热火激立论施治。一案责之火郁营分，迫血逆行，取玉竹、麦冬、焦山栀子、法半夏、荆芥炭、蒲黄炭、瓜蒌、白薇、白前、牛膝、甘草，养阴清热，凉血活血。另一案责之肝火扰攘，迫血逆行，以生地黄、牡丹皮、当归、赤芍凉血通瘀，黑山栀子、侧柏叶、天花粉、竹茹、白茅根抑制肝火，牛膝导血下行。

3. 姚寓晨

姚寓晨教授治疗经行吐衄，从本着手，滋水泄火，养阴清营，用血气火并治的方法，自拟"养阴清营顺冲汤"治疗经行吐衄，功效显著。方以生地黄、白芍、枸杞子，甘酸微寒以滋补肝胃；黄芩、菊花，苦寒而轻清泻火；代赭石重降胃气，平逆镇冲；茺蔚子与牛膝活血通经，引药力下行，且使血归经脉。如阴虚甚，加二至丸；气火盛佐以牡丹皮、栀子、地骨皮；兼夹瘀滞者伍以桃仁、红花、泽兰等。

4. 王慎轩

王慎轩教授谓经前鼻衄多属肝阳上亢，肝热乘经前肝阳升发之际，循所胜之阳明经脉逼血上行而成衄。治宜平降肝阳，清解郁热为主，不能过用凉血止衄药，若滥用则确有留瘀之弊。因此，如仅见经前鼻衄而无他症者，常仅用一味茜草根煎服即可见效。茜草根既能入肝经清解肝热而止衄，又能化瘀下血而通经，两者兼顾恰到好处。如遇肝阳上亢，肝郁化热，痰湿内生，郁热与痰湿相夹，痰湿郁热交替者，治以平肝阳、清郁热、化痰湿，药用牡蛎、磁石、盐半夏、海藻、昆布、橘红、香附、山栀子、薏苡仁。

5. 魏冬梅

魏冬梅教授认为本病其病因病机多为血热气逆，迫血妄行，血随气火上溢所致。《济生方·吐衄》曰："夫血之妄行也，未有不因热之所发，盖血得热则淖溢，血气俱热，血随气上，乃吐衄也。"临床应辨实热虚热实热者，以清热凉血引血下行，虚热者，宜养阴清热引血下行。针对倒经衄血以肝火气逆，迫血上行，肺火炽盛，灼伤肺络和火热伤阴虚火伤络为主要病理的特点，临床用药时常配以清热凉血的生地黄、牡丹皮、黄芩等补肝肾、益精血的枸杞子、当归、白芍、阿胶等，清肝泻火、疏肝解郁的栀子、川楝子，养阴生津的麦冬、沙参，补气健脾的党参、黄芪，亦不忘用牛膝引血下行，荆芥炭引血归经，代赭石重镇以降气逆，诸药相配，在治疗中取得了满意的疗效。

五、预后转归

倒经的治疗以局部止血治疗为主，但只能起到暂时性的止血作用，而不能制止周期性出血的复发，不能根治。个别患者经电灼或手术切除子宫后可能治愈。

六、预防调护

（一）预防

要保持心情舒畅，精神愉快，避免情绪过激。多食富含维生素C的食物，增加血管弹性，少食辛辣、香燥之品。用药不宜过于温燥。注意生活起居，保持大便通畅。经期不宜过度劳累。

（二）食疗

1. 鲜茅根饮

鲜白茅根（切碎）150g，鲜藕（切片）200g，上2味煮汁，去渣。每日2~3次。经前连服1周为1个疗程。具有滋阴养肺，清热凉血的功效。用于阴虚肺燥型经行吐衄。

2. 金针茅根汤

黄花菜、白茅根各30g，水煎服。治疗肝经郁热型经行吐衄。

3. 地黄粥

生地黄50g，大米适量。生地黄水煎取药汁，大米煮粥，粥成后加入药汁及冰糖适量，再煮片刻即食。治疗肾胃阴虚型经行吐衄。

4. 茅根墨鱼囊

白茅根30g，牡丹皮15g，牛膝3g，墨鱼200g。前3味洗净切片，用纱布包裹，与墨鱼同炖至熟软，加入少许精盐，食鱼饮汤。每日1剂，分2次食服。经前1周开始服用，7日为1个疗程，连服3周期。具有凉血清肝、引血归经的功效。适用于肝经郁火型倒经。

5. 生白萝卜汁

生白萝卜适量，洗净，切细粒，搅拌至烂，取汁，加适量的糖，随意饮用。用于火热气逆所致的经行吐衄。

6. 饮韭菜汁法

韭菜250g。将韭菜洗净后捣烂取汁。倒经患者可在每次月经来潮的前三天开始饮此韭菜汁，每日饮1剂，分三次饮用，直至月经结束。此韭菜汁在夏季应冷饮，在冬季应热饮。此方具有温中止血的功效，尤其适合有全身不适及鼻出血、胃肠道出血等症状的倒经患者使用。

7. 鲜藕汁法

鲜藕300g。将鲜藕洗净后捣烂取汁。倒经患者可在每次月经来潮的前三天开始饮此鲜藕汁，每日饮1剂，分三次饮用，直至月经结束。适用于有心烦意乱、下腹坠胀、月经量稀少等症状的倒经患者。

8. 丝瓜花泥法

丝瓜花30g。将丝瓜花捣成泥状。倒经患者可在每次月经来潮的前三天开始取丝瓜花泥用开水冲服，每日服1剂，分三次服用，直至月经结束。适用于有全身不适及鼻出血、胃肠道出血等症状的倒经患者。

9. 白萝卜藕汁法

白萝卜、鲜藕各适量。将白萝卜和鲜藕分别捣烂取汁。倒经患者可在每次月经来潮前各取每种汁液50ml混合后饮用，每日饮1剂，分两次饮用，直至月经结束。适用于有心烦意乱、下腹坠胀、月经量稀少等症状的倒经患者。

七、专方选要

1. 降火止衄汤

炒山栀子12g、牡丹皮15g、川牛膝12g、赤芍15g、白茅根20g、柴胡10g、甘草3g。经间期就诊者加入丹参、当归各15g；经期出血时加入仙鹤草15g、炒侧柏叶15g；心烦、潮热失眠、舌干脉细数者加入滋补肝肺阴之品，白芍12g、墨旱莲20g；

头晕者加菊花 15g、夏枯草 15g；便秘者加大黄 10g；胁胀者加川楝子 12g。水煎服，每日一剂，分 3 次服，服药至鼻衄减少或停止，月经量正常。

2. 自拟归经汤

怀牛膝、生地黄炭、阿胶（烊化）、肉苁蓉、熟地黄各 15g，赤芍、益母草、柴胡、黑大黄各 12g，艾叶炭 6g，甘草 10g。每日 1 剂，早晚分服，8 剂为 1 个疗程。头痛者加川芎 10g；血热者加地骨皮 15g；出血量多者加黑地榆皮 15g；气郁胁痛者加郁金 10g。治疗倒经。

3. 滋阴降逆汤

生地黄、墨旱莲、鲜荷叶各 15g，牡丹皮、杭白芍、泽泻各 9g，白茯苓 12g，怀牛膝 5g，甘草 3g。每日 1 剂，水煎服。治疗倒经。

4. 硝草煎

芒硝、甘草各 40~90g。文火水煎 1 小时，每日 1 剂，早晚分服。治疗倒经。

5. 归芩红花汤

当归、黄芩各 10g，红花 6g，白茅根、赤芍、香附、益母草、川牛膝各 12g，代赭石、珍珠母各 20g，玄参、生地黄各 15g。每日 1 剂，水煎服。治疗倒经。

6. 加味活络效灵丹

熟地黄、当归、丹参、茺蔚子各 15g，生乳香、生没药各 9g，红花 6g，肉桂 3g。每日 1 剂，水煎服，7 日为 1 个疗程。治疗倒经。

主要参考文献

[1] 李智平. 自拟降火止衄汤治疗倒经 25 例 [J]. 中国中西医结合耳鼻喉杂志，2002，10（5）：248.

[2] 吴江临. 龙胆泻肝汤加减治疗倒经 30 例 [J]. 中国中医急症，2007，16（11）：1396.

第五节　经前期综合征

经前期综合征是指女性在月经前期出现的一系列症状，如水肿、腹泻、乳房胀痛、头痛、烦躁、易怒、抑郁等，以致影响工作和生活。其临床特点是周期性发作且与经期密切相关。

本病属于中医学"月经前后诸症"范畴。古代医籍中尚无系统的阐述，一般按其不同表现分别称为"经行乳胀""经行泄泻""经行头痛""经行发热""经行身痛""经行浮肿""经行便血""经行口糜""经行风疹块""经行情志异常""经行不寐"等。

一、病因病机

（一）西医学认识

本病病因尚不清楚，可能与精神社会因素、卵巢激素失调和神经递质异常有关。

1. 精神社会因素

经前期综合征患者对安慰剂治疗的反应率高达 30%~50%，部分患者精神症状突出，且情绪紧张常使原有症状加重，提示社会环境与患者精神心理因素间相互作用，参与经前期综合征的发生。

2. 卵巢激素失调

雌、孕激素比例失调，由于雌激素水平过高和孕激素水平不足，或雌激素敏感性失常所致。孕激素促进远端肾小管钠和水的排泄。雌激素则通过肾素、血管紧张素 II、醛固酮系统使水钠潴留，出现体重增加等现象。临床补充雌、孕激素合剂减少性激素周期性生理性变动，能有效缓解症状。

3. 神经递质异常

经前期综合征患者在黄体后期循环中类阿片肽浓度异常降低，出现内源性类阿片肽撤退症状，有精神、行为方面的变化。

（二）中医学认识

女性以血为本，以血为用。肝脏是调畅人体气机及情志的重要器官。本病多见于25~45岁女性，常因家庭不和睦或工作紧张而引起情志不遂，最易影响肝的疏泄功能，而肝的疏泄功能不畅，气机不畅，可导致经前诸多疾病的发生。脾胃居中焦，为后天之本，气血生化之源，脾有运化人体水液的功能，是人体水液代谢的重要器官。肝、脾、肾三脏的功能失调对于本病的发生虽起着各自不同的作用，但他们之间并不是孤立存在的，肝、脾、肾三脏在生理上具有相互制约，相互依存和相互为用的关系，在病理上更是相互影响。肝属木，脾属土，若肝木过盛易克伐脾土，脾土虚弱，亦可导致土虚木乘，肝藏血而主疏泄，脾统血主运化而为气血生化之源，肝的疏泄功能正常，则脾的运化功能健旺，脾运健旺，生血有源，则肝有所藏，肝有所养，若脾虚气血，生化无源，或脾不统血，失血过多，则可导致肝血不足，肝肾阴阳息息相通，相互制约，协调平衡。

1. 肝气郁结，肝郁化火

七情内伤，情志不畅，肝失条达，经期阴血下注血海；肝血偏虚，肝失所养，使肝气郁滞，气机壅阻，故出现经前乳房胀痛，胸胁作胀；肝气郁滞，随冲气上逆，上扰清窍，致经行前后头晕、头痛；肝木横克脾土，则经行腹痛泄泻。

2. 脾肾阳虚，水湿不化

素体脾肾阳虚，经期血盈冲任，气随血下，脾气愈虚。脾虚运化失职，水谷之气不能化生精微而生湿；肾阳不足，不能温煦脾阳，蒸腾水湿，使湿浊更甚，水湿下沉则可见腹部冷痛、下利清谷、泄泻、水肿等症。若脾阳久虚，进而可损及肾阳，而成脾肾阳虚之病证，临床可见经行浮肿，经行泄泻。

3. 肝肾阴虚，肝阳上亢

素体肝肾阴虚，经期更甚。肾属水，肝属木，水能生木，肾水不足亦不能濡养肝木，肝藏血，肾藏精，精和血之间存在着相互滋生和相互转化的关系，在病理上，若肾精亏损，可导致肝阴不足，反之，肝血不足也可引起肾精亏损，阴虚水不涵木，肝阳上亢，则经行头晕、头痛；阴虚生内热，则致经行发热。虚火上炎则生经行口糜。热灼阴络可致经行吐衄。

4. 气血虚弱

素体气虚血弱，经期阴血下泻，气血更虚，血虚筋脉失养故经行身痛。血虚气弱，卫阳不固，邪乘虚袭表，可致经行发热。血虚生风，或风邪乘虚袭于腠理而发风疹块。

5. 瘀血内阻

经期或产后感寒饮冷，血为寒凝，或跌仆外伤，致瘀血阻滞，不通而痛，则经行身痛。若经脉瘀阻，阻遏清阳，浊阴上泛则致经行头晕、头痛。

二、临床诊断

（一）辨病诊断

1. 诊断要点

经前期综合征多见于25~45岁女性，月经前7~14天出现，月经来潮后症状明显减轻至消失。

（1）精神症状　急躁易怒，情绪不稳定或忧郁焦虑，头痛、头晕、失眠、注意力不集中。少数患者可出现自主神经系统功能紊乱，发生腹泻、哮喘、荨麻疹等。

（2）体症　背痛、乳房胀痛、腹部胀满、便秘、肢体水肿、体重增加、运动协调功能减退。

（3）行为改变　注意力不集中、工作效率低、记忆力减退等。周期性出现为其临床特点。

2.相关检查

（1）内分泌检查　月经后期黄体酮低下或正常，雌激素偏高，雌激素、孕激素比值增高，催乳素水平较高。

（2）基础体温　呈双相，但排卵后体温上升缓慢或不规则，持续时间短，黄体功能不全。

（3）宫颈黏液检查　黄体期涂片仍可见半齿状结晶。

（4）阴道细胞学检查　角化细胞异常持久，或正常。

（5）血、尿常规，肝、肾功能检查，血浆蛋白检查　排除全身疾病引起的水肿。

（二）辨证诊断

1.经行乳胀

（1）临床证候　每于经前数日，乳房、乳头胀痛，甚至不能触衣，胸胁胀痛，精神抑郁，喜叹息，或烦躁易怒，小腹胀痛，或月经失调，经行腹痛，或婚久不孕，舌质暗，苔薄白或薄黄，脉弦。

（2）辨证要点　经前乳房胀痛，胸闷胁胀，舌苔薄白，脉弦。

2.经行泄泻

（1）脾虚型

①临床证候：每于经期或经行前后，大便溏泄，倦怠嗜卧，肢软乏力，脘腹胀闷，或面目浮肿，舌淡苔白润或白滑，脉濡缓。

②辨证要点：经期或经行前后，大便溏泄，倦怠乏力，舌淡苔白，脉濡缓。

（2）肾虚型

①临床证候：经行泄泻，或五更泄泻，头晕耳鸣，畏寒肢冷，腰膝酸软，舌质淡，苔白滑，脉沉迟。

②辨证要点：经行泄泻或五更泄泻，畏寒肢冷，舌淡，苔白滑，脉沉迟。

3.经行头晕头痛

（1）血虚型

①临床证候：经期或经后头晕、头痛，经行量少、色淡，心悸失眠，神疲乏力，舌质淡，苔薄白，脉细弱。

②辨证要点：经期或经后头晕、头痛，心悸失眠，舌淡，苔薄白，脉细弱。

（2）血瘀型

①临床证候：经前或经期头痛如刺，痛有定处，经行腹痛，经血色紫暗，有血块，块下痛减。舌质紫暗，舌边尖有瘀点，苔薄白，脉细涩。

②辨证要点：经前或经期头痛如刺，痛有定处，伴腹痛拒按，舌质紫暗，舌边尖有瘀点，脉细涩。

（3）肝阳亢盛

①临床证候：经前或经期头晕、头痛，或颠顶掣痛，或目珠胀痛，烦躁易怒，口苦咽干，舌质红，苔薄黄，脉弦或细弦。

②辨证要点：经前或经期头晕、头痛，心烦，舌质红，苔薄黄，脉弦细数。

4.经行发热

（1）虚热型

①临床证候：经期或经后，午后潮热，面色潮红，五心烦热，夜寐盗汗，舌质红、少苔或无苔，脉细数。

②辨证要点：经期或经后，午后潮热，五心烦热，盗汗，舌红，少苔，脉细数。

（2）气虚型

①临床证候：经行或经后低热，热势不扬，自汗，少气懒言，肢软乏力，或纳呆便溏，舌质淡，苔白润，脉虚缓。

②辨证要点：经行或经后低热，自汗，气短乏力，舌淡，苔白，脉虚缓。

（3）血热型

①临床证候：经前发热，烦躁不安，头痛目赤，口干喜冷饮，便秘尿赤，舌质红，苔薄黄，脉滑数。

②辨证要点：经前发热，烦躁头痛，目赤口干，舌质红，苔黄，脉滑数。

（4）血瘀型

①临床证候：经前或经期发热，时作

时止，小腹刺痛，胸闷烦躁，经色紫暗有块。舌暗有瘀点，脉沉弦或弦数。

②辨证要点：经前或经期发热，经色暗有块，舌暗有瘀点，脉沉弦。

（5）外感型

①临床证候：经行发热，恶风畏寒，头项强痛，汗出，骨节酸困，舌质淡红，苔薄白，脉浮缓。

②辨证要点：经行发热，头痛畏寒，舌淡，苔薄白，脉浮缓。

5. 经行身痛

（1）血虚型

①临床证候：每于经期或经行前后，全身肢体关节疼痛，麻木酸楚，头晕、头痛，心悸气短，体倦无力，舌质淡，苔薄白，脉细弱。

②辨证要点：经期或经行前后，肢体关节疼痛，麻木酸楚，舌淡苔薄，脉细弱。

（2）血瘀型

①临床证候：经行肢体关节疼痛，酸楚不适，得热痛减，遇寒加重，经行量少，色暗有块，少腹疼痛拒按，舌质紫暗，或有瘀斑，脉沉涩或弦紧。

②辨证要点：经行肢体关节疼痛，遇寒加重，经量少色暗，少腹疼痛拒按，舌紫暗，有瘀斑，脉沉涩或弦紧。

6. 经行浮肿

（1）脾虚型

①临床证候：经行面目或肢体浮肿，按之没指，晨起头面肿甚，经后浮肿渐消，脘闷纳少，腹胀便溏，肢重神倦，小便量少，舌淡苔薄或腻，脉沉缓。

②辨证要点：经行面目或肢体浮肿，按之没指，晨起肿甚，舌淡苔薄或腻，脉沉缓。

（2）肾虚型

①临床证候：经行面目、肢体浮肿，下肢尤甚，按之凹陷不起，腰腹不温，夜尿频，大便溏薄，舌质淡，苔滑，脉沉弱。

②辨证要点：经行面目、肢体浮肿，下肢甚，按之凹陷不起，舌淡苔薄，脉沉弱。

（3）气滞血瘀型

①临床证候：经前或经期肢体肿胀、乏力，按之凹陷，随手而起，经行色暗多块，胸胁胀痛，经行腹痛，舌质紫暗，苔薄白，脉弦涩。

②辨证要点：经前或经期肢体肿胀，按之凹陷，随手而起，经色暗多块，舌质紫暗，脉弦涩。

7. 经行便血

（1）临床证候　每遇经前或经期大便下血，色深红、秽臭，经后自愈，伴月经量少、色红、质稠，烦热口干，尿黄，便结。舌质红，苔黄，脉细数。

（2）辨证要点　经前或经期大便下血，色红。舌红苔黄，脉细数。

8. 经行口糜

（1）心火上炎型

①临床证候：每于经行前后或经期即出现口舌糜烂，疼痛不适，经后渐愈，心烦失眠，口干，尿黄，舌质红，苔黄，脉细数。

②辨证要点：每于经行前后或经期即口舌糜烂、疼痛，舌质红，苔黄，脉细数。

（2）胃热熏蒸型

①临床证候：每于经行口舌糜烂，口干口臭，渴喜冷饮，大便干结，小便短赤，舌质红，苔黄燥，脉数。

②辨证要点：经行口舌糜烂，口干便秘，舌红，苔黄燥，脉数。

9. 经行风疹块

（1）血虚型

①临床证候：每于经前或经期皮肤出现疹块，或起风团，瘙痒难忍，入夜尤甚，经行量少、色淡，皮肤干燥，面色萎黄，舌质淡红，苔薄白或薄黄，脉细数。

②辨证要点：经前或经期皮肤出现疹块如粟，瘙痒难忍，入夜尤甚，舌淡苔薄，

脉细数。

（2）风热型

①临床证候：经行皮肤起疹或风团，疹色红，遇热加重，瘙痒难忍，口干喜饮，溲黄，舌质红，苔薄黄，脉浮数。

②辨证要点：经行皮肤起疹或风团，色红，瘙痒，口干溲黄，舌红，脉浮数。

10. 经行情志异常

（1）心血不足型

①临床证候：经期前后悲伤欲哭，精神恍惚，喃喃自语，语言错乱，或沉默寡言，夜寐不安，心悸怔忡，舌淡苔薄，脉细。

②辨证要点：经行前后悲伤欲哭，神志恍惚，脉细。

（2）肝经郁火型

①临床证候：经前烦躁易怒，心神不定，坐卧不安，甚则狂躁泛言，殴打他人，不避亲疏，经后如常人，舌质红，苔黄，脉弦数。

②辨证要点：经前烦躁，甚则谩骂，殴打他人，经后如常人，脉弦数。

（3）痰蒙清窍型

①临床证候：经行头重如裹，痰多、黏腻，倦怠嗜卧，或悲泣时作，或语无伦次，或多疑多虑，舌淡，苔白腻，脉濡滑。

②辨证要点：经行头重，痰多，嗜卧，舌苔白腻，脉濡滑。

11. 经行不寐

（1）临床证候 经前心悸少寐，夜卧不安，或彻夜不寐，头晕、目眩，食欲不振，精神疲倦，四肢无力，舌质淡，苔薄白，脉细弱。

（2）辨证要点 经前经期心悸失眠，舌淡，脉细弱。

三、鉴别诊断

经前期综合征均以伴随月经周期，反复发作为特征。经前期综合征诸症易与内科杂症之症状混淆，其鉴别要点在于内科杂症之症状虽也可发于经期，但无伴随月经前后有规律发作之特点。

四、临床治疗

（一）提高临床疗效的要素

经前期综合征的发生与冲脉之气有密切关系。在脏腑，与肝、脾、肾三脏密切相关。肝为冲脉之本，故以肝尤为重要。肝郁气滞是主要证型。血虚肝旺、脾肾亏虚、肝肾阴虚等均与此有关。因此，调肝理气是治疗本病证的中心环节。治疗常以调肝为主，采取柔肝、疏肝等法。其他如脾虚者，法当健脾；肾阳虚，治宜温肾扶阳；肝肾阴虚者，当滋补肝胃；阴虚阳亢者，又当滋阴潜阳；血虚气弱者，当养血益气；心脾两虚者，则宜养心益脾。辨证准确，选方适当，方能奏效。

经前期综合征临床症状复杂多样，患者表现不同，临证时要针对不同症状，根据发生的时间、部位、性质，结合舌、脉及全身表现以进行辨证。治疗应以"虚则补之，实则泻之"为原则，针对疾病的虚实不同而用药。要重视调理气血，以疏肝理气、活血化瘀为主治实证；以健脾、滋肾补肾、益气养血为主治虚证。由于本病的发生和月经周期关系密切，发病时间有规律性，因此在治疗时服药宜在前半个月开始，以调整阴阳气血平衡，适应冲任血海的变化，从而提高临床疗效。

以中医治疗为主，西药治疗为辅，通过中医的辨证遣方用药，治本为主，调整机体的阴阳平衡，调和气血，使脏腑功能协调。既可以辨证分型治疗，亦可以运用中医理论，结合月经周期内分泌变化而拟用相应方药论治，即人工周期疗法。卵泡期以滋肾补血益冲任为主，兼顾肾气；排卵期佐以助阳理气活血；黄体期以助肾阳为主，经前期及月经期以活血调经为主。黄体期也可配合西药治疗，见效后逐渐停服西药，继用中药巩固疗效，从根本上治愈本病。

（二）辨病治疗

1. 抗焦虑药

阿普唑仑经前用药，0.25mg，每日 2~3 次口服，逐渐增量，最大剂量为每日 4mg，用至月经来潮前 2~3 天。

2. 抗抑郁症药

适用于有明显抑郁症者。氟西汀能选择性抑制中枢神经系统 5- 羟色胺的再摄取。黄体期用药，20mg，每日 1 次口服，能明显缓解精神症状及行为改变，但对体症疗效不佳。

3. 醛固酮受体的竞争性抑制剂

螺内酯 20~40mg，每日 2~3 次口服，可拮抗醛固酮而利尿，减轻水潴留。

4. 维生素 B_6

可调节自主神经系统与下丘脑 - 垂体 - 卵巢轴的关系，还可抑制催乳素合成。每次 10~20mg，每日 3 次口服，可改善症状。

6. 避孕药

通过抑制排卵缓解症状，并可减轻水钠潴留症状，抑制循环和内源性激素波动的方法。也可用促性腺激素释放激素激动剂抑制剂。

（三）辨证治疗

1. 经行乳胀

（1）辨证论治

治法：疏肝理气，活血通络。

方药：柴胡疏肝散加味。柴胡、香附、川芎、甘草、川楝子、路路通、陈皮、枳壳、白芍、当归。

加减：若乳房内有结节块，加莪术、穿山甲；若口苦咽干、目胀多眵、头晕心烦、舌尖红苔黄者，去川芎，加牡丹皮、山栀子、夏枯草；若肝郁化火者，用丹栀逍遥散；若肝肾阴虚者，用一贯煎加减。

（2）外治疗法

1）体针疗法

①主穴屋翳、乳根、膻中、天宗、肩井。配穴三阴交、外关、行间。用平补平泻或泻法，中强刺激。疏肝理气止痛。治疗经行乳胀。

②取穴内关、中脘、太冲、足临泣。用泻法。适用于经行乳胀肝气郁滞者。

③取穴乳根、肓门、太冲、三阴交。用平补平泻法。适用于经行乳胀肝肾阴虚者。

2）耳针

①取穴乳腺、神门、内分泌，每次留针 2~3 小时，每日 1 次，10 次为 1 个疗程。用于经行乳胀。

②取穴子宫、卵巢、盆腔、肾、内分泌、皮质下、乳根、胸外。用毫针刺，中等刺激，每次选 3~5 穴，留针 15~30 分钟，每日 1 次。用于经行乳胀。

3）刺络放血法：取窍阴、阳陵泉、阿是穴。用三棱针点刺出血或梅花针弹刺出血，隔日 1 次。用于经行乳胀。

4）推拿：取穴阳陵泉、期门、支沟、乳根、膻中。患者坐位，术者站其旁，用右手拇指点按上述穴位 15 次，然后让患者仰卧，术者用手掌自胸骨沿肋间向上侧方做推法 3 分钟；再让患者俯卧，用手掌揉摩上肩部 3 分钟。每日 1 次，每次 20 分钟。适用于经行乳胀治疗。

5）耳穴按摩：取肝、肾、胸椎、内生殖器、内分泌等穴，施以压、掐、捻手法强刺激 3~5 分钟，每日 2 次。适用于经行乳胀治疗。

6）手足按摩：点揉手掌侧太渊、鱼际、子宫点；点按足部涌泉、背侧行间、太冲等穴；按手部掌面掌根关节及掌骨间隙，擦掌根，点揉肺区、肾区、生殖区；按推足部反应区胸膈、生殖、卵巢、子宫、肾区、推揉脊柱。适用于经行乳胀治疗。

（3）成药应用

①乳核内消液

［功效主治］疏肝活血，软坚散结。用于经期乳胀痛有块，月经不调或量少色紫成块及乳腺增生。

［用法用量］口服。一次1支，一日2次，服时摇匀。

②逍遥丸

［功效主治］疏肝健脾，养血调经。用于肝郁脾虚所致的郁闷不舒，胸胁胀痛，头晕目眩，食欲减退，月经不调。

［用法用量］每次9g，每日3次，口服。

③加味逍遥丸

［功效主治］疏肝清热，健脾养心。适用于肝郁血虚，肝脾不和，两胁胀痛，头晕目眩，倦怠食少，月经不调，脐腹胀痛等症状。

［用法用量］每次9g，每日3次，口服。

④柴胡疏肝丸

［功效主治］疏肝理气，消胀止痛。用于肝气不舒，胸胁痞闷，食滞不清，呕吐酸水。临床常用于痞证，呕吐，胁痛。

［用法用量］每次9g，每日3次，口服。

（4）单方验方

①蛇蜕、鹿角、蜂房各10g，共烧灰存性，研末，每次3g，黄酒冲服。每日2次。有散结通络的功效。适用于经行乳胀治疗。

②橘叶12g，橘络15g，红糖20g，水煎服。有疏肝解郁的功效，用于肝郁型乳胀。

③陈皮、鹿角霜各15g，水、黄酒各半煎服。治疗经前乳房胀痛。

④荔枝核、木香各10g，加盐少许，研末，每服3g，每日服2次，黄酒送服。适用于肝郁脾胃不和的经前诸证。

2. 经行泄泻

（1）辨证论治

①脾虚型

治法：健脾益气，淡渗利湿。

方药：参苓白术散。党参、炒白术、茯苓、炒扁豆、莲子肉、山药、薏苡仁、桔梗、甘草、砂仁、大枣。

②肾虚型

治法：温肾扶阳，健脾止泻。

方药：四神丸合健固汤。党参、炒白术、茯苓、补骨脂、薏苡仁、巴戟天、五味子、肉豆蔻、吴茱萸。

（2）外治疗法

1）针刺治疗

①脾虚型取足三里、脾俞、阴陵泉、小肠俞；脾肾两虚型取脾俞、肾俞、膀胱俞、气海、大肠俞、命门。均用补法。适用于脾虚、肾虚型经行泄泻。

②取脾俞、肾俞、腰阳关、三阴交、太溪、足三里穴。用补法，轻中度刺激。用于脾虚，肾虚型经行泄泻。

2）灸法

①取中脘、天枢、气海穴，艾条灸，每次20分钟，每日1次。用于脾虚经行泄泻。

②取穴天枢、足三里、阴陵泉穴。脾虚加中脘、胃俞；命门火衰加命门、肾俞、关元、神阙；肝木犯脾加脾俞、期门、阳陵泉、太冲。穴位上放置姜片，上加艾炷施灸，每日施灸2次，每次每穴灸3~5壮，10次为1个疗程。适用于脾虚、肝脾不调型经行泄泻。

3）耳针：取穴子宫、卵巢、盆腔、肾、内分泌、皮质下、大肠、小肠、胃、腹。每次选耳穴3~5个，中等刺激，每日1次。也可埋针。用于经行泄泻。

4）敷法：大蒜1~3头，捣烂，敷足心或敷脐中。适用于经行泄泻脾肾阳虚者。

5）熨法：炮姜、附子、益智仁、丁香各等份，烘干共为细末，过筛，药末用水或生姜汁调成糊状，敷满脐、外铺纱布，然后用热水袋熨脐，冷后更换，每日1~2次，每次40分钟，适用于经行泄泻脾肾两虚者。

6）薄贴法：胡椒9g研粉末，过筛，填满脐眼，外贴麝香暖脐膏。适用于经行泄泻脾肾两虚者。

7）按摩法

①常规按摩：按揉中脘穴5分钟，逆时针方向按摩小腹部5分钟。揉摩天枢、气海、关元。从上向下按揉脊柱两侧膀胱经，点按脾俞、胃俞、肾俞、大肠俞、长强穴各1分钟。按揉足三里、上巨虚各半分钟。适用于经行泄泻脾肾两虚者。

②耳穴按摩：取脾、胃、心、肾、肾上腺、大小肠、交感、皮质下、内分泌等耳穴，施以压、搓、掐手法，强刺激1~2分钟，每日5次。适用于经行泄泻脾肾两虚者。

8）吸入法：平胃散料2包，各30g，用二层纱布包起，1包放脐上，用热水袋外熨，另1包放在枕边，嗅其气。每次30~50分钟，一般听到肠鸣，患者感觉腹中发热再敷15~30分钟，每日2~3次。适用于经行泄泻。

（3）成药应用

①香砂养胃丸

［功效主治］温中和胃。用于胃阳不足、湿阻气滞所致的胃痛、痞满，症见胃痛隐隐、脘闷不舒、呕吐酸水、嘈杂不适、不思饮食、四肢倦怠。

［用法用量］每次9g，每日3次，口服。

②人参健脾丸

［功效主治］健脾益气，和胃止泻。用于脾胃虚弱所致的饮食不化、脘闷嘈杂、恶心呕吐、腹痛便溏、不思饮食、体弱倦怠。

［用法用量］水蜜丸每次8g，大蜜丸每次2丸，每日2次。

③参苓白术丸

［功效主治］益气健脾，渗湿止泻。用于脾胃虚弱，食少、便溏、或吐、或泻，

四肢乏力，形体消瘦，胸脘闷胀，面色萎黄，舌苔白，质淡红，脉细缓或虚缓。

［用法用量］口服，1次6g，1日3次。

④附子理中丸

［功效主治］温中祛寒、健脾理胃。适用于脾胃虚寒，症见神倦懒言、畏寒肢冷、食少不饮、腹胀喜温、二便清利、霍乱、转筋、口噤等。

［用法用量］每次9g，1日2次，口服。

（4）单方验方

①赤石脂、补骨脂各9g，共研末，每次服3g，每日3次，开水送服。治脾肾阳虚所致泄泻。

②莲子肉500g，炒研末，蜂蜜适量炼蜜为丸，每次用开水吞服3g，每日3次，用于脾虚型经行泄泻患者。

③五味子60g，吴茱萸15g，泡7次，同五味子炒研，每服6g。早晨米汤送下。适用于经行泄泻肾阳虚者。

④炒扁豆、怀山药各60g，大米50g，煮粥服食，用于脾虚型经行泄泻。

⑤焦黄锅巴500g，山楂肉（炒黄）60g，山药120g，砂仁30g。共研末，每服10g，白糖调服，1日2次。用于脾虚型经行泄泻。

3.经行头晕头痛

（1）辨证论治

①血虚型

治法：养血益气。

方药：养血胜风汤加减。生地黄、白芍、当归、川芎、酸枣仁、柏子仁、菊花、桑叶、五味子、枸杞子、黑芝麻、大枣。

加减：若气血两亏者，选用八珍汤。

②血瘀型

治法：化瘀通络。

方药：通窍活血汤加减。赤芍、老葱、川芎、桃仁、红花、生姜、大枣、麝香。

加减：若小腹疼痛者，加延胡索、乌药。

③肝阳亢盛型

治法：滋阴平肝。

方药：杞菊地黄丸加味。熟地黄、山药、山茱萸、牡丹皮、泽泻、茯苓、枸杞子、菊花、石决明、夏枯草、白蒺藜。

加减：若肝火上炎用龙胆泻肝汤。

（2）外治疗法

1）体针

①取足三里、三阴交、百会、上星穴，用补法针刺，适用于血虚型经期头痛。

②取风池、太阳、百会、脾俞、肝俞、血海穴。用补法，留15~30分钟，轻刺激。用于血虚型经期头晕头痛。

③取百会、风池、太冲、三阴交穴，用泻法针刺，用于肝阳亢盛型经期头痛。

④取太冲、行间、风池、百会、合谷穴，用泻法，捻转提插5~15分钟，强刺激，用于肝阳亢盛型经期头晕头痛。

⑤取风池、太阳、合谷、三阴交、太冲穴，用泻法针刺，用于血瘀型经期头痛。

⑥取风池、百会、太阳、合谷、阿是穴，用泻法，持续提插捻转5~10分钟，阿是穴用三棱针放血。用于血瘀型经行头晕头痛。

2）耳针：取额、枕、太阳、耳尖、皮质下、神门穴，每次选1~2穴，双侧耳穴用毫针刺激，留针30分钟，每日或隔日1次。用于经行头晕头痛。

3）耳穴压迫法：取穴肝、脾、胃、额、目、眼，配神门、皮质下、交感、内分泌穴。月经前3~5天开始在上述穴位上贴压王不留行子，使患者有轻度胀痛感为度。隔日做对侧耳穴按压治疗，至经期止，每次按压10分钟，每日数次，1个月经周期为1个疗程。用于经行头晕头痛。

4）梅花针：取穴后颈、腰骶、头部、风池、内关、太阳、足三里、小腿内侧，中度刺激，待症状稳定后叩打脊柱两侧，重点叩打后颈、腰骶等处。用于经行头晕头痛。

5）头针：感觉区上1/5，血管舒缩区上1/2，前头痛者加感觉区下2/5，后头痛、头顶痛者不加配穴。操作时斜刺至头皮帽状腱膜下层或肌层，通电15~20分钟，每日1次。适用于经行头晕头痛。

6）磁疗法：取耳穴神门、子宫、交感、内分泌、腰，用小磁珠贴于耳穴处，每次只贴一侧耳穴，双耳轮用。2日换1次，于月经前3日开始施治，5~7次为1个疗程。适用于经行头晕头痛。

7）刺络拔罐法：前额痛者取太阳、印堂、后头痛或头顶痛者取大椎或百会。选取穴位周围显露静脉，用小号三棱针刺入，流出紫暗瘀血，止血后拔罐，5~10分钟起罐。百会穴不用拔罐，本法适用于血瘀型经行头痛。

8）渍浴法：川芎、生葱白各30g，香附、吴茱萸各20g，花椒6g，水煎熏洗手及头部，每次20分钟，每日2~3次。适用于经行头晕头痛。

9）药枕法

①当归枕：当归1200g，甘松、白术、茯苓、熟地黄、仙鹤草各500g，黄芪1000g，大枣200g，葛根100g，上药分别烘干，研成粗末，混匀，装入枕芯枕头。适用于血虚型经行头晕头痛患者。

②桃叶枕：桃树叶2000g，烘干搓成粗末，装入枕芯枕头。适用于血瘀型经行头晕头痛患者。

③磁石菊花枕：磁石2000g，生铁落1000g，菊花、葛根各500g，川牛膝200g。磁石、生铁落打碎，葛根、川牛膝烘干研成粗末，菊花烘干搓碎。诸药混匀，装入枕芯枕头。运用于肝火型经行头晕头痛患者。

10）按摩法

①常规按摩：患者取正坐位，医者立于患者体前，在前额，目眶上下及鼻翼旁自人体正中线向两侧做分抹法，约2分钟，再在前额部、太阳、百会穴处用一指禅推

法或大鱼际揉法治疗，约 10 分钟，然后用扫散法在头之两侧治疗，各 30 秒。医者立于患者体侧，用五指拿法在头顶部拿 5~8 遍，然后拿风池穴约 20 秒；再用按揉法分别施治于左右之肺俞、心俞、脾俞穴，每次 2 分钟。医者立于患者身后，搓两胁部约 30 秒。患者取坐位，双手交叉放在治疗台上，前额枕在双前臂上，医者立其体侧偏后，在背部膀胱经第一侧线和督脉上用小鱼际擦法，每一线上擦 15~20 下。治疗经前期综合征。

②耳穴按压：取穴神门、子宫、内分泌、内生殖器、肾，皮肤常规消毒，将粘有王不留行子的胶布贴在耳穴上，用手指按压胶布，使耳穴部有胀、热、痛感。每次按压耳穴 3~4 遍，每次 3~5 分钟，每日 1 次，两耳交替贴压。治疗经前期综合征。

（3）成药应用

①杞菊地黄丸

［功效主治］滋肾养肝。用于肝肾阴亏，眩晕耳鸣，羞明畏光，迎风流泪，视物昏花。

［用法用量］口服。大蜜丸一次 1 丸，一日 2 次。

②八珍丸

［功效主治］补气益血。用于气血两虚，面色萎黄，食欲不振，四肢乏力，月经过多。

［用法用量］成年人，每次 8 丸，每日 3 次，用温开水送服。

③龙胆泻肝丸

［功效主治］泻肝胆实火，清肝经湿热。用于因肝胆有热引起的头晕目赤、耳鸣耳聋、耳肿疼痛、胁痛、口苦、口臭、尿赤涩痛、湿热带下等。舌象可见舌红苔黄。

［用法用量］每次 6~9g，每日 2~3 次，口服。

④正天丸

［功效主治］疏风活血，养血平肝，通

络止痛。用于外感风邪、瘀血阻络、血虚失养、肝阳上亢引起的偏头痛、紧张性头痛、神经性头痛、颈椎病型头痛、经前头痛。

［用法用量］饭后服。一次 6g，一日 2~3 次。

（4）单方验方

①炒蝉蜕研末，用温酒服之，每服 3g，有疏风清热止痛功效。用于肝阳亢盛型经行头晕头痛。

②核桃仁、黑芝麻、桑叶各 50g，共捣碎，早晚各服 15g，用于肝旺型经行头晕头痛。

③海带、决明子各 10g，水煎服，用于肝旺型经行头晕头痛。

④石楠叶、女贞子各 12g，天麻、白芷各 9g，川芎 4.5g，水煎服。用于肝阳亢盛型经行头晕头痛。

⑤全蝎、蜈蚣、细辛各 3g，共研细末，每次 1.5g，每日 2 次，吞服。用于血瘀型经行头晕头痛。

⑥地龙粉。每次 3g，每日 2 次，吞服。用于血瘀型经行头晕头痛。

⑦桑椹牛奶茶：将新鲜桑椹 50g 洗净，晒干或烘干，放入大茶杯中，用沸水冲泡，加盖，焖 15 分钟，待用。将鲜牛奶 200ml 放入锅中，用中火煮沸即离火，将牛奶调入冲泡桑椹的杯中，拌匀即成。上、下午分服。本方能养肝补血、定眩，适于肝血不足引起的经前眩晕。

⑧黑芝麻豆奶：将黑芝麻 30g 拣去杂质，淘洗干净，晾干或晒干，用微火炒熟，趁热研成细末，备用。将黄豆 40g 淘洗干净，用清水浸泡 8 小时，用家用粉碎机研磨成浆，用洁净纱布过滤，将所取浆汁放入砂锅，大火煮沸后，改用小火煨煮 15 分钟（以不溢出为度），加入红糖 30g，并调入黑芝麻细末，调和均匀，即成。可当饮料，随意食用。本方能养肝补血定眩，适于肝

血不足引起的经前眩晕。

4. 经行发热

（1）辨证论治

①虚热型

治法：养阴清热。

方药：地骨皮饮加减。地骨皮、牡丹皮、白芍、当归、川芎、生地黄。

加减：若骨蒸内热者，加胡黄连、青蒿。若阴虚兼肝郁者，选用一贯煎。

②气虚型

治法：补中益气，养血和营。

方药：补中益气汤加减。人参、黄芪、当归、白术、陈皮、甘草、升麻、柴胡。

加减：若气虚兼自汗者，用玉屏风散。

③血热型

治法：清热凉血调经。

方药：芩连四物汤加减。黄芩、当归、川芎、黄连、生地黄、白芍。

加减：若经行超前量多者，用清经散。

④血瘀型

治法：活血化瘀清热。

方药：桃红四物汤加味。桃仁、红花、白芍、牡丹皮、当归、生地黄、鳖甲、丹参、川芎。

加减：若因感染邪毒致瘀热内阻者，加大血藤、蒲公英。

⑤外感型

治法：解表疏风，调和营卫。

方药：桂枝四物汤加减。桂枝、当归、川芎、白芍、生地黄、甘草、生姜、大枣。

加减：若邪入半表半里，寒热往来用小柴胡汤。

（2）外治疗法

1）体针治疗

①取足三里、三阴交、阳陵泉、关元、肾俞穴。针刺补法，酌情加灸。用于气虚型经行发热患者。

②取中极、血海、行间、命门、足三里穴。针刺平补平泻法。用于血瘀型经行发热患者。

③取大椎、内关、曲池、足三里、阳陵泉穴。用泻法或平补平泻法。重或中度刺激。有扶正祛邪退热之功效。用于外感型经行发热。

2）耳针

①取内分泌、皮质下、肾、神经点、脑点、兴奋点、子宫、卵巢穴。取上穴3~5个，中度刺激，每日针1次，上穴轮流应用。适用于经行发热。

②取肾上腺、皮质下、内分泌穴。用毫针刺激或埋皮内针，隔日1次。适用于经行发热。

3）灸法：取大椎、公孙、膏肓、脾俞穴。用艾条灸。适用于虚证经行发热。

4）药枕法

①石丹凉血枕：生石膏500g，牡丹皮400g，赤芍、知母各200g，生地黄300g，水牛角50g，冰片10g。将石膏打碎，水牛角捣成粗末，其余药物共烘干研粗末，混匀兑入冰片，装入枕芯枕头。用于血热内盛型经行发热。

②葛根升清枕：葛根1000g，人参叶、黄精、生白术各500g，巴戟天200g，升麻100g。将上药分别烘干，研成粗末混匀，装入枕芯枕头。适用于气虚型经行发热。

③桑椹地黄枕：桑椹、黑豆各1000g，干地黄、巴戟天各500g，牡丹皮200g，藿香100g。上药分别烘干，研成粗末混匀，装入枕芯枕头。用于阴虚型经行发热。

（3）成药应用

①二至丸

［功效主治］益肝肾、补阴血、壮筋骨、乌须发。用于治疗肝肾阴虚所致的头晕、目眩、耳鸣、腰膝酸软等症，是平补肝肾的代表方。

［用法用量］每次9g，每日3次，口服。

②小柴胡丸

［功效主治］功能解表散热、疏肝和

胃，用于寒热往来、胸胁苦满、心烦喜吐、口苦咽干。

［用法用量］每次9g，每日3次，口服。

③消炎退热冲剂

［功效主治］清热解毒，凉血消肿。用于风热感冒，症见发热、咽喉肿痛及各种疮疖肿痛。

［用法用量］开水冲服，每次10g，每日4次。

（4）单方验方

①乌梅4个，红糖60g。水煎服，滋阴退热，用于阴虚型经行发热。

②鲜生姜3~4片，连须葱头5~7个，水煎，温服，每日2次，用于经行外感发热。

③人参10g，莲子30g，冰糖30g。先将人参、莲子浸泡，入冰糖，放碗中隔水蒸1小时，服食，用于气虚型经行发热。

5. 经行身痛

（1）辨证论治

①血虚型

治法：养血柔筋，活血通络。

方药：圣愈汤加味。当归、熟地黄、白芍、川芎、党参、黄芪、丹参、鸡血藤、生姜、大枣。

加减：若气血两虚，阴阳不调者，用黄芪建中汤加减。

②血瘀型

治法：活血祛瘀。

方药：趁痛散加减。当归、白术、川牛膝、鸡血藤、黄芪、炙甘草、独活、薤白、桂枝、生姜。

加减：若经行感寒，血瘀身痛者，用羌桂四物汤。

（2）外治疗法

1）体针治疗

①取肾俞、大肠俞、白环俞、太溪、昆仑、阿是穴。用平补平泻法，得气后可加温针、电针。适用于经行身痛。

②取肾俞、腰阳关、命门、委中穴。用补法，适用于带脉虚弱型经行身痛患者。

③取曲池、肩髃、手三里、足三里、阳陵泉、风市、肾俞、阿是穴。用泻法，或先针后灸，用于寒湿型经行身痛患者。

2）灸法

①取肾俞、妄中、阿是穴。用艾条温和灸10~15分钟，或用隔姜灸1~3壮，每日1~2次。用于血虚型经行身痛。

②川乌、白芷、防风、穿山甲（炒）各9g，麝香0.9g，陈艾绒30g，细辛6g，共研极细末，用纸卷成条，点燃，隔布灸痛处。适用于寒湿型经行身痛患者。

3）耳针：取神门、肾、皮质下穴。用中强度刺激，隔日1次，10~15次为1个疗程。适用于经行身痛。

4）刺络拔罐法：取阿是穴，用皮肤针叩刺出血，加拔火罐，用于血瘀型经行身痛。

5）敷法

①肉桂、干姜各120g，白胡椒、细辛各60g，公丁香、生川乌、生草乌、甘松各30g。共为细末，蜂蜜500g炼成膏，将药纳入蜜膏内，拌匀，将药摊在白布上，贴痛处。用于寒湿型经行身痛患者。

②食盐500g，小茴香子120g放入锅内炒热，用布包敷痛处。每日2~3次，每次15分钟，药用过后，下次仍可使用。功能温经通络止痛，用于寒凝血瘀型经行身痛。

6）熏洗法

①桑枝适量，艾秆、柳枝各60g，水煮，先熏蒸后泡洗。或上药中任何一种煎汤熏洗也可，但须加大剂量。功能疏经活络，用于寒凝血瘀型经行身痛。

②干萝卜叶子100g，洗净，放入洗澡盆中用温水泡开，再加热水洗澡。适用于经行身痛。

7）熨法：吴茱萸300g研细末，过筛，加酒拌匀放锅内炒热，搅成糊状，敷于痛处，冷后即换。适用于经行身痛。

8）涂抹法：将鲜红辣椒 50g 浸于 75% 乙醇中，2 周后即可用此涂擦患处，每天 3~5 次，涂擦时局部应有发热感，用于寒湿型适用于经行身痛。

（3）成药应用

①独活寄生丸

［功效主治］祛风湿，止痹痛，益肝肾，补气血。主治风寒湿痹，属于肝肾两亏，气血不足者。症见腰膝冷痛，肢节屈伸不利或麻木不仁，畏寒喜温，舌淡苔白，脉象细弱等。

［用法用量］每次 6~9g，每日 2~3 次，口服。

②舒筋活血片

［功效主治］舒筋活血片具有舒筋活络、活血散瘀的功效，用于筋骨疼痛，肢体痉挛，腰背酸痛，跌打损伤的治疗。

［用法用量］口服，每次 4 片，每天 3 次。

（4）单方验方

①桑椹 500g，大曲酒 1L，将鲜桑椹煮熟晾晒，浸泡于大曲酒中 100 日，每次饮 1 小杯。有舒筋活络的功效。适用于血瘀型经行身痛。

②当归、肉桂各 10g，延胡索 6g，共研细末，每次 6g，黄酒冲服，用于血瘀型经行身痛。

③黄豆、山药、鸡血藤各 30g，五味子 3g，水煎服。用于气血虚弱型经行身痛。

④牛筋、鸡血藤各 50g，续断、杜仲各 15g，水煎服。用于带脉虚弱型经行身痛。

⑤独活、桂枝、防风各 9g，制川乌 6g，水煎服。用于寒湿型经行身痛。

6. 经行浮肿

（1）辨证论治

①脾虚型

治法：健脾温阳，利水消肿。

方药：苓桂术甘汤加味。茯苓、白术、生姜皮、车前子、桂枝、甘草、陈皮、大腹皮。

②肾虚型

治法：温补肾阳，化气行水。

方药：真武汤加味。茯苓、白术、黄芪、白芍、附子、巴戟天、生姜。

加减：若经行前后肿甚者加防己、泽泻。

③气滞血瘀型

治法：理气活血，行滞消肿。

方药：八物汤加减。白芍、当归、熟地黄、川芎、延胡索、川楝子、槟榔、泽泻、茯苓、木香。

（2）外治疗法

1）体针

①取肾俞、脾俞、大肠俞、小肠俞、关元、气海、三阴交、足三里、阴陵泉穴，用补法，每次取 3~4 穴，轻中度刺激，具有健脾益肾、利水消肿之功。适用于经行浮肿。

②取地机、合谷、三阴交、血海、水分穴，用泻法，用于气血阻滞型经行水肿。

③取脾俞、肾俞、水分、气海、足三里、三阴交穴，用补法，可加灸。用于脾肾阳虚型经行浮肿。

④取气海、中脘、合谷、足三里、三阴交、血海、肾俞、涌泉穴针刺治疗。操作时用补法，留针 30 分钟。每隔 5 分钟行针 1 次，以增强针感，提高针刺疗效。于月经前 5 天针刺治疗，月经期停止治疗，连续治疗 3 个月经周期。适用于经行浮肿。

2）灸法

①附子灸：取穴神阙，将附子切片或研末，将药用水或黄酒和好，做成 0.3~0.4cm 厚的药饼。用时水浸后中间扎数孔，将药饼置神阙穴上，用艾炷点燃施灸，换艾炷不换药饼，每次灸 3~5 壮，或用艾条灸 10~15 分钟。用于肾虚型经行浮肿。

②隔盐灸：取穴神阙，先用凡士林涂

神阙穴中，再用麻纸盖在穴位上，纸中央（神阙穴）放2分厚的小颗粒青盐，然后压平放置高1.6cm，宽1.3cm的艾炷施灸，每日1次，适用于经行浮肿脾肾虚者。

③艾条灸：取肾俞、气海、中极、三阴交、涌泉穴。每次取3个穴，每穴施灸5~7分钟，每日1次，7次为1个疗程。适用于肾虚型经行浮肿患者。

3）耳针：取肾、脾、神门、皮质下、内分泌穴，每次取2~3穴埋针，1周后更换，患者自行按摩埋针处。适用于经行浮肿。

4）耳穴压迫法：取肾、膀胱、子宫、卵巢、神门、肾上腺、内分泌穴，每次选3~4穴，用王不留行子在上述穴位贴压，每次3~5分钟，每日10多次，1周为1个疗程。适用于经行浮肿。

5）敷法：党参、白术、干姜、炙甘草、硫黄、白矾各等份，烘干研为细末，过筛，取适量水调成膏，敷神阙穴，再覆盖塑料膜、纱布、胶布固定。适用于脾肾阳虚型经行浮肿。

6）溻洗法：赤小豆750g，文火煎煮，将赤小豆煮熟透后，取出药液，温度适中后浸泡足膝。适用于经行浮肿。

（3）成药应用

济生肾气丸

[功效主治] 温肾化气，利水消肿。用于肾阳不足、水湿内停所致的肾虚水肿、腰膝酸重、小便不利、痰饮咳喘。

[用法用量] 每次6g，每日2~3次，口服。

（4）单方验方

①河白草、玉米须各30g，水煎服。适用于经行浮肿。

②冬瓜皮60g，水煎服。适用于经行浮肿。

③商陆60g，水煎服。适用于经行浮肿。

④赤小豆100g，红枣20枚，水煎后服食。适用于经行浮肿。

⑤芡实100g，老鸭1只。将芡实放入鸭腹中，文火煎2小时，加盐少许，调味服用，适用于经行浮肿脾虚型。

⑥牛鞭1条，黄酒适量。将牛鞭焙干研末，每次6g，黄酒15ml送服。每日2次，连服2~3条，禁食盐碱。适用于经行浮肿肾虚型。

⑦玉米须60g，红枣6枚，水煎服，适用于各型经行浮肿。

⑧薏苡仁30g，茯苓15g，红枣7个，水煎服，入夏后每日1剂，用于经行浮肿。

7. 经行便血

（1）辨证论治

治法：滋阴清热，凉血止血。

方药：约营煎加减。生地黄、白芍、黄芩、地榆、槐花、炒荆芥穗、牡丹皮、乌梅、甘草。

加减：若便血量多、口干口渴者加白茅根、侧柏炭；若大便燥结，舌苔厚腻者，加大黄炭、黄连。

（2）外治疗法

①体针疗法：取长强、白环俞、承山、大肠俞、龈交、攒竹穴，用平补平泻手法，中度刺激，有凉血止血之功效。治疗经行便血。

②耳针：取大肠、直肠、神门、肛门、皮质下穴。针刺每日1次，10次为1个疗程。若用穴位压迫法则每周1次。治疗经行便血。

③电针：取会阳、长强、承山、二白穴。稍重刺激，得气后接电针治疗仪，每穴通电5分钟，使其产生麻胀感。每次选2~3穴，每周次2~3次，10次为1个疗程。治疗经行便血。

④灌肠法：仙鹤草、地榆、白及各30g，水煎浓缩成200ml，保留灌肠。治疗经行便血。

⑤挑治法：取大肠俞、腰俞、八髎穴。

在局麻下，用锋针于经络循行处挑破皮肤约 0.5cm，向下深挑 0.5~1cm，将皮下脂肪挑断，挑出乳白色纤维物，以挑口下无阻碍为止，术后消毒包扎。治疗经行便血。

（3）成药应用

①脏连丸

[功效主治] 清肠化痔。用于痔疮便血，脱出。

[用法用量] 每次吞服 10g，每日 2 次。

②十灰散

[功用主治] 凉血止血。用于血热妄行之上部出血证。呕血、吐血、咯血、衄血等，血色鲜红，来势急暴，舌红，脉数。

[用法用量] 每次 6~9g，每日 3~4 次，口服。

（4）单方验方

①槐花 15g，地榆 30g，水煎，经前 3~5 日服，经行停止。用于经行便血。

②侧柏叶炒炭，研末，每日米汤送服 6~15g。用于经行便血。

③椿皮 60g，水煎服。用于经行便血。

④猪胆汁 1 个，荞面 15g，共做为丸如豌豆大，每日早晚 2 次，每次 10 丸，白开水送服下。有清热凉血之功能。用于经行便血。

⑤椿皮 45g，地榆炭 15g，蜂蜜 30ml。将药加水煎药去渣，拌入蜂蜜，1 次服，有凉血止血的功效。用于经行便血。

8. 经行口糜

（1）辨证论治

①心火上炎型

治法：滋阴清火。

方药：导赤散加味。生地黄、木通、沙参、竹叶、甘草、麦冬、川黄连。

②胃热熏蒸型

治法：清泻胃热。

方药：凉膈散。大黄、朴硝、生甘草、栀子、薄荷、黄芩、竹叶、连翘。

加减：若脾虚湿热内盛者，用甘露消毒饮。

（2）外治疗法

1）针刺疗法：取穴膻中、三阴交、太冲、太溪、合谷穴、公孙、内关、人迎、内庭。用泻法，强刺激。或用三棱针刺各穴，放血 1~2 滴。适用于心火上炎及胃热熏蒸型经行口糜。

2）敷法：细辛研成细末，取适量，用茶水调成糊状，敷于脐部，每日 1 次。适用于心火上炎型经行口糜。

3）涂抹法

①口腔溃疡散：青黛 40g，硼砂 14g，玄明粉 14g，炉甘石 10g，煅石膏 10g，雄黄 6g，冰片 4g，麝香 2g。上药共研细粉，敷于患处，每日 1~2 次。有清热解毒、化腐生肌之功，适用于心火上炎及胃热熏蒸型经行口糜。

②金不换口疳散：胡黄连 36g，黄柏 75g，甘草 24g，白及、海螵蛸各 72g，青黛 78g，轻粉 9g，人中白 180g，飞硼砂 120g，冰片 3g，龙骨 30g，共为细末，均匀地抹涂患处。适用于心火上炎及胃热熏蒸型经行口糜。

③文蛤散：五倍子（炒）30g，枯矾 3g，冰片 3g，硼砂 9g，玄明粉 1.5g，朱砂 1.5g。共研细末，吹喷于患处，每日 3~4 次。有清胃泻火、化腐生肌之功效。适用于胃热熏蒸型经行口糜。

4）漱口法

①黄连 5g，黄柏、乌梅各 10g，玄明粉 5g，上 3 味药水煎 2 次去渣，加入玄明粉，溶化后，频频含漱，每日 10 余次，用于胃火盛者。

②野蔷薇花 30g，煎汤漱口。适用于心火上炎及胃热熏蒸型经行口糜。

5）发泡法：明矾、巴豆（去壳取仁）各 1g，明雄黄 0.2g，诸药混合捣烂如膏状，制成丸，取 1 小块胶布，中间剪 1 个小圆孔如豆大，孔对准印堂穴贴上，取药丸 1 粒置孔内，上盖胶布。24 小时后取掉，一般

2~3日病愈，注意防止药汁流入眼内。适用于经行口糜。

（3）成药应用

①知柏地黄丸

[功效主治] 滋阴降火。用于阴虚火旺，潮热盗汗，口干咽痛，耳鸣遗精，小便短赤。

[用法用量] 口服。水蜜丸一次6g，小蜜丸一次9g，大蜜丸一次1丸，一日2次。浓缩丸一次8丸，一日3次。

②黄连上清丸

[功效主治] 散风清热，泻火止痛，用于风热上攻，肺胃热盛所致的牙齿疼痛，口舌生疮，咽喉肿痛，耳痛耳鸣，大便秘结，小便短赤。

[用法用量] 每次6g，每日3次，口服。

③龙胆泻肝丸

[功效主治] 清肝胆，利湿热。用于肝胆湿热，头晕目赤，耳鸣耳聋，胁痛口苦，尿赤，湿热带下。

[用法用量] 口服，一次3~6g，一日2次。

④凉膈散

[功效主治] 具有泻火通便，清上泻下之功效。主治上、中焦邪郁生热证

[用法用量] 每次9~15g，每日2次，口服。

⑤锡类散

[功效主治] 消炎，解毒，化腐，生新。烂喉，乳蛾，牙疳，口舌腐烂，现用于阴道溃疡，保留灌肠可治疗直肠、乙状结肠慢性溃疡。

[用法用量] 外搽患处，每日3次。

⑥珠黄散

[功效主治] 清热解毒，化腐生肌。主治喉痹、乳蛾、口疮、牙疳等病。用于咽喉红肿，咽痛明显，吞咽尤甚；喉蛾红肿，表面或有分泌物、疼痛显著；牙疳见有红肿、溃疡，久不收口。

[用法用量] 取药少许吹患处，每日2~3次。

⑦冰硼散

[功效主治] 清热解毒，消肿止痛。用于热毒蕴结所致的咽喉疼痛、牙龈肿痛、口舌生疮。

[用法用量] 吹敷患处。每次少量，一日数次。

⑧肿痛安胶囊

[功效主治] 祛风化痰，行瘀散结，消肿定痛。用于风痰瘀阻引起的牙痛、咽喉肿痛、口腔溃疡，及风痰瘀血阻络引起的痹病，症见关节肿胀疼痛、筋脉拘挛、屈伸不利。

[用法用量] 口服。一次2粒，一日3次，小儿酌减。外用时，用盐水消毒创面，将胶囊内的药粉撒于患处，或用香油调敷。

（4）单方验方

①马鞭草30g，水煎服。具有清热解毒功效，用于各型经行口糜。

②丝瓜500g，鲜生姜100g，水煎2~3小时，每日饮2次，用于各型经行口糜。

③生地黄50g，鸭蛋2枚，冰糖适量。加水共煮，蛋熟去皮再煮，加冰糖食蛋饮汤。用于虚火上炎型经行口糜。

9. 经行风疹块

（1）辨证论治

①血虚型

治法：养血疏风止痒。

方药：当归饮子。当归、川芎、白芍、防风、荆芥、黄芪、白蒺藜、生地黄、何首乌、甘草。

加减：若血虚兼有风寒者，用荆防四物汤。

②风热型

治法：清热疏风止痒。

方药：秦艽牛蒡汤。秦艽、牛蒡子、防风、黄芩、蝉蜕、甘草、玄参、牡丹皮、

枳壳、麻黄。

加减：若疹块久延不退，神疲纳差者，加茯苓、泽泻、白蒺藜。

（2）外治疗法

1）针刺疗法

①取天井、曲池、合谷、外关、血海、委中穴，用泻法。中强刺激，用于风热型经行风疹块。

②取曲池、风市、膈俞、血海、合谷、天井穴。用泻法或平补平泻法，中强刺激。用于血虚型、风热型经行风疹块。

2）耳针：取穴神门、肺、肾上腺、内分泌、枕、荨麻疹点。每次选2~3穴，针刺，留针30分钟。埋针1~7日1次，压丸1周1次。用于经行风疹块。

3）耳穴压迫法：主穴取肺、荨麻疹点、神门；配穴取心、内分泌、肾上腺、枕、神经衰弱点。据症选穴，用王不留行子粘压穴位，每日按压5次，每次15分钟，10日为1个疗程。用于经行风疹块。

4）灸法：取曲池、合谷、血海、风市、三阴交、大椎穴。每穴用艾条灸5~10壮，每日2次。适用于风热型经行风疹块。

5）皮肤针：主穴取风池、血海、夹脊；配穴取曲池、风门、风府、委中、肺俞、三阴交、合谷。用于经行风疹块。

6）刺络放血法：取穴双耳尖、双中指尖、双足二趾尖。皮肤消毒后，用三棱针点刺，放血少许，3日1次。用于经行风疹块。

7）拔罐法

①取穴风门、膈俞、脾俞一组；气海、血海、足三里一组。两组穴位每日一组轮流交换拔罐。适用于血虚型经行风疹块。

②取风门、风池、曲池、膈俞、血海穴。先用三棱针点刺同一侧穴位，用闪火法拔5分钟。第2日则取另一侧穴位，两侧交替进行。适用于风热型经行风疹块。

8）敷法：苦参、防风各30g，将上药各自研末，用时各取10g混合均匀，填入脐窝，以纱布覆盖，胶布固定。每日1次，10日为1个疗程。用于经行风疹块。

9）涂搽法

①鲜青蒿60g，擦患处，随擦随滴至愈。冬季用干青蒿，开水泡开擦之。用于经行风疹块。

②荆芥穗30g，研末，纱布包裹撒于皮肤上，用手来回揉搓，至皮肤发热为度。祛风止痒，用于各型经行风疹块。

③蛇床子、百部各25g，50%酒精100ml，浸泡诸药24小时，过滤后每日涂搽患处3~5次。有明显的止痒作用。用于经行风疹块。

10）熏洗法

①五倍子、红茶各10g，水煎熏洗，每日2~3次。清热止痒，用于各型经行风疹块。

②夜交藤200g，苍耳子、白蒺藜各100g，白鲜皮、蛇床子各50g，蝉蜕20g，加水5000ml，煎煮20分钟，趁热先熏患处，药液温后用毛巾外洗患处，每剂可洗3~5次，一般熏洗2小时后全身风团消退。用于各型经行风疹块。

11）罨法：麦麸250g，醋500ml，将上药拌匀加入铁锅内炒热，装入布袋，擦患处。用于各型经行风疹块。

（3）成药应用

①防风通圣丸

［功效主治］解表通里、清热解毒，主要用于感冒后出现的高热、怕冷、头痛、咽干、小便量少发黄、大便干等症状。

［用法用量］每次9g，每日2次，口服。

②四物丸

［功效主治］补血活血。主治血虚血滞证。症见头晕眼花、心悸、面色无华、月经不调、痛经、闭经、崩漏等。

［用法用量］每次4g，每日3次，口服。

③消风止痒冲剂

［功效主治］消风清热，除湿止痒。主治丘疹样荨麻疹，也用于湿疹、皮肤瘙痒症。

［用法用量］每次 15g，每日 2 次，口服。

（4）单方验方

①蛇蜕 2 条，焙黄研末，1 次服完。有祛风止痒功效，用于风热型经行风疹块。

②蝉蜕 120~150g，洗净风干，炒焦为末，炼蜜为丸，每粒 9g，每日早晚各服 1 丸。用于风热型经行风疹块。

③槐花 15g，苦参、地肤子各 18g，水煎服。用于风热型经行风疹块。

④糯米谷连壳 60g，入铁锅文火烤至开花，加清水适量，放瓦盅内隔水炖服。每日 1 次，连服 3~5 日。有养血健胃功效，用于血虚型经行风疹块。

⑤椿树叶 10g，苍耳子 15g，水煎服。用于风热型经行风疹块。

⑥乌梅 20g，红枣 7 枚，水煎服。有滋阴润燥功效，用于血虚型经行风疹块。

10. 经行情志异常

（1）辨证论治

①心血不足型

治法：养血安神，宁心开窍。

方药：甘麦大枣汤合养心汤加味。炙甘草、淮小麦、大枣、熟地黄、白芍、当归、柏子仁、茯神、半夏、石菖蒲、生龙齿、远志。

②肝经郁火型

治法：清肝解郁，泻火宁神。

方药：龙胆泻肝汤加味。龙胆草、柴胡、栀子、黄芩、泽泻、当归、白芍、生地黄、磁石、生龙齿、夜交藤、木通。

③痰蒙清窍型

治法：健脾化湿，豁痰开窍。

方药：温胆汤加减。枳实、半夏、竹茹、陈皮、石菖蒲、甘草、茯苓、丹参、夜交藤、生姜。

加减：若痰火旺者改用生铁落饮。

（2）外治疗法

1）体针疗法

①取肝俞、心俞、内关、神门、三阴交穴。用泻法。适用于肝经郁火型经行情志异常。

②取水沟、内关、百会、大陵、丰隆、十宣穴。用泻法。适用于痰蒙清窍型经行情志异常。

③取肝俞、肾俞、关元、气海、三阴交穴。用补法，加艾灸。适用于心血不足型经行情志异常。

④实证取大椎、强间、水沟、鸠尾、涌泉、神庭、曲池、足三里。虚证取巨阙、膻中、神庭、神门、大陵、内关、三阴交。实证用泻法，虚证用补法。适用于经行情志异常。

2）耳针

①取脑点、脑干、颈、神门、子宫、卵巢、肾、内分泌、皮质下穴。用耳针埋穴。适用于经行情志异常。

②取胃、肾上腺、神门，肾、皮质下、内分泌、脑点穴。用电针刺激，通电 15 分钟，必要时加百会、定神。适用于经行情志异常。

3）电针：实证取百会、神庭。虚证取百会、印堂。实证针后加脉冲电，电压 6V，用较高频率间断通电，患者局部以肌肉抽搐、麻胀感应较强为宜。虚证针后用电针治疗仪通电，频率为 80~90 次 / 分，电流强度以穴位局部有肌肉轻微抽动、患者能耐受而感舒适为宜。适用于经行情志异常。

4）水针：取心俞、巨阙、膈俞、间使、足三里、神门穴。用氯丙嗪穴位注射，每日 25~50mg，每日 1 次，每次取 1~2 穴。用于实证狂躁型经行情志异常。

5）敷法：取甘遂、大戟、黄连、艾叶、石菖蒲各 10g，白芥子 6g，共研细末。取适量敷贴于神阙穴，盖以纱布，胶布固定。每日 1 次，适用于经期出现癫狂症状者。

6）塞法：细辛、白芷、藜芦各 10g，煎汁去渣，将小纱布条浸泡药汁中，取出塞入一侧鼻腔中。若鼻腔中出现分泌物后要及时取出纱条，使之流出，然后重新塞入。适用于经行情志异常。

7）吹鼻法：细辛 6g，樟脑 1.5g，上药混合研成细末，每次 3g。吹入两侧鼻孔取嚏。吹鼻 15 分钟后开始呕吐痰涎，此为起效之征。该法尤适用于痰蒙心窍型。

8）滴药法：甘遂、鹅不食草、白芷各 10g，藜芦 6g，冰片 5g，前 4 味药加水煎至 50ml，溶入冰片，装入眼药水瓶中，点滴于鼻腔中 4~5 滴，每日 3 次。适用于经行情志异常。

9）罨法：透骨草、礞石各 20g，石菖蒲、远志、郁金、胆南星、茯苓、法半夏各 10g，水煎去渣，将纱布浸泡药汁中。取出，温度适中后罨于患者神阙、气海、关元穴处 15 分钟，然后按上法罨于心俞 15 分钟，每日 1 次。适用于经行情志异常。

10）药枕法

①解郁枕：柴胡、乌药、合欢皮、旋覆花各 500g，香附、木香、当归、川芎、佩兰各 400g，一起烘干，研成粗末，装入枕芯枕头，用于经行情志异常肝气郁结患者。

②硝黄二石枕：朴硝、明矾、磁石各 500g，生大黄 300g，厚朴、全瓜蒌、枳实各 200g，上药打碎，余药烘干研粗末，混匀，装入枕芯枕头。适用于经行情志异常痰火上扰患者。

11）离子导入法：青礞石 30g，胆南星 20g，法半夏、黄连、竹沥、石菖蒲各 10g，灯心草 9g，水煎取汁，纱布浸泡，分别置于神阙、心俞穴，上置电极板，将电流控制开关放在最低档。接通电源，逐渐调大电流，以患者耐受为度。适用于经行情志异常。

（3）成药应用

①妇宁胶囊

［功效主治］养血调经，顺气通郁。用于月经不调、腰腹疼痛、精神倦怠、饮食减少。

［用法用量］每次 4 粒，每日 2 次，口服。

②至宝丹

［功效主治］清热开窍，化浊解毒。温病痰热内闭心包证。神昏不语，身热烦躁，痰盛气粗，舌红苔黄垢腻，脉滑数，以及中风、中暑、小儿惊厥属痰热内闭者。

［用法用量］每日 2~4 次，每次 1 丸，口服。

③白金丸

［功效主治］消痰燥湿，清心安神，行气解郁。主治痰阻心窍，癫狂烦躁。

［用法用量］每服 3~6g，每日 2 次。

④竹沥达痰丸

［功效主治］豁除顽痰，清火顺气。用于痰热上壅、咳喘痰多、大便干结、烦闷癫狂者。

［用法用量］每次 6g，每日 2 次，口服。

⑤补脑丸

［功效主治］滋补精血，安神镇惊，用于健忘，记忆减退，头晕耳鸣，心烦失眠，心悸不宁。

［用法用量］每次 3~6g，每日 2~3 次，口服。

⑥猴枣散

［功效主治］清热化痰，开窍镇惊。主治小儿急惊风。症见高热烦躁，喉间痰鸣，呼吸急促，烦躁不安，舌红苔黄腻，脉滑数。

［用法用量］每日 3 次，每次 0.2g，口服。

（4）单方验方

①郁金 210g，白矾 90g，研末米糊为丸。每服 15g，1 日 3 次。用于经行情志异常肝郁火旺型。

②蚂蚁蛋适量，瓦上焙干研末，黄酒

60g，冲服，1次服下。有宁心定志功效。适用于经行情志异常。

③玉竹9g，小麦15g，大枣10枚，粳米适量，共煮粥食，月经前连服4~6剂，适用于经行情志异常心阴不足型患者。

④朱砂6g，猪心1个，隔水炖熟吃。具有养心安神的功效，用于各型经行情志异常。

⑤生锈铁1块，小麦120g。生锈铁用水磨出的铁锈水，煮小麦粥吃。具有镇惊安神的功效。用于痰火上扰型经行情志异常。

11. 经行不寐

（1）辨证论治

心脾两虚型

治法：健脾养血，宁心安神。

方药：归脾汤加减。党参、黄芪、白术、茯神、龙眼肉、夜交藤、酸枣仁、当归、远志、木香、砂仁。

（2）外治疗法

1）体针疗法

①取神门、内关、足三里、安眠穴。肝气郁结者加阳陵泉、行间、太冲；痰火上扰者加风池、合谷、丰隆、太阳；心脾两虚者加大陵、三阴交、心俞、脾俞；肝肾阴虚者加肝俞、脾俞、太溪、三阴交；肾气虚者加命门、肾俞、气海、关元。每次选3~4穴，实证用泻法，虚证用补法。得气后留针20~30分钟。每日或隔日治疗1次，10~15次为1个疗程。具有滋阴养血，宁心安神之功效。适用于经行不寐。

②取神门、足三里、内关、三阴交穴。经前一周开始，每日针刺1次。适用于经行不寐。

2）耳针疗法

①取穴神门、心、皮质下、脑点，配穴肾、脾、肝、内分泌、胃。每次选4~5穴，双耳交替，毫针轻刺激，留针20~30分钟。隔日1次。适用于经行不寐。

②取穴神门、心、交感。耳穴埋针。适用于经行不寐。

3）耳穴压迫法：取穴神门、皮质下，配穴心、肾、脑点。每次选1~2穴，双耳同时应用。取酸枣仁开水浸泡后去外皮，分成两半，以平面部分贴于直径1cm的圆形胶布中心，将胶布贴于上述耳穴敏感点，按揉1分钟，患者每晚睡前按揉1次，3~5分钟。5日换药1次，4次为1个疗程。适用于经行不寐。

4）耳穴贴压：取穴肝、肾、心、脾、内分泌、内生殖器（子宫、卵巢）、交感、皮质下。肝郁型配枕、额、胸椎穴区穴；脾虚型配三焦、艇中穴；血虚型配神门、垂前穴。在选取的穴区内通过视诊以及触诊找出敏感点，常规消毒后，取王不留行籽用胶布贴牢，按压强度以患者能耐受为宜。嘱患者每日自行按压6次，每次每穴按压20下，每隔3天左右交替贴压。于月经周期的第20天开始耳穴贴压至月经来潮为1个疗程，连续治疗3个疗程。适用于经行不寐。

5）耳穴电针治疗：选取耳穴内分泌、内生殖器、交感、皮质下、肝、肾、心、脾，一般刺入2分深左右，小幅度捻转，以有酸胀感为宜，然后接电针，取疏密波，每次20分钟。双耳轮流取穴。适用于经行不寐。

6）针刺配合耳穴贴压法：按中医辨证分型分为3组，主穴取太冲、太溪、三阴交、内分泌、卵巢、肝、皮质下。肝郁型加肝俞、膻中、百会；脾肾阳虚型加中脘、关元、水分；阴虚阳亢型加百会、神庭、照海。治疗两个月经周期。适用于经行不寐。

7）灸法

①取神门、心俞、足三里、太溪、百会、肾俞穴。每日灸1次，每次每穴艾条悬灸15分钟，10~15次为1个疗程。在睡眠

前灸治疗效果较好。适用于经行不寐。

②取隐白、太溪穴。用艾条温和灸，每穴 10~15 分钟，睡前进行。适用于经行不寐。

8）拔罐法

①取心俞、脾俞、三阴交、足三里穴。患者俯卧，取口径 1.5cm 的陶罐，用闪火法在同一侧心俞、脾俞穴拔 10 分钟；再让患者仰卧，同前法在足三里、三阴交穴拔罐。第二天再拔另一侧穴位，每日 1 次，两侧穴位交替进行。10 天为 1 个疗程。适用于经行不寐心血不足者。

②取风池、肝俞、心俞穴。患者坐位，先用三棱针在同一侧风池、心俞、肝俞穴点刺 3 下，然后取口径 1.5cm 的玻璃罐，用闪火法在点刺穴位上拔 5 分钟。第二天再拔另 1 个侧穴位，两侧穴位交替进行，10 日为 1 个疗程。适用于经行不寐心肝火旺型。

③取膻中、太冲、三阴交、心俞、肝俞、大椎穴。用三棱针点刺膻中、太冲、三阴交穴出血，然后用梅花针弹刺心俞、肝俞、大椎穴，再用火罐拔吸出血，留罐 15 分钟隔日 1 次。适用于经行不寐实证患者。

9）皮肤针：取乳突、风池、内关、神门、三阴交穴。以轻中度刺激为宜，每日或隔日 1 次。适用于经行不寐。

10）水针

①取穴：安眠、心俞、巨阙、中脘、足三里、肝俞、脾俞、肾俞、厥阴俞。根据症状选 2~3 穴，用 10% 葡萄糖注射液或维生素 B$_2$ 混合液，每穴注入 0.3~0.5ml。隔日 1 次，10~15 次为 1 个疗程。适用于经行不寐。

②取穴：双侧足三里为主穴，若心血不足者配心俞、脾俞；心肝火旺者配心俞、胆俞。先将针头刺入穴位，小幅度提插得气后回抽针管，若无回血即注入丹参药液 4ml。每日 1 次，7 日为 1 个疗程。适用于

经行不寐。

11）磁疗法：取神门、安眠两耳穴为主穴，取太阳、风池、内关、足三里为配穴，每次选 2~4 穴敷贴，1 周后换另一侧。每次治疗 20~30 分钟。适用于经行不寐。

12）敷法

①珍珠层粉、丹参粉、硫黄粉、冰片各等份混匀，纳入脐窝平脐，胶布固定，5~7 日换敷 1 次。适用于经行不寐。

②吴茱萸 9g，捣烂，加米醋适量调成糊状，敷贴于两涌泉穴，24 小时取下。适用于经行不寐。

13）溻浴法：磁石 50g，酸枣仁、柏子仁、夜交藤各 30g，当归 20g，知母 10g，每晚睡前煎汤熏洗双手，每次 30 分钟。适用于经行不寐。

14）罨法：磁石 20g（先煎），茯神 15g，五味子 10g，刺五加 20g，水煎去渣取汁。将纱布浸泡于药汁中，趁热罨于患者前额及太阳穴，每晚 1 次，每次 20 分钟。适用于经行不寐。

15）药枕法

①当归枕：取当归 1200g，甘松、白术、茯苓、熟地黄、仙鹤草各 500g，黄芪 1000g，葛根 100g，大枣 200g，上药分别烘干，研成粗末，混匀，装入枕头中，使用 3 个月。适用于经行不寐心血不足型患者。

②清肝枕：取菊花、桑叶、野菊花、辛夷各 500g，薄荷 200g，红花 100g，冰片 50g，上药除冰片外，烘干，共研细末，加入冰片和匀，纱布包裹，装入枕芯，制成药枕枕头。适用于经行不寐心肝火旺型患者。

16）导引法：空劲功。掌心朝下，十指松直，大拇指、无名指和小指同时扳动 11 次。每次复原呈梯形后，再把食指先往上抬，然后向下扳动，进行 2 次复原呈梯形式。再马步站桩 5 分钟收功。适用于经行不寐。

17）按摩法

①手部按摩：双手搓热，用力推擦掌心，推各手指桡尺侧缘，持续掐点揉神门和指掌面。点揉头区、失眠区。从指甲尖点按中冲，转拨各手指，各30~50次。适用于经行不寐。

②足底按摩：取额窦、头、小脑、甲状旁腺、甲状腺、脾脏、肾脏等部位。适用于经行不寐。

18）推拿法

①实证：治宜平肝清火。取肝俞、脾俞、胆俞、期门、膻中、太冲、行间穴。患者左侧卧位，医者双掌于右胁下自上而下分推，掌摩胁肋部，至皮肤透热为度；再取仰卧位，按揉期门、膻中各1分钟。按掐太冲、行间，以患者感觉酸胀为度。最后取俯卧位，横擦脊腰部；拇指揉按肝俞、胆俞、脾俞各1分钟。适用于经行不寐。

②虚证：治宜补益心脾。取脾俞、心俞、肾俞、三阴交、关元、中脘穴。先取俯卧位，医者两掌分推脊腰部，掌根按揉脊柱两侧（心俞至关元俞），拇指按压心俞、脾俞、肾俞各1分钟。脾肾阳虚者，加用掌揉推八髎。再取仰卧位，掌摩脐周至皮肤透热为度，拇指按揉关元、中脘各1~2分钟。最后点按三阴交2分钟，至局部有酸胀感。适用于经行不寐。

（3）成药应用

①养血安神丸

［功效主治］滋阴养血，宁心安神。用于阴血不足引起的心悸失眠、少寐多梦、口干少津、头晕目眩、腰酸耳鸣、手足心热、舌红少苔、脉细数。

［用法用量］每次6g，每日2次，口服。

②安神补脑液

［功效主治］生精补髓，益气养血，强脑安神。用于肾精不足、气血两亏所致的头晕、乏力、健忘、失眠。

［用法用量］每次2支，每日2次，口服。

③天王补心丹

［功效主治］滋阴清热，养血安神，主治阴虚血少，虚火内扰证。临床症见心悸怔忡，虚烦失眠，神疲健忘，或梦遗，手足心热，口舌生疮，大便干结，舌红少苔，脉细数。

［用法用量］每次9g，每日2次，口服。

④脑心舒口服液

［功效主治］滋补强壮，镇静安神。用于身体虚弱，心神不安，失眠多梦，神经衰弱，头痛眩晕。

［用法用量］每次1支，每日2次，口服。

⑤柏子养心丸

［功效主治］具有补气、养血、安神之功效，主治心气虚寒，心悸易惊，失眠多梦，健忘。

［用法用量］每次9g，每日2次，口服。

⑥磁朱丸

［功效主治］功效为平肝、潜阳、安神，可以用于治疗癫证，精神病。

［用法用量］每次6g，每日2次，口服。

⑦交泰丸

［功效主治］清心火，温肾阳，交通心肾，水火既济，心火得降，肾阳得复，心肾相交，治疗心火亢盛，肾阳虚弱之不寐、心悸等病证。

［用法用量］每次3g，睡前半小时，温开水送服。

⑧养心安神丸

［功效主治］养心、安神、补肾。适用于心肾不交导致的失眠。

［用法用量］每次6g，每日2次，口服。

⑨朱砂安神丸

［功效主治］具有镇心安神，清热养血之功效。主治心火亢盛，阴血不足证。失眠多梦，惊悸怔忡，心烦神乱，舌尖红，脉细数。

［用法用量］每次6g，每日2次，口服。

（4）单方验方

①五味子6g，菟丝子、茯苓各10g，水煎去渣，加蜂蜜。每日分2~3次服。具有益气养血安神的功效。适用于经行不寐心脾两虚型。

②生龙骨、生牡蛎各10g，水煎，每日2次分服。具有重镇安神的功效，适用于经行不寐心肝火旺型。

③桑椹15g，水煎常服。适用于经行不寐心血不足者。

④生、熟酸枣仁各15g，鲜百合（用清水浸一昼夜）。用生、熟酸枣仁水煎去渣澄清，将百合煮熟连汤食。适用于经行不寐心阴偏虚者。

⑤生百合60~90g，蜂蜜1~2匙，拌匀蒸熟。临睡前适量食之，具有养血安神的功效。用于经行不寐心脾两虚型。

⑥丹参800g，女贞子600g，五味子600g，白酒2000ml。将上述药物浸泡14天，口服，每日3次，每次5ml。具有滋阴养血的功效。适用于经行不寐。

⑦猪胆汁拌川黄连3g或猪胆汁拌山栀子15g，晒干研细末制为丸，每日早晚各服3g。适用于经行不寐心肝火旺者。

⑧龙眼肉6~10枚，莲子、芡实各30g。水煎汤，于睡前服，连服3~5日。具有养心宁神之功效。用于经行不寐心血不足型。

⑨合欢皮30g，开水泡30分钟，每日当茶饮。具有开郁安神的功效，用于经行不寐抑郁型。

（四）医家诊疗经验

1. 金季玲

金季玲教授认为经行浮肿多与脾虚关系密切，脾虚不运，湿气内侵，经行时阴血下注，气随血下，脾气益虚，转输失司，水湿蕴聚，泛滥横溢，水湿停滞中焦，进一步损伤脾阳，水湿无所制约发为肿。本病与肝脾两脏关系密切，尤其与肝关系更为密切。若肝气郁结，肝失条达，气滞血瘀，经前、经时冲任气血壅滞，气机不利，水湿运化不利，泛滥肌肤则滞为肿，另外肝失于疏泄，木郁侮土，脾虚气滞，健运失司，不得通调水道，水湿蕴阻不化，肝郁乘脾，进而脾失健运，亦导致水液代谢失常。在临床上金季玲教授治疗此病多采用五皮饮合五苓散加减，药用桑白皮、党参、大腹皮、炙黄芪、茯苓各15g，白术、泽泻、桂枝、猪苓、通草、防己、柴胡、香附各10g，木香6g。旨在健脾祛湿，疏肝理气，补而不腻，利而不伐，温而不燥，凉而不苦，以达到水肿消退，经行正常之目的。

2. 朱颖

朱颖教授认为妇人经行期间，由于血注胞中，营阴重损，卫外失司，遂为外邪乘袭而发热。治疗上着重补肾养血，稍佐宣解之品。客邪引发抑或内伤所致者，于经前或经期均需考虑行经，经后则需考虑养血。以荆防四物汤为主，同时围绕女性的生理特点予以补肾调周法来增加月经量，改善月经的质和量。荆防四物汤出自《医宗金鉴》，方中四物汤为调血养血之剂，治营血虚滞之证，营血虚损，故以熟地黄甘温以滋阴养血填精，当归补血活血，芍药和营养肝，川芎活血行滞，荆芥、防风祛风以解表，同时根据患者便干、咽肿的症状，加肉苁蓉以补肾阳，益精血，润肠通便，牛蒡子、桔梗、甘草疏散风热，解毒利咽。临床灵活变通，使其补中有通，补而不滞，营血周流无阻，营卫调和，其热自退。

3. 曹玲仙

曹玲仙教授认为由于患者病因体质不一，诊疗时固然应当辨其表里虚实，然而经行发热期，往往寒热虚实夹杂，且需时时顾护正气，治疗唯以和解为上策。若为外感所致，当以疏解和营，方用桂枝四物汤、桂枝柴胡汤加减。若为肝郁气滞化热所致，当和解清热，调气祛瘀，方用小柴胡汤、丹栀逍遥散加减。若为中气不足，营卫不和所致的经行发热，治以益气升阳，活血祛瘀，仿东垣甘温除大热法治之，用补中益气汤加减。若为瘀血阻滞积久化热，治以清热祛瘀，用桃红四物汤或桃核承气汤合小柴胡汤加减。

4. 班秀文

班秀文教授认为本病多由肝气郁滞，冲脉气逆而起，尤其以情志不遂，恼怒愤闷为诱因。故治当疏肝理气，活血止痛。方用柴芍止痛煎，药为北柴胡、酒炒香附、金铃子各6g，杭白芍15g，赤芍、台乌药、延胡索各10g，炙甘草5g。方中柴胡、香附、金铃子、乌药等疏理肝气，畅志平冲；用赤芍、延胡索等活血祛瘀，调经止痛；用白芍、甘草等养血柔肝，缓急止痛。全方共奏解郁疏肝、活血调经、缓急止痛之功，用之颇验。本病主因有血虚生风、风热夹湿等。治疗以疏风为主，分型不同，治法有异。血虚型，治宜养血疏风，方用当归饮子去川芎，加墨旱莲、生地黄。若兼表虚，卫阳不固者，治宜益气固表，方用玉屏风散加黑豆、炒牛蒡子。风热型，治宜清热散风，方用秦艽牛蒡汤加生地黄、牡丹皮。若夹湿者，治宜清热燥湿祛风，方用消风散。若风疹屡发，可配用重柳汤外洗。治疗时切忌加入香燥之品，以免劫津伤阴，并忌食鱼虾之类。

5. 刘奉五

刘奉五教授认为经前期综合征的发生与经前期脏腑功能失调有关，主要是肝郁气滞。肝郁乳络血滞，则乳房发胀；肝气横逆犯脾，则可影响脾胃功能，或表现为脾虚肝旺而致痛必泄泻；或表现为脾虚水湿不化而浮肿。肝气久郁化火，或表现为肝阳上亢而头痛，或热入血络则便血、衄血、倒经等。若脾虚失运日久，气血化生无源，也可出现气血两虚诸证。一般多在

经前期发生。他认为经前冲任脉盛，气充而血流急，易导致经脉壅滞不通，诱发上述症状，而经血一来，冲任气血通调，症状自除，故治疗经前头晕，宜养血疏肝，理气通络，方用逍遥散加减。

6. 王秀霞

王秀霞教授根据《妇产科学》论述的月经周期与"下丘脑－垂体－卵巢－子宫"性腺轴之间的关系，提出了"中医周期疗法"治疗本病，即运用中医妇科学完整的理法方药，结合西医妇产科学的生殖内分泌理论，在辨证论治的前提下依照月经周期的不同阶段（经后期、经前期以及月经期）运用相应的理法方药，以期恢复"肾－天癸－冲任－胞宫"的生理功能来治疗妇科疾病。具体为经前治肝，经后治肾；经前宜疏泄，经后宜温补。采用"清肝解郁汤"为主方。本方疏肝理气，兼以补血活血，健脾化痰。经前气血下注胞宫，肝血亏少则气机不利，加夏枯草、通草以清肝解郁散结，引血下行；经后脏腑精血亏少，精血相生，肝肾同源，故经后加杜仲、女贞子滋肾填精以养肝血，防止病情复发。若乳胀严重者可酌加郁金、橘核、荔枝核、丝瓜络，理气通络；乳胀痛者加川楝子、没药，疏肝行气而无劫伐之弊；乳房胀满有硬结者加夏枯草、王不留行、穿山甲，以软坚散结；乳胀有结节兼有灼热者加海藻、昆布，以清热软坚消痰；若伴见心烦易怒、口苦咽干者酌加牡丹皮、栀子以清肝经瘀火。

7. 崔玉衡

崔玉衡教授认为经行头痛的发生大多由肝血虚损及肝气郁结，气郁血滞，循经上扰清窍引起。五脏经脉唯足厥阴肝络能上达颠顶。头痛发生在经前、经期，胀痛、掣痛、刺痛者多为实证，发生于经后空痛、隐痛者多为虚证。治疗从肝入手，疏肝解郁，活血祛瘀为主，佐以祛风止痛之品，

高颠之上，唯风药可到也。再结合经期不同的时间以及不同部位所属脏腑经络，佐以引经药，灵活施治。处方为柴胡9g，赤芍20g，当归12g，川芎20g，桃仁12g，红花9，细辛6g，白芷12g，天麻15g，甘草6g，生姜3片，大枣4枚。服药应自经行前1周开始，服至行经。恶寒发热者加防风9g；内热明显者加生石膏20g、蔓荆子12g；肝阳上亢，头晕明显者加怀牛膝30g、莪术12g；凡久痛入络者加蜈蚣1条、全蝎6g、炒僵蚕12g，搜风剔络，化瘀止痛；肾虚者加熟地黄15g。亦可根据头痛的部位佐用引经药，可增强疗效，大抵痛在后头，属太阳，用羌活、防风；痛在前额，属阳明，用白芷、石膏；痛在头侧连耳，属少阳，用柴胡、薄荷；痛在颠顶连目，则属厥阴受病，用吴茱萸、藁本。

8. 许子春

许子春教授认为治疗经行乳胀宜以疏肝解郁、理气消胀、宣通乳络。方用逍遥郁麦汤加味，药为柴胡6g，薄荷3g，炒当归12g，酒赤芍12g，玫瑰花5g，广郁金12g，白蒺藜、木通各12g，生麦芽30g，制香附10g，炒乌药6g，苏梗6g，炙甘草3g。肝郁者加用逍遥丸（包煎）；郁甚者加用越鞠丸（包煎）；乳头痒痛者，可酌选蒲公英、浙贝母、青橘叶、地肤子、白鲜皮；乳房胀痛且有包块者，可酌选炮穿山甲、鹿角片、漏芦、猫爪草、贯众、炒三棱、炒莪术；肝经郁热化火、乳房胀痛且有灼热者，可酌选牡丹皮、焦栀子、蒲公英、碧玉散（包煎）；肝火结毒致乳头溢液者，可酌加半枝莲、山慈菇、仙鹤草、白花蛇舌草；血瘀肿块疼痛者，可酌加紫丹参、广郁金、酒赤芍；气滞胀痛甚者，可酌加焦川楝子、炒延胡索；肿块囊性痰凝者，可酌加白芥子、瓜蒌；月经后乳房胀痛者，可酌加厚杜仲（盐水炒）、炒续断、枸杞子、制女贞子、菟丝子。

9. 魏绍斌

魏绍斌教授总结出其从少阳辨证用小柴胡汤治疗经行感冒有奇效的宝贵经验。他认为女子每行经时，气血下注血海，胞门开启，胞脉（血）外泄。在表之卫阳虚弱，营卫失调，故外邪易乘虚而入，正邪交争，相持不下，寒热往来发作。在里则因肝之经脉络阴器，肝与胆相表里，冲脉为血海而隶属于肝，可见肝与血海有密切关系。精血下注胞宫，血海由满则溢，使得肝之阴血相对不足，女子以肝为先天，以血为本。肝藏血，血虚则肝失濡养，肝失条达而乘脾土，正所谓见肝之病，知肝传脾，脾虚则气血生化乏源，加重了气血虚，气血虚则邪必凑之。

五、预后转归

经前期综合征发病原因尚不清楚，治疗时可用性激素治疗和对症治疗，前者副作用较大，后者为权宜之计，用药后症状缓解或消失，停药后易复发。目前，有学者提出将此病归入心理疾病。

六、预防调护

（一）预防

普及女性生理卫生知识，减少女性对经前期综合征的恐惧和焦虑心理，正确对待经前某些症状的出现，并及时就医，避免加重。本病的发生多与精神因素有关，故除药物治疗外，还应重视调节情志。尤其在经期，应保持心情舒畅、愉快，使气血调和，减少本病的发生。

（二）调护

1. 调情志

经期保持心情愉快。医生应积极解除患者的各种疑虑。若遇患者对月经认识不够，有惊恐和烦恼心理，医生要做细致的宣传开导工作，使患者消除紧张心理，利于本病的治疗。

2. 慎寒温

经期体虚，避免感受风寒。

3. 劳逸结合

经期不宜过度消耗脑力或体力，以免损气伤血，劳伤心脾。

4. 调节饮食

经前、经期勿过食寒凉生冷食品，以免损伤脾阳；亦勿过食辛辣之品，以免伤阴；限制食盐摄入；多次少量地摄入糖食以免发生低血糖症。可酌情配合食疗。

（三）食疗

1. 何首乌煲鸡蛋

何首乌 60g，鸡蛋 2 只。加水同煮，蛋熟去壳后再煮片刻，吃蛋饮汤。有养血滋肝补肾的功效。用于经前期综合征。

2. 夏枯草煲瘦肉

夏枯草 15g，猪瘦肉 60g，煲汤服用。有清肝补虚功用，适用于经行眩晕者。

3. 黑豆鲫鱼汤

黑豆 60g，鲫鱼 200g（去内脏）。加水同煮，用文火煮熟食用。有健脾补肾利水之功用，适用于经行浮肿者。

4. 薏米莲子粥

薏苡仁 30g，莲子 30g，陈皮 5g，加水适量，煮至粥成，分 2 次食。具有健脾益气祛湿的功效。用于经行脾虚泄泻。

5. 川芎白芷鱼头汤

川芎 10g，白芷 5g，鱼头 1 个。川芎、白芷煎汤约 400ml，放入鱼头煲半小时，饮汤食鱼头，隔日 1 次，连用 3~7 次。具有益气养血，通络止痛的功效。适用于经行血虚及血瘀所致的头晕头痛。

6. 当归乌豆独活汤

当归 15g，乌豆 60g，独活 10g。加水煎至 300ml，去渣加酒少许，分 2 次服用，3~7 日为 1 个疗程。具有益气养血、通络止痛的功效。用于经行身痛。

7. 蝉蜕糯米酒

蝉蜕 3g，糯米酒 50ml。将蝉蜕研成细末，再将糯米酒加清水 250ml 在锅内煮沸，加蝉蜕粉搅匀温服。每日 2 次，服 3~5 日。具有疏风止痒的功效，用于经行风疹块。

8. 枸杞龙眼粥

枸杞子 10g，龙眼肉 15g，大枣 20 枚，黑芝麻（炒研）20g，红糖适量。同入锅加水煮成粥，加红糖调味，分 2~3 次服。宜常食。具有养血益阴的功效。用于治疗经行不寐。

9. 黑木耳炖豆腐

木耳 30g，豆腐 3 块，核桃仁 7 个，加水炖汤服用，适用于月经前易怒、烦躁者。

10. 百合枣仁汁

鲜百合 50g，生、熟酸枣仁各 15g，枣仁水煎，去渣取汁煮百合食用。适合于经前期失眠、烦躁、易怒者。

11. 银杏桂圆汤

银杏 3 枚，桂圆 7 个，加水同煮汤，每天空腹服用，适合于头痛失眠者。

12. 银耳参汤

银耳 15g，太子参 25g，冰糖适量，水煮饮用，适合于经前期精神症状者。

13. 大枣甘草汤

大枣 10 个，甘草 4g，浮小麦 30g，用三大碗水三样食材煮成 1 碗，去渣取汁服用，适合于有精神症状者。

14. 枸杞头荠菜汁

将鲜枸杞头 250g，鲜荠菜 250g，分别洗净，放在温开水中浸泡 15min，取出切碎，放在家用粉碎机中搅拌成浆汁，用洁净纱布过滤取汁，用小火煮沸服用，适用于疲劳无力者。

七、专方选要

1. 八物汤

出自元代王好古《医垒元戎》，主要

功用为理气行滞，养血调经，方中四物汤用以养血和活血，延胡索行血中之滞，川楝子、木香、槟榔疏肝理气。全方共收理气活血行水消肿之效。临症加减：经量少、色淡者加鸡血藤18g，川牛膝15g；气郁者加柴胡10g；胸闷呕恶者加枳实10g；便秘者加郁李仁18g；失眠者加炒酸枣仁18g。治疗经行浮肿。

2. 健固汤

治疗经行泄泻。方为党参18g，茯苓15g，炒白术20g，巴戟8g，薏苡仁30g。脾虚型：加用黄芪18g，升麻12g，吴茱萸15g。脾虚湿困型：加用白芍12g，青木香18g，砂仁10g。脾肾阳虚型：加补骨脂16g，肉豆蔻15g，干姜9g。水煎服，每日1剂，每日服3次，在经前5天开始服药，10天为1个疗程，每周期用药1个疗程，连用3个月经周期。在此期间不宜服用生冷、油腻之物。[杨燕玲. 陕西中医，2008，29（9）：1146.]

3. 小柴胡汤加减

治疗经行发热。方用柴胡15g、黄芩12g、法半夏10g、党参10g、大枣12g、地骨皮15g、青蒿9g、甘草6g。风寒重鼻涕多者加荆芥、薄荷、白芷、苍耳子；风热重咽痛明显者加生地黄、僵蚕；月经量少者加川芎、益母草、怀牛膝；若腰酸并少腹不适者加桑寄生、乌药、香附。水煎服，每日1剂，复煎后再服，每日服中药2次，连服2日。[陈昆仑. 广州医药，2011，4（3）：51.]

4. 参苓白术散加减

治疗经行泄泻。方用党参20g，茯苓、土炒白术、扁豆、薏苡仁各30g，山药、陈皮各12g，砂仁9g。临证加减：腹痛者加白芍13g、炙甘草6g、广木香6g；兼肾虚见腰膝酸痛、五更泄泻者加补骨脂15g、巴戟天15g、肉豆蔻12g；脾虚兼寒者加吴茱萸6g、炮姜10g；经量多、泄泻不止者加荆芥炭12g、赤石脂12g。经前1周开始服药，

每日1剂，水煎约400ml，早晚餐前分2次服，连用10天为1个疗程。患者治疗期间宜节饮食，忌食生冷、油腻之品。[卢英翔. 四川中医，2007；25（5）：86.]

5. 养血柔肝散

治疗经前期紧张综合征。方用柴胡10g，夏枯草18g，熟地黄10g，白芍12g，川芎10g，牡丹皮10g，当归10g，炒白术10g，牡蛎30g，荔枝核20g，青皮10g，柏子仁20g，淫羊藿30g，生姜6g，大枣10g。辨证加减：伴性情急躁易怒或抑郁甚者加延胡索10g、枳壳10g；伴浮肿者加茯苓30g、泽泻30g；伴乳房肿块者加苏木10g、桂枝10g、桃仁10g；伴口腔黏膜溃疡者加墨旱莲15g、女贞子15g、黄连6g。每日1剂，水煎服，每服300ml，每3次，连用10天为1个周期，月经期停服，3个周期为1个疗程。[韩晓东，许静. 四川中医，2007，25（6）：91.]

6. 逍更灵

治疗经前期紧张综合征。药用柴胡15g，龙胆草18g，生地黄15g，牡丹皮12g，延胡索15g，香附、百合花各10g，远志12g，当归15g，刘寄奴12g，益母草15g，麦芽10g，白芍12g，川芎、茯苓、白术各15g，炙甘草6g，每日2次，每次80~100ml，连用10天为1周期，月经期停服，3个周期为1个疗程。[杜秀春. 临床探讨，2009，49（22）：141.]

7. 疏肝宁神汤

柴胡、白术各12g，当归、酸枣仁各18g，茯苓10g，香附、枳壳、青皮、川芎、白芍、郁金、远志、炙甘草各9g，加减治疗经前期紧张综合征。[丁树栋，管恩兰，丁树琴，等. 新中医，2001，33（11）：54.]

主要参考文献

[1] 沙明荣. 沙明荣运用天仙藤散治疗经行浮肿经验介绍［J］. 山西中医，2014，30

（4）：10.

［2］王巍，高霞，马本绪. 电极刺激涌泉穴治疗经前期紧张综合征的疗效及机制研究［J］.宁夏医学杂志，2018，40（97）：645.

［3］王誉燃. 子午流注纳甲法治疗肝郁气滞型经前焦虑障碍（PMDD）的临床研究［D］.广州：广州中医药大学，2018.

［4］沈海晨. 女大学生自我客体化与月经态度及经前期综合征的关系［D］. 安徽：蚌埠医学院，2018.

第六节　围绝经期综合征

围绝经期是女性由生育期过渡到老年期的一个必经生命阶段，它包括绝经前期、绝经期和绝经后期。基本的生理变化是卵巢功能减退，以至完全消失。绝经可分为自然绝经和人工绝经两种。自然绝经指卵巢内卵泡用尽，或剩余的卵泡对促性腺激素丧失了反应，卵泡不再发育和分泌雌激素，不能刺激子宫内膜生长，导致绝经。人工绝经是指手术切除双侧卵巢或用其他方法停止卵巢功能，如放疗和化疗等。多数女性在围绝经期通过神经和内分泌系统的调节能适应而无明显症状，部分女性可出现自主神经功能紊乱，年轻女性因病切除卵巢或放化疗后也有类似症状，其表现为月经不规律、性器官进行性萎缩、潮热、皮肤潮红、易出汗、情绪不稳定、头痛、失眠等，这些症状统称为围绝经期综合征。

中医学中无此病名记载，其症状散见于"年老血崩""老年经断复来""脏躁""百合病"等疾病中，现属于中医的"经断前后诸证"范畴。

一、病因病机

（一）西医学认识

绝经前后最明显的变化是卵巢功能衰退，随后表现为下丘脑－垂体功能退化。

1. 雌激素

卵巢功能衰退的最早征象是卵泡对促卵泡激素（FSH）敏感性降低，FSH 水平升高。整个绝经过渡期雌激素水平并非逐渐下降，只是在卵泡完全停止生长发育后，雌激素水平才迅速下降。绝经后卵巢极少分泌雌激素，但女性血液循环中仍有低水平雌激素，主要来自肾上腺皮质。绝经后女性循环中雌酮高于雌二醇。

2. 黄体酮

绝经过渡期卵巢尚有排卵功能，仍有黄体酮分泌。但因卵泡期延长，黄体功能不良，导致黄体酮分泌减少，绝经后无黄体酮分泌。

3. 雄激素

绝经后雄激素来源于卵巢间质细胞及肾上腺，总体雄激素水平下降。其中雄烯二酮主要来源于肾上腺，分泌量约为绝经前的一半。卵巢主要产生睾酮，由于升高的促黄体生长素（LH）对卵巢间质细胞的刺激增加，使睾酮水平较绝经前增高。

4. 促性腺激素

绝经过渡期 FSH 水平升高，LH 仍在正常范围，LH/FSH ＜ 1。绝经后 FSH 升高较 LH 更显著，LH/FSH ＞ 1。卵泡闭锁导致雌激素和抑制素水平降低以及 FSH 水平升高，是绝经的主要信号。

5. 促性腺激素释放激素

绝经后 GnRH 分泌增加，并与 LH 相平衡。

6. 抑制素

绝经后女性血中抑制素水平下降，较雌二醇下降早且明显，可能成为反映卵巢功能衰退更敏感的指标。

（二）中医学认识

中医学认为女性在绝经前后，肾气渐衰，天癸将竭，冲任二脉空虚，生殖能力降低。正如《素问·上古天真论》曰："七七任脉虚，太冲脉衰少，天癸竭，地道不通，故形坏而无子也。"多数女性可以通过自身调节，顺利地度过这段时期。但有部分女性由于体质、精神、生活环境等因素的影响，不能通过自身调节来适应这一生理变化，导致阴阳平衡失调，脏腑气血功能紊乱，而出现一系列证候。

本病的病因以肾虚为主，因肾阴虚、肾阳虚或肾阴阳俱虚而影响心、肝、脾，导致多种病理变化。由于肾的阴阳失去平衡则出现肾阴不足，水不涵木，肝阳上亢；或肾阳虚衰，脾失温煦；或肾精不足，肾水不能上济于心而致心肾不交；肝肾同源，肾精不足，肝失所养，肝气郁结，失于调达或思虑过度，劳伤心脾，心脾两虚，导致气血失调，影响冲任，均可引起绝经前后诸证。

二、临床诊断

（一）辨病诊断

1.诊断要点

（1）月经紊乱　绝经前无排卵周期增加，开始出现月经紊乱。表现为月经周期延长，经量逐渐减少，至停经；或周期缩短，经量增加或大量阴道出血或淋漓不断；或由正常而突然停止，以后不再来潮。

（2）血管舒缩症状　主要表现为潮热，是雌激素降低的特征性症状。特点是反复出现短暂的面部和颈部及胸部皮肤阵阵发红，伴有烘热，继之出汗。持续时间1~3分钟，症状轻者每日发作数次，重者更多。是绝经后期女性需要性激素治疗的主要原因。

（3）精神、神经症状　围绝经期女性往往激动易怒，抑郁多疑，失眠，记忆力减退，甚至出现喜怒无常，似精神病发作。

（4）自主神经失调症状　常出现如心悸、眩晕、头痛、失眠、耳鸣等自主神经失调症状。

2.相关检查

（1）血清FSH值及E_2值测定　绝经过渡期FSH或LH > 10U/L，提示卵巢储备功能低下。闭经提示FSH > 40U/L且E_2 < 10~20pg/ml，提示卵巢功能衰竭。

（2）氯米芬兴奋试验　嘱患者月经第5日起口服氯米芬，每日50mg，共5日，停药第1日测血清FSH > 12U/L，提示卵巢储备功能降低。

（3）分段诊断性刮宫及子宫内膜病理检查　排除子宫内膜肿瘤。

（4）盆腔超声、CT、核磁共振检查　可展示子宫和卵巢全貌以排除器质性疾病。B型超声检查可排除子宫及卵巢肿瘤，了解子宫内膜厚度。

（5）测定骨密度　了解有无骨质疏松。

（二）辨证诊断

本病以肾虚为本，病理变化以肾阴肾阳平衡失调为纲，辨证关键在于辨清肾阴肾阳的属性。阴虚者，必见腰膝酸软、头晕耳鸣、烘热汗出、潮热颧红、手足心热、尿少便干等阴虚内热证。阳虚者，必见腰膝酸冷、肢冷畏寒、小便清长、大便溏薄等阳虚内寒证。

1.阴虚内热型

（1）临床证候　绝经前后女性，腰膝酸软，头晕耳鸣，烘热汗出，潮热面红，或手足心热，或尿少便干，月经紊乱，先期量少或量多，或崩或漏，舌红少苔、脉细数。

（2）辨证要点　腰膝酸软，头晕耳鸣，烘热汗出，舌红少苔，脉细数。

2.精亏血枯型

（1）临床证候　绝经前后，腰膝酸软，骨节酸痛，头晕健忘，耳鸣耳聋，甚至齿摇发脱，月经后期量少，甚或过早闭经，舌质淡，苔薄、脉细弱。

（2）辨证要点 骨节酸痛，头晕健忘，齿摇发脱，舌质淡，脉细弱。

3.阴虚肝旺型

（1）临床证候 经断前后，腰膝酸软，头晕头痛，烦躁易怒，烘热汗出，双目干涩，舌质红，少苔，脉细弦数。

（2）辨证要点 头晕头痛，烦躁易怒，烘热汗出，舌红少苔，脉细弦数。

4.心肾不交型

（1）临床证候 经断前后，腰膝酸软，头晕耳鸣，烘热汗出，心悸怔忡，心烦不宁，失眠多梦，甚至情志异常，舌质红，苔薄白，脉细数。

（2）辨证要点 心悸怔忡，心烦不宁，失眠多梦，舌质红，脉细数。

5.肾阳虚型

（1）临床证候 绝经前后，腰背酸冷痛，形寒肢冷，精神萎靡，小便清长，夜尿频数，或面浮肢肿，或纳呆便溏，甚至五更泄泻，或经行量多，或崩中漏下，经色淡暗，舌质淡，苔薄白，脉沉细弱。

（2）辨证要点 腰背酸冷痛，形寒肢冷，夜尿频多，舌淡苔薄，脉沉细弱。

6.阴阳俱虚型

（1）临床证候 绝经前后，头晕耳鸣，健忘，乍寒乍热，颜面烘热，汗出恶风，腰背冷痛，舌质淡，苔薄，脉沉弱。

（2）辨证要点 头晕耳鸣，健忘，颜面烘热，腰背冷痛，舌淡苔薄，脉沉弱。

三、鉴别诊断

围绝经期综合征出现的证候往往因人而异，轻重不一，但多伴有月经紊乱，发病时间是在绝经前后。其症状表现与眩晕、心悸等类似，临证时注意鉴别。

眩晕的特点为患者自觉周围景物旋转或自身旋转，轻者闭目可止，重者如坐舟车，不能站立，严重者可伴有恶心、呕吐、出汗、昏倒等症状，多由肝阳上扰、肾精不足、气血亏损、痰浊中阻所致。

心悸是指患者自觉心跳异常，心慌不安，休作有时，不能自主的一种症状，常与体质虚弱、精神刺激、劳累过度、脏腑失调、外邪入侵等因素有关。病变部位主要在心，但与肝、脾、肾等脏有密切关系。

四、临床治疗

（一）提高临床疗效的要素

1.激素与补肾药联合应用

围绝经期综合征是由于卵巢功能减退，雌激素分泌减少所引起的一系列自主神经功能失调症状，西医对本病的治疗以雌激素为主（对雌激素有禁忌证者除外），因其可能会使子宫内膜增生，有癌变的危险，故多主张尽量用能控制症状的最小剂量，或同时加用孕激素治疗。同时配合中药辨证施治，重在补肾。根据肾阴肾阳偏盛偏衰的不同，分别侧重于滋肾或温补，或阴阳双补。结合所累及的脏腑，调理心肝脾的功能，或治以交通心肾、补益心脾，或佐以疏肝解郁，以平衡阴阳，调和气血，均能取得良好效果。

2.镇静剂与滋肾安神药联用

有部分围绝经期综合征患者以精神神经症状为主，用激素治疗有时不能缓解症状，可配用一些镇静剂治疗，使患者情绪稳定，保证睡眠，同时用中药滋补肝肾，清心安神，或养心定志，或益气养血，以平衡阴阳，使心有所养，则诸症可消。

（二）辨病治疗

1.一般治疗

教育患者解除思想顾虑，理解绝经是生命的必然过程，合理安排生活、工作，积极参加适合自己的体育锻炼，保持乐观情绪，顺利度过围绝经期。对于出现烦躁、失眠、头痛、抑郁等症状者，可给予一些镇静剂及调节自主神经功能的药物，如地西泮 2.5~5mg，每日 2~3 次；甲丙氨酯 100~400mg，每日 2~3 次；苯巴比妥 15~30mg，谷维素 10~20mg，每日 3 次，适量补充维生素 A、维生素 E、复合维生素 B 等。

2. 激素治疗

（1）雌激素治疗　有下列情况者可考虑使用雌激素治疗。围绝经期女性有症状者，一般治疗效果不佳者；患有阴道炎、尿道炎，经抗炎治疗效果不佳者；性交疼痛者；人工绝经或过早绝经有症状者；脂代谢障碍及明显骨质疏松者。戊酸雌二醇 0.5~2mg，每日 1 次，己炔雌二醇 0.01~0.05mg，每日 1 次，均使用 3 周，停药 5~7 天为 1 个周期；尼尔雌醇 2mg，半个月 1 次，或 5mg 每个月 1 次。老年性阴道炎患者可用己烯雌酚栓剂量置阴道内，每日 1 次，每次 1 枚，7~10 天为 1 个疗程，可重复使用。骨质疏松患者目前认为一般应尽早给予雌激素，并长期服用。长期服用雌激素者应采用雌、孕激素序贯疗法，以防止长期应用雌激素使子宫内膜增生导致癌变。因雌、孕激素贯序疗法可发生撤退性出血，治疗前应向患者说明。

（2）孕激素制剂　常用醋酸甲羟黄体酮每日口服 2~6mg，或天然孕激素制剂如微粒化黄体酮，每日口服 100~300mg。

（三）辨证治疗

1. 辨证论治

（1）阴虚内热型

治法：养阴清热。

方药：六味地黄丸或知柏地黄丸加减。生熟地黄、山茱萸、山药、枸杞子、茯苓、墨旱莲、牡丹皮、地骨皮、女贞子。

加减：若烘热汗出明显，加煅龙骨（先煎）、煅牡蛎（先煎）、五味子、浮小麦；若月经先期量多，或崩或漏者加地榆炭、茜草炭。

（2）精亏血枯型

治法：滋肾填精养血。

方药：左归丸加味。熟地黄、山药、枸杞子、菟丝子、当归、山茱萸、鹿角胶（烊化）、龟甲胶（烊化）、川牛膝、制何首乌。

加减：若腰膝酸软、骨节酸痛明显者，加桑寄生、狗脊，以补肝肾强筋骨。

（3）阴虚肝旺型

治法：滋肾养肝，平肝潜阳。

方药：杞菊地黄丸加减。熟地黄、枸杞子、山药、茯苓、白芍、石决明（先煎）、山茱萸、牡丹皮、菊花、制鳖甲（先煎）、生龙骨、牡蛎（先煎）。

加减：若头痛、眩晕较甚者，加天麻、钩藤。

（4）心肾不交型

治法：滋阴降火，交通心肾。

方药：六味地黄丸合黄连阿胶汤加减。熟地黄、山药、白芍、百合、山茱萸、五味子、牡丹皮、阿胶（烊化）、远志、天麦冬、黄连、莲子心。

加减：若彻夜难眠者加紫贝齿（先煎）、珍珠母（先煎）；若情志异常者加炙甘草、淮小麦、大枣。

（5）肾阳虚型

治法：温肾扶阳。

方药：右归丸加减。熟地黄、山药、枸杞子、菟丝子、淫羊藿、山茱萸、鹿角胶（烊化）、杜仲、覆盆子、肉桂。

加减：若月经量多，或崩中漏下者加赤石脂、补骨脂；若大便溏泻者加炒白术、茯苓、补骨脂。

（6）阴阳俱虚型

治法：阴阳双补。

方药：二至丸合二仙汤加味。淫羊藿、女贞子、菟丝子、仙茅、巴戟天、当归、墨旱莲、制何首乌、煅龙骨（先煎）、煅牡蛎（先煎）、盐知母、盐黄柏。

加减：若便溏者，去当归，加茯苓、炒白术；若腰背冷痛较重者，加补骨脂、续断、杜仲。

2. 外治疗法

（1）体针

①取太溪、太冲、照海、三阴交、关元穴。头晕目眩者加百会、风池；腰背酸痛者加肾俞、腰眼；烘热者加涌泉。主穴均施补法，百会、涌泉泻法，风池、肾俞、腰眼平补平泻。每日1次，10次为1个疗程。治疗围绝经期综合征。

②取脾俞、胃俞、中脘、章门、足三里、三阴交。脘腹胀满者加下脘、气海；便溏者加阴陵泉；头面足水肿者加关元、中极。用补法或平补平泻法。每日1次，10次为1个疗程。治疗围绝经期综合征。

③取心俞、脾俞、肾俞、神门、三阴交。心中烦乱懊恼、呻悲面热、五心烦热者，加照海，换神门为通里；噩梦多者选大陵、神门、百会。用平补平泻手法，每日1次，10次为1个疗程。治疗围绝经期综合征。

④取双合谷、双太冲、双三阴交，每日1次，10次为1个疗程。治疗围绝经期综合征。

⑤取内关、神门、肝俞、三阴交，每日1次，10次为1个疗程。治疗围绝经期综合征。

⑥对围绝经期综合征表现喜怒无常等精神症状者，针刺水沟、内关、神门、涌泉、肝俞、心俞、百会等穴。失眠者针刺神门、三阴交。心痛心悸者针刺郄门、神门。心烦心悸者针刺内关。大汗出者针刺合谷、复溜。崩漏者针刺关元、三阴交、隐白。

（2）灸法

①取关元、气海、脾俞、肾俞、三阴交、足三里。用艾条温和灸，每穴施灸5~7

分钟，每日1次，10次为1个疗程。治疗围绝经期综合征。

②取脾俞、胃俞、中脘、关元、足三里。艾条温和灸时，每穴3~5分钟，至皮肤潮红透热为度。艾炷灸时，每穴中等艾炷3~5壮，小艾炷5~7壮。每日1次或隔日1次。治疗围绝经期综合征脾胃虚弱型。

（3）耳针

①取神门、交感、内分泌、心、肝、肾、皮质下、脾穴。症状严重者，可用毫针中等刺激，或电针弱刺激，每日1次，每次15~20分钟。症状缓解后，可选用埋豆或埋针法，每周2次。治疗围绝经期综合征。

②取子宫、内分泌、交感、神门、皮质下、肝，每日1次，1次取3~4穴。治疗围绝经期综合征。

（4）梅花针

①取神门、三阴交、百会、夹脊穴及督脉循行部位，脐下任脉循行部位。中等或轻刺激至皮肤潮红为度。每日或隔日1次。治疗围绝经期综合征。

②取颈项部、头顶部、腰、骶、小腿内侧、内关穴，重点叩大椎、风池、百会、肾俞、腰骶、三阴交、内关穴。中等强度刺激，由上向下的顺序反复叩4~5遍，每日1次，10次为1个疗程，疗程间隔5日。治疗围绝经期综合征。

（5）三棱针　取腰阳关至腰俞穴，挑皮0.2~0.3cm，深0.1~0.15cm，以月经来潮第2日最佳。3日1次。治疗围绝经期综合征。

（6）拔罐法

①取大椎、心俞、肝俞、气海俞穴及身柱、脾俞、肾俞穴。每日或隔日1次，每次1组，均用刺络留罐法。治疗围绝经期综合征。

②肝肾阴虚型取肾俞、肝俞、心俞、三阴交穴。先在肾俞、肝俞、心俞穴用三棱针点刺，用闪火法拔点刺穴位5分钟，用

择方同法在同一侧三阴交穴拔罐，第2日取对侧穴位。脾肾阳虚型取肾俞、脾俞、气海、足三里穴，用闪火法在同一侧穴位拔罐10分钟，次日交替另一侧穴。治疗围绝经期综合征。

（7）贴敷法

①吴茱萸12g，龙胆草20g，朱砂0.6g，明矾3g，小蓟根汁60g，共研细末，调拌凡士林，将上药敷于涌泉、命门穴。治疗围绝经期综合征。

②香附12g，夏枯草60g，将上药捣烂，调拌麻油，外敷心俞、期门穴。每日贴换1次。6次为1个疗程。治疗围绝经期综合征。

（8）水针　取关元、肾俞、三阴交。选用鬼见愁注射液或三七当归注射液1ml，分别注入上穴，每日1次或隔日1次，10次为1个疗程。治疗围绝经期综合征。

（9）药枕法

①黑豆磁石枕：黑豆、磁石各1000g，分别打碎，和匀，装入枕头。适用于围绝经期综合征属阴虚阳亢者。

②强真保元枕：巴戟天1kg，大附子、炮姜、黄精各500g，细辛、川椒、大茴香、肉桂各200g，分别打碎烘干，共研粗末，混匀，装入枕头。适用于围绝经期综合征肾阳虚患者。

3. 单方验方

（1）生地黄、熟地黄、茯苓、山药、何首乌、仙茅各12g，泽泻、山茱萸各9g，牡丹皮6g，水煎服，每日1剂。适用于围绝经期综合征心肾不交之证。

（2）紫草30g，巴戟天18g，白芍18g，淫羊藿15g，麦冬9g，当归10g，知母10g，竹叶10g，每日1剂，水煎服。适用于围绝经期综合征。

（3）炒酸枣仁12g，柏子仁15g，珍珠母20g。珍珠母加水先煎20分钟，后入前两味药再煎15分钟，煎2次分服，每日1剂。用于围绝经期综合征心肾不交型。

（四）医家诊疗经验

1. 黄宗勖

黄宗勖教授认为进入围绝经期，若素体较弱，又兼有精神或其他因素影响，一时不能适应围绝经期的变化，就可出现肾虚、肝郁、心脾两虚、阴阳平衡失调的症状。治以滋补肝肾，养心安神之法，用症拟百麦安神汤（百合30g，小麦50g，熟地黄各15g，炒酸枣仁20g，茯神15g，柏子仁15g，太子参30g，杜仲15g，龙骨30g，大枣20g，甘草6g，牡蛎30g）治疗，每日3次水煎服。

2. 蔡小荪

蔡小荪教授治疗围绝经综合征主张补肾同时注重调脾、清泄心肝，用药以轻、简、验为特色。泻火多取黄柏、知母、牡丹皮、地骨皮等药；平肝频用菊花、钩藤、白蒺藜之类；气滞用柴胡、青皮、郁金、木香；痰阻用陈皮、半夏、石菖蒲、胆南星、姜竹茹等；养心安神用丹参、柏子仁、远志、灯心草、磁石；缓急定志用淮小麦、甘草、白芍、石菖蒲；健脾益气党参、黄芪、茯苓、白术；补益肾气生地黄、巴戟天、淫羊藿、枸杞子。

3. 裘笑梅

裘笑梅教授认为从围绝经期综合征的发病年龄看，处于肾气虚衰的阶级，故其发病与肾虚有关，且心肝肾三脏相互关联，关系密切。心肾水火相济，肝肾乙癸同源。因此心肝火旺与肾虚有关系，用清心平肝汤（黄连3g，麦冬9g，白芍9g，白薇9g，丹参9g，龙骨15g，酸枣仁9g）不治肾而从心肝论治，并非舍本逐末。因为肾虚是本，这是生理现象，自然规律不可逆转，只能推迟；心肝火旺为标，为病理现象。因此，病本虽在肾虚，但治疗并不一定在肾，而应重在心肝，调整机体阴阳，使其在新的基础上达到平衡，清心平肝法，旨意亦在此。

4. 邵丽黎

邵丽黎教授认为妇人绝经之年已经历了经、孕、产、乳几个阶段，肝血屡伤，肾气渐衰，水不涵木，心火匮乏，心血不生，肾水失滋，肾精更亏。因此出现心肝肾三脏功能不协调的病理变化。主张应用养心滋肾，疏肝安神之法，自拟滋肾疏肝汤，药用夜交藤 30g，远志 9g，石菖蒲 6g，炒酸枣仁 15g，茯苓 15g，合欢皮 10g，生龙齿 15g，柴胡 6g，陈皮 9g，生地黄 10g。对围绝经期综合征症见心悸、失眠、热气上冲、烘热汗出、忧思易怒、舌质淡、脉弦细者，可使阴阳调和，水火既济，心肾相交，精血互化，肝气条达。

5. 傅金英

傅金英教授认为肾虚是围绝经期综合征发生的根本原因。治疗本病时应谨守病机，标本兼治，在调补肾阴、平衡阴阳的基础上，佐以益气健脾，宁心安神，疏肝解郁，调养气血，使阴阳达到相对平衡。方由北沙参、山茱萸、枸杞子、女贞子、墨旱莲、黄芪、茯苓、杜仲、淫羊藿、煅龙骨、煅牡蛎、丹参等组成。精神抑郁或易怒较重者加香附、郁金、柴胡等；失眠多梦严重者加夜交藤、炒酸枣仁、柏子仁等；眩晕甚者加钩藤、天麻、川芎等；烘热出汗者可加浮小麦、地骨皮、知母等；腰膝酸软者加续断、菟丝子、补骨脂等；食欲欠佳者加鸡内金、焦三仙、砂仁等；畏寒怕冷，全身浮肿者可加肉桂、附子、鹿角霜、巴戟天等。

6. 肖承悰

肖承悰教授从女性的生理病理特点出发，认为围绝经期综合征的主要病机是肝肾阴虚、心肾不交。该病之病机与肾、心、肝相关。着重交通心肾，使水火相济，而诸症得愈。经验方为女贞子、生地黄、制何首乌、百合、丹参、墨旱莲、生龙骨、生牡蛎、合欢皮、茯苓、莲子心、盐知母等。总之，诸药合用，补而不滞，通补兼施，共奏交通心肾之功。此外要非常重视对患者心理的疏导，通过倾听、鼓励、解释、共情等多种方法使患者正确认识该疾病，达到疏肝解郁、调畅气机的作用。

五、预后转归

围绝经期综合征患者经心理治疗后可消除思想顾虑，树立战胜疾病的信心。经常进行体育锻炼，参加适度的集体文娱活动，轻症患者均可达到减轻症状的目的，重症患者经药物治疗后临床症状和体征可明显改善。围绝经期综合征的治疗以雌激素为主，但可能会有子宫内膜增殖、癌变的危险，若治疗期间出现乳胀、白带多、头痛、水肿时，应停药观察，出现不规则阴道出血者，应及时进行诊断性刮宫送病检，以防癌变的发生。

六、预防调护

（一）预防

要使女性比较平稳顺利地度过围绝经期，降低本病的发病率，必须从预防，并且要普及围绝经期生理知识，使广大女性了解围绝经期是一个过渡时期，这个时期出现一些症状可以自然缓解。我们要做好适应这一时期的心理准备，解除不必要的精神负担，以乐观积极的态度度过围绝经期。广泛开展中年女性的保健工作，加强卫生宣传教育和适当的性教育。

（二）调护

提高自我调节和控制能力，调节自己的精神，合理安排好工作和生活，正确对待各种生活事件。同时使其家属协助配合，给予鼓励，消除患者的恐惧和忧虑。医务人员应耐心解答患者的问题，并给予指导解决。锻炼身体，劳逸结合，通过适当的体育锻炼来调整神经功能，改善睡眠。保持正常的性生活，有益于心理和生理的健康，有益于延缓衰老。

进入围绝经期后，最好每半年至1年进行一次，妇产科检查，包括阴道细胞学涂片及有关实验室检查。

（三）食疗

要以清淡、营养丰富的饮食为佳，如豆制品、高蛋白饮食，少食辛辣香燥食物，同时可选用食疗方服之。

1. 核桃肉芡实莲子粥

核桃肉20g，芡实、莲子肉各15g，大米适量，共煮粥食用。有补肾健脾的功效，用于围绝经期综合征。

2. 枸杞百合粥

枸杞子、百合各30~60g，大米适量，煮粥食用。有滋肾养阴生津之功用，用于围绝经期综合征。

3. 杞归天麻羊肉汤

枸杞子、当归、天麻各20g，羊肉250g，炖熟服食。有补肾养血除晕的功用适用于围绝经期综合征。

4. 桑椹糯米粥

鲜桑椹30g，糯米50g，冰糖适量。煮粥食用，早晨空腹温热服，每日1次。具有滋补肝肾，滋阴养血的功效，适用于围绝经期综合征。

5. 甲鱼枸杞膏

甲鱼1只，枸杞子45g，姜、葱、糖、料酒等适量。甲鱼去内脏，腹内填入枸杞子及佐料，清蒸至肉熟，连汤服食，每晚1次。具有滋补肝肾的功效，适用于围绝经期综合征。

6. 百合生地粥

百合60g，鲜生地黄30g，鸡蛋黄2枚，白糖适量。先煎生地黄去渣取汁，加入百合煮至糊状加入蛋黄拌匀，煮沸加白糖。分2次温服。具有养阴清热，清心安神的功效，适用于围绝经期综合征。

七、专方选要

1. 当归六黄汤加减

熟地黄20g，生地黄20g，当归5g，黄芪30g，黄芩15g，黄连10g，黄柏15g，酸枣仁20g，首乌藤60g，每日1剂，水煎3次，取药液共300~400ml，分3次温服。7天为1个疗程，连续服药3个疗程。治疗围绝经期综合征。[严春玲，王辉燦. 四川中医，2014，32（15）：95.]

2. 黄连温胆汤

治疗围绝经期综合征。黄连10g、法半夏10g、竹茹10g、枳壳10g、陈皮10g、生姜10g、甘草3g。每日1剂，水煎分2次服。失眠者加生龙骨15g先煎，生地黄15g，去法半夏，陈皮；腹胀纳差者加苍术10g，神曲15g，去竹茹；神疲乏力者加党参15g，茯神15g，去竹茹。[曾运雄. 中国中医药现代远程教育，2010，8（10）：135.]

3. 甘麦大枣汤

治疗围绝经期综合征。方为浮小麦30g，炙甘草15g，大枣12g，肉苁蓉15g，淫羊藿15g，柏子仁12g，合欢皮12g，白芍12g，百合12g，煅龙骨30g，煅牡蛎30g，炙龟甲12g。阴虚火旺者加黄柏、牡丹皮、栀子、知母；形寒乍热、汗出晨冷者加肉桂、巴戟天、杜仲；精神萎靡乏力者加党参、黄芪、白术；彻夜不寐者加酸枣仁、远志、茯神；头痛头晕者加天麻、菊花、珍珠母；足跟疼痛、关节或腰背酸痛者加桑寄生、续断、补骨脂；口干便秘者加黑芝麻、生地黄。[曾运雄. 中国中医药现代远程教育，2010，8（10）：135.]

4. 更年饮

治疗围绝经期综合征。方为紫河车15g，熟地黄10g，当归10g，白芍10g，枸杞子10g，菟丝子15g，淫羊藿10g，党参15g，白术10g，酸枣仁12g，合欢皮20g，香附10g，钩藤10g，黄连5g。头昏倦怠者加黄芪、茯苓；头晕耳鸣者加天麻、刺蒺藜；心烦易怒、失眠多梦者加生龙骨、五味子；自汗不已者加黄芪、麻黄根，烘热汗出者加地骨皮、浮小麦；月经量多者加阿胶、仙鹤草，恶风微寒者加黄芪、防风；浮肿、肢冷者加巴戟天、鹿角霜、茯苓；胸闷、善太息、情志不稳者加百合、淮小麦。水煎服，每日1剂。[肖梅艳. 实用中西医结合临床，2004，4（25）.]

5. 更年宁汤

治疗围绝经期综合征。熟地黄30g，女贞子、枸杞子、肉苁蓉、知母各12g，墨旱莲20g，巴戟天、黄柏各10g，酸枣仁、龟甲各15g。每10天为1个疗程。[王嘉梅. 浙江中医杂志，2002，37（3）：97.]

6. 补肾二仙汤

治疗围绝经期综合征。方为仙茅6g，淫羊藿12g，当归12g，巴戟天6g，黄柏9g，知母9g。肝肾阴虚者加枸杞子15g，女贞子15g，怀牛膝15g，夏枯草10g，生龙骨30g，生牡蛎30g，去巴戟天；脾肾阳虚者加补骨脂10g，杜仲10g，党参15g，白术15g，茯苓12g，泽泻12g，炙甘草5g；阴阳两虚者加熟地黄10g，合欢皮10g。[王克俭. 上海中医药杂志，2002，（8）：31-32.]

主要参考文献

［1］李盼荣，栗占捧，胡瑞平，等. 经颅微电流刺激疗法联合心理治疗对女性围绝经期焦虑症的疗效研究［J］. 中国实用医药，2014，9（3）：105-106.

［2］袁卉屏，柳伟. 自拟益寿汤配合针灸治疗女性围绝经期综合征临床观察［J］. 中外女性健康，2014，（2）：20.

［3］于胜男，徐萌萌，傅金英，等. 傅金英教授治疗围绝经期综合征的经验［J］. 中医临床研究，2013，5（24）：81.

［4］廉伟. 肖承悰教授治疗围绝经期综合征经验撷萃［J］. 环球中医药，2013，1（6）：1-20.

［5］严春玲，王辉蝶. 当归六黄汤治疗围绝经期综合征的临床研究［J］. 四川中医，2014，32（15）：95.

［6］郁琦. 中国绝经管理和绝经激素治疗指南（2018）解读［J］. 协和医学杂志，2018，35（3）：513-525.

［7］乔林，熊英，徐克惠. 中国绝经管理和绝经激素治疗指南（2018）解读［J］. 实用妇产科杂志，2019，35（3）：183-187.

第七节　多囊卵巢综合征

多囊卵巢综合征（PCOS）是由于下丘脑-垂体-卵巢轴功能失调造成的持续性无排卵。该病是妇科常见的疾病。主要表现为月经稀发或闭经、不孕、多毛和肥胖以及双侧卵巢增大等。

本病在中医学中无记载，根据其症状特点，可归属于中医的"不孕""月经后期""闭经""无子"范畴。从卵巢多囊性增大的改变来看，又可属中医的"癥瘕"范畴。

一、病因病机

（一）西医学认识

1. 下丘脑-垂体-卵巢的调节功能紊乱

由于长期不排卵，雌激素对垂体的负反馈作用使FSH降至正常范围低值，并在性腺外转化为睾酮，月经中期不出现高峰，正反馈作用使LH持续分泌，呈高水平，也不形成LH峰。持续少量的FSH刺激使FSH/LH比值上升，影响卵泡发育不能达到成熟，也不发生排卵，成为囊状闭锁，使雌二醇、雌酮分泌增加。持续大量的LH分泌使间质中卵泡膜细胞增生，雌二醇产生减少，雄烯二酮和睾酮显著增多。雄烯二酮在卵巢或周围组织转化为睾酮，并通过脂肪组织转化为雌酮，雄激素过多。过高的雄激素间接影响促性腺激素的分泌，增高的雌酮作用于垂体，造成 LH 大量释放、雄激素生成过多以及雌激素分泌异常的恶性循环。高雄激素血症在卵巢内引起被膜纤维化增厚、抑制卵泡发育，造成卵巢囊性增大和慢性无排卵。

2. 遗传学因素

PCOS 是一种常染色体显性遗传，或基因突变所引起的疾病。

3. 病理改变

（1）卵巢的变化

①卵巢大体观：典型病例可见双侧卵巢增大，表面光滑，色灰白发亮，白膜增厚硬化，较正常厚 3~4 倍。包膜下隐约可见许多大小不等的囊性卵泡，主要分布在卵巢皮质的周边，少数散在于间质中，间质增多呈珍珠样。

②异常卵泡的组织学特点：包膜下为处于不同发育期的卵泡及萎缩卵泡。囊性卵泡由几层颗粒细胞或卵泡膜细胞覆盖，卵巢间质有时黄素化，但无排卵迹象，也无黄体形成。颗粒细胞相对缺少，卵泡膜细胞比颗粒细胞致密且增厚。电镜下见颗粒细胞产生蛋白质活跃，而卵泡膜细胞表现为类固醇产生特征。

③阴道脱落细胞成熟指数：是初步了解体内性激素状况的简易方法。睾酮过多的涂片往往出现 3 层细胞同时存在的片型，明显增高时 3 层细胞数几乎相等，但必须与炎症相区别。雌激素水平可以从表层细胞百分比来估计，但不能反映血液中激素的含量。

（2）子宫内膜的变化　子宫内膜主要表现为无排卵性子宫内膜。卵泡发育不良时，子宫内膜变化，当卵泡持续分泌少量或较大量雌激素时，可刺激内膜其使增生过长，长期持续无排卵，仅有单一无对抗的雌激素作用，可导致子宫内膜癌的发生。

（二）中医学认识

中医学认为肾为先天之本，元气之根，主藏精气，具有促进人体生长发育和生殖的功能。若肾气不充，肾阳虚衰，不能化生精血为天癸，则冲不盛，任不通，诸经之血不能汇集冲任下注胞宫而形成闭经，则生殖功能减退，同时肾主水液，若肾脏功能失调，水液代谢失常，水湿内停，湿聚成痰，痰湿阻络，气血瘀阻，故而产生月经失调、经水稀发、闭经、肥胖等症。脾主运化水湿，脾气虚衰，运化失调，水精不能四布，反化为饮，聚而成痰，痰饮黏滞，最易阻滞气机，损伤阳气。痰湿阻滞，气机不畅，冲任不通，生化功能不足，月事不调，故不能成孕。月经的生成是天癸、脏腑、气血、经络作用于胞宫，是肾气－天癸－冲任－胞宫生殖轴的生理现象。故多囊卵巢综合征的发生主要原因是肾－天癸－冲任之间相互调节失约，肝、脾、肾功能失调所致，其中肾虚是发病的关键。《素问·上古天真论》中指出，女子肾气盛，天癸至，任脉通，太冲脉盛，月经才能如期而至，方能孕育有子。清代傅山在《傅青主女科》也指出："经本于肾，而其流五脏六腑之血皆归之。"临床中发现不少多囊卵巢综合征患者月经初潮年龄较迟，初潮后月经稀发，甚至闭经，因此也证明本病与肾虚有关。

1. 脾肾两虚

先天禀赋不足，或后天失养，以致脾肾不足，精血亏虚，冲任匮乏，血海不充，致月经后期，甚或闭经、不孕。

2. 肝肾阴虚

禀赋不足，或早婚、多产、房劳过度，或久病，以致肝肾亏损，精血亏少，冲任俱虚，血海不能按时满盈，而致月经后期，甚或闭经、不孕。

3. 痰湿阻滞

素体肥胖，痰湿内盛，或恣食膏粱厚味，或饮食不节，损伤脾胃，湿聚痰盛，壅滞冲任、胞脉，而致经水不调，或经闭、不孕、崩漏等。

4. 肝郁化火

情志内伤，肝气郁结，疏泄失常，郁久化火，气血不和、冲任失调，致月经不调、不孕等。

二、临床诊断

（一）辨病诊断

1. 诊断要点

（1）月经失调　多见于 20~40 岁生育期女性，常有月经稀发或过多，甚则闭经。

（2）不孕　婚后长期不孕，主要由于月经失调和无排卵所致。

（3）多毛　女性唇、胸、下腹部出现不同程度的毛发增长，分布呈男性特征，易生痤疮。因体内雄激素分泌过多所致。

（4）肥胖　多在青春后期体重逐渐增加。

（5）黑棘皮病　常在颈背部，腋下和腹股沟等处皮肤出现灰褐色色素沉着，呈对称性分布，轻抚软如天鹅绒。因雄激素分泌过多引起。

2. 相关检查

（1）超声检查　双侧卵巢均匀增大，可见多个大小不等的无回声区环绕卵巢边缘，或散在分布于卵巢内。可见一侧或两侧卵巢各有 10 个以上直径为 2~9mm 无回声区，围绕卵巢边缘，呈车轮状排列。连续监测未见优势卵泡发育及排卵迹象。

（2）腹腔镜检查　可见卵巢增大，包膜增厚，表面光滑，呈灰白色，包膜下显露多个卵泡，无排卵现象（无排卵乳、血体、黄体），取卵巢活体组织病检可确诊。

（3）盆腔造影　见双侧卵巢增大，大

于子宫阴影的 1/4，但约 1/3 的患者卵巢大小在正常范围。

（4）激素测定　①FSH、LH 测定：血清 FSH 偏低或正常，LH 升高，LH/FSH ＞ 2.5~3。②雌二醇：正常或偏高，水平恒定不变，无排卵前后升高现象。雌酮 / 雌二醇比值高于正常周期。③血清睾酮、雄烯二酮增高。

（5）诊断性刮宫　月经来潮前数日或月经来潮 6 小时内行诊断性刮宫，子宫内膜呈增生期或增生过长，无分泌期变化。年龄大于 35 岁者常规诊断性刮宫，早期发现子宫内膜不典型增生或子宫内膜癌。

（二）辨证诊断

1. 脾肾两虚型

（1）临床证候　月经后期，量少色淡，质稀，甚至月经闭止，或崩漏，不孕，形体肥胖，多毛，性欲淡漠，头晕耳鸣，腰膝酸软，神疲纳呆，大便溏，小便清长，形寒肢冷，舌淡胖或有齿痕，苔白，脉沉细无力。

（2）辨证要点　月经后期，量少色淡，闭经，不孕，肥胖多毛，舌淡胖有齿痕，脉沉细。

2. 肝肾阴虚型

（1）临床证候　月经初潮迟至，月经后期量少，渐至闭经，或出血淋漓不净，婚久不孕，头晕耳鸣，两眼昏花，五心烦热，口燥咽干，大便干结，舌红少苔，脉细数。

（2）辨证要点　月经迟至量少，闭经，不孕，五心烦热，口燥咽干，舌红，少苔，脉细数。

3. 痰湿阻滞型

（1）临床证候　月经后期，经量少，或闭经，婚后不孕，形体肥胖多毛，带下量多色白，头晕头重，胸闷泛恶，嗜睡神倦，舌苔白腻，脉滑。

（2）辨证要点　月经后期，经量少，

肥胖多毛，带下量多色白，胸闷、头晕，舌苔白腻，脉滑。

4.肝郁化火型

（1）临床证候　月经先后不定期，或闭经，或淋漓不断，婚久不孕，毛发浓密，面部痤疮，胸胁乳房胀满，烦躁易怒，口苦咽干，大便秘结，舌质红，苔薄黄，脉弦数。

（2）辨证要点　月经先后不定期，毛发浓，痤疮，胸胁乳房胀痛，烦躁口苦，舌红，苔黄，脉弦数。

三、临床治疗

（一）辨病治疗

1.药物治疗

（1）抗雄激素治疗　适用于硫酸脱氢表雄酮水平高者。皮质醇单独使用或与CC联合使用。月经周期第5天开始强的5~10mg或地塞米松0.25~0.5mg/d，连用2~3周。

（2）雌、孕激素联合治疗　可减少游离睾酮阻断睾酮受体。炔雌0.05mg和醋酸氯甲羟黄体酮100mg/d，连用3周。

（3）孕激素治疗　醋酸甲羟黄体酮10mg/d，连服10日，或黄体酮20mg/d，肌内注射5天。

（4）雌、孕激素序贯疗法　月经第5天开始己烯雌酚1mg/d，服20天，最后3天加用黄体酮20mg/d肌内注射。

2.手术治疗

适用于正规药物治疗6个周期以上仍无排卵的病例。可行双侧卵巢楔形切除术，手术切除1/3卵巢，使雌激素水平下降，通过反馈作用使FSH分泌增多，LH/FSH比值改变，卵泡发育成熟并排卵。

（二）辨证治疗

1.辨证论治

（1）脾肾两虚型

治法：温肾健脾，调补冲任。

方药：金匮肾气丸合四君子汤加减。附子、肉桂、泽泻、泽兰、山茱萸、熟地黄、山药、茯苓、白术、党参、炙甘草。

加减：若伴子宫发育不良者，加紫河车、鹿角胶、紫石英、制何首乌；若卵巢增大明显者，加半夏、胆南星、皂角刺、水蛭。

（2）肝肾阴虚型

治法：滋补肝肾，调理冲任。

方药：六味地黄丸合二至丸加味。熟地黄、山药、茯苓、枸杞子、墨旱莲、白芍、夏枯草、山茱萸、女贞子、牡丹皮、泽泻、炙甘草。

加减：若卵巢增大明显者，去炙甘草，加制鳖甲、生牡蛎、海藻、昆布；子宫发育不良者加鹿角胶、龟甲胶、制何首乌；胸闷胁痛者，加川楝子、郁金。

（3）痰湿阻滞型

治法：燥湿化痰，行滞散结。

方药：苍附导痰汤加味。半夏、苍术、陈皮、制香附、川芎、枳壳、胆南星、泽兰、皂角刺、茯苓、石菖蒲、炙甘草。

加减：若伴食少便溏者，加党参、白术；若卵巢增大明显者，加三棱、莪术、水蛭。

（4）肝郁化火型

治法：疏肝解郁，清热泻火。

方药：丹栀逍遥散加减。柴胡、牡丹皮、当归、白术、茯苓、栀子、川牛膝、白芍、夏枯草、薄荷、炙甘草。

加减：若胸胁乳房胀痛甚者，加郁金、川楝子；若大便干结者，加大黄。

2.外治疗法

（1）体针

①取关元、神阙、肾俞、三阴交、次髎、太溪穴。用补法，神阙穴用隔盐灸。有温补肾阳之功。用于多囊卵巢综合征肾阳不足型。

②取肝俞、肾俞、气海、血海、三阴交、然谷、太溪。用补法。用于多囊卵巢综合征肝肾阴虚型。

③取中极、气海、三阴交、丰隆、阴陵泉、脾俞、三焦俞。用平补平泻法。主治痰湿阻滞型多囊卵巢综合征。

④取肾俞、命门、气海、归来，可分两组交替使用，用补法或平补平泻法。适用于多囊卵巢综合征肾阳不足型。

（2）耳针

①取穴：子宫、内分泌、卵巢、皮质下、神门、交感，中等刺激，隔日1次。用于多囊卵巢综合征。

②取穴：肾、肾上腺、肝、卵巢、内分泌、脑点、子宫。每次选4~5穴，毫针中等刺激，隔日1次。用于多囊卵巢综合征。

（3）梅花针　取夹脊穴及膀胱经第一侧线，脐下任脉及脾经循行线，膝至踝的脾经循行线。中等刺激，隔日1次。用于多囊卵巢综合征脾肾两虚型。

（4）灸法　取穴关元、中极、肾俞、脾俞、命门、三阴交、血海。每次选3~4穴，用温和灸或温针灸。每日或隔日1次。用于多囊卵巢综合征脾肾两虚型。

（5）外敷法　续断、五加皮、当归、透骨草、丹参各50g，赤芍、川芎、乳香、没药、血竭各30g，牡丹皮、红花、三棱、莪术各20g。共研为小颗粒，装入布袋扎口，蒸40分钟后待温度适宜敷少腹。每日1次，1次30~60分钟，20天为1个疗程。用于多囊卵巢综合征。

3. 单方验方

①菟丝子150g，茯苓100g，莲子60g。共研末，加酒，调如梧桐大。每服3~5丸。用于多囊卵巢综合征肾虚型。

②人参3g，核桃肉3枚。煎汤服。用于多囊卵巢综合征脾肾两虚型。

③炮穿山甲100g，生水蛭60g，三棱、莪术、白芥子各30g，肉桂20g。上药研粉，黄蜡为丸，每次服4~6g，早晚温开水送服，1个月为1个疗程，间隔7天。用于多囊卵巢综合征脾肾两虚型。

④苍术、白术、桃仁、猪苓、香附、茯苓各10g，炮穿山甲、三棱、莪术各12g，黄芪15g，薏苡仁30g，桂枝、川芎各6g。水煎服，每日1剂，分2次服用。用于多囊卵巢综合征痰湿阻滞型。

（三）医家诊疗经验

1. 王大增

王大增教授发现不少多囊卵巢综合征患者临床表现除月经失调、闭经、崩漏、不孕外，还有一些特殊的体征，如形体壮实、肥胖、毛发浓密、皮肤粗糙、面部痤疮等，而这些体征与肝经郁火有关。女子以肝为先天，以血为用，肝体阴而用阳，若肝血不足，肝阳偏亢，郁结化热化火，即所谓"气有余便是火"，表现为面部痤疮，毛发浓密的阳实之证；肝气横逆克土，则脾胃受制，运化失司，痰湿脂膜积聚，则表现体胖壮盛。因此，在辨证与辨病结合的基础上，选用龙胆泻肝汤清肝泻火，治多囊卵巢综合征以调经。方用龙胆草、柴胡、牡丹皮、山栀子等清泻肝火，当归、熟地黄、白术、白芍等养血柔肝以调经。多囊卵巢综合征以肾虚为本，若肝郁化火表现为主要症状时，则应根据"因病而致经不调者当先治病"的原则，宜先治肝以达调经之目的。

2. 金季玲

金季玲教授治疗多囊卵巢综合征分4型。①肾虚治以补肾填精，调补冲任。药用熟地黄、山药、山茱萸、枸杞子、鹿角胶、菟丝子、杜仲、当归、白芍、制何首乌等。②痰湿阻滞，治以燥湿化痰，理气行滞。药用茯苓、半夏、陈皮、苍术、香附、胆南星、枳壳、神曲等。③肝经郁热，治以疏肝解郁，清热泻火。药用牡丹皮、栀子、当归、白芍、柴胡、白术、茯苓、薄荷、炙甘草等。④气滞血瘀，治以行气导滞，活血化瘀。药用当归、川芎、赤芍、桃仁、枳壳、延胡索、五灵脂、牡丹皮、乌药、香附、甘草、柴胡、合欢皮等。治疗尤重补肾，理气化痰，调理周期。

3. 杨家林

杨家林教授治疗多囊卵巢综合征的经验，他将该病分为2型。①肾气虚型。治宜补肾益气，养血活血调经。方用圣愈汤合五子衍宗丸加减。方为党参30g，黄芪18g，当归10g，熟地黄10g，白芍15g，川芎10g，枸杞子10g，菟丝子15g，覆盆子10g，补骨脂10g，鸡血藤18g。②肾虚痰湿阻滞型。治宜补肾化痰燥湿，活血调经。五子衍宗丸合苍附归芎二陈汤加减。方用覆盆子10g，菟丝子15g，枸杞子10g，苍术10g，香附10g，当归10g，川芎10g，茯苓10g，陈皮10g，法半夏10g，补骨脂10g，巴戟天10g，山楂15g，枳实10g，薏苡仁24g。

4. 刘瑞芬

刘瑞芬教授认为痰瘀互结、脾肾亏虚是本病的发病关键，强调在健脾化痰、补肾化瘀的同时要特别注重月经周期性的治疗。分为四个阶段：经期、经前期、经间期、经后期。经期健脾化痰，补肾填精，平补平泻；经后期，健脾化痰生血，补肾填精为主，兼补肾阳，以求阳中求阴，补而不滞；经间期，补肾活血通络；经前期，健脾化痰，补肾通络活血。用丹溪治湿痰方加减来治疗，组方为苍术、白术、半夏、茯苓、滑石、香附、川芎、当归。经前期加枸杞子、菟丝子、紫石英、白芍；在经间期，加路路通、皂角刺、丹参；经后期加紫石英、杜仲、续断。

5. 李莉

李莉教授治疗以补肾为中心，健脾疏肝，化痰祛瘀利湿为法，调经助孕。月经期以四物汤为主方加鸡血藤、丹参、益母草、香附、续断、骨碎补等药养血活血调经，并随症加减；经后期治宜健脾生血，

滋补肝肾。常用方为圣愈汤、归芍地黄汤，酌加紫石英、菟丝子、枸杞子、鹿角胶、龟甲胶、紫河车等；形体肥胖者注重健脾化痰祛瘀，常用方为二陈汤合四物汤加巴戟、淫羊藿、杜仲、鸡血藤、远志、荷叶、泽泻等。排卵期在滋阴养血的基础上，注重补肾益气，佐以活血化瘀以促排卵。酌加仙茅、淫羊藿、补骨脂、炮穿山甲、皂角刺、红花等；经前期以疏肝补肾为主，常用方为归肾丸等，酌加合欢花、玫瑰花等疏肝理气，气行则血行。

6. 王秀霞

王秀霞教授认为本病辨证分为4型：肾虚痰湿、气滞痰阻、血瘀痰结、气虚痰凝。均以苍附导痰汤（香附30g，茯苓20g，苍术、法半夏、橘红、胆南星各15g，枳实、甘草各10g）为主方加减。肾虚痰湿型，偏阴虚加山茱萸、女贞子等；偏阳虚加锁阳、仙茅、淫羊藿、巴戟天等。气滞痰阻型，加当归、赤芍、乌药等。血瘀痰结型，选加川芎、莪术、桃仁等。气虚痰凝型，加黄芪、党参、升麻等。

7. 李丽芸

李丽芸教授认为病机特点是痰湿内蕴、气滞血瘀为标，脾肾亏虚为本。痰湿阻滞型肥胖为多囊卵巢综合征主症之一，气滞血瘀是本病孕前调理、计划妊娠两个阶段分期分型治疗。孕前调理阶段分为4种证型。①痰湿内蕴型，治以化痰除湿、理气通络，佐以健脾。拟导痰种子方加减，处方为茯苓、白术、炙甘草、厚朴、苍术、天南星、郁金、丹参、薏苡仁、青皮。②脾肾亏虚型，治以补肾健脾，养血培元。处方为淫羊藿、巴戟天、黄芪、紫河车、当归、熟地黄、川芎、牛膝、鹿角霜、枸杞子、丹参、菟丝子。③脾虚型，治以健脾补气。处方为黄芪、党参、茯苓、白术、炙甘草、山药、黄精、砂仁、何首乌、五爪龙。④气滞血瘀型，治以行气活血，祛

癖通经。处方为当归、桃仁、赤芍、红花、牡丹皮、丹参、香附。计划妊娠阶段，卵泡期治以滋阴养血活血、温肾育卵为主，促进卵泡发育成熟，多用经验方温肾育卵汤。处方为淫羊藿、巴戟天、黄芪、紫河车、当归、熟地黄、川芎、牛膝、鹿角霜、枸杞子、丹参、菟丝子。排卵后黄体期，治宜补肾健脾，益气养血，促进黄体成熟，为胎孕或下次月经来潮奠定基础。经验方补肾健脾助孕汤。处方为桑寄生、续断、墨旱莲、菟丝子、白芍、砂仁、太子参、熟地黄。

四、预后转归

多囊卵巢综合征经治疗后，原有的功能失调可以得到纠正和调节，停止治疗后有望恢复生理性月经，但有部分患者会复发。对于长期持续无排卵的患者，要警惕子宫内膜癌的发生。

五、预防调护

（一）预防

根据本病发病因素，采取相应的预防措施。一旦发生本病，要及时治疗，并密切观察病情变化，防止疾病程度加重。

（二）调护

治疗本病前必须排除其他因素干扰，稳定患者情绪，树立战胜疾病的信心。对症状轻者可暂不予以治疗，但应密切观察，定期随访。饮食以蛋白质含量较高的食物为佳，加强营养，但对肥甘厚腻、辛辣香燥之品应少食或禁食，以免痰湿内生，损伤气血。

（三）食疗

1. 归参鳝鱼羹

当归、党参各15g，鳝鱼50g，料酒、葱、姜、蒜、味精、食盐、酱油适量。将鳝鱼去骨、内脏，切丝，当归、党参装纱布内，加水与佐料煎煮，吃鱼饮汤。有补益气血通经之功。适用于多囊卵巢综合征脾肾两虚型、痰湿阻滞型。

2. 黄芪杞子乳鸽汤

黄芪、枸杞子各30g，乳鸽1只，放炖盅内加水适量，隔水炖熟，吃肉饮汤。有益气补肾的功能。适用于多囊卵巢综合征痰湿阻滞型。

3. 猪腰核桃汤

猪腰1对，杜仲30g，核桃肉30g。猪腰去白筋，与杜仲、核桃加水煮熟，去杜仲，食用猪腰、核桃，喝汤。具有温肾填精的功用。适用于多囊卵巢综合征脾肾两虚型。

4. 莱菔粥

莱菔子15g，大米50g，白糖少许。将大米加水600ml煮粥，放入莱菔子、白糖。每日服用1次。具有化痰行滞之功效。适用于多囊卵巢综合征痰湿阻滞型。

5. 薏米陈皮粥

炒薏苡仁30g，陈皮6g，大米适量。煮粥服用。有祛湿化痰，理气调经之功。适用于多囊卵巢综合征痰湿阻滞型。

6. 山楂粥

炒薏苡仁60g，生山楂15g，陈皮10g，大米适量。煮粥服用有健脾燥湿、理气调经之功用。适用于多囊卵巢综合征痰湿阻滞型。

六、专方选要

1. 补肾汤

山茱萸、石斛、肉苁蓉、熟地黄、巴戟天、附子、白茯苓、石菖蒲、陈皮、香附。排卵期、黄体期辅以电针治疗，选用疏波，中等强度，针刺双侧子宫穴、中极穴。治疗多囊卵巢综合征。[张显，任青玲. 四川中医，2006，24（8）：85-86.]

2.益肾活血化痰汤

以五子衍宗丸合苍附导痰汤加减。当归、赤芍、白芍、菟丝子、覆盆子、泽兰、益母草、苍术、香附、茯苓、车前子、牛膝、鸡血藤、土鳖虫各10g，女贞子、枸杞子各15g，半夏9g。若瘀血现象明显，加三棱、桃仁各10g；若肾阳虚明显，加杜仲、巴戟天各10g；若痰湿证明显，加胆南星、石菖蒲各10g。每日1剂，水煎服，400ml，分早晚饭后服。治疗多囊卵巢综合征。[李国珍，阿依努尔.新疆中医药，2013，32（2）16-17]

3.疏气升肝汤

生黄芪30g、柴胡15g、山药30g、白芍20g、天麻15g、熟地黄15g、白术15g、菟丝子10g、木瓜10g、酸枣仁20g、生甘草10g，每日1剂，水煎服，早晚各服1次。持续治疗3个月。治疗多囊卵巢综合征。[葛秋迎，于艳丽.中国中医药科技，2013，11（20）：6.]

主要参考文献

［1］郝薇，郭影，郝桂敏，等.miRNA与多囊卵巢综合征发病机制相关性的研究进展［J］.生殖医学杂志，2016，25（12）：1126-1129.

［2］张伟，欧秋娟，王岐本，等.血清miRNA-93、miRNA-223联合miRNA-324-3p可作为诊断PCOS的生物标记物［J］.基因组学与应用生物学，2019，38（2）：887-892.

［3］彭琼，胡秀镒，陈爱中，等.探讨多囊卵巢综合征与亚临床甲状腺功能减退的相互作用［J］.湖南师范学院学报（医学版），2018，15（2）：174-176.

［4］江波，白文佩，郁琦，等.生酮饮食干预多囊卵巢综合征中国专家共识（2018年版）［J］.实用临床医药杂志，2019，23（1）：3.

［5］周丽端，杨秀娥.运动干预对多囊卵巢综合征患者激素水平的影响［J］.中国卫生标准管理，2018，24（71）：161-162.

［6］黄一鸣，康开彪，潘文，等.基于数据挖掘多囊卵巢综合征的中医辨证药用规律分析［J］.新中医，2018，50（6）：60-64.

［7］李亚茜，俞超芹，翟东霞，等.基于文献多囊卵巢综合征中医证候规律研究初探［J］.中国中医基础医学杂志，2015，21（9）：1081-1082.

第八节　高催乳素血症

催乳素（PRL）是脑垂体分泌的调控泌乳的一种蛋白类激素。由于垂体、下丘脑内分泌的紊乱，PRL在血中含量过高，称高催乳血症。高泌乳血症使非妊娠、停止哺乳期的女性，出现一侧或双侧乳头持续溢乳、不孕、闭经等一系列症状，也称闭经-溢乳综合征。

高催乳素血症在中医学属"乳汁自溢""乳泣""月经失调""闭经""不育"等范畴。《竹林女科》中有"乳众血枯"之论。《济阳纲目》有"有未产前乳汁出者，谓之乳泣"等论述。

一、病因病机

（一）西医学认识

由于各种原因导致下丘脑、垂体功能障碍，下丘脑催乳素抑制因子（PIF）分泌减少或催乳素释放因子（PRF）分泌增加，引起催乳素分泌增多，催乳素直接作用于乳房，导致泌乳。催乳素对促性腺激素的抑制，使卵巢功能低下，出现闭经。引起高催乳素血症的原因如下。

（1）垂体肿瘤　垂体肿瘤是引起高催乳素血症的常见原因。垂体肿瘤分垂体微腺瘤和大腺瘤两种，直径超过10mm为大腺瘤。

（2）下丘脑或垂体疾患　肿瘤等破坏了产生多巴胺的神经元或阻断了多巴胺的运输通路，导致多巴胺的产生及运送受阻，垂体催乳细胞失去抑制导致 PRL 升高。

（3）甲状腺功能减退　甲状腺素水平低下，负反馈机制使促甲状腺激素（TRH）分泌增多，刺激垂体泌乳细胞分泌 PRL。

（4）药物性因素　患者长期使用利舍平、吩噻嗪类药物、吗啡、甲氧氯普胺片、避孕药等。

（5）异位分泌　如肾上腺肿瘤、支气管癌、慢性肾衰竭、肝硬化、创伤等，均可引起 PRL 升高，造成高催乳素血症。

（二）中医学认识

高催乳素血症见于中医月经不调、闭经、乳泣、不孕症等疾病中，多因肝郁气滞、肝肾亏损、脾胃气虚、痰湿壅滞所致。

1. 肝郁气滞

七情内伤，致肝失疏泄，气血紊乱，血不能按时下注血海而为月经，仅随冲脉之气上逆，变为乳汁，故轻者月经错后，月经量少，甚者闭经，乳汁自溢，或不孕。

2. 肝肾亏损

先天禀赋不足，或后天房劳多产，久病失养，以致肝肾精血不足，冲任不充，血海不能按时满盈，故月经后期、量少，渐至闭经或不孕。精血不足，肝失所养，疏泄失常，气血逆乱，随冲脉之气上逆乳房而致溢乳。

3. 脾胃气虚

乳房属胃，素体脾胃虚弱，或饮食不节，或劳倦思虑过度，损伤脾胃，气血生化乏源，血海不充，故月经错后或量少，或闭经，或不孕。

4. 痰湿壅滞

素体肥胖，多痰多湿，或喜食肥甘厚味，酿生痰湿，或脾虚生湿，聚时满盈，而致月经延后、量少，或闭经、不孕。冲任气血阻滞，血随气逆于乳房化为乳汁，而致溢乳。

二、临床诊断

（一）辨病诊断

1. 诊断要点

（1）病史　详细询问月经史、末次妊娠情况、产后哺乳情况、泌乳情况、药物使用情况，有无头痛或视力异常。

（2）体检　常规检查双侧乳腺有无乳汁分泌，如有乳汁分泌将乳汁送病检鉴别乳房器质性病变；妇科检查应注意有无生殖器萎缩。

2. 相关检查

（1）内分泌测定　主要测血催乳素，成人女性正常值 < 0.8nmol/L，绝经后 < 0.23nmol/L；甲状腺功能低下者可查 T_3、T_4、TSH，可见 T_3、T_4 下降，TSH 升高。闭经者，FSH、LH 检查正常低限或低下，雌激素水平低下。

（2）阴道涂片　可见雌激素水平低下。

（3）基础体温　单相。

（4）放射线检查　血清催乳素增高，患者有头痛及视力异常时，需做放射线检查，以排除垂体肿痛。X 线检查蝶鞍正侧位片，以确定颅内病灶精确位置。正常女性蝶鞍前后径 < 17mm，深度 < 13mm、面积 < 130mm²、容积 < 1100mm³。

（5）眼科检查　垂体肿瘤向上生长，可压迫视交叉和视束，使视野出现偏盲或侧偏盲，视野缩小。

（6）鼻咽部检查　可排除颅咽管肿瘤。

（7）催乳素分泌能力刺激试验　常用 TSH 与甲氧氯普胺，给药后可发现潜在的高催乳素血症。

（二）辨证诊断

本病有虚实两端，均有月经错后、量少，甚则闭经、不孕、溢乳。一般月经初潮迟至，伴头晕耳鸣、腰膝酸软者，多属肝肾亏损；溢乳、质稀，乳房柔软无胀感，伴少气懒言、神疲乏力、纳差便溏者，多属脾胃气虚；溢乳且乳房胀满，胸胁少腹胀痛、精神抑郁或烦躁者，多属肝郁气滞；形体肥胖，胸闷呕恶、带下量多者，则多属痰湿壅滞。

1. 肝郁气滞型

（1）临床证候　月经错后、量少，或月经闭止不行，乳汁自出或挤压而出，婚久不孕，精神抑郁或烦躁易怒，胸胁乳房胀痛，或少腹胀痛，经行加重，舌淡红，苔薄白，脉弦。

（2）辨证要点　月经错后，量少或闭经，乳汁自出，不孕，烦躁易怒，胸胁乳胀痛，舌淡红，苔薄白，脉弦。

2. 肝肾亏损型

（1）临床证候　月经初潮迟至，月经后期，量少色淡，质稀，渐而闭经，婚后不孕，或溢乳，头晕耳鸣，腰膝酸软，舌质淡，苔少，脉沉弱或弦细。

（2）辨证要点　月经迟至，量少色淡，闭经，不孕，溢乳、舌淡，苔少，脉沉弱或弦细。

3. 脾胃气虚型

（1）临床证候　月经后期，量少色淡，质稀，甚则闭经，乳汁溢出，质稀，乳房柔软无胀感，婚久不孕，头晕目眩，少气懒言，神疲乏力，纳差，便溏，面色萎黄无华，舌质淡，苔白，脉细缓。

（2）辨证要点　经量少，色淡质稀，闭经，乳溢出，乳房软无胀感，神疲乏力，舌淡，苔白，脉细缓。

4. 痰湿壅滞型

（1）临床证候　经期延后，经量少，或闭经，溢乳，带下量多，色白质稠，形体肥胖，婚久不孕，胸闷呕恶，面色㿠白，舌苔白腻，脉滑。

（2）辨证要点　月经后期，量少或闭经，溢乳，不孕，带下多稠，胸闷肥胖，舌苔白腻，脉滑。

三、鉴别诊断

高催乳素血症是指非哺乳期女性体内血清催乳素水平增高引起内分泌失调的疾病。临床主要表现为月经失调、溢乳及不孕。临床应与产后乳汁自出及乳腺疾病鉴别。产后乳汁自出指产后乳汁不经婴儿吸吮而自然流出者，多为气虚或肝经郁热所致，表现为乳房松软不胀或稍胀，乳汁点滴而下。乳腺疾病，特别是乳腺导管内乳头瘤，其乳汁溢出多为血性，通过脂肪染色或测定乳汁的乳白蛋白浓度即可区别。

四、临床治疗

（一）辨病治疗

1. 病因治疗

药物所致高催乳素血症者，停药后症状多可自行消失；甲状腺功能低下者行甲状腺替代治疗；肾功能不全者采用血液透析、肾移植，维生素 D 治疗；肿瘤患者可视肿瘤部位、大小采用手术治疗、放射治疗或溴隐亭治疗。

2. 药物治疗

（1）溴隐亭　从小剂量开始，每次 1.25mg，每晚饭间服，无反应时 3~5 日增量 1 倍，直至总量达每日 5~7.5mg，分 2~3 次于就餐时服，治疗 3~6 个月或更长时间。

（2）左旋多巴　此药仅适用于特发性闭经 - 溢乳综合征，每次 0.5mg，每日 3 次，连用半年，多数患者治疗 1 个月后月经可复潮，两个月溢乳停止或减少。

（3）枸橼酸氯米芬　适用于特发性溢乳与服用避孕药后的闭经溢乳，以及溴隐亭治疗 3~6 个月仍未受孕者。人工周期或自然月经周期的第 5 日开始，每日 50mg，连服 5 日，效果不佳者，可增剂量至每日 100mg，连服 5 日。

（4）hMG/hCG 治疗 垂体促性腺激素替代治疗，可恢复卵巢排卵功能。每支 hMG 含 FSH、LH 各 75U，每日肌内注射 1 支，直至阴道脱落细胞涂片、宫颈黏液结晶检查有足够的雌激素时停药，此时卵泡已成熟，每日肌内注射 hCG 2000U 连续 2~3 日，可促进排卵。

3. 手术治疗

（1）垂体微腺瘤 经蝶鞍显微手术切除肿瘤，术后可使用溴隐亭防止复发。

（2）垂体大腺瘤 经蝶鞍切除肿瘤。

（二）辨证治疗

1. 辨证论治

（1）肝郁气滞型

治法：疏肝解郁，理气调经。

方药：逍遥散加减。醋柴胡、白芍、白术、当归、茯苓、制香附、川牛膝、炒麦芽、炙甘草。

加减：若乳房胀痛有结节者，加橘核、夏枯草；肝郁化热者，加丹参、栀子；兼肾虚者，加菟丝子、枸杞子。

（2）肝肾亏损型

治法：补肝肾，益精血，调冲任。

方药：归肾丸加味。熟地黄、山药、枸杞子、菟丝子、制何首乌、茯苓、当归、杜仲、川牛膝、炒麦芽。

加减：若有阴虚证者，加地骨皮、白芍、龟甲胶；若兼肝郁者，加制香附。

（3）脾胃气虚型

治法：补中益气，健脾固胃。

方药：补中益气汤加减。人参、醋柴胡、当归、芡实、五味子、黄芪、白术、陈皮、炙甘草、炒麦芽。

加减：若出现血虚症状者，加熟地黄、何首乌、川芎、阿胶。

（4）痰湿壅滞型

治法：燥湿化痰，理气调经。

方药：苍附导痰汤加味。苍术、香附、枳壳、当归、半夏、陈皮、胆南星、川芎、川牛膝、茯苓、炒麦芽、炙甘草、生姜。

加减：若经量极少或闭经者，加巴戟天、紫河车、鹿角胶；若兼脾虚者，加党参、白术。

2. 外治疗法

（1）体针

①取穴：肝俞、肾俞、关元、足三里、太溪、三阴交。施于补法，用于治疗高催乳素血症肝肾亏损型。

②取穴：肝俞、太冲、行间、地机、血海。施于泻法，用于治疗高催乳素血症肝郁气滞型。

③取穴：脾俞，足三里、三阴交、胃俞、章门、气海。用补法，用于治疗高催乳素血症脾胃虚弱型。

（2）耳针

①取穴：子宫、内分泌、肾、卵巢。中等刺激，每次取 2~3 穴，留针 15~20 分钟，每日 1 次。经前、经后各针 1 周。适用于高催乳素血症。

②取穴：肾、肝、脾、胃、内分泌、卵巢、皮质下。中等刺激，每次选 3~5 个穴，每日 1 次。亦可采用埋针、埋豆法。适用于高催乳素血症。

（3）贴敷疗法 用香白芷、小茴香、红花各 40g，当归 50g，肉桂、细辛各 30g，益母草 60g，延胡索 35g。上药共水煎 2 次，浓缩成流浸膏状，混合适量的乳香、没药液，烘干后研末，加樟脑少许，封瓶备用。用时每次取 9g，用黄酒调成糊状，外敷肚脐上，用胶布或伤湿膏固定，药干则调换 1 次，连续 3~6 次。适用于高催乳素血症。

（4）热敷疗法 当归、益母草、片姜黄、透骨草各 120g，乳香、没药、川芎、红花各 60g，蚕沙 30g，共研末，分成 2 包，纱布包裹，蒸 15~30 分钟，热敷小腹，每日 1 次，20 天为 1 个疗程。适用于高催乳素血症。

3. 单方验方

（1）炒麦芽 100g，煎水代茶饮，每日 1 剂，具有回乳的功效，用于各型高催乳素血症。

（2）地龙 10 条，焙干研粉，每次 3g，每日 2 次。适用于高催乳素血症痰湿壅滞型。

（3）炒麦芽 90g，白芍、茯苓、莲须各 30g，当归、柴胡各 12g，石菖蒲 10g。水煎服，每日 1 剂。适用于高催乳素血症肝郁气滞、脾胃气虚、痰湿壅滞型。

（4）生山楂 60g，生鸡内金 30g，刘寄奴 15g。生山楂去核与生鸡内金干燥研粉，混合。刘寄奴煎汤，加红糖适量，每次送服药粉 15g，每日 3 次。适用于高催乳素血症脾胃气虚型。

（三）医家诊疗经验

郭芸

郭芸教授治疗高催乳素血症辨治三法如下。①肝郁脾肾两虚，痰热蕴结，治宜疏肝解郁，补肾健脾，清热化痰。药用柴胡、枳壳疏肝行气，川芎、丹参、白芍、当归、何首乌、鸡血藤养血活血，滋肾以柔肝解郁，苍术、茯苓、陈皮健脾和胃除湿，法半夏、竹茹、胆南星清热化痰，肉苁蓉补肾阳，兼以润肠通便，甘草甘润补中，助阳化气。益精于养血活血之中，疏肝于柔肝之内，阴中求阳，阳中求阴，脾动热清痰消。②肝郁胃虚，痰瘀胶结，方用疏肝散疏肝解郁，行气柔肝敛阳，甘麦大枣汤滋阴缓急以养心安神，重用生麦芽回乳，白芥子、冬葵子、香附、金荞麦行气化痰散结，墨旱莲、制何首乌滋肾阴以养血，石菖蒲、磁石化痰开窍，镇静安神，牛膝、红花、桃仁破血通经，行血下达。③肝郁心肾不交，痰湿阻滞。药用小麦滋肾阴，养心安神，甘草、大枣甘润补中缓急，助阳化气，栀子泻心火，苍术、陈皮、法半夏、香附健脾除湿，行气化痰。白芍、

制何首乌、鸡血藤养血滋阴柔肝，益母草活血通经。治疗中抓住肝郁这个主要病机，疏肝柔肝，调和气血，调整脏腑功能，兼以补肾健脾，滋阴交通心肾，辅以除湿化痰，行气活血，则气血阴阳平衡，邪去正安。

五、预后转归

高催乳素血症经病因治疗及药物治疗后，临床症状多可消失或好转。肿瘤引起高催乳素血症伴闭经、溢乳者，经药物治疗和手术治疗后，临床症状也能消失或好转，但易复发。

六、预防调护

（一）预防

（1）及时治疗引起高催乳素血症的各种病因，提倡合理用药。

（2）期体验，及时发现高催乳素血症，高危患者每半年复查催乳素，每年复查蝶鞍正、侧位断层片或 CT 扫描，及时观察肿瘤变化，调整治疗方案。

（3）鼓励患者保持乐观情绪，树立战胜疾病信心。

（二）食疗

1. 薏仁山楂茯苓粥

薏苡仁、山楂、茯苓各 20g，大米适量。洗净，煮粥食用。有健脾利湿行经的功用。适用于高催乳素血症脾胃气虚、痰湿壅滞型。

2. 大佛酒

砂仁、佛手、山楂各 30g，黄酒或米酒 500g。将上药洗净置瓶中浸泡 3~6 天，每次饮 15~30ml，早晚各 1 次。不善酒者，可以用好醋代泡，服用时加冰糖适量。适用于高催乳素血症肝郁气滞型、痰湿壅滞型。

3. 浮麦益母饮

浮小麦 50g，益母草 30g，每日 1 剂当

茶饮。有退乳通经的功效。适用于高催乳素血症脾胃气虚型、痰湿壅滞型。

4. 茯苓红花煎

茯苓 20g，红花 6g，红糖适量。煎汤去渣冲红糖温服。有利湿健脾、行经的功效。适用于高催乳素血症脾胃气虚型、痰湿壅滞型。

5. 红花黑豆汤

黑豆 30g，红花 6g，红糖适量，红花用纱布包好与黑豆煎煮，黑豆酥烂去红花，加红糖服，有活血通经补肾之功能。适用于高催乳素血症肝郁气滞型。

6. 鳖鱼瘦肉汤

鳖鱼 1 只，瘦猪肉 100g，煮烂，调味服食。具有补肾养肝调经的功效。适用于高催乳素血症肝肾亏损型。

七、专方选要

1. 抑乳调经方

治疗高催乳素血症。方用枸杞子、菟丝子、杜仲、仙茅各 15g，麦芽 30g，郁金 12g，枳壳、当归、白芍各 10g、川芎 6g。结合月经周期用药治疗。月经后期加肉苁蓉、巴戟天、赤芍；月经前期加淫羊藿、川牛膝、泽兰、茺蔚子；月经期则以调经为主。偏肾阳虚者，加附子、肉桂；偏肾阴虚者，加龟甲、石斛；痰湿为主者，加陈皮、法半夏、胆南星；气血两虚者，加黄芪、熟地黄；有性器官萎缩者，加黄精、

鹿角胶、紫河车粉；乳汁清稀，加芡实、五味子、牡蛎。[叶春娟. 河北中医，2003，25（4）：263 -264.]

2. 通经敛乳方

治疗高催乳素血症。方用菟丝子、杜仲、仙茅、川牛膝、麦芽、郁金、枳壳、当归、泽兰、枸杞子、淫羊藿、川芎为基本方，随证加减，并结合月经周期用药。[张帆新中医，2001，33（4）：25 -26.]

3. 疏肝清热化痰汤

治疗高催乳素血症。玄参、夏枯草、猫爪草、白芍、柴胡、青皮、昆布各 15g，生牡蛎、海藻各 30g，炒麦芽 60g，莪术、半夏各 10g。月经前期加川楝子、王不留行；月经期加益母草、红花；月经后期加菟丝子、淫羊藿；有气虚证加黄芪；有血瘀之象加延胡索；阴虚加生地黄；心烦甚者加竹叶。连续服药 1 个月为 1 个疗程。[罗雪冰. 中国中医药信息杂志，2007，14（9）：61-62.]

主要参考文献

[1] 胡敦全，陈永刚，吴金虎，等. 生麦芽生物碱对高泌乳素血症模型大鼠激素水平的影响［J］. 广东药学院学报，2012，28（5）：545-548.

[2] 金泽祥，王雄. 白芍水提取物通过多巴胺 d2 受体治疗大鼠高泌乳素血症［J］. 中成药，2016，38（4）：741-745.

第六章　女性生殖器官炎症

第一节　外阴炎

外阴炎是外阴多种特异性和非特异性炎症的总称。病可独立存在，但多与阴道炎、泌尿系疾病、肛门直肠疾病等并发。临床上常见有非特异性外阴炎、婴幼儿外阴炎、前庭大腺炎、前庭大腺囊肿和外阴溃疡。

外阴炎的主要症状为外阴瘙痒、灼热肿痛，甚至形成脓肿或溃疡，属中医学"阴痒""阴肿""阴蚀""阴疮"的范畴。古籍对"阴痒""阴疮"进行了较详细的描述，如《金匮要略》中谓："阴中即生疮，阴中蚀疮烂者，狼牙汤洗之。"《外科证治全书·痒风》中曰："阴痒，蚀在肠胃，因脏虚，蚀阴，微则痒，甚则痛……"

一、病因病机

（一）西医学认识

1. 非特异性外阴炎

本病是病原体所致皮肤或黏膜的炎症。外阴部皮肤由于长期刺激，如阴道分泌物、经血、月经垫等刺激。均可导致非特异性外阴炎。

2. 前庭大腺炎

前庭大腺位于大阴唇下部，左右各一，腺管开口于阴道口旁小阴唇下端内侧，由于解剖、生理上的原因，在性交、分娩和其他情况污染外阴时，病原体易侵入人体而致炎症。急性发作时，细菌首先侵犯腺管，腺管呈急性化脓性炎症，腺管口往往因脓肿或渗出物积聚阻塞，脓液不能外流积存而形成脓肿，称前庭大腺脓肿。致病

菌多为葡萄球菌、大肠埃希菌、链球菌、沙眼衣原体及淋球菌等。

3. 前庭大腺囊肿

因前庭大腺管阻塞，分泌物积存引起。前庭大腺炎后可引起腺管阻塞，偶尔因会阴侧切损伤腺管或产时伤愈后瘢痕严重引起腺管阻塞，或先天性腺管狭窄，排液不畅，从而形成囊肿。

4. 外阴溃疡

本病可能因革兰阳性杆菌引起，当机体抵抗力降低，如贫血、营养不良、月经不调等易发病。

（二）中医学认识

有关阴痒的病因病机，隋代巢元方在《诸病源候论》中说："妇人阴痒，是虫食所为。三虫、九虫在肠胃之间，因脏虚，虫动作，食于阴，其虫作势，微则痒，重者乃痛。"明代张三锡在《医学准绳六要》中指出："阴中痒，亦是肝家湿热。"根据历代中医学的论述和西医学的认识，阴痒与阴疮的病因病机主要是肝、脾功能失调，致湿热下注，或感染病虫，或感染毒邪，热毒壅盛，蒸腐血肉。肝藏血，为风木之脏，肝脉绕阴器。脾主运化水湿。如肝郁化火，脾虚生湿，致湿热蕴结，循经下注阴器，或虫扰阴器，发为阴痒。若患者产后、经期忽视卫生，感染邪毒则蒸腐成脓，浸渍溃烂。

1. 湿热下注

虫蚀阴中，郁怒伤肝，饮食劳倦伤脾，肝郁化热，脾虚生湿，肝热脾湿下注，浸淫阴器，致阴痒，或忽视卫生，病虫侵于阴部，与阴液相结，虫湿为患，发为阴痒。

2. 热毒炽盛

经、产后忽视阴部卫生，或房事不洁，热毒乘隙而入，与气血相结，热毒炽盛，热盛肉腐，肉腐成脓，或肝郁化火，伤脾壅湿，湿热互结，下注成毒，伏于肝经，久则腐蚀生疮或溃烂。

二、临床诊断

（一）辨病诊断

1. 非特异性外阴炎

（1）临床诊断

①急性炎症：自觉外阴部灼热、瘙痒，或瘀痛，排尿时尤甚。严重时可出现全身症状，如体温升高、白细胞增多、腹股沟淋巴结肿大、压痛等。外阴部肿胀、充血、糜烂，有时形成溃疡或成片湿疹。

②慢性炎症：外阴部瘙痒，呈苔藓化。

③外阴毛囊炎：多为金黄色葡萄球菌感染。发病初为散在、多个米粒大小红色表浅的毛囊性丘疹，毛发周围皮肤有炎性红晕、丘疹，继续发展可相互融合形成脓疱。

④外阴疖肿：为葡萄球菌侵入毛囊所致的皮肤深部化脓性炎症。常引起腹股沟淋巴结肿大伴有压痛。

（2）相关检查　常规检查阴道分泌物，除一般细菌学检查外，应检查有无真菌、滴虫、淋病奈瑟菌等，必要时培养致病菌。老年患者查尿糖，幼儿及青年查有无蛲虫。

2. 前庭大腺炎

急性炎症发作时，外阴一侧局部红肿、疼痛，甚至影响行走，严重时伴有发热、寒战等全身症状，腹股沟淋巴结常肿大。若脓肿形成时疼痛加剧，可有波动感。当脓肿内压力增大时，可自行穿破，如破孔小引流不畅则炎症拖延不愈，反复发作；如破孔大，引流通畅，炎症可自愈。

3. 前庭大腺囊肿

前庭大腺囊肿一般为单侧，大小不一，可长期不增大。如囊肿小，无不适，不易发现。如囊肿大，患者常感到外阴有坠胀感或性交不适。妇科检查时，囊肿多呈椭圆形，大小不一，位于外阴部后下方，可向大阴唇外侧突起。

4. 外阴溃疡

（1）临床诊断　急性外阴溃疡发病急，发展迅速，发病前常有不同程度的全身症状，如乏力、发热等，外阴局部有瘙痒、灼热、疼痛。溃疡发生迅速，其损害一般分为4型。

①坏疽型（伪膜坏死型）：全身不适，畏寒，发热，食欲减退，局部疼痛严重。溃疡数目少，但较深，边缘不整齐。周围炎症显著，表面覆有厚薄不等的坏死伪膜，呈黄色或灰黑色，强行剥去可露出高低不平的基底。溃疡发生后迅速扩大，形成巨大蚕蚀性溃疡，造成局部组织缺损。

②粟粒型（毛囊型）：患者自觉症状较轻，溃疡为粟烂大小，数目多，发生急速，治愈也快。

③下疳型：一般症状较轻，溃疡数目较多，较浅，呈圆形、椭圆形或不定形，溃疡边缘呈锯齿状、不整齐，有穿掘现象，周围炎症明显，基底有灰白色或黄白色脓苔。

④混合型：多为下疳型及粟粒型。

（2）相关检查　分泌物中可查到粗大的革兰阳性杆菌。

（二）辨证诊断

1. 非特异性外阴炎

本病的主要症状为外阴瘙痒、肿痛，可波及整个会阴部，甚至大腿内侧，诊病时详细观察带下量的多少及色质的异常，根据发病的久暂，脉诊合参辨其虚实。

（1）脾虚湿盛型

①临床证候：阴部瘙痒、肿痛，难以自制，搔后流水，伴带下量多、质稀，纳差便溏，舌质淡白，舌体胖大有齿痕，苔

白而润，脉沉缓。

②辨证要点：阴痒，带下量多、质稀，舌淡，苔白，脉沉缓。

（2）肝经湿热型

①临床证候：阴部瘙痒、肿痛，甚者坐卧不安，搔后灼热、痒痛，流出黄水或肿痛糜烂溃疡，伴带下量多，色黄质稠，伴心烦少寐，口苦咽干，胸闷食少，纳谷不香，舌质淡白，苔黄腻，脉弦数。

②辨证要点：阴痒，带下量多，质稠色黄，心烦苦闷，苔黄腻，脉弦数。

（3）肝肾阴虚型

①临床证候：阴部瘙痒，皮肤增厚、粗糙，可有皲裂，伴五心烦热，头晕耳鸣，腰酸膝软，舌红，少苔，脉细数。

②辨证要点：阴痒，皮肤粗糙，五心烦热，头晕耳鸣，舌红，少苔，脉细数。

2. 前庭大腺炎

本病主要表现为阴户肿胀、疼痛，或成脓破溃，同时可兼发热发冷等症，病情反复，正气虚弱，可经久难愈。

（1）邪毒入里型

①临床证候：阴户一侧突然肿胀疼痛，继而肿胀高起，行走艰难，伴发热，发冷，口苦咽干，白带黄稠、臭秽，便干溲黄，舌质红，苔黄，脉数。

②辨证要点：阴户肿胀、疼痛，发热，恶寒，白带黄稠、臭秽，舌红，苔黄，脉数。

（2）毒热内盛型

①临床证候：阴户肿胀愈甚，肿处皮肤焮红，按之较软，或已有脓汁自溃口排出，臭秽难闻，伴发热，口渴，带下量多，舌质红，苔薄黄，脉沉数。

②辨证要点：阴户肿胀、溃脓，发热，口渴，舌质红，苔薄黄，脉沉数。

（3）正气亏虚型

①临床证候：阴户脓肿渐消，热去痛减，但患处仍有硬结，经久难愈，溃口

流脓淌水，质清，量少，伴食少纳呆，便溏，体倦神疲，舌质淡红，苔薄白，脉沉缓。

②辨证要点：阴户脓肿溃烂经久不愈，纳差，体倦，舌质淡红，苔薄白，脉沉缓。

3. 前庭大腺囊肿

本病的临床症状以外阴部肿物，伴有坠胀感为主，多见于生育期的女性，部分可发生于围绝经期后。

（1）肝郁气滞型

①临床证候：外阴部包块，按之柔软，推之可移，有坠胀感，或两胁胀，善叹息、烦躁。舌质正常或紫暗，舌苔薄，脉弦。

②辨证要点：外阴部包块，有坠胀感，咽干，心烦易怒，舌质正常或紫暗，脉弦。

（2）寒凝型

①临床证候：外阴部包块，按之柔软，推之可移，有坠胀感，或小便清长，大便稀溏，舌质淡，苔薄白，脉沉迟。

②辨证要点：外阴包块，坠胀感，舌淡、苔薄白，脉沉迟。

4. 外阴溃疡

本病的主要症状为外阴部红肿、疼痛、缺损及溃疡。临证时应首先辨其发病的新久，病变的深浅，气血亏耗的程度。邪实者当先祛邪，正虚者必扶正气。对于正虚邪久恋不去者，应宜注意补正托里排毒。

（1）肝经湿热型

①临床证候：起病急剧，外阴焮红、肿胀、灼热、疼痛，溃烂成疮，脓水黄稠、量多，伴发热恶寒，口苦咽干，大便秘结，小便短赤，舌质红，苔黄腻，脉弦数。

②辨证要点：外阴红肿、疼痛，溃烂成疮，脓水黄稠，发热恶寒，舌质红，苔黄腻，脉弦数。

（2）脾虚湿盛型

①临床证候：阴部肿胀，溃疡多发，痒痛兼作，病程进展缓慢，带下量多、腥臭，口干不欲饮，胸脘闷胀，四肢倦怠，

舌红，苔白腻微黄，脉滑数。

②辨证要点：阴部溃疡，痒痛兼作，带下腥臭、量多、胸脘闷胀，舌质红，苔白腻微黄，脉滑数。

（3）肝肾阴虚型

①临床证候：病程较久，外阴溃烂不易愈合，疮面色暗，上覆灰黄或青黑脓苔，脓水清稀，溃疡如虫蚀状，疼痛难忍，夜间尤甚，伴心烦失眠，头晕目眩，腰膝酸软，舌淡，苔光剥，脉细数。

②辨证要点：病程久，外阴溃疡不愈，疮面色暗，脓水清稀，夜间疼甚，舌淡，苔光剥，脉细数。

三、临床治疗

（一）辨病治疗

1. 非特异性外阴炎

（1）局部治疗　保持外阴清洁、干燥，用 1：5000 高锰酸钾液坐浴。毛囊炎脓疱形成时，可刺破排脓，避免刺激和挤压，涂抗生素和磺胺软膏。疖肿可切开引流。

（2）病因治疗　尿道瘘、粪瘘等进行修补术；糖尿病、肠蛲虫病驱虫治疗；若有宫颈炎和阴道炎应积极对症治疗。

2. 前庭大腺炎

急性期应卧床休息，保持外阴清洁，局部可热敷或冷敷，给予抗生素或磺胺药治疗。脓肿形成后可切开引流并做造口术，单纯切开引流易形成囊肿或反复感染。

3. 前庭大腺囊肿

前庭大腺囊肿形小无症状可不处理，较大或反复发作的，应行前庭大腺造口术，此术可保留腺体功能。近年来也有采用激光做囊肿造口术的，术中无出血，无需缝合，术后不用抗生素，局部无瘢痕形成还可保留腺体功能，疗效良好。

4. 外阴溃疡

（1）全身疗法　注意休息，多饮水，补充维生素 B、维生素 C。若有继发感染者可给予抗生素治疗。

（2）局部治疗　保持局部干净，减少摩擦。用 1：1000 依沙吖啶溶液、1：1000 呋喃西林液湿敷后或 1：5000 高锰酸钾溶液坐浴后涂外阴溃疡软膏，或养阴生肌散或植物油调樟丹和蛤粉外用。

（二）辨证治疗

1. 非特异性外阴炎

（1）辨证论治

①脾虚湿盛型

治法：健脾利湿，止痒。

方药：完带汤加减。白术、苍术、山药、陈皮、车前子、萆薢、茯苓、泽泻、蛇床子。

加减：外阴搔抓后流水量多，局部疼痛者加苦参；外阴搔抓后流水及白带混有血丝者，加白及、土茯苓。

②肝经湿热型

治法：疏肝清热，祛风止痛。

方药：龙胆泻肝汤加减。龙胆草、黄芩、泽泻、生地黄、木通、柴胡、牡丹皮、黄柏、薏苡仁。

加减：头晕目眩者，加菊花；口舌生疮者，加黄连、山栀子；大便燥结、小便短赤者，加大黄。

③肝肾阴虚型

治法：滋阴降火，祛风止痛。

方药：知柏地黄汤加减。知母、熟地黄、黄柏、牡丹皮、泽泻、山茱萸、山药、茯苓、蛇床子、白鲜皮、制何首乌、当归。

加减：夜寐欠佳者，加夜交藤、桂圆肉；神疲乏力、食少便溏者，加党参、白术、炙甘草。

（2）外治疗法

①熏洗疗法：白花蛇舌草 60~90g，冰片 3g，苦参、黄柏、木槿皮、蛇床子各 15g，花椒 9g。水煎，过滤去渣，投入冰片

溶化。先熏阴部，待水温适宜后坐浴，每次30分钟，每日2次。用于非特异性外阴炎肝经湿热型。

②艾熏疗法：雄黄、白矾、花椒粉、艾叶各适量。上药均研细，卷成条状黏好，点燃后熏患处，每日早、晚各1次。用于非特异性外阴炎脾虚湿盛、肝经湿热型。

③擦洗疗法：白鲜皮、龙胆草、荆芥各20g，金银花30g。上药水煎后，擦洗外阴，1日2次，1次30分钟，10日为1个疗程。用于非特异性外阴炎肝经湿热型。

④穴位注射法：取三阴交、关元穴，用1%普鲁卡因做穴位注射，每穴注射0.5ml，每日1次，7次为1个疗程。亦可用1%普鲁卡因2ml注入曲骨穴，隔日1次。用于非特异性外阴炎脾虚湿盛、肝肾阴虚型。

⑤针灸疗法：取关元、曲骨、阴廉、三阴交、委阳、支沟穴。针关元穴宜快速进针，得气后，行中等频率地提插捻转，使针感向外阴部放射；针曲骨用2.5寸毫针向下斜刺，使有兴奋感为度。一般留针15~30分钟，10次为1个疗程。用于非特异性外阴炎肝经湿热、肝肾阴虚型。

⑥涂抹法：黄柏末30g，鸡蛋清适量，调匀后涂擦患处。用于非特异性外阴炎脾虚湿盛、肝经湿热型。

⑦溻洗法：荆芥穗、蛇床子各30g，煎汤坐浴。用于非特异性外阴炎脾虚湿盛、肝经湿热型。

⑧电灼光照射治疗：电灼光治疗仪，调至红光，功率3W，时间10分钟，距离30cm左右，以患者感到舒适的温热感为宜，对准患者外阴部红肿处进行照射，依从性高的患者采取截石位。1次/天，5天为1个疗程。用于非特异性外阴炎脾虚湿盛、肝经湿热型。

⑨聚焦超声波治疗法：设置功率20w，有效治疗温度范围45~65℃，时间5~40分钟。治疗选择在月经之后3~10天进行，绝经后患者可随时治疗。患者取膀胱截石位，常规消毒外阴，必要时剔除阴毛，在外阴局部涂少许专用超声耦合剂，手持治疗头由左至右、由上而下连续直线滑动，使超声治疗头的直接作用区覆盖整个病变区，移动的速度以患者有热觉无痛觉为准。

（3）单方验方

①龙胆木通汤：龙胆草10g、木通6g、白糖适量。将2味药加水煎煮15分钟，取汁去渣，调入适量白糖饮服。每日2次，连服3~5日为1个疗程。用于非特异性外阴炎肝经湿热虚型。

②蛇床子洗方：蛇床子20g，川椒15g，百部15g，明矾20g。上方煎汤，趁热先熏后洗，坐浴。每日1次，10次为1个疗程。用于非特异性外阴炎脾虚湿盛、肝经湿热型。

③止痒膏：丹参、鸡血藤、赤芍、补骨脂、何首乌各30g，冰片1g。以香油及鱼肝油加脂，调和冷却后制成，涂于患处表面，每日2次，每1周为1个疗程。用于非特异性外阴炎肝肾阴虚型。

④金银花15g，蒲公英30g，赤芍10g，土茯苓30g，水煎熏洗，每日2次。用于非特异性外阴炎肝经湿热型。

2. 前庭大腺炎

（1）辨证论治

①邪毒入里型

治法：清热解毒，活血逐瘀。

方药：五味消毒饮加味。蒲公英、紫花地丁、金银花、连翘、天葵子、乳香、没药、牡丹皮、赤芍。

加减：口干、口苦较甚者，加龙胆草、生地黄；高热者加石膏、栀子；大便燥结者加大黄；白带多、黄稠如脓者，加土茯苓；肿痛较重，加三七粉，冲服。

②毒热内盛型

治法：清热解毒，化瘀排脓。

方药：仙方活命饮加减。金银花、甘草、穿山甲、皂角刺、当归、赤芍、乳香、没药、天花粉、陈皮、防风、贝母、白芷。

加减：脓成已溃可去穿山甲、皂角刺；便秘者加大黄、槟榔；热甚者加大黄、黄连，心烦口渴者加生地黄、栀子、玄参。

③正气亏虚型

治法：益气养血，托毒生肌。

方药：托里消毒散。人参、川芎、当归、白芍、白术、黄芪、炙甘草、茯苓、金银花、白芷、皂角刺、桔梗。

加减：腰膝酸软者加熟地黄、巴戟天、菟丝子；胃纳不佳者加鸡内金、焦三仙；形寒肢凉者加肉桂、补骨脂；阴户肿胀、硬结不消者加鹿角胶、炮姜炭。

④肝经湿热型

治法：清热散结，燥湿止痒。

方药：清毒消结方。野菊花、金银花、连翘、赤芍、皂角刺、玄参、穿山甲、防风、香附、栀子、白芷、甘草。

（2）外治疗法

①熏洗法：金银花、红花、五倍子、蒲公英、鱼腥草各30g，生黄柏、川黄连各15g。水煎，先熏后洗局部，每次20分钟，每日2次。适用于前庭大腺炎邪毒入里型、毒热内盛型、肝经湿热型。

②涂抹法：紫荆皮、黄柏各20g，共研细末，以香油调匀，涂抹患处。适用于前庭大腺炎肝经湿热型。

③溻洗法：麻黄12g，黄连6g，蛇床子15g，艾叶9g，乌梅9g，水煎外洗，每日1~2次。适用于前庭大腺炎邪毒入里型。

④敷法：青黛15g，黄柏30g，共研细末，局部外敷，每日2次。适用于前庭大腺炎肝经湿热型。

⑤熨法：枳实250g，绵裹熨之，冷即换。适用于前庭大腺炎肝经湿热型。

⑥针刺法：取穴气冲，直刺入3寸，用泻法，每日1次，7次为1个疗程。适用于

前庭大腺炎正气亏虚型、肝经湿热型。

⑦罨法：冷毛巾湿敷，每日2~3次。适用于前庭大腺炎邪毒入里型、毒热内盛型、正气亏虚型、肝经湿热型。

⑧TCD灯照射：患者清洗外阴后取截石位，臀下垫一次性治疗单，神灯预热10分钟后照射外阴，距离20~30cm（以患者不觉烫为宜），每日1次，每次半小时，10天为1个疗程，照射过程须防止皮肤烫伤，治疗期间禁止性生活。用于前庭大腺炎。

⑨微波治疗：用KJ6200系列微波治疗仪在常温下进行，体位为膀胱结石位，将圆形辐射器置于病变部位皮肤，距离以患者感觉皮肤有热或微热感为宜，治疗时间为15分钟。治疗前庭大腺炎。

⑩CO_2激光治疗仪：患者取膀胱截石位，常规消毒外阴皮肤，行阴部神经阻滞麻醉，选大阴唇内侧皮肤、黏膜交界处囊肿下方造口，距组织3cm，光束垂直照射于囊壁，激光光斑5~8分钟，当囊内液体流出时停止照射，待囊液流尽，用庆大霉素针剂冲洗囊腔。术后若合并感染，用1∶5000高锰酸钾坐浴。1次/日，连用5天，术后7天复查。治疗前庭大腺炎。

（3）成药应用

①黄连解毒丸

［功效主治］泻火，解毒，通便。用于治疗三焦积热所致的口舌生疮、目赤头痛、便秘溲赤、心胸烦热、咽痛、疮疖。

［用法用量］口服，1次3g，1日1~3次。

②小金丹

［功效主治］化痰祛湿，祛瘀通络，消肿散结。可用于治疗痰核流注、瘰疬、乳房肿块、阴疽肿痛、瘢痕疙瘩、肌肉深部脓肿等。

［用法用量］用量一般是每日1.5到3g，1天2次。

③银翘解毒丸

［功效主治］具有辛凉解表，清热解

毒的作用。用于治疗风热感冒、发热头痛、咳嗽、口干、咽喉疼痛。

［用法用量］每次6g，每日2次，口服。

（4）单方验方

①黄连12g，水煎后外擦洗阴部。适用于前庭大腺炎毒热内盛型。

②鲜蒲公英60g，捣烂敷患处。适用于前庭大腺炎邪毒入里型。

③大蒜30g，煮水后外洗患处。1日数次。适用于前庭大腺炎邪毒入里型、肝经湿热型。

④泽兰叶30~60g，水煎洗患处。适用于前庭大腺炎肝经湿热型。

⑤甘菊苗60g，捣烂，煎汤，先熏后洗。适用于前庭大腺炎正气亏虚型。

⑥芦荟、黄柏、苦参、蛇床子、防风、花椒各20g，水煎熏洗。适用于前庭大腺炎邪毒入里型、毒热内盛型、肝经湿热型。

3. 前庭大腺囊肿

（1）辨证论治

①气滞型

治法：疏肝行气，活血散结。

方药：逍遥散加减。柴胡、白芍、白术、当归、茯苓、丹参、赤芍、枳壳、木香。

加减：局部红肿疼痛者加金银花、连翘、蒲公英；肿块较硬者加海藻、昆布、穿山甲。

②寒凝型

治法：温经散寒，活血行滞。

方药：阳和汤加减。熟地黄、白芥子、鹿角胶、肉桂、姜炭、麻黄、生甘草。

加减：坠胀较甚者，加荔枝核；大便溏者，加赤石脂、补骨脂、山药、白术；气血不足者，加党参、白术、川芎、当归。

③热毒内蕴型

治法：清热解毒，托毒外出。

方药：托里消毒散加减。人参、川芎、当归、白芍、白术、茯苓、白芷、皂角刺、甘草、金银花、桔梗、生黄芪。

（2）外治疗法

①熏洗法：苦参、蛇床子、黄柏、艾叶、白鲜皮、白矾各15g。加水适量，取药液100ml，加食醋10ml，每日熏洗2次。适用于前庭大腺囊肿热毒内蕴型

②敷法：玉红膏（由当归、生地黄、生甘草、紫草根、没药、乳香、血竭）外敷，每日1次。适用于前庭大腺囊肿气滞型、寒凝型。

③溻浴法：马鞭草30~60g，煎汤洗，早、晚各1次。适用于前庭大腺囊肿热毒内蕴型。

④切开法：从患者大阴唇外侧皮肤肿起较高部位纵行切开。引流出脓液，用毛笔或无菌干棉球蘸热长散（由红升丹、轻粉、血竭、煅石膏各等份研极细末和匀即成），撒于凡士林纱布条上，以药面向下塞入囊腔，每日换药1次，待肉芽基本长出，外用凉收散（由珍珠30g，轻粉3g，朱砂3g，青黛1.5g，研极细末和匀）直接撒于疮面。适用于前庭大腺囊肿。

⑤注射法：局部消毒局麻后，于囊肿较低点穿刺，抽出囊内液，再注入复方丹参液，量为囊内液的2/3，保留30分钟后抽出。最后再注入复方丹参液，量为囊内液的1/3。用无菌纱布覆盖。术后分别于7日、15日及30日各复诊1次。术后禁止性生活1个月。半个月无好转者可重复用药1次。用于治疗前庭大腺囊肿。

⑥微波刀治疗法：术前局部麻醉，在小阴唇内侧皮肤黏膜交界处用微波刀做纵向切口，切口长1.0~1.5cm，排除囊液或脓液。术后1、3、7、10天分别行探针检测，共3~4次。用于治疗前庭大腺囊肿。

⑦挂线造口术：患者取膀胱截石位，常规消毒外阴皮肤黏膜，用2%利多卡因5ml在患侧小阴唇黏膜面囊肿（脓肿）最低点浸润麻醉，并做一个2~3mm切口深

达腺腔，排出囊液或脓液，用甲硝唑注射液反复冲洗腺腔后，用中弯止血钳由切口穿过腺腔达顶端，在顶端用2%利多卡因做浸润麻醉后，于小阴唇黏膜面做一长约2mm切口，止血钳穿出，将备好的两条乳胶条分别穿出两切口，于腔外固定。乳胶条固定不能过紧，以免两口间组织缺血坏死或切割。用于治疗前庭大腺囊肿。

（3）成药应用

桂枝茯苓丸

［功效主治］活血，化瘀，消癥。用于妇人宿有癥块，或血瘀经闭，行经腹痛，产后恶露不尽，舌淡紫，苔白，脉弦细涩。

［用法用量］每服6~9g，每日1~3次，食前服。

（4）单方验方

①生大黄10g，玄明粉30g，研末外敷。适用于前庭大腺囊肿热毒内蕴型

②大蒜30g，煮水后外洗患处，每日数次。适用于前庭大腺囊肿寒凝型。

③鸭跖草30g，赤芍10g，紫花地丁30g，薄荷10g，桃仁20g，艾叶15g，莪术15g，水煎局部热敷。适用于前庭大腺囊肿热毒内蕴型。

4.外阴溃疡

（1）辨证论治

①湿热下注型

治法：清热利湿，解毒杀虫。

方药：龙胆泻肝汤加减。龙胆草、黄芩、栀子、车前子、泽泻、柴胡、生地黄、生甘草、牡丹皮、赤芍、土茯苓、菊花。

加减：局部灼痛明显者，加金银花、蒲公英、紫花地丁；发热者加知母。

②脾虚湿盛型

治法：健脾清热利湿。

方药：萆薢渗湿汤加减。萆薢、薏苡仁、黄柏、茯苓、泽泻、牡丹皮、滑石、木通、甘草。

加减：纳呆便溏者加砂仁、白术。

③肝肾亏虚型

治法：滋养肝肾，清化湿热。

方药：知柏地黄汤加减。知母、黄柏、山茱萸、山药、茯苓、牡丹皮、生地黄、泽泻、薏苡仁、败酱草。

加减：低热尿痛加山栀子、蒲公英；腰膝酸软加菟丝子、枸杞子；溃疡日久不愈加生黄芪；疼甚加没药、延胡索。

（2）外治疗法

①外敷法：黄连青黛散（黄连、黄柏、青黛各15g，玄明粉1.5g，冰片0.6g，共研细末），撒于溃疡面。适用于外阴溃疡湿热下注型。

②熏蒸法：雄黄适量，置于筒状物内烧，熏外阴部。适用于湿热下注型。

③扑粉法：大黄粉适置，研成极细面，过120目筛备用，每取粉适量扑撒于溃疡面上，每日上药量不限。适用于外阴溃疡湿热下注型。

④熏洗法：蛇床子、黄柏、苦参、苍术各30g，上药煎水，每日熏洗2~3次，配合口服五味消毒饮。适用于外阴溃疡湿热下注型、脾虚湿盛型。

⑤溻浴法：板蓝根30~100g，煎水坐浴。适用于外阴溃疡湿热下注型。

⑥针刺法：取阴廉、曲骨、会阴、太冲、阴陵泉、阿是穴。针刺时捻转进针中等强度。适用于外阴溃疡脾虚湿盛型、肝肾亏虚型。

⑦耳穴压迫法：取神门、脾、肝、卵巢、外生殖器穴。将王不留行子用适当大小的胶布贴于选好的穴位上按压，中等刺激。每日换药1次，按压3~5次，每次5分钟左右，两耳轮换贴穴。适用于外阴溃疡脾虚湿盛型、肝肾亏虚型。

⑧灸法：取穴曲池、少府、三阴交、气海、血海、大椎、曲骨。双侧穴位交替使用。曲池、少府用艾条熏灸各10分

钟，三阴交可用针刺泻法，曲骨强刺激，不留针。其他留针 15 分钟，5 分钟行针 1 次。每日或隔日治疗 1 次，5 次为 1 个疗程。适用于外阴溃疡脾虚湿盛型、肝肾亏虚型。

⑨拔罐法：取大椎、肺俞、肝俞穴、身柱、膈俞、脾俞穴，以及命门、风门、心俞穴。每日或隔日 1 次，均用刺络留罐法。适用于外阴溃疡脾虚湿盛型、肝肾亏虚型。

⑩按摩法：足区按摩取肾脏、输尿管、膀胱、子宫、生殖腺、阴道处，一手持脚，另一手半握拳，食指弯曲，以食指第 1 指间关节顶点施力，定点按摩 3~4 次。适用于外阴溃疡肝肾亏虚型。

⑪涂抹法：樟丹 100g，蛤粉 100g，冰片少许。共为极细末，香油调成糊状，涂抹患处。每日 1~2 次。适用于外阴溃疡湿热下注型。

（3）单方验方

①儿茶、海螵蛸，樟丹各等份制成散剂，撒于疮面，每日 1~2 次。适用于外阴溃疡湿热下注型、脾虚湿盛型。

②珍珠 5g，青黛 5g，雄黄 5g，黄柏 15g，冰片 2.5g。共为细末，局部外敷。适用于外阴溃疡湿热下注型。

③蛇床子、地肤子各 12g，蒲公英、苦参、生大黄、黄柏各 9g，枯矾 6g，薄荷 3g，煎水熏洗坐浴。适用于外阴溃疡湿热下注型。

④苦参、威灵仙、当归、蛇床子各等份，煎汤熏洗外阴。适用于外阴溃疡湿热下注型、肝肾亏虚型。

⑤青黛 20g，研极细末，喷洒于疮面。适用于外阴溃疡湿热下注型。

⑥紫草、黄连、黄柏、苦参、马齿苋各 30g，煎汤熏洗外阴。适用于外阴溃疡湿热下注型、脾虚湿盛型。

（三）医家诊疗经验

1. 许履和

许履和教授认为阴肿及阴疮多由于经期以后，感染邪毒，聚于肝络而成阴肿或阴茧。治疗当以清化，配合外治。外治方：①金黄散，以浓茶调敷患侧腺体。②黄连膏，外搽患处，均每日 3 次。内服方为龙胆草 20g，黄芩 15g，黑山栀子 10g，木通 15g，泽泻 10g，车前子 15g，银花 15g，赤芍 10g，生地黄 10g，生甘草 10g。

2. 罗元恺

罗元恺教授认为前庭大腺囊肿属女性外阴生疮，其病因多为体弱，血为寒凝所致。并在辨证治疗中，将前庭大腺囊肿辨为寒凝阴疮，提出温里散寒、养血和荣的治法，以阳和汤加减治疗。具体用药为熟地黄 20g，鹿角胶 12g，炮姜、白芥子各 10g，肉桂 3g，麻黄 5g，甘草 9g。临证可根据情况加减。体弱气虚者加黄芪 30g；血不足者，可加当归 12g，川芎 10g；便溏者，加白术 10g，茯苓 20g。

3. 裘笑梅

裘笑梅教授认为阴痒系脾虚湿聚、湿郁化热、湿热蕴结，流注于下而致，治宜健脾利湿，清热散郁。既要考虑局部病灶病因，又要调节患者全身状况。自创"清解汤"，方为凤尾草 12g，大血藤 12g，紫花地丁 9g，土茯苓 12g，栀子 6g，黄柏 6g，黄芩 9g，内服以清热化湿，另配艾叶煎剂外洗，内外合治，疗效满意。

4. 王小平

王小平教授认为外阴炎主要是湿热之邪侵及外阴，滞留不去，气血失和，蕴而为患。患者自觉外阴瘙痒或肿痛，甚至不能行走，化脓时局部疼痛加剧，并可伴有发热等全身症状。治疗以清利湿热、解毒杀菌为主，方选青归饮内服。药物组成：芦荟粉 1g（另包冲服），青黛 2g（另包冲服），当归 10g，黄芩、泽泻、柴胡各 6g，车前草 10g，紫花地丁 12g，甘草 5g，地锦草 20g。水煎服每日 1 剂，10 剂为 1 疗程。对炎症长期不愈，反复发作，局部皮肤出现增厚、粗糙、皲裂或慢性肉芽生长等表现的慢性患者，其热毒表现较轻，多见瘀热滞于经络，气血不和的症状。可在青归饮方中加桃仁、红花、赤芍各 9g，阴痒甚者加入制苍术 9g。地肤子 10g。

5. 王敏之

王敏之教授认为外阴阴道炎会导致瘙痒灼痛、白带异常等，属于中医阴痒范畴。总的病机为肝郁日久化热，克伐脾土，脾虚湿盛，湿热结，随经脉下注于前阴，日久生虫，虫毒侵蚀皮肤则痒痛难忍；素体肝肾阴虚之人，或年老体弱、天癸已竭之人，经血不足，阴虚生风化燥，皮肤失养而瘙痒不宁。外用濯毒涤痒汤加减熏洗坐浴药用：地肤子、苦参、百部、大青盐各 30g，生地黄、白鲜皮各 20g，蛇床子、黄柏各 15g，川椒、蝉蜕、五倍子、白矾各 10g。将药物放入纱布袋中，于砂锅中浸泡 30 分钟，煎煮两次，药液混合，趁热熏蒸患处，温度适宜（35~40℃）后浸泡患处 15~20 分钟，每日早晚各 1 次，7 天为 1 个疗程。经期停止内服及外用药。外用药物熏洗，使药力直达病所，通过黏膜吸收迅速，内外合治，双管齐下，效果显著。

四、预后转归

本病经过及时、适当的治疗，预后良好。

五、预防调护

（一）预防

①注意保持外阴清洁、干燥，特别是经期、产后尤其应保持外阴部的卫生。每日清洗外阴 1~2 次。

②不穿尼龙内裤，因其透气性差，外阴部湿气不易蒸散，长时间穿着容易诱发感染，发生炎症。

③避免用有刺激性的液体或碱性强的肥皂清洗外阴。

④注意性交的卫生，避免不洁性交，性生活要有节制。

⑤饭前便后洗手，便后由前向后擦净外阴，以免粪便进入阴道。

⑥婴幼儿尽早穿合裆裤，婴儿换尿布要及时，以减少外阴污染。

（二）调护

①饮食上应清淡，治疗期间禁食辛辣刺激性食品。

②急性期卧床休息，减少局部摩擦。

③治疗期间禁止性生活。

（三）食疗

1. 冰糖冬瓜汤

冬瓜子 30g，冰糖 30g。将冬瓜子洗净，碾成粗末，加入冰糖，冲开水 1 碗，放在陶罐里，用文火隔水炖服，每日 2 次，连服数日。适用于外阴炎。

2. 白菜绿豆芽饮

白菜根茎 1 个，绿豆芽 30g。将白菜根茎洗净切片，绿豆芽洗净一同放入锅内，加水适量，煎煮 15 分钟，去渣取汁，当茶饮用，不拘时间随时可饮。适用于外阴炎。

3. 苦参鸡蛋

鸡蛋 2 枚，红糖 60g，苦参 60g。苦参浓煎取汁，放入打散的鸡蛋和红糖，煮熟即可，食蛋饮汤。每日 1 次，6 日为 1 个疗程。适用于外阴炎。

4. 龙胆草蛋

龙胆草 10g，鸡蛋 3 枚，蜂蜜 30ml。龙胆草水煎去渣，打入鸡蛋成荷包蛋，放入蜂蜜，空腹食用，每日 1 次，5 次为 1 个疗程。适用于外阴炎。

5. 紫草煎

紫草 15g，白糖适量。将紫草煎浓汁，加白糖适量。代茶饮，连服 3 日为 1 个疗程。适用于外阴炎。

6. 马齿苋当归粥

马齿苋 30g，当归 10g，大米 60g。先将当归用干净纱布包好，马齿苋洗净，同入锅内加大米，加入适量清水煎，至熟即成，去药包，食粥，每日 1 次，连服 3~5 日为 1 个疗程。适用于外阴炎。

7. 将军蛋

在生鸡蛋 1 个顶端敲 1 小孔，入生大黄末 3g，用纸糊住小孔，水煮至熟。空腹吃，3 次/日，4~5 日/疗程。功能凉血敛疮。主治外阴溃疡，症见久不愈合，灼热疼痛。

七、专方选要

1. 清热利湿解毒方

治疗外阴炎。蒲公英 60g、生地黄 30g、地肤子 30g、蛇床子 30g、枯矾 10g、苦参 30g、五倍子 25g、龙胆草 12g、黄柏 15g、川椒 20g。每日 1 剂，水煎滤清，趁热熏洗外阴，待适温后坐浴，早晚各 1 次，每次 30 分钟。用药期间，应注意阴道、外阴及疮面的清洁，勤换内裤，忌食辛辣鱼腥。［张丽粉．现代中西医结合杂志，2003，12（7）：747．］

2. 一贯煎加味

生地黄 15g，当归 15g，川楝子 10g，白花蛇舌草 30g，白芍 30g，白茅根 20g，牛膝 6g。腰痛甚者加续断、黄精；水煎，每日 1 剂，分 3 次服。治疗以 10 日为 1 个疗程，一般用药 2~3 个疗程。用于治疗外阴炎。［苏海荣．江苏中医药，2004，25（4）：46．］

3. 苦参汤

苦参 30g，白鲜皮 20g，蛇床子 30g，百部 30g，枯矾 9g，黄柏 30g，荆芥 12g，

金银花 15g。每天 1 次，煎水 2500ml，先熏后洗，每次 15~30 分钟，7 天为 1 个疗程。［周慧．中医临床研究，2012，4（24）：101．］

第二节　阴道炎

阴道炎是妇科常见病、多发病。健康女性阴道由于解剖组织的特点，对病原体的侵入有自然防御功能，如阴道口的闭合，阴道前后壁紧贴，阴道上皮细胞在雌激素的影响下的增生和表层细胞角化，阴道酸碱度保持平衡等。病原体的繁殖受到抑制，颈管黏液呈碱性，当阴道自然防御功能受到破坏时，病原体易于侵入，导致阴道炎症。常见的有非特异性阴道炎、滴虫性阴道炎、真菌性阴道炎、老年性阴道炎。

临床以带下的量、色、质的改变和阴痒为其特性。属中医学"阴痒""带下""阴肿""阴痛""阴蚀"的范畴。《金匮要略》中称"下白物"，《脉经》中称"漏白下赤"，《诸病源候论》中指出："妇人阴痒是虫食所为……"《医学入门》中关于"阴中生细虫，痒不可忍"的记载与阴道炎的临床表现极为相似。

一、病因病机

（一）西医学认识

1. 细菌性阴道病

近年来研究认为本病是因为阴道正常防御功能遭到破坏为病原菌的生长、繁殖创造了条件，主要有加德纳菌、厌氧菌及与支原体引起的混合感染。

2. 真菌性阴道炎

真菌性阴道炎也称念珠菌阴道炎，由白色念珠菌感染所致。念珠菌对热的抵抗力不强，加热至 60℃即可死亡，对干燥、紫外线及化学制剂等抵抗力较强。一般认

为白色念珠菌主要由肛门部传来，与手足无关。生殖道抵抗力降低是念珠菌感染的重要因素，多见于孕妇、糖尿病患者、接受大剂量雌激素治疗、长期应用广谱抗生素及肾上腺皮质激素者。白色念珠菌患者的阴道 pH 通常为 4~5。

3. 滴虫性阴道炎

滴虫性阴道炎由阴道毛滴虫引起，临床较为常见。由于滴虫能消耗或吞噬阴道上皮细胞内的糖原。阻碍乳酸生成，改变阴道的酸碱度，破坏防御机制，引起炎症。月经前后阴道 pH 改变，月经后接近中性，滴虫易繁殖。阴道毛滴虫在温度 25~40℃、pH 5.2~6.6 的条件下易于繁殖，在半干燥及干燥状态繁殖力差。滴虫不仅寄生于阴道，还常侵入人体尿道或尿道旁腺，甚至膀胱、肾盂以及男性的包皮褶或前列腺中。传染途径为性交直接传染或通过各种污染的器械间接传染。有些患者阴道内有滴虫感染而无炎症反应，称为带虫者。隐藏在腺体及阴道皱襞中的滴虫于月经前后繁殖，引起炎症发作。

4. 老年性阴道炎

常见于绝经后女性。主要因卵巢功能衰退，雌激素缺乏，使阴道上皮变薄，上皮细胞糖原含量降低，阴道的 pH 上升，局部抵抗力下降，病菌入侵、繁殖，引起发炎。

（二）中医学认识

阴道炎的发病多因肾气不足、下元亏损、久病体衰、精亏血少、带脉失约、任脉不固、脾虚湿盛、湿郁蕴热、腐浊生虫或忽视卫生导致感染病虫，虫蚀阴中而发病。

1. 肝经湿热

情志不畅，肝经郁热，肝郁犯脾生湿，湿热蕴蒸下注（或生虫）。

2. 脾虚湿注

素体脾虚，或绝经后脾虚生湿，湿盛蕴蒸下焦（或生虫）。

3. 肝肾不足

绝经后或术后肝肾不足，冲任不固，带脉失约。

二、临床诊断

（一）辨病诊断

1. 细菌性阴道炎

（1）临床诊断　表现为阴道排液增多，有恶臭味，尤其性交后加重，可伴轻度外阴痒或灼热感。白带为灰白色，均匀一致，稀薄，有鱼腥臭味，有时可见泡沫。检查见阴道黏膜无充血的炎症表现，分泌物特点为灰白色，均匀一致，稀薄，常黏附于阴道壁，容易将分泌物从阴道壁拭去。

（2）相关检查　妇科检查阴道黏膜无明显充血的炎症表现，仅表现白带增多，检查线索细胞阳性。

2. 真菌性阴道炎

（1）临床诊断　有 10% 的女性及 30% 的孕妇无任何临床表现，仅在分泌物涂片检查时发现真菌，称带真菌者。其原因可能是阴道乳酸杆菌抑制作用。典型的真菌性阴道炎表现如下。①外阴、阴道瘙痒、灼痛，甚者坐立不安，影响睡眠。②白带增多，呈白色稠厚豆渣样。③尿频、尿痛或性交痛。

（2）相关检查　外阴表皮有瘙痒痕迹或破损，在阴道壁或小阴唇上可见白膜状分泌物覆盖，擦除后显露红肿黏膜，急性期可有表浅溃疡。

3. 滴虫性阴道炎

（1）临床诊断　①白带呈稀薄的泡沫状且增多，若有其他细菌混合感染则白带可呈脓性、黄绿色、泡沫状，可有臭味，严重时可呈血性白带。②外阴及阴道口瘙痒、灼热以及性交痛等。③尿道口及附近发生炎症时，可有尿频、尿痛，有时可见血尿。

（2）相关检查　阴道分泌物中找阴道毛滴虫。多用悬滴法，若多次悬滴法未能发现滴虫时，可用培养法，其准确率可达98%左右。阴道及宫颈黏膜红肿，常有散在出血点或草莓状突起，后穹隆有多量白带，呈灰黄色、黄白色稀薄液体或为黄绿色脓性分泌物，常呈泡沫状。

4.老年性阴道炎

（1）临床诊断　阴道分泌物增多，呈黄水样，有时带血或呈脓性白带，有臭味。外阴有瘙痒、灼热感。如累及尿道口，可出现尿频、尿痛。

（2）相关检查　检查时阴道呈老年性改变，皱襞消失，上皮变薄；阴道壁及宫颈阴道部黏膜充血、有小出血点，以穹隆部及宫颈处明显，触之易出血；有时有浅表溃疡，甚至出现粘连。粘连开始时疏松易分开，但分离时易出血；粘连严重者可造成阴道闭锁，并同炎性分泌物贮留发生阴道或宫腔积脓。

（二）辨证诊断

1.细菌性阴道炎

本病的主症是带下症，所以辨证时当以带下的量、色、质、味的变化为重点，参合舌脉及妇科检查详细辨别。

（1）湿热下注型

①临床证候：带下量多，色黄有臭味，质黏稠或黄水样，阴痒、阴痒灼热，或小腹痛，小便短赤，纳差，心烦，口苦而腻，舌红，苔黄腻，脉滑数。

②辨证要点：带下黄、臭、量多，阴痒。舌红，苔黄腻，脉滑数。

（2）湿毒内侵型

①临床证候：带下量多，质稠，有臭气，或带下赤白相间，烘热口干，大便干秘，臭秽，阴部瘙痒肿痛，小便黄少，舌红，苔黄干，脉数。

②辨证要点：带下量多如脓，气臭，阴痒，肿痛，舌红，苔黄干，脉数。

2.真菌性阴道炎

本病的临床表现为阴部瘙痒难忍，带下呈豆腐渣或凝乳状，因此辨证时应以阴部瘙痒的情况及带下的量、色、质、味和伴有的全身症状作为本病的重点，参合脉象、舌象进行辨证。

（1）湿热下注型

①临床证候：带下量多，色黄白，黏腻有块，呈豆渣状或凝乳样，阴痒，小便黄少，舌红，苔黄腻，脉濡数。

②辨证要点：带下量多，色黄白，呈豆渣或凝乳样，阴痒，舌红，苔黄腻，脉濡数。

（2）脾虚湿困型

①临床证候：带下量多，色白稀如水状，阴部不适，痒痛，小便短少，神疲乏力，口淡无味，纳少便溏，舌淡，脉细缓。

②辨证要点：带下量多，质稀，色白，阴部痒痛不适，舌淡，脉细缓。

3.滴虫性阴道炎

本病的临床表现为带下增多，质稀有泡沫、秽臭，阴道瘙痒为主要特征，辨证时应以阴部瘙痒的情况及带下的量、色、质、味和伴有的全身症状作为本病的重点，参合舌质、舌苔、脉象和外阴局部所表现出的症状进行辨证。

（1）湿热蕴结型

①临床证候：阴部痒甚，坐卧不宁，灼热而痛，带下量多、色黄绿或灰白，有泡沫，味秽臭，伴心烦易怒，胸胁胀痛，目赤肿痛，口苦，舌质红，苔黄腻，脉滑数。

②辨证要点：阴痒、灼痛不适，带下量多，色黄绿或灰白，有泡沫，味秽臭，舌红，苔黄腻，脉滑数。

（2）感染虫淫型

①临床证候：外阴及阴中瘙痒，或奇

痒难忍，带下量多、色灰黄或脓样，呈泡沫状，味秽臭可伴见尿黄、尿频、尿急、尿道灼痛。脉弦滑，舌红，苔薄黄。

②辨证要点：阴中奇痒，带下量多，色灰黄，呈泡沫状，味秽臭，舌红，苔薄黄，脉弦滑。

4. 老年性阴道炎

本病的临床表现以阴部瘙痒，阴中灼热、疼痛，带下增多，呈黄水样或脓样、血样，有臭味为主要特征。辨证时应以阴部瘙痒程度及带下的性状、气味及伴见全身症状为重点，参合舌、脉之象作出全面分析认证。

（1）湿热下注型

①临床证候：阴部瘙痒、灼痛，甚则坐卧不安，带下量多，色黄如水，夹杂血丝，味秽，伴脘闷纳呆，心烦少寐，小便短赤灼痛，大便溏而不爽，舌红，苔黄腻，脉濡数或滑数。

②辨证要点：阴部痒痛，带下量多，色黄如水，味臭秽，舌红，苔黄腻，脉濡数。

（2）肝肾阴虚型

①临床证候：阴部瘙痒，入夜尤甚，带下量少，色黄，阴部干枯、萎缩，阴中灼热疼痛，伴头晕目眩，五心烦热，时有烘热汗出，舌红少苔，脉细数。

②辨证要点：阴部瘙痒，阴中灼疼，带下色黄如水，舌红少苔，脉细数。

三、鉴别诊断

1. 阴道蛲虫感染

患者外阴部包括肛门周围奇痒，阴道分泌物多，涂片检查可见蛲虫卵，阴道壁无明显炎症反应。

2. 阿米巴性阴道炎

较少见。临床主要表现为血性浆液性分泌物或黄色黏液性分泌物。阴道检查可见典型溃疡。阴道分泌物涂片检查或培养，能找到阿米巴病原体。

四、临床治疗

（一）提高临床疗效的要素

1. 中药调整治本

阴道炎的主要临床表现为外阴瘙痒和带下异常。其症状多与肝、脾、肾三脏功能失调有关，故治疗上应以调理肝、脾、肾的功能为主，结合其他表现进行辨证和遣方用药。以外阴瘙痒症状明显者，应以中药清泄肝热、利湿杀虫止痒、滋补肝肾，养血祛风止痒为主要治法，佐以止带。对带下表现突出者，应以清热利湿止带为主，佐以止痒。用中药内服可提高机体的抗病能力，改变内环境，改善微循环，进而达到杀灭病原体、促进炎症吸收的作用。同时，要注意"治外必本诸内"的思想；内服和外治、整体和局部相结合进行施治，在口服中药汤剂治疗的同时，重视局部治疗，如熏洗、外搽、阴道坐药疗法等方式，内外合治，以奏良效。

2. 西药杀虫治标

阴道炎多由阴道自身菌群失调及病原体入侵导致。因此，阴道炎的治疗主要是增加阴道的抵抗力和抑制病原体生长，以局部治疗为主。在中医分型论治的基础上，还应结合妇产科检查及实验室检查，查明病原体，使治疗更有针对性。根据各种阴道炎 pH 的不同，可采取酸性或碱性溶液冲洗阴道，改变阴道酸碱度，必要时口服抗生素，全身治疗，内外合治，提高灭菌杀虫疗效。

3. 谨守病机，善以利湿

带下病的病因多为湿，辨证多属正虚邪实，其病位在脾，但又与肝、肾关系密切。治疗上除抓住脾虚湿盛这个病机关键，以健脾祛湿为本外，同时根据脏腑偏盛偏衰，予以补肾、疏肝、滋肾、清热等治法。归纳起来有六大法则。①健脾祛湿。②补肾祛湿。③清热祛湿。④疏肝祛湿。⑤滋阴祛湿。⑥调经祛湿。

（二）辨病治疗

1. 细菌性阴道炎

（1）甲硝唑　每次口服500mg，每天2次，7天为1个疗程，连续3个疗程。也可局部用药，每次200mg置于阴道内，7天为1个疗程。孕妇忌用。

（2）克林霉素　每次300mg，每天2次，连服7天。局部用药可用2%克林霉素膏剂，连用7天，每天1次。孕妇慎用。

2. 真菌性阴道炎

（1）改变阴道酸碱度　形成不利于念珠菌的生存条件，如用2%~4%苏打水冲洗阴道。

（2）局部用药

①制真菌素片剂：5~10万个单位，每晚塞入阴道，10天为1个疗程。

②达克宁栓剂：每晚1粒，塞入阴道，7天为1个疗程。

③克霉唑片：0.5~1g塞入阴道，每晚1次，7~10天为1个疗程。

④甲紫：用0.5%~1%甲紫溶液在整个阴道壁涂擦，每日或隔日1次，5次为1个疗程。

（3）合并妊娠治疗　患真菌性阴道炎的孕妇，为了避免感染新生儿，应进行局部治疗，有时治疗需持续至妊娠8个月，以防复发。

3. 滴虫性阴道炎

（1）全身治疗　首选甲硝唑0.2g，每日3次，7日为1个疗程。对于初患者可单次给药2g，具有相同疗效。服药后个别患者可发生恶心、眩晕及头痛等不良反应，一般不停药。如出现皮疹、白细胞减少等，则必须停药。对于局部药物治疗效果不佳或伴有泌尿道感染者可用此法。需要注意的是，对于已婚女性，配偶也应用药。

（2）局部治疗　先用1%乳酸溶液或0.5%醋酸溶液冲洗阴道，或用1:5000高锰酸钾溶液坐浴。再用甲硝唑或乙酰胺肿各1片每晚塞入阴道一次，10次为1个疗程。

4. 老年性阴道炎

①1%乳酸溶液或0.5%醋酸溶液冲洗阴道，冲洗后局部喷以消炎，如磺胺药、呋喃西林等，阴道放置甲硝唑片0.2g，每天1次，7~10天为1个疗程。

②己烯雌酚0.125~0.25mg，每晚放入阴道1次，7日为1个疗程。

③顽固患者可口服尼尔雌醇，首次4mg，以后每2~4周1次，每次2mg，维持2~3个月。对于乳腺癌及子宫内膜癌患者禁用雌激素。

（三）辨证治疗

1. 细菌性阴道炎

（1）辨证论治

①湿热下注型

治法：清热利湿。

方药：止带方加味。猪苓、茯苓、车前子、泽泻、茵陈、赤芍、牡丹皮、黄柏、栀子、牛膝。

加减：心烦便秘者加大黄、龙胆草、甘草。

②湿毒内侵型

治法：清热利湿解毒。

方药：五味消毒饮加味。蒲公英、菊花、金银花、紫花地丁、天葵子、白花蛇舌草、苍术、土茯苓。

加减：赤白带下者加椿根白皮；中气不足者加黄芪。

③肝郁脾虚型

治法：疏肝清热，健脾利湿。

方药：逍遥丸加减。牡丹皮、白芍、白术、茯苓、薏苡仁、柴胡、栀子、泽泻、黑芥穗、车前子（包）、生甘草。

（2）外治疗法

①熏洗法：苦参30g，重楼15g，黄柏

15g，土茯苓20g，生甘草10g，煎水熏洗坐浴。用于治疗细菌性阴道炎湿热下注型、湿毒内侵型。

②阴道纳药法：用黄连膏。方为黄连、黄柏、片姜黄各5g，当归9g，金银花15g。焙干研末，用羊毛脂调敷成膏，以带线药棉球蘸药膏，纳入后穹隆部，每日1次，7~10次为1个疗程。用于治疗细菌性阴道炎湿热下注型、湿毒内侵型。

③灸法：取命门、中极、神厥穴，用艾卷灸，每穴5分钟，隔日1次。10~15次为1个疗程。用于细菌性阴道炎湿毒内侵型、肝郁脾虚型。

④阴道冲洗法：苍术、百部、蛇床子、黄柏、苦参、连翘各15g，荆芥10g，枯矾15g，土荆皮15g。浓煎成250ml药汁，每日行阴道灌洗，5~10天为1个疗程。用于细菌性阴道炎湿热下注型、湿毒内侵型。

⑤穴位贴药法：取神厥、脾俞，用白鸡冠花、红花、白术、荷叶、茯苓、车前子各等份，取黄酒适量。将诸药混合粉碎研末过筛。用药时每次取药末35g，用黄酒调成稠糊，分别涂在神厥、脾俞（双）穴，盖以胶布固定，三天换药1次。用于细菌性阴道炎湿毒内侵型、肝郁脾虚型。

⑥喷法：取紫珠草粉剂局部喷药，每日1次，连用5日以上。用于细菌性阴道炎湿热下注型。

⑦渍洗法：苦参、生百部、蛇床子、虎杖各30g，地肤子、川花椒、龙胆草、川黄柏、明矾各15g，石榴皮、苍术各10g，加水3000ml，煮沸20分钟，去药渣，将药液倒入盆中，坐浴20分钟。每日1剂，早晚各1次，10日为1个疗程。用于细菌性阴道炎湿热下注型、湿毒内侵型。

（3）成药应用

①妇宁栓

[功效主治] 功能清热解毒，燥湿杀虫，去腐生肌，化瘀止痛，用于治疗细菌、

病毒、真菌、滴虫等引起的阴道炎、阴道溃疡、宫颈炎、宫颈糜烂、阴痒、阴蚀、黄白带下、味臭、小腹痛、腰骶痛等。

[用法用量] 洗净外阴部，将栓剂塞入阴道深部或在医生指导下用药。每晚1粒，重症早晚各1粒。

②白带丸

[功效主治] 功能除湿健脾，用于治疗女性血气虚弱，赤白带下，新久微甚，浓浊黏稠，小便浑浊不清，月经不调。

[用法用量] 每日早晚空腹各服1次，每次6g。饭汤或开水送下。

（4）单方验方

①蛇床子15g，水煎，灌洗阴道，每日1次，7次为1个疗程。用于细菌性阴道炎湿热下注型、湿毒内侵型。

②凤仙花全草200g，水煎取汁，先熏后洗阴部，再用清水冲洗，每天1次，15天为1个疗程。用于细菌性阴道炎湿毒内侵型。

③猪胆栓塞入阴道，每日1次，每5~7次为1个疗程。用于细菌性阴道炎湿热下注型、湿毒内侵型。

④车前草10g，香椿皮30g。水煎成浓汤，去渣后加适量红糖调服。用于细菌性阴道炎湿热下注型、湿毒内侵型。

⑤蛇床子、苦参根、艾叶、明矾按3∶3∶3∶2的比例研成细末，用纱布袋包块，每包30g，开水冲泡后趁热先熏后洗，坐浴15分钟，平均用9包为1个疗程。用于细菌性阴道炎湿热下注型、湿毒内侵型。

2. 真菌性阴道炎

（1）辨证论治

①湿热下注型

治法：清热利湿。

方药：止带汤加味。茯苓、猪苓、黄柏、栀子、茵陈、山药、牛膝、牡丹皮、车前子、苍术。

加减：大便秘结，口干者加龙胆草、黄芩；阴部痒痛，头昏痛，烦躁易怒者用龙胆

泻肝汤加味治疗。

②脾虚湿困型

治法：健脾除湿，升阳止带。

方药：定带汤加味。

陈皮、白术、苍术、柴胡、荆芥、车前子、人参、山药、甘草、白芍。若带下日久，滑脱不止者加金樱子、龙骨、芡实；若带下色黄，湿蕴化热者加黄柏、栀子。

（2）外治疗法

①熏浴法：青椒、黄柏、苦参、白鲜皮、蛇床子各15g，浓煎至200ml，热熏坐浴，每日1次。用于真菌性阴道炎湿热下注型。

②洗法：羌活20g，苦参30g，升麻20g，知母20g，白矾20g，白头翁30g，浓煎，取汁200ml，冲洗外阴，每日2次。用于真菌性阴道炎湿热下注型。

③涂抹法：蛤粉20g，冰片、雄黄各10g，研细末，用菜油调匀涂阴道壁，每日1次。用于真菌性阴道炎湿热下注型。

④扑粉法：黄连、干姜各1.5g，焙干研末，扑撒于阴道，每日1次，10~15次为1个疗程。用于真菌性阴道炎湿热下注型、脾虚湿困型。

⑤塞法：藿香600g，葫芦茶200g，矮地茶200g，将上药水煎，浓缩至浸膏状，入烤箱中烤干，研细过筛，入胶囊，塞入阴道。每日2次。用于真菌性阴道炎脾虚湿困型。

⑥针灸法：取中极、三阴交、阴陵泉、足三里、肝俞等穴，用泻法，得气后留针15分钟。用于真菌性阴道炎湿热下注型、脾虚湿困型。

⑦阴道冲剂法：土茯苓、苦参、蛇床子、乌梅、苦楝皮、百部、黄柏、地肤子各10g，浓煎成200ml药汁，每日作阴道灌洗，5~10天为1个疗程。用于真菌性阴道炎湿热下注型、脾虚湿困型。

（3）单方验方

①马鞭草30g，煎后去渣，待温，坐浴10~15分钟，并用消毒纱布清洗，每日1次，5~7次为1个疗程。用于真菌性阴道炎湿热下注型。

②虎杖100g，水煎取汁1000ml，过滤，待温后，坐浴10~15分钟。每天1次，7天为1个疗程。用于真菌性阴道炎湿热下注型。

③藿香30g，佩兰30g，煎水冲洗阴道。用于真菌性阴道炎脾虚湿困型。

④萆薢12g，薏苡仁20g，土茯苓30g，藿香10g，薄荷5g，水煎服，每日1剂，分早晚2次温服。用于真菌性阴道炎湿热下注型、脾虚湿困型。

3. 滴虫性阴道炎

（1）辨证论治

①湿热蕴结型

治法：清热除湿，杀虫止痒。

方药：龙胆泻肝汤加味。龙胆草、柴胡、栀子、黄芩、生地黄、甘草、泽泻、车前子、当归。

加减：大便秘结加大黄；阴痒剧烈者加白鲜皮、贯众、川楝子。

②感染虫淫型

治法：杀虫止痒，佐以清热利湿。

方药：龙胆泻肝汤加味。龙胆草、柴胡、栀子、黄柏、生地黄、泽泻、车前子、苦参、地肤子。

（2）外治疗法

①熏洗法：苍术10g、黄柏10g、牛膝10g、苦参9g、鱼腥草30g。煎水熏洗，每日1次，7次为1个疗程。用于滴虫性阴道炎湿热蕴结型、感染虫淫型。

②外洗法：蛇床子20g，花椒10g，明矾15g，百部20g，苦参25g。水煎外洗。每日1次。用于滴虫性阴道炎湿热蕴结型、感染虫淫型。

③阴道纳药：鸦胆子20个，去皮，用水1杯，煎成半杯，用带线棉球浸药水塞入阴道。每日1次，10次为1个疗程。用于

滴虫性阴道炎湿热蕴结型、感染虫淫型。

④扑粉法：白矾9g，研细末过筛，高压消毒，上药前用过氧化氢浸湿的棉球充分擦洗阴道壁及穹窿部，然后扑撒药粉，药量每次0.5~0.8g，每日1次，10次为1个疗程。用于滴虫性阴道炎湿热蕴结型、感染虫淫型。

⑤涂抹法：木芙蓉花叶1kg，加水浓煎至100ml，冷却，过滤，用棉签蘸药液反复涂擦阴道壁2~3次，然后用含药的阴道棉栓纳于阴道，每日上药1次，7~10天为1个疗程。用于滴虫性阴道炎湿热蕴结型、感染虫淫型。

（3）单方验方

①蛇床子200g，加水煎煮，冲洗阴部。用于滴虫性阴道炎湿热蕴结型、感染虫淫型。

②百部50g，水煎，外洗阴部。用于滴虫性阴道炎湿热蕴结型、感染虫淫型。

③车前草10g，香椿皮30g，水煎成浓汤，去渣后加适量红糖调服。用于滴虫性阴道炎湿热蕴结型、感染虫淫型。

④决明子30g，煮沸15分钟，坐浴，每次15~20分钟，10天为1个疗程。用于滴虫性阴道炎湿热蕴结型、感染虫淫型。

4.老年性阴道炎

（1）辨证论治

①湿热下注型

治法：疏肝健脾，清热渗湿。

方药：止带汤加减。茯苓、猪苓、茵陈、黄柏、栀子、山药、牛膝、泽泻、牡丹皮、车前子。

加减：外阴灼热痒痛较甚，便秘者加大黄；合并湿热日久生虫者酌加贯众、川楝、白鲜皮，以杀虫止痒。

②肝肾阴虚型

治法：滋阴降火，祛风止痒。

方药：知柏地黄汤加减。茯苓、熟地黄、山茱萸、山药、泽泻、牡丹皮、知母、

制何首乌、黄柏、荆芥、防风。

加减：带下量多色黄秽臭明显者加土茯苓、菊花；带下夹血者加茜草、乌贼骨。

（2）外治疗法

①针刺法：取中极、下髎、血海、三阴交、蠡沟。奇痒难忍者加曲骨、大敦；心烦者加间使。用泻法，留针10分钟。用于老年性阴道炎湿热下注型。

②塞法：苦参、莪术、儿茶制成栓剂，每粒重10g，睡前洗净阴部，将药栓送入阴道深部。隔日1次，连用7粒为1个疗程。用于湿热下注型。

③扑粉法：紫金锭每次5片，研为细末，用窥阴器扩开阴道，将药扑洒于阴道，每日1次，5日为1个疗程。用于老年性阴道炎湿热下注型。

④涂抹法：黄连膏（黄连、黄柏、当归、片姜黄各4.5g，生地黄18g，香油18g，黄蜡30g。以香油浸2日，文火熬后去渣，再煎入蜡成膏），用药前先清洁阴道分泌物，将黄连膏涂于阴道壁，每日1次，每10日为1个疗程。用于老年性阴道炎湿热下注型。

⑤熏洗法：蛇床子30g，贯众、透骨草、苦参、黄柏、淫羊藿、百部各20g，煎汤熏洗，每日2次，10次为1个疗程。用于老年性阴道炎湿热下注型。

⑥坐浴法：百部30g，蛇床子30g，川椒30g，明矾15g，苦参30g，煎汤坐浴，每日1次，5~10天为1个疗程。用于老年性阴道炎湿热下注型。

⑦冲洗法：千里光、鱼腥草、蛇床子、鹿衔草、丹参各30g，浓煎至150ml，过滤冷却，冲洗阴道，每日1次，5日为1个疗程。椿树叶100g。水煎外洗阴部，每日2次。用于老年性阴道炎湿热下注型、肝肾阴虚型。

（3）单方验方

①蛋黄油：煮熟蛋黄放入锅内，用文

火煎熬，去渣存油，涂于阴道壁，用药前先清洁阴道，擦去分泌物，每日1次，10次为1个疗程。用于老年性阴道炎肝肾阴虚型。

②蛇床子200g，加水煎煮，冲洗阴部。用于湿热下注型。

③鸦胆子25g，加水2500ml，文火煎至500ml，过滤后装瓶，高压消毒后备用。用时将药液加温，冲洗阴道。每日1剂，7次为1个疗程。用于老年性阴道炎湿热下注型。

④枸杞根30g，煎汤外洗，每日1次。用于老年性阴道炎肝肾阴虚型。

⑤复方桃仙合剂：仙桃树叶120g，仙鹤草6g，蛇床子20g，苦参30g，枯矾6g，黄柏20g，煎汤外洗，每日2次，每次30分钟。用于老年性阴道炎湿热下注型。

（四）医家诊疗经验

1. 哈荔田

哈荔田教授认为湿热为带下证的主要病因。主张治以清化湿热，因势利导。多用瞿麦、萹蓄9g，茯苓12g，淡竹叶、白檀香各4.5g，血余炭、车前子（用布包）、滑石各12g，忍冬花、败酱草各12g，荜澄茄、甘草梢各6g。水煎服。

2. 高耀洁

高耀洁教授认为带下属湿热邪毒蕴结所致，治以清热解毒，利湿化浊。可用八正散加减治疗。用萹蓄10g，瞿麦10g，生山栀子6g，木通6g，冬瓜子15g，石韦10g，制大黄10g，土茯苓15g，蒲公英30g，紫花地丁20g，每日1剂，水煎服。

3. 滕秀香

滕秀香教授认为"湿热蕴脾"为念珠菌性外阴阴道炎复发的主要原因，故以健脾利湿清热为主要治疗原则，采用自拟健脾利湿清热方（太子参、白鲜皮各15g，冬瓜皮20g，茵陈、萆薢、地肤子、茯苓各

12g，扁豆10g，柴胡5g，浮小麦30g），每日1剂，连服21天。

4. 陈家琼

陈家琼教授以清热解毒燥湿杀菌为原则，方用蛇床子、苍术各15g，地肤子、紫草、苦参、土茯苓、黄柏各30g，鱼腥草25g，牡丹皮10g，上方水煎去渣后熏洗、坐浴20分钟左右，每日早晚各1次，7天为1个疗程，连续3~6个月，于每月月经前应用。同时每周口服氟康唑胶囊150mg，连续6个月。

五、预后转归

一般预后良好。经正规治疗后均可痊愈。

六、预防调护

（一）预防

①注意外阴部的卫生，特别是经期、产后尤应保持外阴部的卫生。注意性卫生，在经期及患病期间，禁止性生活。

②不要久坐久卧湿地，尽量减少水中作业，以免外湿内侵。采取有效的避孕措施，避免流产手术损伤冲任导致湿热邪毒侵入。

③提倡淋浴，不洗盆浴，不与他人合用浴巾。妇产科检查一人一垫，医疗器械应严格消毒，防止交叉感染。

④反复发作者，应夫妇双方同时治疗。

（二）调护

①调畅情志，保持乐观心理。
②治疗期间禁食辛辣厚味、油腻之品。
③妊娠及月经期停用外用药。

（三）食疗

1. 银花饮

金银花15g，白糖20g。上2味加入适

量清水，煎煮 10 分钟，去渣取汁，代茶饮。适用于阴道炎。

2. 蒲公英饮

蒲公英 15g，白糖 20g。上 2 味加入适量清水，煎煮 10 分钟，去渣取汁，代茶饮。适用于阴道炎。

3. 山药地黄粥

怀山药 30g，熟地黄 10g，砂仁 6g，粳米 100g。将怀山药与熟地黄煎取浓汁，分 2 份与粳米煮粥，煮沸后加入砂仁，煮成粥，可调入适量白糖食用。适用于阴道炎。

4. 黄花马齿苋饮

黄花菜 30g，马齿苋 30g，将上 2 味洗净，放入锅内，加水适量，武火烧沸，后用文火熬煮 30 分钟，待冷，取汁代茶饮。适用于阴道炎。

5. 芡实粥

芡实、粳米各 50g，煮粥食之，可加入少许白糖调味。适用于阴道炎。

6. 二至苡仁粥

女贞子、墨旱莲各 12g，煎汤取汁，加入薏苡仁 60g，煮粥，加白糖适量调味食之。适用于阴道炎。

七、专方选要

1. 热带散

蛇床子、滑石、白矾、花蕊石、煅蛤壳、赤石脂、煅龙骨、血余炭、三七粉、青黛、生蒲黄、龙血竭、生百部均 10g，每次取 10g 药粉均匀洒在阴道内，3 日 1 次，治疗 3 个月为 1 个疗程。治疗复发性真菌性阴道炎。[聂永利. 四川中医，2011，29（11）：88.]

2. 三妙散

黄柏、苦参各 30g，怀牛膝 15g，苍术、地肤子、蛇床子、白鲜皮、白头翁各 20g，白芷、虎杖各 10g，诸药加水 2000ml 浸泡 30 分钟，以武火煮沸 10 分钟，然后再煎 15 分钟，将药倒入痰盂中，除渣。患者趁着

药热坐于痰盂上对阴部进行熏蒸，一般为 15~20 分钟。药水变温后，对阴道进行清洗，每天 1~2 次，连续使用 10 天。治疗真菌性阴道炎。[刘芳. 亚太传统医药，2011，7（11）：61-62.]

3. 清热利湿方

金银花、紫草各 25g，苦参、黄柏、防风各 20g，蛇床子、苦楝皮、辛夷各 15g，百部、知母各 12g，仙鹤草 6g。水煎后浓缩至 100ml，再将枯矾、冰片、黄连 3 味等份按 10：1 的比例研粉兑入水溶液，取消毒棉球，蘸取中药洗剂，先擦洗阴道再换棉球蘸药置阴道深部，每天 1 次，连续治疗 14 天。治疗阴道炎。[黄炳银. 亚太传统医药，2011，7（4）65-66.]

4. 冰片薄荷汤

冰片（后下）4g，薄荷（后下）10g，一枝黄花 30g，土荆皮 30g，苦参 15g，黄柏 15g，蛇床子 15g，地肤子 15g，淫羊藿 15g，花椒 6g。水煎 2 次，取药液外用，每日 2 次，每日 1 剂。治疗阴道炎。[高月平，张瑾辽宁中医杂志，2010，37（10）1991.]

5. 滋清热活血药

治疗老年性阴道炎。知母 15g，熟地黄 10g，山药 20g，牡丹皮 15g，泽泻 10g，茯苓 15g，茵陈 10g，苍术 10g，丹参 20g，甘草 6g。带下量多色黄质稠，有腥臭味者加蒲公英以清热解毒；外阴瘙痒较甚者加地肤子、白鲜皮以利湿止痒；带下夹血丝者加仙鹤草、茜草炭以止血；纳呆乏力、大便稀溏者加白术、怀山药、黄芪以益气健脾；头昏面色少华者加当归、何首乌、阿胶、枸杞子以滋肾养血，祛风止痒。每日 1 剂，水煎服。[刘春丽. 中医药临床杂志，2009，21（6）：545.]

6. 升阳除湿法

治疗真菌性阴道炎。黄芪 30g，全当归 15g，蛇床子 15g，赤芍 12g，玄参 12g，稀

萹草 15g，通草 10g，荆芥 6g，防风 6g，生甘草 9g。每日 1 剂，水煎 3 次，早、晚空腹服用，第 3 煎纱布滤过去渣，滤液加入明矾 20g 于晚上趁热熏洗坐浴，每次 10~15 分钟。[王平珍，徐建梅. 实用中西医结合临床，2012, 9 (12): 540.]

第三节 子宫颈炎

子宫颈炎是育龄女性的常见病，有急性与慢性两种。急性子宫颈炎常与急性子宫内膜炎或急性阴道炎同时发生。慢性子宫颈炎较急性子宫颈炎发病率更高，因子宫颈阴道部鳞状上皮是阴道鳞状上皮的延续，阴道炎症均可引起子宫颈炎症。由于子宫颈管黏膜上皮为单层柱状上皮，抗感染能力较差，易发生感染。按照病理改变不同又分为：宫颈糜烂、宫颈息肉、宫颈腺体囊肿、宫颈肥大、子宫颈管炎等。

中医学无子宫颈炎病名记载，但在带下病中有类似子宫颈炎症状的叙述，所以把子宫颈炎列入带下病的范畴。带下之名首见于《素问·骨空论》隋代巢元方在《诸病源候论》中首次提出"带下病"的名称，并指出带下有青、黄、赤、白、黑五色，这对带下的辨证论治提供了指导意义。

一、病因病机

（一）西医学认识

1. 急性子宫颈炎

急性子宫颈炎最常见的病原菌为淋球菌，还有链球菌、葡萄球菌、肠球菌、滴虫、真菌等。

2. 慢性子宫颈炎

慢性子宫颈炎多见于分娩、流产或手术损伤宫颈后，病原体侵入引起感染。病原体主要有葡萄球菌、链球菌及厌氧菌，衣原体及淋病奈瑟菌也可引起。宫颈内膜皱襞多，易隐藏细菌，感染后不易彻底清除。

（二）中医学认识

子宫颈炎主要表现为白带量增多，并有色、质、味的异常。因带下为阴湿之物，故中医学认为带下病多属湿邪为患。由于湿邪影响任、带二脉，以致带脉失约，任脉不固，形成带下病。湿邪有内湿、外湿之别。外湿指外感之湿邪；内湿指脾失健运、肾虚失固所生之湿。

1. 脾虚

脾为中州，喜燥恶湿，饮食劳倦，忧愁思虑，肝病乘脾，肾虚不温脾，均可伤脾，导致脾失健运，水湿内聚，流溢下焦，伤及任、带二脉，发为带下。

2. 肾阳亏虚

平素体虚，或久病伤阳，肾阳不足，阳虚内寒，带脉失约，任脉不固，发为带下。

3. 湿热下注

经行产后，胞脉亏虚，如摄生不慎，或久居湿地，或手术损伤，以致湿热乘虚而入，蕴而化热，伤及任、带二脉，发为带下。亦有情志不畅，木克脾土，致肝热脾湿，伤及任、带脉而成。

二、临床诊断

（一）辨病诊断

1. 急性子宫颈炎

（1）临床诊断

①症状：阴道分泌物增多，呈脓性，偶为血性。患者自觉腰痛，下腹坠痛及尿频、尿急等膀胱刺激症状。若为淋病奈瑟菌感染可有发热。

②体征：宫颈充血、水肿，可有接触性出血。严重者其宫颈表面上皮剥脱、坏死、溃疡，宫颈黏膜外翻，大量脓性分泌

物自颈管内排出。

（2）相关检查 阴道分泌物应查找滴虫、真菌和各种化脓性细胞，必要时行细菌培养和药敏试验。

2.慢性子宫颈炎

（1）临床诊断

①白带增多：由于病原体、炎症的范围及程度不同，白带的量、性质、颜色及气味也不同，可呈乳白色黏液状或脓性，有时可呈血性白带或接触性出血。

②外阴瘙痒：为白带增多，刺激外阴引起。

③下腹部或腰骶部疼痛：每于月经期、排便或性生活时加重。

④膀胱刺激症状：当炎症波及膀胱三角区或膀胱周围，可有尿频尿急或排尿困难，但尿液常规检查正常。

⑤其他：黏稠脓性白带不利于精子穿过，可致不孕；也有月经不调、痛经等；也有肠道症状，如排便时感到肛门痛等。

（2）相关检查

根据病理组织形态学结合临床可分为如下几型。

①糜烂型：宫颈外口处的宫颈阴道部外观呈细颗粒状的红色区，称宫颈糜烂。糜烂本是指上皮剥脱或缺损，宫颈糜烂是其表面的鳞状上皮被柱状上皮所替代，呈现红色区域。

②宫颈肥大：由于慢性炎症长期刺激，宫颈组织反复充血、水肿、炎性细胞浸润及结缔组织增生可发生宫颈肥大。

③宫颈息肉：长期炎症刺激使宫颈管局部黏膜增生引起。息肉常为多发性，呈扁圆或椭圆形或呈水滴状，红色，表面光滑，可有蒂，易出血。

④宫颈腺体囊肿：当腺体增生时腺管口被周围组织挤压而闭塞，或由于鳞状上皮化生而被堵塞，分泌物不能外流而留于腺腔内，从而囊肿，呈青白色，含透明黏液，有感染时呈浑浊脓性。

（二）辨证诊断

1.急性子宫颈炎

本病多由经期、产后摄生不慎，或妇科手术损伤，或房事不洁，湿毒、病虫侵袭胞宫，或湿热下注，邪气与气血搏结，以致子宫颈气血壅滞，化腐成脓而致。临床多表现为带下的量、色、味、质异常。

（1）湿毒（病虫）内侵型

①临床证候：带下量多，色黄如脓，或如米泔，或赤白带相间，其气秽臭，阴部肿痛、瘙痒，小便灼痛，心烦口苦，或小腹疼痛、发热，舌红，苔黄腻，脉滑数。

②辨证要点：带下量多，色黄如脓，其气秽臭，舌红，苔黄腻，脉滑数。

（2）湿热蕴结型

①临床证候：带下量多，如黄茶浓汁，或似血非血，质黏稠如脓，有腥臭味，伴胸闷纳少，烦躁易怒，头晕目赤，小便涩痛，舌质红，苔黄腻，脉弦滑。

②辨证要点：带下量多，如黄茶浓汁，有腥臭味，舌质红，苔黄腻，脉弦滑。

2.慢性子宫颈炎

慢性子宫颈炎多由急性子宫颈炎治疗不当转变而来。临床表现多以带下量多及质、色、味异常为主，与肝、脾、肾三脏功能失调有关。临证时应以带下异常为重点，参合脉证，辨其寒、热、虚、实，认清病位所在。

（1）脾气虚弱型

①临床证候：带下量多，色白或淡黄，质黏稠，无臭味，绵绵不断，面目浮肿，四肢不温，神疲乏力，纳呆便溏，舌质淡，苔白腻，边有齿痕，脉缓弱。

②辨证要点：带下多，色白，质黏稠，神疲乏力，纳呆便溏，舌淡，边有齿痕，苔白腻，脉缓弱。

（2）肾阳虚型

①临床证候：带下量多，质清稀如水，淋漓不断，腰痛如折，小腹冷痛，小便频数而清长，夜间尤甚，大便溏泄，舌质淡，苔薄白，脉迟沉。

②辨证要点：带下多，清稀如水，小腹冷痛，舌质淡，苔薄白，脉沉迟。

（3）肾阴虚型

①临床证候：带下量多，色淡褐或赤，质黏无臭味，阴部灼热，头昏目眩，腰膝酸软，五心烦热，失眠多梦，舌红，少苔，脉细数。

②辨证要点：带下量多，色淡褐，质黏，头昏目眩，腰膝酸软，舌红少苔，脉细数。

（4）寒湿内侵型

①临床证候：带下量多，质稀如涕，阴中作冷，少腹绵绵作痛，得热则舒，舌淡白，苔白腻，脉沉细。

②辨证要点：带下量多，质稀如涕，少腹冷痛，舌淡，苔白腻，脉沉细。

（5）痰湿壅滞型

①临床证候：带下量多，色白，质稀，有秽气，胸闷泛恶，食少纳呆，身体困重，舌质淡，苔白腻，脉濡滑。

②辨证要点：带下多，色白，质稀，纳差，体困，舌质淡，苔白腻，脉濡滑。

三、鉴别诊断

1. 子宫颈癌

早期宫颈癌与糜烂型宫颈炎肉眼不易鉴别。但后者较软，虽有出血倾向，但多在检查时出现，前者质地较硬、脆，极易出血，宫颈刮片检查可找到癌细胞，宫颈活检即可确诊。

2. 陈旧性宫颈裂伤

当用窥阴器检查时，往往因将裂伤的子宫颈内膜牵引外翻，被误认为慢性子宫颈炎，但陈旧性宫颈裂伤者如将窥阴器轻撑后，外翻组织即可复原。

3. 结核性宫颈炎

病理检查可见宫颈组织内有结核结节及干酪坏死，不难鉴别。

4. 阿米巴性宫颈炎

宫颈分泌物涂片或宫颈活检可查到阿米巴原虫。

5. 黏膜下子宫肌瘤

一般蒂连在宫腔，手指触诊较硬、较圆，通过病理检查即可与宫颈息肉鉴别。

四、临床治疗

（一）提高临床疗效的要素

1. 中西结合，标本同治

急性子宫颈炎发病急，及时控制炎症十分必要。治疗上首选抗生素为青霉素或0.2%甲硝唑静脉滴注，同时要查明病因，根据妇科检查及血尿化验和阴道分泌物涂片辨病用药，待病情稳定后，可根据机体阴阳、气血的偏盛偏衰加以调整。慢性子宫颈炎的治疗多采用激光、电熨、冷冻等物理疗法进行，待宫颈局部体征消失后，针对全身症状，用中医方法进行辨证论治，使局部与全身症状都得到相应改善。

2. 治带之本，法从肝脾论治

女子以血为用，肝藏血调血至关重要，故有"女子以肝为先"之说。脾胃为气血生化之源，主运化而升清，脾健则湿运，脾虚则生湿；脾健则清阳之气能升，脾虚则湿浊之气下注。肝郁脾虚是湿热为患的前提，故治疗湿热带下多以疏肝健脾。肝气条达，肝血不燥，肝和自不克土，脾土健运，湿热得以清利，带下之证自可获愈。

3. 渗湿利水，使邪有出路

湿邪为带下病的关键，湿停则带下，湿去则带止，辨证用药时，重用清热、渗湿、通利水道之品，达到杜湿生，逐湿去的目的。"治湿不利小便，非其治也"，意在

使湿热从小便而去，邪有出路。在临床中，治湿尤重利水，常在治带方中加大利湿渗水药的用量。

4.分清虚实，辨证论治

带下病多由湿邪所致。湿可由外侵，也可由内生，常见有脾虚生湿、外感湿热、湿毒损伤冲任，累及任带二脉所致，也可由肾虚任带二脉失固所致。由于病因不同，症状各异，有虚有实，各种症状又可以相互转化，故在临床中应随其变化灵活辨证论治，在健脾、升阳、除湿的治则下，又当根据寒者热之、热者清之、虚者补之、实者泻之、同病异治的原则辨证论治。

（二）辨病治疗

1.急性子宫颈炎

抗生素全身治疗，不用局部治疗，以免炎症扩散。根据药敏试验选用敏感抗生素，若无药敏试验，可选用磺胺类药物。如为特异性感染，可按特异性炎症处理。

2.慢性子宫颈炎

（1）物理疗法　过去常用的方法有电熨治疗、冷冻治疗、激光治疗。近年来，新的治疗仪器不断问世并应用于临床，效果都不错，治疗方法大同小异。治疗应在在月经干净后3~7天内进行，有急性生殖器炎症者禁用。各种物理方法治疗后均有阴道分泌物增多，呈水样，术后1~2周可有少许出血。术后8周内禁盆浴、性交、阴道检查及冲洗。复查时注意愈合情况及有无颈管狭窄。治疗前做排癌检查排除宫颈癌及宫颈上皮内瘤变。

（2）药物治疗　局部药物治疗适用于糜烂面积小和炎症浸润较浅的病例。如呋喃西林粉、消炎生肌药物或其他中药方法，均有一定疗效。全身用药适用于宫颈管炎，取宫颈管分泌物做药敏实验，根据结果采用相应的抗感染药物。

（3）手术治疗　即宫颈锥切术。一般

通过上述方法可以治愈，因此，现已很少采用手术治疗。

（三）辨证治疗

1.急性子宫颈炎

（1）辨证论治

①湿热蕴结型

治法：清热利湿。

方药：易黄汤加味。山药、芡实、黄柏、银杏、车前子、苍术、茯苓、泽泻。

加减：热盛尿赤，口苦咽干者加龙胆草、山豆根、木通；湿重于热者去芡实，加猪苓。

②热毒炽盛型

治法：清热解毒，化湿止带。

方药：五味消毒饮。蒲公英、金银花、野菊花、紫花地丁、天葵子、白术、白花蛇舌草。

加减：黄带久下不止，淋漓清稀，舌淡脉虚者，加升麻、苍术、黄柏、黄连；带下色赤，质黏稠，口苦咽干者加栀子、黄芩。

（2）外治疗法

①针灸疗法：取带脉、中极、阴陵泉、行间穴。毫针针刺泻法，可加强提插捻转强度，留针15~30分钟，间歇行针，每日1次，10次为1个疗程。适用于急性子宫颈炎湿热蕴结型、热毒炽盛型。

②中药离子透入法：取髎、关元穴。采用2GC-1直流感应电疗机，阳极放在次髎穴，阴极放在关元穴。穴位贴浸药小衬垫，通电后，中药离子通过穴位导入体内。从月经干净3~4天开始，每日1次，10次为1个疗程。适用于急性子宫颈炎湿热蕴结型、热毒炽盛型。

③激光照射法：选关元、中极、三阴交穴。用氦氖光针，每穴照射5分钟，每日2次。适用于急性子宫颈炎湿热蕴结型、热毒炽盛型。

④熏洗法：苦楝根、百部根、射干各50g，煎汤，趁热熏洗患处。适用于急性子宫颈炎湿热蕴结型、热毒炽盛型。

⑤湿浴法：刘寄奴60g，败酱草30g，山慈菇30g，白花蛇舌草100g，黄柏30g，苦参30g，金银花30g，蒲公英60g，加小煎至1000ml，温度降至20~25℃，冲洗宫颈。适用于急性子宫颈炎湿热蕴结型、热毒炽盛型。

⑥抹法：紫草200g加入750g香油中，炸枯过滤，呈油浸剂，密封装瓶备用。用窥阴器暴露宫颈，干棉签轻擦宫口分泌物，将紫草油棉球涂抹于宫颈及阴道上端。隔日1次，10次为1个疗程。适用于急性子宫颈炎湿热蕴结型、热毒炽盛型。

⑦扑粉法：儿茶30g，研成细末，均匀扑在炎症面上，每日1次。适用于急性子宫颈炎湿热蕴结型、热毒炽盛型。

⑧灸法：取命门、天枢、下髎、白环俞穴。带下色白加气海、阴陵泉；色黄加隐白、足三里、行间；色赤加间使。腹部腧穴用艾炷灸，其余采用温和灸、温针灸。每日1次。适用于急性子宫颈炎湿热蕴结型、热毒炽盛型。

⑨拔罐法：取腰阳关、腰眼、八髎穴。用三棱针快速刺入穴位，出针以后立即拔罐，10~15分钟取下，用乙醇棉局部消毒，3~4日1次，7次为1个疗程。适用于急性子宫颈炎湿热蕴结型、热毒炽盛型。

（3）成药应用

①宫糜膏

[功效主治] 清热解毒，去腐生肌。适用于宫颈糜烂患者。

[用法用量] 外用，取适量敷于子宫颈患处，每日1次。

②妇炎灵栓

[功效主治] 清热燥湿，杀虫止痒。用于湿热下注引起的阴部瘙痒、灼痛、赤白带下，或兼见尿频、尿急、尿痛等症。

[用法用量] 每日1次，每次2粒，塞入阴道深部。

（4）单方验方

①龙胆草30g，土茯苓20g，泽泻6g，水煎服。适用于急性子宫颈炎湿热蕴结型、热毒炽盛型。

②马齿苋60g，车前子30g，煎汤代茶饮。适用于急性子宫颈炎湿热蕴结型、热毒炽盛型。

③蒲公英、一枝黄花、白花蛇舌草各30g，贯众15g。水煎服。适用于急性子宫颈炎湿热蕴结型、热毒炽盛型。

④野菊花30g，苦参20g，生百部20g，蛇床子30g，黄柏20g。水煎，去药渣，趁热熏洗、坐浴。适用于急性子宫颈炎湿热蕴结型、热毒炽盛型。

⑤蒲公英12g，紫花地丁12g，黄柏15g，黄连1g，冰片0.4g，儿茶11g。上药研细末，敷子宫颈患处，隔日1次。适用于急性子宫颈炎湿热蕴结型、热毒炽盛型。

2.慢性子宫颈炎

（1）辨证论治

①脾气虚弱型

治法：健脾益气，升阳除湿。

方药：完带汤加味。白术、山药、红参、白芍、苍术、甘草、陈皮、车前子、茯苓。

加减：带下日久不止者，加赤石脂、龙骨、干姜。

②肾阳虚型

治法：温补肾阳，固涩止带。

方药：内补丸加减。鹿茸、菟丝子、刺蒺藜、黄芪、肉桂、肉苁蓉、附子。

加减：久下不止者，加杜仲、芡实、牡蛎。

③肾阴虚型

治法：益肾滋阴，降火止带。

方药：知柏地黄汤加味。熟地黄、山药、山茱萸、茯苓、泽泻、牡丹皮、黄柏、知母、芡实。

加减：阴虚复感湿邪者，加苍术、薏苡仁、牛膝。

④寒湿内侵型

治法：温化寒湿，固涩止带。

方药：龙骨散加味。龙骨、干姜、当归、禹余粮、阿胶、续断、牛角腮。

加减：小腹痛者加炮姜、延胡索；阴中冷者加吴茱萸。

⑤痰湿壅滞型

治法：化痰除湿，健脾束带。

方药：胃苓汤加减。苍术、厚朴、陈皮、甘草、茯苓、泽泻、猪苓、肉桂、白术。

加减：痰多泛恶者加半夏；纳差者加焦三仙。

（2）外治疗法

①针刺法：取带脉、关元、气海、脾俞、肾俞、三阴交、白环俞穴。用补法或平补平泻法，中度刺激，留针20~30分钟，每日1次，10次为1个疗程。适用于慢性子宫颈炎脾气虚弱型、肾阳虚型。

②灸法：取带脉、气海、中极、次髎、肾俞、脾俞、三阴交穴。每次取3个穴，每日1次，10次为1个疗程。适用于慢性子宫颈炎脾气虚弱型、肾阴虚型、寒湿内侵型、痰湿壅滞型。

③敷法：使用黄柏9g，冰片15g，枯矾3g，五味子6g，白花蛇舌草15g，制乳香15g，没药15g，共七味中药碾成粉末后同红霉素粉末相混合，用无菌栓塞棉棒将上述混合粉末均匀涂抹于宫颈红肿及糜烂部位。于患者月经干净后开始治疗，每隔2天上药1次，10~15天为1个疗程；轻度糜烂者治疗1个疗程，重度及中度糜烂者治疗2~3个疗程。适用于慢性子宫颈炎寒湿内侵型、痰湿壅滞型。

④溻浴法：虎杖、千里光、忍冬藤、野菊花、蒲公英各250g，艾叶60g，上药煎

水后，每次取1/4，加温水1倍，冲洗阴道，每日2次，10次为1个疗程。适用于慢性子宫颈炎脾气虚弱型、肾阳虚型、寒湿内侵型、痰湿壅滞型。

⑤涂抹法：儿茶15g，枯矾10g，黄柏5g，冰片3g，共研极细末，拌匀，加适量香油调成膏剂。先将阴道、宫颈消毒后，取软膏涂于子宫颈糜烂面上。每日1次，10日为1个疗程。适用于慢性子宫颈炎寒湿内侵型、痰湿壅滞型。

⑥粉法：黄连、黄柏各12g，乳香、没药各10g，青黛45g，滑石9g，甘草30g，冰片12g，白矾6g，研粉备用。月经干净后3~5日，用小喷雾器吸入药粉喷于患处，再用带线纱布覆盖，晚间睡前取下，隔日1次，3次为1个疗程，等下次月经净后3~5日再行第2个疗程。适用于慢性子宫颈炎肾阴虚型。

⑦罨法：黄连适量，制成2%黄连液，对阴道清洁消毒后拭净，以1小块消毒纱布蘸黄连液罨于糜烂面，15次为1个疗程。适用于慢性子宫颈炎脾气虚弱型、肾阳虚型、肾阴虚型、寒湿内侵型、痰湿壅滞型。

⑧敷脐法：益智仁、白芷各20g，芡实、桑螵蛸、艾叶各30g，上药研末，醋调为糊，适量敷脐，胶布固定，连用7天。适用于慢性子宫颈炎脾气虚弱型、肾阳虚型、肾阴虚型、寒湿内侵型、痰湿壅滞型。

⑨熏洗法：龙胆草25g，山栀子15g，黄芪10g，柴胡20g，泽泻10g，苦参10g，苍术12g，黄柏10g，薏苡仁30g，甘草6g，枯矾10g，加水1500ml，煎煮25分钟后倒出药汁，沉淀去渣，待温度适宜后坐盆熏洗30分钟，每天早晚各1次，经期及经前、经后2天内停止治疗。适用于慢性子宫颈炎痰湿壅滞型。

（3）单方验方

①山药、煅牡蛎、芡实各20g，水煎服。适用于慢性子宫颈炎脾气虚弱型、肾

阳虚型。

②侧柏叶 15g，荷叶 10g，艾叶 3g，生地黄 15g，椿皮 12g，水煎服。适用于慢性子宫颈炎脾气虚弱型寒湿内侵型、痰湿壅滞型。

③金银花 30g，黄柏 15g，甘草 6g，黄芪 20g，水煎服。适用于慢性子宫颈炎脾气虚弱型、肾阳虚型、肾阴虚型。

④生半夏粉适量，局部清洁后上药于子宫糜烂面上，每周 1~2 次，8 次为 1 个疗程。适用于慢性子宫颈炎脾气虚弱型寒湿内侵型、痰湿壅滞型。

⑤五倍子粉 100g，研细末，用温水调成糊状涂患处，每日 1 次。适用于慢性子宫颈炎脾气虚弱型、肾阳虚型。

（四）医家诊疗经验

1. 丁启后

丁启后教授认为本病属瘀热湿毒内蕴，阴血耗伤为主的虚实夹杂证，主张用清热凉血祛瘀、解毒除湿止带、益气养阴固本法治疗。方中重用生地黄配茜草以清热凉血祛瘀，白头翁、败酱草、土茯苓清热凉血，解毒除湿，龙骨、牡蛎、乌贼骨固涩止带，山药、党参、白芍滋阴而固元气。基本方药为：党参 15g，山药 15g，生地黄 20g，茜草 12g，白芍 12g，龙骨 12g，牡蛎 12g，乌贼骨 12g，白头翁 12g，败酱草 12g，地榆 12g，土茯苓 15g，鸡冠花 12g。

2. 李今庸

李今庸教授认为白带病不同于一般湿病，白带与月经一样由肾气冲任所主，应与月经联系起来看待，带下病不仅由湿邪所致，同时亦涉及血分，是湿浊与瘀血相兼而下的结果，故治疗白带病，一要与治月经病相兼顾，二要治湿与治血同步进行。治带首先要分清虚实。色黄、质稠是湿热，多属实；色白、质稀是寒湿，多属虚。有异臭多实，腥味或无味多虚。腹部胀痛，

腰疼卧不减，阴部疼痒，大便干，小便黄者多实；腰腹酸坠喜按，阴部干燥，大便稀溏，小便清长者多虚。实者清利，虚者温补。

3. 杜敬唐

杜敬唐教授认为带下病是由湿毒及湿热之邪下注胞宫，累及任带，任脉失固，带脉失约所致。然湿性黏腻，缠绵难愈，治应利水渗湿，促湿邪从小便分利。热毒燔灼，损伤肝肾阴液，则应清热解毒，消除火燃之势。带下虽为病理产物，但精微物质亦可随之丢失，故应固摄收敛，使之通过正常渠道，转化排泄。由于精微物质丢失，必然表现脾肾虚损之象，因此应健脾补肾。他主张融补、清、固、利四法于一炉治疗带下诸症。如白带以湿邪为主，以清利湿浊为主，兼用补虚固涩之法；黄带为湿热并致，应以清热解毒，利水渗湿为主，补虚固摄为辅；带下病后期，带下减少或已无，应以补虚固摄为主，兼顾清利。总之，应分主次，分阶段进行论治。

4. 王建玲

王建玲认为赤带为病，病在血分，湿热火热乃是病机之常，而脾虚湿盛、气不摄血，或瘀血内阻、湿运不利、血溢脉解之赤白带下，则是病机之变。因此临证时，既需通其常，也应达其变。将赤带分为三型进行辨证论治。①湿热证：治以清热利湿。其中肝经湿热可选用龙胆泻肝汤加减，湿热下注则选用胜湿汤加减。②火热证：治以清热泻火。其中以肝火炽热为主旨可选用清肝止淋汤加减，阴虚火旺为主旨则选用保阴煎化裁。凡湿热或火热证夹有瘀血内阻证者，均应兼用活血化瘀之品。③气虚证：治以湿补止带，其中气虚赤带可选用补中益气汤加减，虚寒赤带可选用真武汤化裁。

5. 陈丽娟

陈丽娟认为对于宫颈炎的治疗应本着

中医辨证论治的原则，标本兼顾，特别是对于宫颈糜烂创面有出血的患者，应以清热解毒、凉血止血、燥湿止带、祛腐内肌为主，不可用"见血止血"之法。拟加味蛇胆散治疗宫颈糜烂创面出血。

6. 李丽芸

李丽芸将带下分为湿浊、湿热、湿毒、寒湿、湿瘀型，治疗采用化湿除浊、清热利湿、化湿解毒、祛寒化湿、健脾升阳除湿、补肾温阳化湿、化湿逐瘀、收敛止带等内治法，并配合外阴熏洗、阴中纳药、宫颈涂药、中药外敷下腹和灌肠等外治法，以综合辨证治疗带下病。化湿除浊法用于湿浊蕴结下焦，浸渍胞宫胞络之带下病，选用萆薢渗湿汤、二陈汤等。清热利湿法用于湿蕴化热、湿热下注之带下病，选用止带方。化湿解毒法用于湿邪与热邪合并，或湿郁化热，湿毒壅盛之带下病，选用五味消毒饮等。祛寒化湿法用于寒湿凝滞带脉之带下病，选用苓桂术甘汤等加减化裁。健脾升阳除湿法用于脾气虚弱、脾阳不振、湿浊内生、带脉失约之带下病，选用治疗脾虚湿盛型白带的首选方剂完带汤治疗。补肾温阳化湿法用于肾阳虚、气化失常、水湿停聚之带下病，选用内补丸等。化湿逐瘀法用于湿邪与血瘀同时存在之湿瘀互结、带脉失约之带下病，选用大黄牡丹汤、解毒活血汤等。收敛止带法用于久带不止，在化湿除浊的基础上加用下列药物。脾虚者，加用怀山药、芡实、莲子、莲须、苍术、白术等；肾虚者，加用芡实、金樱子、乌贼骨、桑螵蛸、煅龙骨、煅牡蛎等；湿热者，加用白鸡冠花、生薏苡仁、土茯苓、银杏等。收涩止带药物不宜过早使用，仅适于久带不止，需辨证使用。重视外洗阴户、阴中纳药、肛门导入等外治法，采用多途径药治疗带下病。具体方法如下。①外阴熏洗、阴中纳药、宫颈涂药。可起到直接化湿除浊去秽的作用。

例如使用龙血竭散宫颈涂药，中药外阴熏洗等。②自制中药包或中药散水蜜调敷下腹部。对湿热型带下病，可使用大黄、黄柏、黄连、黄芩研粉水蜜调敷。对于瘀阻型带下病，可使用中药热罨包封包外敷，药物可选用当归、桂枝、丹参、山栀子。下腹部药物外敷可使药物直接渗透到病所，起到活血化瘀、清热利湿的作用。③药物保留灌肠或中药栓直肠用药。可选用中药复合汤剂煎煮后适温灌肠，或其他中药制剂如毛冬青灌肠液保留灌肠治疗。

五、预后转归

经正规治疗后，预后良好。

六、预防调护

（一）预防

①注意个人卫生，保持外阴清洁。

②平素房事有度，避免房劳过度损伤胞宫。严禁不洁房事及经期、产后房事，避免外感毒邪，侵犯胞宫。

③提倡淋浴，避免进入公共浴池。

④医务人员进行妇科检查时，应严格消毒，防止交叉感染。

⑤实行计划生育，避免人工堕胎，损伤子宫颈。

⑥分娩时正确处理各产程，避免宫颈裂伤及外翻，产后发现宫颈裂伤应及时缝合。

（二）调护

①饮食有节，勿过食肥甘厚味。治疗期间应禁食辛辣，油腻之物，或食生冷之品，以免湿热缠绵难去，或生冷更伤脾肾，病情反复。

②用药期间禁房事，经期应停止局部用药。

③注意休息，避免体力劳动。

④调适情志，调节情绪，增加战胜疾病的信心，避免精神负担。

（三）食疗

1. 白果豆浆饮

生白果 7 枚，豆浆 150ml，将白果捣烂如泥，豆浆烧沸后，冲服白果泥。适用于子宫颈炎。

2. 黄芪炖乌骨鸡

乌骨鸡 1 只，黄芪 60g（塞入鸡腹内）。加水适量，隔水蒸烂，盐调味，吃肉喝汤。适用于子宫颈炎。

3. 山药薏米粥

怀山药 100g，生薏苡仁 60g，大米 30g，先将薏苡仁煮烂，后入山药、大米煮粥服食，每日 1 次。适用于子宫颈炎。

4. 韭菜炒羊肝

韭菜 150g，羊肝 200g，将韭菜洗净，切成长 2.5mm 的节，把羊肝洗净切片。将锅烧热，下清油烧沸放入羊肝翻炒，将熟时放入韭菜及调料，服食，每日 1 次。适用于子宫颈炎。

5. 蒲公英瘦肉汤

瘦猪肉 250g，蒲公英、薏苡仁各 30g。蒲公英、生薏苡仁、猪瘦肉洗净，一起放入锅，适量，大火煮沸后，改小火煲 1~2 小时，调味供用，佐餐食用。具有清热解毒、祛湿止带的功效，适用于湿热型子宫颈炎。

6. 鸡冠花瘦肉汤

鸡冠花 20g，猪瘦肉 100g，红枣 10 个。将鸡冠花、红枣（去核）、猪瘦肉洗净。把全部用料一起放入砂锅，加适量，大火煮沸，改小火煮 30 分钟，调味即可，随量引用。具有清热利湿止带的功效，适用于湿热型子宫颈炎。

七、专方选要

1. 大黄珍珠散

珍珠适量粉碎后水飞法提取，烘干，过 180 目筛得细粉。大黄适量切片，干燥，粉碎，过 100 目筛。二者再按适当比例混合成大黄珍珠散。患者取截石位，清洗外阴，用窥阴器暴露宫颈，擦净宫颈表面分泌物后，将大黄珍珠散敷涂子宫颈糜烂面。一般 1 次用大黄粉 3~5g、珍珠粉 1g。待药末吸附后，再将少许药粉洒于特制带尾线的棉纱球表面，填塞于阴道内，使药粉贴附于宫颈表面，12 小时后取出棉纱球。经净后 2~3 天开始用，每天 1 次。10 天为 1 个疗程，连续用 2 个疗程，停药 20 天后复查。治疗宫颈炎。［时燕萍. 湖北中医杂志，2004，26（11）44.］

2. 消糜膏

由硼砂、樟脑、冰片、青黛、玄明粉、黄柏、儿茶、炉甘石、珍珠粉、轻粉、乳香、没药等药按照一定比例，制作成膏剂。月经干净后的第 3 天开始用药。采用消糜膏，隔天 1 次，涂于宫颈表面，7 次为 1 个疗程。治疗期间禁止性生活，经期停药，治疗 3 个疗程。［程亮亮. 吉林中医药，2014，34（3）268.］

第四节　盆腔炎

盆腔炎是女性盆腔生殖器官炎症的统称，是指女性盆腔生殖器官、子宫周围的结缔组织及盆腔腹膜的炎症。包括子宫内膜炎、输卵管卵巢炎、盆腔腹膜炎、盆腔结缔组织炎、盆腔脓肿等。炎症可局限于某一部位，也可以几个部位同时发生。慢性盆腔炎多由急性盆腔炎转变而来。

盆腔炎在中医学古籍中并无论述，其症状散见于"带下病""小腹痛""痛经""热入血室""月经不调""不孕""癥瘕"等症中。在《妇科证治约旨》中说"因思虑伤脾、脾土不旺、湿热行蓄，郁而化黄，其气臭秽，至成黄带""下焦虚寒，腹脐疼痛，痛而不已，遂至白带绵绵"。其主要症状为下腹疼痛，甚至痛连腰骶，带下量多、色质异常，经期腹痛，月经不调，不孕。严重者发热寒战。

一、病因病机

（一）西医学认识

1. 子宫内膜炎

（1）急性子宫内膜炎　多因病原菌侵入感染引起。常见原因有以下几种：①产褥期或流产后感染。②经期或妊娠末期性交或盆浴。③无菌操作不严的阴道检查或宫腔内操作手术。如放置宫内节育器等。④子宫肌瘤、息肉等继发感染。⑤宫腔内治疗后内膜坏死，继发感染。⑥经期女性，即使未行任何手术，也可因子宫内膜缺乏周期性脱落而发生子宫内膜炎。

（2）慢性子宫内膜炎　慢性子宫内膜炎常发生于月经后，或继发于急性炎症，有时并无明显诱因，病原体多来自阴道，常见的病因如下：①如果炎症累及内膜基底层，该层不随月经脱落，则可引起慢性子宫内膜炎。②子宫内放置宫内节育器。③分娩或流产后，有少量胎盘或胎膜残留，或胎盘附着部位复旧不全，创面受致病菌感染引起。④子宫黏膜下肌瘤或子宫内膜息肉，并发感染时，长期不愈易形成慢性炎症。⑤绝经后女性因自射防御机制的下降，易发生慢性子宫内膜炎。

2. 输卵管卵巢炎

（1）急性输卵管卵巢炎　①产后或流产后感染，病原体经子宫腔上行达输卵管、卵巢，引起炎症。②宫腔手术操作无菌观念不强，如放置宫内节育器、输卵管通液术、刮宫术等，均可引起感染。③经期卫生不良或经期性交。④邻近器官的炎症直接蔓延，如阑尾炎、腹膜炎。⑤身体其他部位感染，病原菌可血行播散引起输卵管卵巢炎。⑥性传播疾病，如淋病，也可引起本病。⑦慢性炎症急性发作。

（2）慢性输卵管卵巢炎　慢性输卵管卵巢炎性包块，输卵管发生慢性炎症后，输卵管变粗、变硬，管腔狭窄甚至堵塞，而且多与卵巢粘连在一起，形成炎性包块。如与周围组织，如大网膜等粘连时，可形成较大的炎性包块。

3. 盆腔结缔组织炎、盆腔腹膜炎

当内生殖器急性炎症或阴道、宫颈有创伤时，病原体可经淋巴管进入盆腔结缔组织引起急性盆腔结缔组织炎。当感染严重时，往往可蔓延至盆腔腹膜。慢性炎症可由慢性宫颈炎经淋巴管传播而来，也可由急性炎症阶段治疗不及时，病灶迁延而成。

4. 盆腔脓肿

形成盆腔脓肿的病原体包括厌氧菌、衣原体及支原体等。多发生于育龄女性，主要与分娩或流产有关。急性盆腔炎治疗不彻底以及慢性盆腔炎多次急性发作或反复感染亦为形成盆腔脓肿的重要原因。术后感染常为手术细菌污染所致。尤其是医源性致病菌，对多种抗生素有抗药性。加上受损的盆腔组织失去活力，易受感染，术后血肿将增加感染的概率。因此手术时尽量减少组织损伤，严格遵守无菌技术预防术后感染及脓肿形成。

（二）中医学认识

盆腔炎的形成主要与湿、热、毒邪关系密切，但据其感邪的轻重、深浅，正气的强弱，病程的长短，治疗是否得当，可分为急性盆腔炎和慢性盆腔炎。多因经期、产后胞脉空虚之时，湿、热、毒之邪乘虚而入，与败血搏结于胞中，或伤及冲、任、带脉，带脉失约，任脉不固，或湿、热、毒壅阻于冲脉，气血不能运行。

1. 湿热蕴结

多因产时、经期、流产之时不注意卫

生，感染邪毒，致湿热蕴结下焦，影响营卫运行而成。

2. 脾虚湿盛

由于饮食不节，后天调理失常，脾气虚弱，转输失职，湿困中焦，郁而化热，湿热互结侵及下焦而致。

3. 气血瘀滞

七情所伤，肝失疏泄，气郁化火，火热内忧，伤及阴血，以致气滞血瘀。

二、临床诊断

（一）辨病诊断

1. 急性子宫内膜炎

（1）症状　起病较急，伴恶寒，甚至寒战，发热38~40℃，脉搏快，下腹部剧痛、下坠，腰酸，阴道分泌物增多，可呈脓性或血性并有臭味，致病菌毒力强时反而无臭味。

（2）体征　窥阴器检查时可见宫颈口有大量脓性或血性臭味的分泌物溢出；双合诊检查时宫颈有举痛，子宫比正常略大、柔软、有压痛。

（3）相关检查　白细胞总数及中性粒细胞增多。取宫颈口分泌物做培养及药敏试验，供治疗时参考。

2. 慢性子宫内膜炎

（1）症状　①盆腔区域疼痛，下腹坠胀，腰骶部疼痛及酸胀。②白带增多，可呈黄色脓性，有时为血性。③经量增多，经期延长。也可表现为不规则出血，但少见。④若有宫腔积脓，患者可有全身炎症反应。⑤痛经。由于内膜过度增厚，阻碍组织正常退变坏死，刺激子宫痉挛性收缩所致。

（2）体征　阴道及宫颈外口周围发红，由宫颈口流出脓性或血性分泌物，可有臭味。双合诊检查时，子宫稍增大，有压痛。当子宫积脓时，子宫呈球形增大，柔软有

压痛。但是约有20%的慢性子宫内膜炎患者，无任何症状，往往因其他原因，做诊断性刮宫时，经病理检查时才发现。

（3）相关检查　刮取子宫内膜进行病理检查，可见子宫内膜间质内有大量浆细胞及淋巴细胞浸润。诊断性刮宫时应注意操作应轻柔，术后应继续控制感染。

3. 急性输卵管卵巢炎

（1）症状　①全身无力、寒战、高热可达39~40℃。②下腹痛多为双侧性剧痛，有时一侧较另一侧为重。③少数患者有肠道及膀胱刺激症状，表现为腹胀、腹泻，尿频、尿急等。④白带增多，经量增多。

（2）体征　可见宫颈红肿，阴道有脓性或带血性分泌物，宫颈有触痛。子宫较固定，正常或稍大，有压痛，两侧附件区触痛，往往由于腹肌紧张，包块不易触摸清。

（3）相关检查　血常规中可见较多白细胞，中性粒细胞明显增多可达85%以上。血沉加快达20~30mm/h。可取宫颈口分泌物做细菌培养及药敏试验。

4. 慢性输卵管卵巢炎

（1）症状　下腹疼痛，多为隐痛，腰背部酸胀痛，常于经前或劳累后加剧；严重者可有膀胱或直肠刺激症状，如尿频、里急后重、性交疼痛；由于盆腔充血及卵巢功能障碍，亦可有月经量过多、过频，白带量多；因输卵管不通可致不孕，若管腔未完全阻塞，部分通畅时异位妊娠的概率较大；也有患者有痛经症状。

（2）体征　两侧下腹触痛，双合诊时发现宫体有压痛，子宫多后倾后屈，活动度差，双附件区可触及增厚呈索状的输卵管，并可与卵巢炎形成炎性包块并有压痛。若形成输卵管积水或输卵管卵巢囊肿，则盆腔一侧或双侧可触摸到囊性肿块，活动度受限，多无明显压痛。

（3）相关检查　超声检查有助于诊断。

5. 盆腔结缔组织炎、盆腔腹膜炎

（1）症状　急性炎症一般在感染后7~14天出现症状，表现为头痛、寒战、高热、下腹痛，炎症累及盆腔腹膜时则腹痛加重，并可放射至臀及双下肢，腰部酸痛，疼痛为持续性，有恶心呕吐。有时合并泌尿系统或肠道症状，如尿频、排尿痛、大便带有黏液、里急后重等，如输尿管受压时可引起排尿障碍。

（2）体征　急性炎症时患者面部潮红，舌质红，脉搏快，腹部有弥漫性压痛，下腹紧张。盆腔腹膜炎则有板状腹及反跳痛。双合诊时，子宫大小不清、固定、触痛明显。宫旁组织增厚，可向两侧盆壁呈扇形浸润，边界不清，摸不到明显肿块。如有脓肿形成，局部可有波动感。慢性炎症者主要表现为主韧带和骶韧带增厚。如果盆腔呈冰冻样，子宫可固定不动。

（3）相关检查　急性期血常规中白细胞总数及中性多核白细胞明显增多，血沉增快，应取宫腔分泌物做细菌培养及药敏试验。慢性期也可有白细胞总数及中性多核白细胞增高，血沉加快，但均不显著。

6. 盆腔脓肿

（1）症状　急性盆腔脓肿形成时患者表现为高热、寒战、下腹痛及脉搏加快等。少数患者脓肿形成较慢，可以无发热，盆腔脓肿可以破裂，表现为突然腹痛加剧、寒战、高热、恶心、呕吐、腹胀、拒按，或有脓毒症休克表现。盆腔结缔组织炎引起的盆腔脓肿可以经阴道或直肠将脓液排出，排出后患者症状可迅速缓解。

（2）体征　妇科检查时，盆腔内可摸到肿块，特别是子宫直肠陷窝处的脓肿。双合诊检查时，可于直肠前壁摸到波动感膨出部分。

（3）相关检查

①血常规：白细胞总数及中性粒细胞增高，血沉明显增快。

②超声波检查：此检查简单易行，对脓肿的检查准确率高。

③CT检查：准确率可达100%。

④后穹隆穿刺：如脓肿位置较低且接近后穹隆，可行穿刺，可抽出脓液即可确诊。

（二）辨证诊断

1. 子宫内膜炎

本病的主要临床症状为下腹疼痛，其痛连腰骶，带下量多，色质异常，或有经期腹痛。辨证时要以腹痛的性质、带下的性状为依据。一般腹痛剧烈、拒按，伴发热、带下色黄、秽浊有味者，多为热毒壅盛；若腹痛绵绵，遇冷痛甚，带下质稀无味，多属寒湿内阻。

（1）热毒炽盛型

①临床证候：经期或产后，突然小腹剧疼拒按，腰骶胀痛，带下量多，色黄如脓或夹杂血丝，质黏稠有臭秽味，伴发热、寒战、纳差，小便短赤，大便秘结，舌红，苔黄而燥，脉弦数或洪数。

②辨证要点：小腹剧痛，拒按，带下量多，色黄质稠，有臭秽味，伴发热、寒战，舌红，苔黄燥，脉弦数或洪数。

（2）湿热壅阻型

①临床证候：下腹疼痛拒按，伴腰骶胀痛，带下黄稠，量多有异味，发热，纳差，小便短赤，大便秘结，舌红，苔黄腻，脉弦数或濡数。

②辨证要点：下腹疼痛拒按，带下黄稠、量多，有异味，发热，纳差，舌红，苔黄腻脉弦数或濡数。

（3）寒湿凝滞型

①临床证候：小腹冷痛，按之加重，遇冷痛甚，得热则舒，腰骶疼痛下坠，带下量多、色白、质稀，经期腹痛加重，经量少，色紫暗，畏冷形寒，舌质淡，苔薄白，脉沉弦或沉紧。

②辨证要点：小腹冷痛，按之加重，遇冷痛甚，得热痛减，带下量多，色白质稀，舌淡，苔薄白，脉沉弦或沉紧。

2. 输卵管卵巢炎

本病的主要临床表现为两侧小腹疼痛，脓血性白带、腰骶疼痛下坠，或经常两侧下腹隐痛和坠痛，劳累、性交后可加重，伴月经不调、不孕等。临证时应结合腹痛的性质、部位、轻重，带下的性质及伴有症状，辨其虚实。

（1）热毒炽盛型

①临床证候：经期或产后，突然两侧小腹疼痛，灼痛拒按，牵引腰骶，或大便时加重，伴寒战、发热、纳差，带下量多，脓血样，有臭秽味，月经量多或经期延长，舌质红，苔黄，脉弦数或洪数。

②辨证要点：两侧小腹痛疼拒按，或大便时加重，带下量多，脓血样，有臭秽味，伴发热、寒战，舌质红，苔黄，脉弦数或洪数。

（2）湿热壅阻型

①临床证候：两侧小腹疼痛拒按，腰骶坠痛，带下量多，色黄，有异味，伴发热，纳差，舌质红，苔黄腻，脉弦数或濡数。

②辨证要点：小腹疼痛拒按，带下量多色黄，舌质红，苔黄腻，脉弦数或濡数。

（3）寒湿凝滞型

①临床证候：两侧小腹冷痛，按之加重，遇冷痛甚，得温则减，腰骶坠痛，带下量多，色白质稀，伴形寒肢冷，月经后期，舌质淡、苔薄白，脉沉弦或沉紧。

②辨证要点：两侧少腹冷痛、隐痛，得温痛减，带下量多，色白质稀，舌淡，苔薄白，脉沉弦或沉紧。

（4）阳虚内寒型

①临床证候：少腹绵绵而痛，喜按，得热则舒，腰酸如折，带下量多、质稀，小便清长，大便溏薄，月经后期、量少，不孕，舌质淡、苔薄白，脉沉迟或沉细。

②辨证要点：少腹绵绵而痛，喜按，喜温，带下量多，质稀，舌质淡，苔薄白，脉沉迟或沉细。

（5）肾阴不足型

①临床证候：两侧少腹时常作痛，腰骶酸痛，性交后或排便时加重，伴低热，乏力，月经量多，经期延长，舌红少津，苔薄黄，脉弦细而数。

②辨证要点：两侧少腹时痛，性交后及排便时加重，低热，乏力，舌红少津，苔薄黄，脉弦细而数。

3. 盆腔结缔组织炎

本病以下腹疼痛为主，或伴高热、尿痛、里急后重，或伴有腰骶酸痛、性交痛、月经不调等，临证时当根据其疼痛的性质、程度及伴有症状辨证论治。

（1）热毒炽盛型

①临床证候：下腹剧疼拒按，伴高热、寒战，口干口苦，带下色黄、味臭，舌质红，苔黄厚或黄腻，脉滑数或洪数。

②辨证要点：下腹剧疼，拒按，带下色黄、味臭，舌红，苔黄，脉滑数。

（2）湿热蕴结型

①临床证候：下腹疼痛较重，拒按，伴发热，胸闷腹胀，小便短赤，淋痛，或里急后重，纳差，恶心，带下量多、色黄、有异味，舌质红，苔黄腻，脉濡数。

②辨证要点：下腹疼痛较重，拒按，带下量多，色黄，有异味，舌质红，苔黄腻，脉濡数。

（3）肾虚血瘀型

①临床证候：小腹绵绵而痛，腰骶酸痛，伴月经后期，神疲乏力，白带增多，舌质暗或有瘀点，苔薄，脉细涩尺弱。

②辨证要点：小腹疼痛，疼引腰骶，白带增多，舌质暗或有瘀点，脉细涩尺弱。

（4）寒凝血瘀型

①临床证候：少腹冷痛拒按，得温则舒，伴月经后期或不孕，白带增多、质稀，

手足不温，小便频数而少，舌质紫暗，苔白腻，脉沉迟而弦细。

②辨证要点：小腹冷痛拒按，得温则舒，手足不温，舌质紫暗，苔白腻，脉沉迟。

4. 盆腔腹膜炎

本病的主要临床表现为以下腹疼痛、腹胀为主，伴发热、恶寒、恶心，甚至持续性呕吐、腹痛。辨证时当以腹痛的程度、舌苔、脉象为依据，详加审证。

热毒炽盛型

①临床证候：下腹剧烈疼痛，拒按，伴腹胀、发热、寒战、恶心呕吐，甚至持续性呕吐，大便干结或腹泻，小便黄，带下黄稠，量多有异臭，舌质红，苔黄燥或黄厚，脉弦数或洪数。

②辨证要点：下腹剧疼拒按，腹胀，发热，带下黄稠，舌质红，苔黄燥，脉弦数。

5. 盆腔脓肿

本病的主要临床表现为下腹部疼痛，甚则神魂逆乱、发热、恶寒。辨证时按照盆腔脓肿的不同阶段，根据发热、腹痛的轻重有无，结合其他伴随症状，舌、脉象及妇科检查等情况来进行。

（1）湿热壅盛型

①临床证候：高热，恶寒，下腹胀满疼痛，拒按，腰骶酸痛，带下量多，色黄如脓，有臭味，或有尿急、尿频，大便秘结，下腹部可扪及肿块，舌红，苔黄，脉洪数。

②辨证要点：高热，下腹胀痛拒按，带下量多，色黄如脓，下腹部可扪及肿块，舌红，苔黄，脉洪数。

（2）热毒瘀结型

①临床证候：高热不降，下腹疼痛减轻，下腹部可扪及明显肿块，轻压痛，舌红，苔微黄，脉弦滑或数。

②辨证要点：高热，下腹痛减轻，可扪及明显肿块，轻压痛，舌暗红，脉弦滑。

（3）热毒炽盛型

①临床证候：高热，神昏，谵妄狂躁，或四肢抽搐，皮肤斑疹隐隐，或尿血，舌红绛，脉细数无力。

②辨证要点：高热，神昏，狂躁，皮肤有斑疹，舌红绛，脉细数无力。

（4）痰毒凝结型

①临床证候：不发热，下腹轻痛或不痛、带下偏多、色白、质黏，纳差，倦怠，下腹包块缩小，压痛不明显，舌淡红，苔白或腻，脉细滑而弱。

②辨证要点：下腹轻痛，带下偏多、色白、质黏，下腹包块缩小，舌淡红，苔白，脉细滑而弱。

三、鉴别诊断

（一）西医鉴别诊断

1. 结核性子宫内膜炎

慢性子宫内膜炎与结核性子宫内膜炎都可有相似的症状，但结核性子宫内膜炎多有不孕史，晚期经量减少，甚至闭经，而前者通常有流产或分娩史。诊断性刮宫有利于鉴别。

2. 卵巢囊肿蒂扭转

该病患者可有下腹包块史，通过剧烈活动、体位改变后突然出现腹痛伴恶心、呕吐。妇科检查时卵巢囊肿明显增大，触痛明显。一般无发热。白细胞数可正常，有时稍高，B超检查即可确诊。

3. 子宫内膜异位症

其疼痛多为渐进性，经前开始出现，经期剧烈，并持续到经后数日，双合诊时，可在宫底处触及典型结节。鉴别困难时可行腹腔镜检查。

四、临床治疗

（一）提高临床疗效的要素

1. 急则治其标

急性盆腔炎如不及时有效地治疗可发展为弥漫性腹膜炎、败血症及感染性休克，后果十分严重。急性期多采用中西医结合治疗。西药采用有效足量抗生素，以控制感染，并可加用肾上腺皮质激素，以加强抗生素的疗效。必要时采取外科手术，祛除病因。中医则以清热解毒、凉血化瘀为大法，因急性期人体正气未衰，证属实热，遵循"实者泻之、热者寒之"之旨，治疗宜攻宜清。又因热毒入胞与血相搏，故又合化瘀之治。所以急性期治疗重在治标，以清热解毒为主，活血化瘀为辅。除汤剂内服外，还可应用清开灵注射液、双黄连注射液静脉滴注。清开灵注射液具有清热解毒、镇静安神、开窍息风之功，用于邪热炽盛，内陷心包、燔灼营血等症。双黄连注射液具有抗感染、抗病毒的双重作用，适用于各种细菌感染的炎症。

2. 缓则治其本

慢性盆腔炎病程长，机体正气多有衰弱，无力祛邪外出，故病势缠绵。抗生素又不易到局部，疗效不佳。中医学认为慢性盆腔炎多由气滞、血瘀、寒湿凝滞导致，治疗以行气活血、化瘀消癥为主，恰当使用活血化瘀药物，有助于血液循环，临证时可根据不同的证候表现辨证论治，并可通过汤剂内服，中药局部外用，复方丹参针 10~40ml 加入 5% 葡萄糖注射液中静脉滴注等多种途径，内外治相结合，从而达到理想的疗效。

3. 扶正祛邪，顾护胃气

盆腔炎病情极易反复，又因病程迁延日久，湿邪羁留，正气渐衰，或因治疗不当，以致余邪未清，正气未复，所以治疗时应当体察患者体质之盛衰，病邪之进退，寒热之不同，辨而治之，必要时注意扶助正气。用药时不要过于苦寒，攻伐不可太过，以免损伤中阳，伤害胃气。胃气受伤，中州失健，不利于药物的传化吸收，影响药效发挥。研究证实，扶正中药能显著提高人体免疫力，临床应用扶正法治疗本病

确能收到满意疗效。

4. 辨证辨病，综合施治

盆腔炎的病因、病理、临床治疗概念在不断更新，应当追踪西医学来拓展诊治本病的新思路、新方法。盆腔炎急性发作时，应摒弃门户之见，取长补短，中西医联合治疗，力争为患者推荐最佳治疗方案，待急性炎症控制后，则用中药巩固治疗，防止其演变为慢性。

（二）辨病治疗

1. 急性子宫内膜炎

（1）一般治疗　卧床休息。食易消化且有营养的食物，保持大便通畅，保持外阴清洁。

（2）控制感染　根据药敏试验结果选用敏感药物，无条件做药敏试验或在药敏试验结果未出之前，可选用青霉素。若宫腔内有残留物，如不全流产、胎盘胎膜残留等，应在控制感染 48~72 小时后，用卵圆钳将残留物取出，待病情稳定后，再彻底清宫，术后仍再使用抗生素 3~4 天。

（3）子宫收缩剂　可肌内注射催产素针 10 个单位，促使子宫复旧，但须与抗感染药物同用，以免感染扩散。

（4）如因放置宫内节育器引起感染，应尽快取出，如有子宫内膜息肉或黏膜下肌瘤，单用抗生素不能控制感染，应尽快手术。

2. 慢性子宫内膜炎

（1）除去病因　如取出宫内节育器，切除子宫内膜息肉及子宫黏膜下肌瘤。

（2）刮宫　清除残留在宫腔内的胎盘、胎膜或已有慢性炎症的子宫内膜。注意术前、术后应给予广谱抗生素预防炎症扩散。老年慢性子宫内膜炎患者，在进行诊断性刮宫时，应给予小量雌激素，如己烯雌酚，每日 0.1mg，口服 7 天后改 0.01mg，用至 20 天。

3. 急性输卵管卵巢炎

（1）一般治疗　绝对卧床休息，半卧位以利引流排液。高热者应补液。必要时物理降温。腹痛重时给予镇静止痛药。避免不必要的内诊检查。

（2）抗生素的应用　最好根据药敏试验选用适当抗生素，在培养未出结果前，应先用广谱抗生素。

（3）肾上腺皮质激素的应用　严重感染患者，在应用广谱抗生素外，同时加用肾上腺皮质激素。如氢化可的松 200~400mg 溶于 5% 葡萄糖溶液 1000ml，静脉滴注，每日 1 次。病情稳定后改为每日口服，泼尼松 30~60mg，以后逐渐减量至 10mg，继续服 1 周。

4. 慢性输卵管卵巢炎

（1）物理疗法　温热的良性刺激可以改善局部血液循环，促进炎症的吸收。常用的有短波、超短波、蜡疗等。

（2）药物治疗　常用的药物有青霉素、庆大霉素、阿米卡星以及甲硝唑，用抗生素的同时，也可适当加用肾上腺皮质激素。

（3）手术治疗　较大的输卵管积水或输卵管卵巢囊肿，有反复急性发作的病史，保守治疗不易控制并有盆腔包块形成者宜行手术治疗。

5. 盆腔结缔组织炎、盆腔腹膜炎

治疗原则及用药与输卵管卵巢炎的治疗相同。如在应用抗生素治疗的过程中患者高热不退，除应考虑改变所用药物外，还应考虑有隐匿的脓肿。如有脓肿形成，应经腹或经阴道切开排脓。

6. 盆腔脓肿

（1）抗生素的应用　在无条件做细菌培养及药敏试验的情况下，宜选用广谱抗生素，目前常用的有克林霉素、甲硝唑、头孢菌素。还可根据药敏试验结果选用敏感药物。

（2）手术治疗　对于位置较低的脓肿，可经阴道后穹隆切开引流。亦可用注射器吸出脓液后，再向脓腔注入抗生素，反复吸出、注入亦可达到引流作用。在应用引流的同时应用上述的抗生素口服或肌内注射，必要时可静脉滴注。位置较高无法切开引流的脓肿，经药物治疗 48~72 小时，疗效不显著，应及时开腹手术，手术范围根据患者情况而定，年轻患者要尽可能保留卵巢；年龄较大已有子女者应做双侧附件及全子宫切除，防止复发。对于脓肿破裂者，在静脉滴注大量广谱抗生素的同时，立即开腹手术。

（三）辨证治疗

1. 子宫内膜炎

（1）辨证论治

①热毒壅盛型

治法：清热解毒，化瘀止痛。

方药：五味消毒饮加味。金银花、蒲公英、野菊花、紫花地丁、天葵子、牡丹皮、赤芍、大血藤、败酱草、延胡索。

加减：腹胀较甚加木香、枳壳；带下臭秽者加鱼腥草、黄柏；痛甚者加乳香、香附。

②湿热壅阻型

治法：清热利湿，化瘀止带。

方药：清热调血汤加减。牡丹皮、黄连、生地黄、川芎、桃仁、红花、薏苡仁、香附、延胡索。

加减：带下色黄有秽味者，加败酱草、大血藤；尿痛者，加甘草梢、滑石；腹胀加木香、枳壳。

③寒湿凝滞型

治法：温经散寒，化瘀止痛。

方药：少腹逐瘀汤加味。小茴香、干姜、肉桂、当归、川芎、没药、延胡索、五灵脂、蒲黄。

加减：两侧少腹痛者，加荔枝核、川楝子、乌药；腰酸下坠者，加桑寄生、续断、狗脊；带下量多者，加白术、山药；腹胀者加香附、枳壳。

④肾阳不足型

治法：温肾助阳，化瘀止痛。

方药：金匮肾气丸加减。干地黄、山药、山茱萸、泽泻、茯苓、附子、肉桂。

加减：小腹凉痛者，加小茴香、川椒；伴痛经者，加香附、当归、延胡索；腰膝酸软者，加巴戟天、杜仲。

（2）外治疗法

①保留灌肠法：金银花、连翘、赤芍、黄芪、三棱、莪术各15g，丹参20g，夏枯草、败酱草各30g，浓煎取汁100~200ml，晚上临睡前保留灌肠。药液注入速度在每分钟10~20ml，保留时间越长越好。适用于子宫内膜炎热毒壅盛型、湿热壅阻型。

②针刺法：取关元、气海、三阴交、气冲、足三里、阴陵泉穴，一般做中刺激，不留针。适用于子宫内膜炎寒湿凝滞型、肾阳不足型。

③灸法：取关元、双侧子宫穴、双侧足三里，取艾条1支，点燃一端后，对上述穴位依次温和灸。适用于子宫内膜炎寒湿凝滞型、肾阳不足型。

④膏敷疗法：生半夏、生天南星、川乌、猪牙皂、大贝母、姜黄、黄芩、黄连各30g，黄柏、败酱草各60g，穿山甲45g，白芷15g。共研细末，加凡士林或蜂蜜调膏，外敷患处，每日换1次。适用于子宫内膜炎热毒壅盛型、湿热壅阻型、寒湿凝滞型。

⑤穴压迫法：将王不留行子放在黄豆大小的胶布上，贴在耳部子宫、内分泌、盆腔、交感等穴。经常按压敷贴部位，以耳部能忍受为度。适用于子宫内膜炎寒湿凝滞型、肾阳不足型。

⑥按摩法：患者仰卧位。先顺时针方向摩腹，约3分钟。再用一指禅法从气海沿任脉向下到中极，往返操作，重点在关元、

中极，约3分钟。然后用掌揉法揉气海及双侧水道、归来、子宫，约5分钟。最后用指按揉中极穴及双侧带脉，双下肢的三阴交。患者再取俯卧位，用轻快的擦法在腰骶部治疗，约3分钟。适用于子宫内膜炎寒湿凝滞型、肾阳不足型。

⑦穴位注射疗法：用复方当归注射液，取八髎穴（上、次、中、下穴），每次选2穴，用5号针每穴注射药液1ml，隔日1次，10次为1个疗程。进针后待患者有酸胀得气感觉时，再缓缓注射。适用于子宫内膜炎寒湿凝滞型、肾阳不足型。

⑧外敷疗法：大黄、侧柏叶、黄柏各60g，薄荷、泽兰各30g，上药共研细末，分成3份，使用时将1份加米醋拌匀，拌入芒硝40g，置布袋内，蒸至热透，敷于下腹，每袋药使用2~3天，早晚各1次，每次40分钟。适用于子宫内膜炎热毒壅盛型、湿热壅阻型。

⑨药袋疗法：当归、桃仁、红花、桂枝各10g，川芎、赤芍、山慈菇各15g，败酱20g，刘寄奴30g，白花蛇舌草40g。上药研成细末，制成药袋系于腰间。适用于子宫内膜炎寒湿凝滞型、肾阳不足型。

（3）单方验方

①败酱草、大血藤各12g，水煎服。适用于子宫内膜炎热毒壅盛型、湿热壅阻型。

②败酱草50g，黄芩、薏苡仁、赤芍各30g，柴胡、川楝子、陈皮各15g，每日1剂、水煎服。适用于子宫内膜炎热毒壅盛型、湿热壅阻型、寒湿凝滞型。

③金银花30g，连翘15g，蒲公英30g，土茯苓15g，车前子9g，延胡索15g，炒枳壳6g。水煎服，每日1剂。适用于子宫内膜炎热毒壅盛型、湿热壅阻型、寒湿凝滞型。

④海螵蛸适量，炒后研极细末，每次服9g，每日2次。适用于子宫内膜炎寒湿凝滞型、肾阳不足型。

⑤鱼腥草30~60g，蒲公英、忍冬藤各30g，每日1剂，水煎服。适用于子宫内膜炎热毒壅盛型、湿热壅阻型。

⑥当归、白芍、郁金、川楝子、益母草、桃仁各9g，川芎、香附、地骨皮各6g，柴胡、薄荷各3g，水煎日服1剂。适用于寒湿凝滞型。

2.输卵管卵巢炎

（1）辨证论治

①热毒炽盛型

治法：清热解毒，化瘀止痛。

方药：五味消毒饮加味。

金银花、蒲公英、紫花地丁、野菊花、天葵子、大血藤、败酱草、牡丹皮、赤芍、木香、延胡索。

加减：伴尿频、尿痛者，加萹蓄、瞿麦；带下腥臭者，加鱼腥草、薏苡仁；大便干燥者，加生大黄、生地黄。

②湿热壅阻型

治法：清热利湿，化瘀止带。

方药：清热调血汤加减。牡丹皮、黄连、生地黄、红花、桃仁、香附、延胡索、败酱草、薏苡仁。

加减：伴尿急、尿频者，加萹蓄、木通；带下腥臭者，加鱼腥草、车前草；腹痛重者，加川楝子、枳壳；食欲不振者，加陈皮、茯苓。

③寒湿凝滞型

治法：温经散寒，化瘀止痛。

方药：少腹逐瘀汤加减。小茴香、干姜、延胡索、川芎、赤芍、五灵脂、蒲黄、没药、荔枝核。

加减：少腹胀者，加枳实、川楝子；下坠者，加白术、肉桂；有包块者，加三棱、昆布；腰骶痛甚者，加续断、杜仲。

④阳虚内寒型

治法：温肾助阳，化瘀止痛。

方药：肾气丸加减。干地黄、山药、山茱萸、泽泻、茯苓、肉桂、五灵脂、蒲

黄、乳香、没药。

加减：少腹凉甚者，加小茴香、川椒、艾叶、痛甚者，加延胡索、乌药；腰骶疼痛者，加狗脊、杜仲。

⑤肾阴不足型

治法：补肾滋阴，化瘀止痛。

方药：左归饮加减。熟地黄、山药、枸杞子、茯苓、山茱萸、龟甲、鳖甲、女贞子、败酱草、墨旱莲。

加减：疼痛重者，加白芍、延胡索；腰骶痛重者，加桑寄生、续断。

（2）外治疗法

①敷法：新鲜蒲公英250g，捣烂如泥，外敷下腹部，每日1~2次。适用于输卵管卵巢炎热毒炽盛型。

②熨法：千年健、白芷、羌活、独活、红花、乳香、没药各90g，续断、赤芍、防风、当归各120g，川椒60g，艾叶250g，共研细末装纱布袋如脉枕大小，每袋0.5kg，隔水蒸半小时后，用干毛巾包好热敷下腹部半小时，每日1~2次。适用于输卵管卵巢炎寒湿凝滞型、阳虚内寒型。

③溻洗法：用淡温泉或食盐泉，取坐浴配合外阴部冲洗，水温39℃，每日1次，15~20次为1个疗程。适用于输卵管卵巢炎寒湿凝滞型、阳虚内寒型。

④塞法：野菊花栓，每晚睡前30分钟将1粒放入肛门内7~8cm，10日为1个疗程，一般3~4个疗程有明显效果。适用于输卵管卵巢炎热毒炽盛型、湿热壅阻型。

⑤针刺疗法：取曲池、阴陵泉、三阴交、带脉、足三阴穴，每日1次，每次留针15分钟。适用于输卵管卵巢炎寒湿凝滞型、阳虚内寒型。

⑥灌肠疗法：紫花地丁、蒲公英、败酱草、苦参、白花蛇舌草各30g，川楝子、黄芩各15g。浓煎至100ml，每日1次，保留灌肠。适用于输卵管卵巢炎热毒炽盛型、湿热壅阻型。

⑦药袋疗法：当归、桃仁、红花、桂枝各10g，川芎、赤芍、山慈菇各15g，败酱草20g，刘寄奴30g，白花蛇舌草40g，上药研成细末，制成药袋系于腰间。适用于输卵管卵巢炎热毒炽盛型、肾阴不足型。

⑧离子透入法：当归、赤芍、桃仁、红花、香附各9g，丹参、牡丹皮各10g，乳香、没药各20g，紫花地丁、败酱草各24g。研细末，装入纱布袋，用时蒸透，用音频治疗机，将中药袋放于电极下，每次25分钟，每日1~2次。适用于输卵管卵巢炎寒湿凝滞型、阳虚内寒型。

（3）单方验方

①重楼、紫花地丁、虎杖各15g，川芎、川楝子、当归各10g，延胡索20g。每日1剂，水煎服。适用于输卵管卵巢炎热毒炽盛型。

②败酱草50g，黄芩、薏苡仁、赤芍各30g，柴胡、陈皮各15g。每日1剂，水煎服。适用于输卵管卵巢炎热毒炽盛型、湿热壅阻型。

③冬瓜仁20g，薏苡仁、大血藤、败酱草各30g，五灵脂、赤芍、牛膝各10g，每日1剂，水煎服。适用于输卵管卵巢炎热毒炽盛型、湿热壅阻型。

④赤芍500g，川芎、熟地黄、泽泻各250g，茯苓、女贞子、墨旱莲各125g，当归95g。上药研成细末，入胶囊内，每粒0.5g，每次5粒，每日3次，口服。适用于输卵管卵巢炎肾阴不足型。

3.盆腔结缔组织炎

（1）辨证论治

①热毒炽盛型

治法：清热解毒，化瘀止痛。

方药：五味消毒饮加减。金银花、蒲公英、菊花、紫花地丁、连翘、大血藤、牡丹皮、薏苡仁、川楝子。腹胀者可加柴胡、枳实；尿痛者加萹蓄、通草；里急后重者加白头翁、黄柏；带下量多、秽臭者

加鱼腥草、椿根皮、黄柏。

②湿热蕴结型

治法：清热除湿，化瘀止痛。

方法：银甲方加减。金银花、鳖甲、蒲公英、紫花地丁、大血藤、连翘、黄柏、泽泻、乳香、没药。

加减：腹胀者加枳实、柴胡；里急后重加黄连、白头翁；带下量多加薏苡仁、白术；尿痛者加萹蓄、瞿麦；腹痛甚者加徐长卿、延胡索。

③肾虚血瘀型

治法：补肾助阳，活血化瘀。

方药：右归饮加减。熟地黄、山药、山茱萸、杜仲、赤芍、丹参、当归、鸡血藤。

加减：带下量多者加白术、芡实；下腹有包块者加三棱、莪术；小腹凉甚者加巴戟天、小茴香；月经不调者加香附；不孕者加穿山甲、王不留行、路路通。

④寒湿凝滞型

治法：温经散寒，活血化瘀。

方药：少腹逐瘀汤加减。小茴香、干姜、当归、川芎、赤芍、肉桂、延胡索、没药、五灵脂。

加减：白带量多者加薏苡仁、白术；有包块者加三棱、莪术、水蛭；下腹凉甚者加乌药、巴戟天。

（2）外治疗法

①灌肠疗法：金银花30g，蒲公英20g，紫花地丁20g，大血藤30g，败酱草20g，连翘20g，三棱15g，莪术15g，丹参20g，赤芍20g，浓煎至100ml，冷却至37~40℃，每日1次，保留灌肠。适用于盆腔结缔组织炎热毒炽盛型、湿热蕴结型。

②针刺疗法：取中极、子宫、肾俞、命门、足三里（双）、三阴交（双）、归来（双）、太冲、气海穴。患者取平卧位后，选定穴位，常规进行皮肤消毒，选用2寸一次性针灸针，使用捻转提插、平补平泻的

手法，以患者感到酸胀为度，留针30分钟，每天1次，治疗10天为1个疗程，经期停止治疗，治疗3个疗程。太冲穴具有清热祛湿的作用；气海可补中益气，调补冲任；中极可通经活络，祛瘀止痛。三阴交乃肝脾肾三阴之交会穴，用之调补三脏。适用于盆腔结缔组织炎热毒炽盛型、湿热蕴结型、肾虚血瘀型、寒湿凝滞型。

③灸法：取气海、中极、归来穴。将艾炷置于0.4cm的鲜姜片上点燃，每穴灸3壮，每壮6~7分钟。适用于盆腔结缔组织炎肾虚血瘀型、寒湿凝滞型。

④外敷疗法：乌头、艾叶、红花、川芎、延胡索、五灵脂、当归、皂角刺各20g，切成细末，入布袋内，蒸后热敷下腹部，每日1~2次。适用于盆腔结缔组织炎寒湿凝滞型。

⑤物理疗法：用超短波、红外线照射下腹部，每日1次，10日为1个疗程。适用于盆腔结缔组织炎热毒炽盛型、湿热蕴结型、肾虚血瘀型、寒湿凝滞型。

⑥熨法：千里光、白花蛇舌草、蒲公英、菊花各30g，栀子、没药各15g，延胡索10g，包在布袋中，蒸热后敷下腹部，冷后再换。适用于盆腔结缔组织炎、盆腔结缔组织炎肾虚血瘀型、寒湿凝滞型。

⑦按摩疗法：取关元、中极、归来、肾俞、三阴交、阴陵泉穴，采用一指禅法、鱼际揉法、推法、点法、擦法等推拿手法治疗。适用于盆腔结缔组织炎热毒炽盛型、湿热蕴结型、肾虚血瘀型、寒湿凝滞型。

⑧离子透入法：透骨草200g，三棱、莪术、赤芍、牡丹皮、大血藤、昆布各15g，水蛭、桂枝、皂角刺各10g，桃仁、红花各12g，共研细末。取5g，水煎5分钟成糊状，将纱布垫浸药后置于少腹，用离子透入器行导入治疗30分钟，每日1次，15次为1个疗程。适用于盆腔结缔组织炎肾虚血瘀型、寒湿凝滞型。

（3）单方验方

①黄连30g，黄柏、黄芩、大黄各90g。共研细末，蜜调，热敷下腹部。适用于盆腔结缔组织炎热毒炽盛型、湿热蕴结型。

②延胡索、当归、白芍、川芎、干姜各等份。共研细末，入胶囊内，每次9g，每日2次，温酒送下。适用于盆腔结缔组织炎肾虚血瘀型、寒湿凝滞型。

③柴胡、鱼腥草，鸡血藤各20g，赤芍25g，生地黄、川芎、当归、蒲公英各15g，白芍10g，丹参30g，每日1剂，水煎，分2~3次服。适用于盆腔结缔组织炎热毒炽盛型、湿热蕴结型、肾虚血瘀型。

④紫花地丁、蒲公英、三白草各30g，七叶一枝花15g，水煎服。适用于盆腔结缔组织炎热毒炽盛型、湿热蕴结型。

⑤白花蛇舌草10g，穿破石10g，水煎服。适用于盆腔结缔组织炎热毒炽盛型、湿热蕴结型。

⑥败酱草、大血藤各12g。水煎服。适用于盆腔结缔组织炎热毒炽盛型、湿热蕴结型。

4. 盆腔腹膜炎

（1）辨证论治

热毒炽盛型

治法：清热解毒，化瘀止痛。

方药：五味消毒饮加减。金银花、蒲公英、紫花地丁、野菊花、连翘、大血藤、败酱草、赤芍、延胡索。

加减：腹胀甚者加枳实、柴胡；带下臭黄者加黄柏、泽泻、鱼腥草；有脓肿形成者加大黄、桃仁、冬瓜仁。

（2）外治疗法

①灌肠法：适用于盆腔腹膜炎热毒炽盛型。药用当归、大血藤、牡丹皮、蒲公英、金银花、败酱草各30g，三棱、赤芍各12g，莪术、红花各10g，菊花20g，保留灌肠，每日1次。适用于热毒炽盛型。

②外敷法：小茴香、没药、红花、当

归、川芎、千年健、透骨草、赤芍、艾叶、芒硝、黄连各 20g，共研细末，蜜调蒸，热透后，敷下腹部，每次 10 分钟，一天 2~3 次。适用于盆腔腹膜炎热毒炽盛型。

③针刺法：取水道、归来、气海、曲池穴，中强刺激，留针 15 分钟，每日 1 次。适用于盆腔腹膜炎热毒炽盛型。

④灸法：用肉桂、木香、干姜、白芍、紫苏叶、艾叶 15g，共研为末。先将一块 5 层纱布垫置于腹部疼痛处，将上药末均匀撒于布垫上，2~3 分厚，把姜酊倒入药中，以姜酊不外流为度，后将药物点燃，形成大面积热灸。适用于盆腔腹膜炎热毒炽盛型。

⑤拔罐法：取大椎、肝俞、肾俞、身柱、脾俞、白环俞、关元、中极、八髎穴。每次 1 组，隔日 1 次，均行刺络留罐法。适用于盆腔腹膜炎热毒炽盛型。

⑥离子透入法：丹参、白花蛇舌草、没药、乳香、血竭、红花、桂枝各 10g，香附、当归、赤芍、川椒各 6g，煎取 200ml。配合离子治疗机。每次 30 分钟，每日 1 次。适用于盆腔腹膜炎热毒炽盛型。

⑦激光疗法：选中极、关元、曲骨、水道、子宫、归来穴，采用激光治疗机，每穴 5 分钟，每日 1 次。适用于盆腔腹膜炎热毒炽盛型。

（3）成药应用

①五福化毒丸

［功效主治］具有清热解毒，凉血消肿之功效。用于治疗血热毒盛，小儿疮疖，痄毒，咽喉肿痛，口舌生疮，牙龈出血，痄腮。

［用法用量］每次 1 丸，每日 3 次。

②金莲花片

［功效主治］热解毒。用于治疗上呼吸道感染、咽炎、扁桃体炎。

［用法用量］口服，1 次 3~4 片，1 日 3 次。

（4）单方验方

①大血藤 30g，败酱 20g，金钱草 20g，金银花 15g，连翘 15g。每日 1 剂，水煎服。适用于盆腔腹膜炎热毒炽盛型。

②大血藤 30g，蒲公英 20g，紫花地丁 15g，丹参 15g，赤芍 15g，薏苡仁 15g，土茯苓 15g，黄柏 10g，牡丹皮 10g，每日 1 剂，水煎服。适用于盆腔腹膜炎热毒炽盛型。

③大黄、牡丹皮、桃仁、延胡索、川楝子各 10g，冬瓜仁、蒲公英、大血藤、大蓟、小蓟各 12g，每日 1 剂，水煎服。适用于盆腔腹膜炎热毒炽盛型。

④荔枝核、小茴香、五灵脂、香附、延胡索、乌药各 10g，每日 1 剂，水煎，分 2 次温服。适用于盆腔腹膜炎热毒炽盛型。

⑤当归、丹参、赤芍、牡丹皮各 10g，鸡血藤、薏苡仁各 15g，广木香、大血藤各 20g。每日 1 剂，水煎服。适用于盆腔腹膜炎热毒炽盛型。

5. 盆腔脓肿

（1）辨证论治

①湿热壅盛型

治法：清热利湿，化瘀散结。

方药：五味消毒饮加减。金银花、野菊花、蒲公英、紫花地丁、天葵子、牡丹皮、赤芍、桃仁、薏苡仁、败酱草。

加减：带下量多色黄者加泽泻、车前子；便秘者加大黄。

②热毒瘀滞型

治法：逐瘀清热，解毒排脓。

方药：透脓散加减。炮穿山甲、皂角刺、当归、生黄芪、桃仁、牡丹皮、赤芍、冬瓜仁、薏苡仁、败酱草、金银花、紫花地丁。

加减：腹胀痛者，加延胡索。

③热毒炽盛型

治法：清营解毒，散瘀排脓。

方药：犀角地黄汤合五味消毒饮加减。

犀角粉、生地黄、赤芍、牡丹皮、金银花、蒲公英、紫花地丁、野菊花、天葵子、薏苡仁、冬瓜仁。

加减：热盛昏厥者加钩藤、地龙；气阴两虚者加人参、麦冬、玄参。

④痰毒凝结型

治法：托里消毒，消坚散结。

方药：托里消毒散加减。党参、生黄芪、甘草、白术、茯苓、当归、赤芍、金银花、白芷、皂角刺、桂枝。

加减：白带多，色偏黄者加薏苡仁；小腹发凉，四肢不温者可用阳和汤加减。

（2）外治疗法

①敷法：甘遂末12g，麝香0.1g，细面粉加蜜调成糊，分4份，每日用1份，涂敷下腹部脓肿处。适用于盆腔脓肿痰毒凝结型。

②熨法：芒硝、桂枝各10g，胡椒6g，小茴香、薤白、乌药各15g，葱须3~5棵。将上药用纱布包裹后煎煮，加水少许，以浸透药物为度，以皮肤能耐受的温度放于下腹，上面可用热水袋保温，每日2次，每次30分钟左右，每剂药可用3次。适用于盆腔脓肿痰毒凝结型。

③蒸法：石菖蒲、苏梗、香樟叶、陈艾、威灵仙、藿香等量混合，放于箱内，夏天每日更换1次，冬天2日更换1次。以蒸气为动力。通过贮药箱，经输气管上连接的喷射头喷出含药物的蒸气。喷射点为脐与耻骨上缘之间，冲任脉所过之处，相当于针灸穴位的气海、关元穴部位，每日1次，每次20~30分钟，10次为1个疗程。适用于盆腔脓肿湿热壅盛型、痰毒凝结型。

④溻浴法：蒲公英、败酱草各30g，大黄、三棱、赤芍各15g，桃仁10g。适用于盆腔脓肿湿热壅盛型、热毒瘀滞型、热毒炽盛型。

⑤塞法：苦参、紫花地丁、紫草、蒲公英、败酱草制成栓剂，每日1~2枚，用助推器纳入直肠7~15cm处，7日为1个疗程。适用于盆腔脓肿湿热壅盛型、热毒瘀滞型、热毒炽盛型。

⑥针刺法：取关元、中极、气冲、三阴交、归来、肝俞，足三里、公孙穴。针刺肝俞、足三里用补法，不留针，余穴均用平补平泻手法，留针20分钟左右，每日1次，15次为1个疗程。适用于盆腔脓肿痰毒凝结型。

⑦按摩法：点揉足底涌泉穴、足背八风穴。按揉手足反应区、生殖区、卵巢区、子宫、肾区。适用于盆腔脓肿湿热壅盛型、热毒瘀滞型、热毒炽盛型、痰毒凝结型。

⑧拔罐法：取次髎、归来、关元、三阴交、足三里等穴，留罐。适用于盆腔脓肿湿热壅盛型、热毒瘀滞型、热毒炽盛型。

⑨保留灌肠法：蒲公英、紫花地丁、败酱草、白花舌草各30g，赤芍15g，没药10g，将上药浓煎100ml，肛肠点滴，灌完后卧床30~60分钟，每日1次，10天为1个疗程。适用于盆腔脓肿湿热壅盛型、热毒瘀滞型、热毒炽盛型。

⑩中药离子透入法：当归、赤芍、桃仁、红花各9g，乳香、没药各20g，紫花地丁、蒲公英、败酱草各30g，将上药研细，装入布袋内，蒸透。每次30分钟，10天为1个疗程。适用于盆腔脓肿湿热壅盛型、热毒瘀滞型、热毒炽盛型、痰毒凝结型。

（3）单方验方

①鸡蛋5个，敲洞去蛋清，每个鸡蛋装入生大黄末3g，煮热，每次月经净后临睡前服1个，连服5个为1个疗程。适用于盆腔脓肿湿热壅盛型、热毒瘀滞型、热毒炽盛型。

②黄连、槟榔各等份为末，以鸡蛋清调匀，擦腹部包块处。适用于盆腔脓肿湿热壅盛型、热毒瘀滞型、热毒炽盛型。

③木芙蓉花100g，捣烂，外敷贴于患

部。适用于盆腔脓肿湿热壅盛型、热毒瘀滞型、热毒炽盛型。

④没药、三棱、莪术、生蒲黄、五灵脂、制香附各10g，白花蛇舌草30g，川芎6g，浓煎120ml，直流电透入皮肤，隔日1次，10次为1个疗程。适用于盆腔脓肿湿热壅盛型、热毒瘀滞型、热毒炽盛型、痰毒凝结型。

（四）医家诊疗经验

1. 王秀霞

王秀霞教授认为慢性输卵管炎的发生多因寒湿之邪入里，或情志失调、气血不畅、水湿内停，日久痰热交阻，而成癥瘕。因本病日久，故需在活血化瘀的基础上，先调畅气机，疏肝理气，后化瘀除湿，巧用皂角刺一味，取其搜剔祛痰，排脓托毒之功。常用方药为琥珀散：三棱、莪术各12g，牡丹皮、延胡索各10g，柴胡、青皮各12g，乌药10g，琥珀（冲服）、官桂各5g，皂角刺10g。

2. 寿清和

寿清和认为慢性盆腔炎具有缠绵不愈，劳累后易复发的特点，病机特点为本虚标实，本虚为正气不足，标实为瘀、热、寒、湿之邪为患，而瘀血实为病变的核心，以此为原则，选用气味俱厚之品，辨证治疗为主，辅以药物灌肠，内外合治，使药力直达病所，以利气机、通血脉、清湿热、消癥瘕，扶正祛邪相结合，治标治本相结合，整体局部相结合促使盆腔炎性渗出物吸收从而取得较为理想的疗效。

3. 朱南孙

朱南孙认为妇人以血为用。外感六气致病以寒、热、湿为主，湿邪蕴郁，任脉失司，动而不畅，静而不守，致带浊淋漓，其疾缠绵，内伤则常以七情、房事、饮食不节者居多，导致脏腑功能动静失衡，气血失调，损伤冲、任、带脉而致带下。动态病机有二：一为热迫而动，湿热内蕴，热迫冲任，而致黄赤带下；二为脾肾素虚，过劳所伤，封藏失职，带脉不约，冲任不固，发为带下。治疗大法以动制静，灵活运用从、合、守变之法。

4. 刘丽

刘丽认为慢性盆腔炎的根本病机为气血不和，冲任失调，主要责之于肝肾二脏。治疗慢性盆腔炎应首先辨疼痛的部位、性质及发病时间，结合患者全身症状、月经及带下的状况，以审其虚、实、寒、热，对症治疗，而临床患者多有复杂症状，故应整体辨证施治，尤要注重调节女性情志，采取联合疗法，以增疗效。气滞血瘀并湿热郁结证患者，治以行气活血化瘀，清热除湿。中药口服常用清热调血汤与膈下逐瘀汤。方为川芎、白芍、生地黄、黄连、香附、桃仁、红花、延胡索、牡丹皮、莪术、乌药加减。中药保留灌肠取败酱草20g，大血藤30g，黄柏20g，丹参30g，赤芍15g，薏苡仁15g，紫花地丁15g。

5. 梁文珍

梁文珍以攻为主，遵循了《素问·阴阳应象大论》中"血实者宜决之"之法，常以活血化瘀为立法之基础，兼顾脾胃，中西合治，缓图其功。自拟化癥汤加减治疗本病，每能收效，其药味组成如下：三棱10g，牡丹皮10g，桂枝6g，石见穿15g，陈皮10g，延胡索10g，莪术10g，王不留行10g，土鳖虫8g，蒲黄10g（布包），水蛭3~4g，透骨草15g。湿热壅盛者加黄芩、黄柏、淡竹叶、土茯苓、茵陈；血热者加牡丹皮、赤芍；气血虚者加黄芪、当归；失眠多梦者加茯神、夜交藤；大便干结者加柏子仁、郁李仁；经前乳胀疼者加荔枝核、白蒺藜、郁金，根据症状变化选用药物。

6. 许丽绵

许丽绵教授认为盆腔炎性不孕的主要

病机是气滞血瘀、湿热瘀互结，兼有肾虚肝郁之证。临证以活血化瘀、清热利湿，佐以补肾疏肝为法，辅以中药调经助孕，联合应用多种治疗手段，可以取得较好疗效。认为本病临床多以湿热血瘀兼肾虚肝郁者常见，治疗上多以清热利湿、行气活血，佐以补肾疏肝为基本大法。中药内服基本方药为：青皮、川楝子各10g，白花蛇舌草、薏苡仁、鸡血藤、桑寄生、五指毛桃各30g，毛冬青、续断各20g，荔枝核25g，延胡索、丹参、忍冬藤、赤芍各15g，甘草6g。适时加入白术、党参、谷芽、砂仁等健脾和胃药以固胃气。

五、预后转归

盆腔炎经积极治疗后可痊愈，若不及时正规治疗，可以使炎症扩散，甚至发展为败血症和慢性盆腔炎症，病情会迁延难治。盆腔脓肿若不积极治疗，脓肿可破入腹腔，引起弥漫性腹膜炎或导致感染性休克，死亡率较高。但若积极治疗，预后良好。

六、预防调护

（一）预防

①妊娠后期及经期禁房事。身体其他部位的炎症应积极治疗。

②自然分娩或剖宫产均应严格无菌操作，杜绝医源性感染的发生。

③疑似有胎盘、胎膜宫内残留时，应及时清理宫腔。恶露过多久不止者应及时治疗。

④妊娠有并发症者，产前应及时治疗，注意纠正贫血，以增强机体抵抗力。

⑤临产前勿坐浴，勿将不洁手指伸入阴道，保持阴部清洁。

⑥临产及新产后，注意避风寒、慎起居，禁食辛辣刺激性食物。

（二）调护

对本病患者应收住院及时治疗。加强护理，取半卧位，安静休息，避免反复内诊。饮食宜高营养、易消化的半流食。治疗期间应慎寒温、调情志、增加营养、劳逸结合，并避免性生活不节或不洁。积极锻炼、增强体质，提高抗病能力。保持心情愉快，树立战胜病魔的信心。

七、专方选要

1. 盆腔消炎散

黄芪、桂枝、大血藤、土茯苓、白芍（酒炒）、益母草、香附、全当归各30g，白术（土炒）、茯苓、金银花、败酱草、椿白皮、蒲公英、贯众、桃仁、莪术（醋炒）各25g，延胡索、木香、炙甘草、艾叶各15g。以上共研细末、干燥装袋，每袋18g，每日3次。症状较重者每次2袋，先用冷水浸泡15分钟后煎15分钟，过滤服用。药渣布裹热敷小腹，10日为1个疗程。[牛彩东. 陕西中医，2004，25（11）：979.]

2. 妇净汤（保留灌肠）

药物组成：大血藤、蒲公英、黄柏、土茯苓、牡丹皮、赤芍、白花蛇舌草、败酱草、大黄各30g，腹痛者加延胡索、川楝子等。每剂水煎浓缩至100ml，药液温度在38~40℃，以患者自觉舒服为宜，将药液倒入无菌输液瓶中，嘱患者排空二便并做好准备。按常规方法灌肠，即患者取左侧卧位，暴露肛门，消毒，肛管插入深度为15~20cm，速度不宜过快，以患者感觉下腹温暖，无便意为宜，灌药后抬高臀部，尽量保留至第2天早晨，灌肠选择在月经干净3天后开始应用，经期停用。每晚1次，10天为1个疗程。将多功能微波治疗仪的电极板置于下腹部，不直接接触皮肤，以患者感觉微热为宜，治疗时间1次10分钟，每日1~2次（严重者2次），10天为1个

疗程，月经期暂停，治疗期间禁止性生活、盆浴。[罗继琼，罗继凤. 黔南民族医专学报，2009，22（4）：277.]

3. 清热利湿化瘀汤

药物组成：当归、赤芍、丹参、桃仁各 18g，败酱草、大血藤、生薏苡仁、苦参各 15g，川芎 12g，木香 6g，香附、延胡索各 10g，如有包块者加三棱、莪术各 12g，若输卵管不通加皂角刺 12g，腰骶酸痛者加杜仲 15g，怀牛膝 12g，水煎服，每日 1 剂，月经干净后 3 天开始口服，15 天为 1 个疗程，连服 4 个疗程。[牛国英. 陕西中医，2010，31（3）：276.]

4. 大血藤败酱汤

大血藤、败酱草、金银花、连翘、蒲公英各 30g，紫花地丁、野菊花、丹参各 20g，茯苓 15g，乌药 10g。加水煎煮 30 分钟至 1 小时，每日 2 剂，早晚各服 1 次，10 天为 1 个疗程，连用 3 个疗程，经期停止口服。经期停药期间禁止剧烈活动，避免生冷辛辣刺激性食物，禁性生活。对伴有包块的炎症患者可酌情加冬瓜仁 20g，猫爪草 10g，红花 6g；伴有胸闷气急者可加服钩藤、炒柴胡各 5g，黄芪 20g，人参 10g；伴经量过多者可加用三七粉、小蓟各 15g；伴白带过多、有臭味的患者加用加黄柏 30g，苍术 15g，炒黄柏 10g；伴肝肾两亏者，加用夏枯草、墨旱莲各 15g；伴腰膝酸软、小腹坠胀者加川续断 20g，菟丝子 15g；瘀热重者可考虑增加牡丹皮、连翘各 20g。[马洁，宋盘阁. 陕西中医，2014，35（6）：692.]

5. 参蒲四妙败酱汤

苦参 15g，蒲公英 24g，黄柏 18g，苍术 24g，怀牛膝 15g，生薏苡仁 30g，茯苓 24g，泽兰 24g，赤芍 21g，败酱草 30g，当归 18g，路路通 24g，桂枝 12g，皂角刺 24g。伴气虚者加党参 15g，炒白术 24g；伴乳房胀痛者加青皮 10g，郁金 18g；伴呕吐恶心者加生姜 6 片，藿香 18g；伴腰膝酸软者加续断 24g，桑寄生 15g；伴大便干燥者加全瓜蒌 15g，大黄 6g；伴腹痛甚时加延胡索 30g，乌药 15g。每日 1 剂，水煎服，分早晚 2 次温服。治疗慢性盆腔炎。28 天为 1 个疗程。[孙培培，刘洪峰，王桂花. 云南中医中药杂志，2014，35（3）：39.]

6. 大血藤方

治疗急性盆腔炎。大血藤 30g，丹参 30g，三棱 15g，莪术 15g，栀子 6g，败酱草 30g，蒲公英 30g，五灵脂 10g，延胡索 10g，土茯苓 30g，薏苡仁 15g，浓煎至 100ml，每天排便后用导尿管插入直肠 15~20cm 保留灌肠。之后让患者改为俯卧位，保留药物 30 分钟，连续治疗 1 个月（经期勿用）。[赵晔. 健康大视野，2013，21（11）：83.]

主要参考文献

[1] 叶艳阳. 中医熏洗治疗妊娠合并阴道炎的有效性[J]. 内蒙古中医药，2017，36（15）：101-102.

[2] 丁丽红. 妇产科阴道炎临床治疗效果分析[J]. 饮食保健，2019，6（5）：24.

[3] 唐炼. 不同疗法在老年性阴道炎患者中的疗效对比观察[J]. 养生保健指南，2019，9（9）：280.

[4] 李娟，戴秀花. 臭氧治疗霉菌性阴道炎 322 疗效观察[J]. 心理医生，2016，22（6）：117-118.

[5] 彭淼，吴华，姚雯，等. 中西医结合治疗老年性阴道炎临床观察[J]. 湖北中医杂志，2015，37（12）：38.

[6] 齐冰冰. 中医熏洗治疗妊娠合并阴道炎的有效性观察[J]. 养生保健指南，2019，1（3）：256.

[7] 胡懿. 宫颈环形电切术和微波两种方法治疗慢性子宫颈炎的疗效对比[J]. 心理医生，2016，22（22）：93-94.

［8］陈海芯，刘柯伶，陈茵．微波术与宫颈环形电切术治疗子宫颈炎的临床效果对比［J］．中国医学工程，2017（1）：56-58.

［9］杨荣容．微波结合常规药物治疗子宫颈炎的疗效观察［J］．临床医药文献杂志，2017，4（55）：10708-10709.

［10］王羽珊，李沛霖．桂枝茯苓丸加减治疗慢性盆腔炎的 Meta 分析［J］．中医药通报，2016，15（1）：54-56.

［11］陈雪，王昕．中药内服治疗慢性盆腔炎用药规律数据挖掘系统综述［J］．实用中医内科杂志，2016，30（6）：1-3.

［12］李亚琴，马玉琴，肖黎明．中药灌肠联合抗生素和保健操治疗慢性盆腔炎疗效观察［J］．现代中西医结合杂志，2016，25（8）：867-869.

［13］苏立新．健康教育护理干预对盆腔炎患者的效果［J］．护理实论，2019，1（1）：136-137.

［14］王方．心理应激对策在治疗慢性盆腔炎护理中的应用［J］．养生保健指南，2019，14（2）：144.

第七章　女性生殖器官肿瘤

第一节　宫颈癌

宫颈癌是宫颈阴道部位或宫颈管内的上皮细胞发生了癌变。宫颈癌是发病率仅次于乳腺癌的恶性肿瘤。宫颈癌前病变是指宫颈上皮内瘤变（CIN），是一组病变的统称，包括宫颈不典型增生和原位癌。二者均为宫颈浸润癌的癌前期病变，此类病变仅限于宫颈上皮层内，未穿透基底膜，无间质浸润。宫颈浸润癌是指肿瘤病变穿透宫颈基底膜，发生间质浸润。宫颈癌为高危型HPV感染所致。

中医文献无宫颈癌的病名，根据其症状表现，多属于"带下""崩漏""交接出血""月经不调"等范围。本病有早晚轻重之分，早期多无任何症状，不被注意，晚期多有臭秽带下、阴道不规则出血、腰腹疼等症状。

一、病因病机

（一）西医学认识

流行病学研究，子宫颈上皮内瘤变（CIN）和子宫颈癌与乳头状瘤病毒（HPV）感染、多个性伴侣、吸烟、性生活过早（＜16岁）、性传播疾病等因素有关。宫颈上皮内瘤变是与宫颈浸润癌密切相关的一组癌前病变，常发生于25~35岁女性。

（二）中医学认识

宫颈癌发病虽在局部，但与整体密切相关，是多种因素综合作用的结果。以七情所伤，肝郁气滞，冲任损伤，肝、脾、肾诸脏虚损为内因。也可因外受湿热，积冷结气，血寒伤络，瘀阻胞络所致。

二、临床诊断

（一）辨病诊断

早期宫颈癌常无明显的症状和体征。颈管型患者因子宫颈外观正常易漏诊和误诊。随病变患者可出现以下表现。

1. 症状

（1）阴道出血　早期多为接触性出血；中晚期为不规则阴道出血。出血量根据病灶大小、侵及间质内血管情况而不同，若侵袭大血管可引起大出血。年轻患者也可表现为经期延长、经量增多。老年患者常表现为绝经后不规则阴道出血。一般外生型较早出现阴道出血症状，出血量多；内生型较晚出现出血症状。

（2）阴道排液　多数患者有阴道排液，液体为白色或血性，可稀薄如水样或如米泔状。晚期患者因癌组织坏死伴感染，可有大量米汤样或脓性恶臭白带。

（3）继发性症状　根据癌灶累及范围出现不同的继发性症状。如尿频、尿急、便秘、下肢肿痛等。癌肿压迫或累及输尿管时，可引起输尿管梗阻、肾盂积水及尿毒症，晚期可有贫血、恶病质等全身症状。

2. 体征

原位癌及微小浸润癌可无明显肉眼病灶，宫颈光滑或仅为柱状上皮移位。随病情发展可出现不同体征。外生型宫颈癌可见息肉状、菜花状赘生物，常伴感染，肿瘤质脆易出血。内生型宫颈癌表现为宫颈肥大、质硬、宫颈管膨大。晚期癌组织坏死脱落，形成溃疡或空洞，伴恶臭。阴道壁受累时，可见赘生物生长于阴道壁或阴道壁变硬；宫旁组织受累时，双合诊、三合诊检查可扪及宫颈旁组织增厚，或呈结节状盆腔。

3. 相关检查

早期病例诊断应采用子宫颈细胞学检查和高危型 HPV 检测、阴道镜检查、子宫颈活组织检查的"三阶梯"程序。子宫颈有明显病灶者，可直接在癌灶取材。

（1）宫颈/阴道细胞学涂片检查 是发现宫颈癌前病变（宫颈上皮内瘤变，CIN）和早期宫颈癌的主要手段，特别适用于临床体征不明显的早期病变。

（2）组织学检查 CIN 和宫颈癌的诊断均应有活体组织学检查证实。如病变部位肉眼观察不明显，可用碘试验或在阴道镜下操作活检。对于多次取活检仍不能确诊者，需用切取法进一步采取较深部位组织。同时应注意对患者进行宫颈管刮术。当宫颈表面活检阴性、阴道细胞学涂片检查阳性或临床不能排除宫颈管癌时，可行宫颈锥形切除术送病理检查。

（3）腔镜检查

①阴道镜：对发现宫颈癌前病变、早期宫颈癌、确定病变部位有重要作用，可提高活检的阳性率。在不具备阴道镜的医疗单位，也可以应用碘溶液涂抹宫颈后，肉眼观察在碘不着色处取活检，送病理检查。阴道镜活检的同时应注意宫颈管刮术的重要性，所有接受阴道镜活检的患者都要做颈管刮术。

②膀胱镜、直肠镜：临床上怀疑膀胱或直肠受侵的患者应对其进行相应腔镜检查。没有条件的单位应转上级医院诊治。

（4）影像学检查 由于解剖部位表浅，绝大多数宫颈癌经妇科检查及细胞病理学检查即可确诊。在宫颈癌诊断中影像学检查的价值主要是了解肿瘤转移、侵犯范围和程度，以指导临床决策。

①腹盆腔超声：包括经腹部及经阴道（或直肠）超声两种方法。主要用于宫颈局部病变的观察，同时可以观察盆腔及腹膜后区淋巴结转移情况，以及腹盆腔其他脏器转移情况。

②盆腔 MRI：软组织分辨率高，是显示宫颈病变最佳的影像学方法，可以明确地分辨病变与周围正常结构的界限，特别是明确病变与直肠、膀胱、阴道等结构的关系。依照 MRI 表现提高术前分期的准确率。同时也可观察双侧腹股沟、盆腔及腹膜后区淋巴结转移情况。

（二）辨证诊断

1. 肝郁气滞型

（1）临床证候 阴道出血，血量不多，色鲜红或夹有瘀块，白带稍多，或白带色薄黄，或月经提前，伴有情绪郁闷，心烦急躁，胸胁痞满，少腹有胀感，口苦咽干，舌质稍暗或正常，舌苔薄白或微黄，脉弦。

（2）辨证要点 阴道出血，情绪异常，心烦急躁，胸胁痞满，少腹胀感不适、脉弦。

2. 湿热瘀毒型

（1）临床证候 带下量多，色如米泔或赤白相间，质地黏稠，气味腥臭，或伴经量多，下腹痛，口干咽燥，尿黄便干，舌质暗红，苔黄腻，脉滑数或弦滑。

（2）辨证要点 带下量多，赤白相间，气味腥臭，下腹痛，舌暗红，苔黄腻，脉弦滑。

3. 肝肾阴虚型

（1）临床证候 带下有血，阴道时有流血，头晕耳鸣，腰膝酸痛，五心烦热，口干便秘，夜寐不安，舌质红或正常，少苔，脉弦细数。

（2）辨证要点 带下有血、头晕耳鸣，腰膝疼痛，五心烦热，舌红，少苔，脉弦细数。

4. 脾肾阳虚型

（1）临床证候　带下量多，质清稀，秽臭不甚，崩中漏下，腰酸膝冷，神疲乏力，小腹坠胀，纳少便溏，舌质胖有齿印，苔薄，脉沉细无力。

（2）辨证要点　带下量多，质稀，腰酸膝冷，神疲乏力，便溏，舌胖，苔薄，脉沉细无力。

三、鉴别诊断

（一）西医鉴别诊断

1. 子宫颈糜烂

有接触性出血，宫颈外口周围有鲜红色小颗粒，质不脆、不硬，与早期宫颈癌相鉴别困难，可行宫颈刮片或活体组织检查。

2. 宫颈外翻

外翻的黏膜过度增生，表面呈现高低不平，易出血，宫颈刮片活体组织检查可鉴别。

3. 宫颈息肉

宫颈息肉表面较为光滑，弹性好，有接触性出血。病理检查可鉴别。

4. 宫颈结核

宫颈外观可肥大、糜烂、溃疡，呈乳头状或息肉状生长。多见于年轻女性，有结核病史，伴有月经异常，活体组织检查可鉴别。

（二）中医鉴别诊断

1. 老年经断复来

患者在绝经1年后，经血突然再行，经血色鲜红、质略黏稠。子宫颈癌阴道流血，常发生在性生活后或妇科检查后接触性出血，或不规则出血量较多，或伴有恶臭脓性白带，可做宫颈刮片细胞学检查及宫颈、宫颈管活体组织病理检查确诊。

2. 月经愆期

月经紊乱，月经周期缩短或延长，经期经量正常，而子宫颈癌不规则出血，经量多少不定，或突然阴道急性出血，及接触后出血，并可有阴道异常白带伴臭气，不难鉴别。

3. 带下病

带下病中赤带病与宫颈癌均为经净后阴道流出红色黏浊之液，有臭气。通过宫颈刮片细胞学检查和宫颈活体组织病理检查可以确诊。

四、临床治疗

（一）提高临床疗效的要素

1. 辨病为先，治因有别

由于本病早期无特异症状及体征，常见的阴道出血及带下症状可发生于多种妇科临床疾病，早期宫颈癌局部肉眼观察不能识别，多数仅有不同程度的糜烂或轻微的接触性出血，甚至有的宫颈外观光滑，很容易误诊和延误诊断，给临床治疗带来错误导向。宫颈癌的治疗，目前仍以放疗、手术为主要手段。而早期明确诊断，施以手术是提高疗效的主要途径。因此，对可疑的或临床已能辨认的宫颈癌患者，应进行仔细的妇科检查及必要的特殊检查，以便及早做出诊断，及时治疗。

2. 辨证施治，虚实兼顾

宫颈癌中医辨证属湿热痰湿阻滞胞门，蕴久成毒所致，临床有虚实之别。如带下如黄水，或脓血样有臭味，伴小腹疼痛者，属湿热瘀毒；带下量多，或带中有血，伴胁胀腹坠痛，口黏心烦者，属肝经湿热；带下淡红或赤白相间，伴头晕目涩、腰酸耳鸣者，属阴虚湿毒内盛；带下绵绵，质稀，伴形寒神倦、小腹冷坠者，属阳虚湿毒腐滞；带下黄白相间，伴腹胀胃满，呕恶困倦者，属痰湿凝聚之证。本病总属正虚为本，邪实为标，在辨证时，当明辨虚实。

3. 中西结合，分期用法

中西医结合是治疗本病的最佳方案。手术根除是彻底清除恶性变组织的最佳选择，但难免还有不易被肉眼发现的转移病灶。因此，有针对性地配合中药，可以提高手术的效果及增强患者的免疫力。

（二）辨病治疗

1. 癌前病变

①可行阴道镜检查；阴道镜检查不满意者应做颈管内膜刮术（ECC），排除颈管内病变。

②随访6个月后复查宫颈涂片细胞学。如无异常，一年以后再次复查细胞学。如细胞学结果＞ASCUS需要阴道镜检查。

2. 宫颈癌

宫颈癌的治疗包括手术、放疗、化疗和综合治疗。早期宫颈癌患者可选择单纯根治性手术与单纯根治性放疗，两者治疗效果相当，5年生存率、死亡率、并发症概率相似。各期宫颈癌均可选择放疗。对于中晚期宫颈癌及局部晚期宫颈癌可采用以顺铂为基础的同步放化疗。治疗方式的选择应根据患者年龄、病理类型、分期等综合考虑。

（三）辨证治疗

1. 辨证施治

（1）肝郁气滞型

治法：疏肝解郁，健脾利湿。

方药：逍遥散加减。当归、白芍、柴胡、茯苓、白术、薄荷、牡丹皮、炒栀子、白花蛇舌草、半枝莲、醋香附、土茯苓。

加减：阴道下血者，加三七、茜草、仙鹤草；带下量多者，加车前子、银杏、白扁豆；少腹作痛者，加延胡索、川楝子、五灵脂。

（2）湿热瘀毒型

治法：清热解毒，祛瘀散结。

方药：龙胆泻肝汤加味。栀子、黄柏、柴胡、车前子、泽泻、牡丹皮、甘草、当归、生地黄、龙胆草、虎杖、赤芍、莪术。

加减：毒热盛者，加金银花、蒲公英、半枝莲、鱼腥草；瘀血重者，加桃仁、三棱、苏木；纳差者，加薏苡仁、砂仁、麦芽、生山楂、炙鸡内金。

（3）肝肾阴虚型

治法：滋养肝肾，凉血解毒。

方药：六味地黄汤加味。山茱萸、山药、牡丹皮、泽泻、生地黄、土茯苓、赤芍、白花蛇舌草、大血藤、黄柏、女贞子、墨旱莲。

加减：漏血不止者，加地榆炭、贯众炭、茜草；腰疼痛者，加续断、桑寄生；烦热少寐者，加炒酸枣仁、夜交藤、柏子仁。

（4）脾肾阳虚型

治法：温肾健脾，祛瘀解毒。

方药：附子理中汤加味。党参、白术、炙甘草、熟附片、干姜、薏苡仁、炒扁豆、土茯苓、半枝莲、当归、红花、牡蛎。

加减：便溏乏力者，加山药、黄芪；白带多者，加白莲须、芡实、椿根皮；血色淡者，加补骨脂、赤石脂、仙鹤草。

（5）心脾两虚型

治法：补气养血，安神健脾

方药：归脾汤加减。当归、龙眼肉、人参、白术、炙甘草、茯神、远志、枣仁。

加减：气虚甚者加黄芪；血虚甚者加当归、熟地黄；阳虚甚而汗出肢冷、脉结或代者，加附子、黄芪、煅龙骨、煅牡蛎；阴虚者加麦冬、生地黄、阿胶。

2. 外治疗法

（1）黑蒜膏贴法　用二乙酰石蒜碱（5%）加用黑倍膏。常规冲洗阴道后，子宫颈局部贴敷黑蒜膏棉球，每周3次。治疗子宫颈癌。

（2）宫颈癌散法　麝香1g，蛇床子4g，血竭 7g，没药 9g，乳香、冰片、硼砂各 4g，儿茶 11g，雄黄 14g，钟乳石 12g，白矾 60g。做成油膏纱球塞宫颈。24 小时后取出，每周 2 次。适用于子宫颈癌肝郁气滞型、湿热瘀毒型。

（3）熏洗法 黄柏 20g，虎杖 30g，金银花 30g，连翘 30g，红花 10g，青黛 12g，白鲜皮 15g，加水 1500ml，煮沸 20 分钟，将药水倾入专用盆内，趁热先熏阴部，待水温适中时再洗阴部，每日 1 次。适用于子宫颈癌肝郁气滞型、湿热瘀毒型。

（4）薄贴法 三棱、白术、鳖甲、苏木、红花各 50g，蓖麻子（去皮）75g，麻油 500ml，上药入麻油，文火熬至诸药焦黑，去掉药渣，熬至滴水成珠后再入阿魏 20g，乳香 25g，没药 25g，血竭 25g。放入冷水中浸 24 小时，每次取 50g 制为 1 贴，外贴患处，1 周换药 1 次，可连用 5~7 周。适用于中、晚期子宫颈癌。适用于子宫颈癌肝郁气滞型、肝肾阴虚型、脾肾阳虚型、心脾两虚型。

（5）熨法 樟脑、阿丁粉（阿魏、丁香、山奈、重楼）、藤黄。上药等份研为末，密封备用。根据肿块大小和疼痛部位，将上药按顺序分别撒在胶布上，敷贴于患处，随即用 60℃ 左右热毛巾在药膏上敷半小时（以不烫伤皮肤为度）。每日热敷 3 次，5~7 日换药 1 次，可以反复用至症状、体征改善为止。适用于子宫颈癌晚期转移疼痛难忍，肝郁气滞型、湿热瘀毒型。

（6）罨法 松香、制乳香、制没药、莪术各 15g，冰片 10g，放入 500ml 白酒内密封，浸泡 1 周，贮瓶备用。取纱布数层用药酒洒湿后，外敷痛处，外用塑料薄膜与衣服隔开，使纱布保持湿润，干后再换，间断或连续外罨，适用于子宫颈癌肝郁气滞型、湿热瘀毒型。

（7）涂抹法 龙脑、冰片各 30g，丁香油 75ml，大曲酒 500g。先将龙脑冰片倒入大曲酒中溶化，再倒入丁香油中一同摇匀，密封备用。用脱脂棉球蘸上药酒适量，涂抹在皮肤上。每隔 1~2 小时涂抹 1 次，待疼痛减轻时，可酌情减少次数。适用于子宫颈癌肝郁气滞型、湿热瘀毒型。

（8）扑粉法 黄连、黄柏、紫草各 15g，硇砂、枯矾各 30g，研细末，加冰片适量制成药粉，喷洒于局部。适用于子宫颈癌湿热瘀毒型、肝肾阴虚型。

（9）塞法 技术制成栓剂，塞入阴道或子宫颈处。适用于早、中期宫颈癌肝郁气滞型、湿热瘀毒型、肝肾阴虚型。

（10）灌肠法 桃仁、三棱、莪术、穿山甲、夏枯草、王不留行、枳实、青陈皮、海藻、昆布各 15g，煎取药液 200ml，每日分 2 次保留灌肠。适用于子宫颈癌肝郁气滞型、湿热瘀毒型。

（11）离子透入法 用天南星提取物行盆腔离子透入法。适用于子宫颈癌肝郁气滞型、湿热瘀毒型。

3. 单方验方

①紫草根 60g，加水 500ml，浸泡 30 分钟，煮沸过滤，每次 10ml，每日 4 次，连服 3 个月。适用于子宫颈癌肝郁气滞型、湿热瘀毒型、肝肾阴虚型。

②猫眼草 100g，加水 500ml，煮鸡蛋 3 个，煮熟后吃鸡蛋喝汤。适用于子宫颈癌脾肾阳虚型、心脾两虚型。

③蜈蚣软化汤：蜈蚣 3 条，全蝎 6g，昆布 24g，海藻 24g，当归 24g，续断 24g，半枝莲 24g，白花蛇舌草 24g，白芍 15g，香附 15g，茯苓 15g，柴胡 9g，云南白药 2g（分吞）。本方主治痰瘀蕴毒型、肝郁气滞型、湿热瘀毒型宫颈癌。

④莪术注射液：用 5%~10% 莪术挥发油或 100% 莪术针剂，做子宫颈癌局部瘤内注射，每次 5~20ml，每日 1 次。适用于子宫颈癌肝郁气滞型、湿热瘀毒型。

⑤双术三草方：黄芪24g，当归、白术、莪术、三棱各15g，白花蛇舌草、仙鹤草、半枝莲、败酱草各30g。每日1剂，水煎服。同时配合使用外用药。适用于子宫颈癌脾肾阳虚型、心脾两虚型。

⑥血蛊回生汤：三棱、莪术、黄药子、茜草、白头翁、半枝莲、桂枝、茯苓各20g，黄柏、黄芩、牡丹皮、赤芍、红花、桃仁各15g。每日1剂，水煎服，外用阿魏化积膏1贴，外敷患处，每周换药1次，连用5~7周。适用于子宫颈癌肝郁气滞型、湿热瘀毒型。

（四）医家诊疗经验

1. 裴正学

裴正学认为本病属本虚标实之证，以冲任受损、体虚为本，湿浊、气滞、血瘀、癌毒等为标。在本虚的基础上，产生湿浊、气滞、血瘀、癌毒等实邪，各种实邪相互胶结，正邪相争，邪胜正却，最终导致宫颈癌的发生。宫颈癌患者手术及放疗后病灶残端复发、自主神经功能紊乱、放射病等诸多问题依然缺乏良好的解决办法，中医药治疗目的在于扶正固本，改善机体之造血系统、免疫系统、自主神经系统和内分泌系统，从整体上根本改善机体功能，具有多途径、多靶点的协同作用，在减轻不良反应方面具有独特优势。常用药为人参须、太子参、北沙参、潞党参、生地黄、山药、山茱萸、麦冬、五味子、桂枝、白芍、生姜、大枣、炙甘草、浮小麦。方中潞党参、太子参、人参须、北沙参配合桂枝汤以健脾益气生血；生地黄、山茱萸、山药为六味地黄汤之三补，取补肾填精生髓之意；党参、麦冬、五味子乃生脉散，可益气养阴助精血生；甘草、大枣、浮小麦即甘麦大枣汤，能养心安神，心神安则血安。诸药并用，共奏补肾填精生髓，健脾益气生血之效。

2. 杨振国

杨振国认为引起本病发生的病因很多，病理机制亦错综复杂，但其主要矛盾在于瘀结胞门，治宜活血散结、破瘀消癥。方剂用自拟化瘀消癥汤。药用土鳖虫、水蛭、莪术、穿山甲、三棱、香附、苦参、蜂房、白花蛇舌草、天南星、雄黄、泽兰、萹蓄、椿根皮等。水煎服，少量频服。方中的土鳖虫、水蛭、莪术、穿山甲能逐瘀消癥，破积通络，为君药。蜂房具有祛风攻毒杀虫之功效；白花蛇舌草解毒消痈，并活血止痛；天南星燥湿化痰又祛风止痉；雄黄能解毒杀虫兼燥湿祛痰；泽兰活血祛瘀；苦参解毒杀虫，合为臣药。三棱破血中之气滞，香附顺气开郁而为佐药；萹蓄清利下焦湿热，椿根皮有断下之功，共为使药。诸药共奏活血散结、破瘀消癥之功效。

3. 庞泮池

庞泮池认为宫颈癌的成因是正虚邪实。癌为实证，是因湿热瘀毒外袭内蕴所致，根据《黄帝内经》中"坚者削之，结者散之，留者攻之，滞者导之"的原则，当以攻邪为治。但癌症又有内虚的一面，"邪之所凑，其气必虚"。综观癌症的发生发展，其实是一个正虚邪实的过程。据此，强调扶正祛邪法为治疗宫颈癌的原则，在抗癌治疗中应扶正与祛邪并重，通过扶正来改善机体免疫状态，调节人体阴阳气血平衡，增强对外界恶性刺激的抵抗力，通过祛邪来抑制癌细胞生长，促进癌细胞凋亡，从而达到抗癌抑癌，延长生命，恢复健康的目的。常用的药物有党参、黄芪、白术、当归、熟地黄、枸杞子、补骨脂、川续断、鹿角片、麦冬等，这些药物常能提高机体的免疫功能，改善机体内环境，扶助人体正气，并且能升高白细胞数量，减轻人体放、化疗的不良反应。

4. 李景顺

李景顺认为早期重在祛邪，以行气化

瘀、软坚散结、祛湿解毒为主。选用中药如夏枯草、半枝莲、白花蛇舌草、土茯苓、生薏苡仁、全蝎、乌梢蛇、露蜂房等，以疏通气血，消除肿块。必要时以益气血、补肝肾之品佐之。中晚期重在扶正，可用补气血、益肝肾、调阴阳、健脾胃等法，以恢复或增强机体的抗病能力，并佐以祛瘀解毒，消坚镇痛之品。

5. 王自平

王自平认为中药局部外治，配合中药内服可以获得较好疗效。局部常规消毒后，将药贴于宫颈管内，药物可均匀地渗入宫颈组织，致使局部凝固、坏死、自溶，形成分界线而脱落。内服方药选用具有活血化瘀、理气行滞、软坚散结、燥湿化痰、补气养荣等作用的药物。肿瘤以毒邪蕴结为主，可选用蒲公英、败酱草、白花蛇舌草、半枝莲、金银花、连翘、土茯苓等；肿瘤以血瘀为主，可选用当归、川芎、桃仁、三棱、莪术、乳香、没药、鸡血藤、参三七等；若肿瘤以气滞为主，可选用木香、香附、延胡索、青皮、川楝子、八月札等；若肿瘤以痰湿凝滞为主，可选用山慈菇、昆布、海藻、牡蛎、天南星、半夏、夏枯草等；若肿瘤以正虚不荣为主，可选用党参、黄芪、白术、当归、白芍、大枣、甘草等。

6. 于盈科

于盈科认为宫颈癌系毒热痰瘀所致、治以清热利湿，活血解毒法。配制成"逐秽丸"，主要目的在于以毒攻毒。可选用3组药物。一是虫类活血解毒药如全蝎、蜈蚣、僵蚕，突出重用生水蛭，和其他的虫类药物相比，药量稍多。另一类是清热活血药如大黄、赤芍、射干、山豆根。再一类是消导健脾之品如鸡内金、神曲、山楂等。上药配成0.1g重的蜜丸，久服。初用剂量少，每日服两次，逐渐视病情递增。

五、预后及转归

预后及转归与临床分期、病理类型及治疗有关。0~2期宫颈癌手术与放疗效果近似，预后良好。淋巴无转移者，预后良好。晚期癌症经放疗及药物化疗可延长生命。

六、预防调护

（一）预防

积极防治与宫颈癌有关的疾病，如加强围生期保健，合理治疗慢性宫颈炎，子宫颈糜烂及不典型增生等。对已婚女性应进行有计划的防癌普查工作，有条件时可建立肿瘤防治网，定期广泛开展普查，发现可疑症状及早进行病理组织学检查，以便及早做出根治性选择或制订随访计划，避免误诊、漏诊，使宫颈癌能得到早期发现，早期诊断和早期治疗。

（二）食疗

1. 薏米鱼鳔粥

薏苡仁30g，菱角15g，大枣5枚，黄鱼鳔5g。共放锅内煮粥食用，每日1剂，可常服。适用于子宫颈癌。

2. 蜗牛瘦肉汤

鲜蜗牛肉60g（干品30g），瘦猪肉90g。将蜗牛连壳洗净，用开水烫死，挑出蜗牛肉，再用清水洗净，瘦猪肉洗净，切碎。把全部用料放锅内，加清水适量，文火煮熟，调味食用。适用于子宫颈癌属热毒蕴结、热伤阴液者。

3. 龙桃霜

核桃肉250g，龙眼肉125g，白糖适量。上二味同捣碎，每日开水冲服5~10g，适用于子宫颈癌肾虚型。

4. 马齿苋蛋清汤

鲜马齿苋300g，鸡子白1枚。将马齿苋绞汁，鸡子白温热与马齿苋汁同调匀，微温后顿服，每日1次，适用于子宫颈癌湿热型。

5. 猪髓粥

猪髓15~30g，大米50g，加水500ml煮粥服食，每日1次。适用于子宫颈癌肝肾阴虚型。

6. 佛手柑粥

佛手柑10~15g，大米50g。将佛手柑加水600ml，煎汤取汁，加大米煮粥服食，每日1次，适用于放、化疗后食欲不振、胸闷者。

7. 薏苡仁粥

生薏苡仁15g，粳米50g，将薏苡仁洗净晒干，研粉，粳米加水煮粥，米粥煮至半熟时，加进生薏仁粉，煮成稀粥，服用，每日1次，具有健脾肾、利水湿、抗癌肿的作用，可常服。适用于放、化疗后食欲不振、胸闷者。

七、专方选要

1. 加减八珍汤

生地黄12g，川芎10g，赤芍10g，当归10g，党参10g，白术10g，茯苓12g，甘草6g，阿胶10g（烊化），女贞子15g，枸杞子15g，黄芪30g，丹参30g，地龙6g，木瓜15g。水煎300ml，每日1剂，分2次服（放疗开始起服用，1个疗程23~28剂），服药期间禁酒，避免辛辣刺激食物。适用于子宫颈癌气血亏虚者。[刘爱荣，司晓枫，高力英. 中医杂志，2012，53（11）：962.]

2. 参七二甲汤

治疗宫颈癌放疗后放射性膀胱炎。参三七（研末冲服）9g，龟甲（先煎30分钟）25g，太子参15g，丹参20g，生黄芪30g，白芍12g，制女贞子15g，桑寄生20g，杜仲20g，生地黄15g，鳖甲（先煎30分钟）25g，仙鹤草15g，炒牡丹皮10g，墨旱莲15g。上药水煎取汁800ml，分2次温服，半个月为1个疗程。[南新记. 国医论坛，2012，27（3）：30.]

3. 复方黄芪汤

黄芪12g，当归15g，党参、白术、天冬、茯苓各9g，山药30g，白芍、川芎各6g，甘草4.5g。每日1剂，水煎服。每日1剂，水煎服。治疗宫颈癌。

4. 丹黄汤

丹参、黄芪、茜草各15g，乌贼骨粉、南沙参、蒲公英、紫花地丁、楮实子、炙龟甲各30g，制白微、制乳香、制没药、皂角刺、甘草各10g，白花蛇舌草60g，阿胶30g，水煎分服，30剂为1个疗程。治疗宫颈癌。

5. 紫石英汤

党参12g，黄芪15g，鹿角片9g，紫石英30g，赤石脂15g，炒阿胶（烊化）6g，当归12g，白芍12g，炮姜3g，脾肾亏虚、中气下陷者，去炮姜、阿胶，加白术、陈皮、升麻、柴胡；肾阴亏损、湿热下注者，去黄芪、党参、阿胶、炮姜、鹿角片，加生地黄、龟甲、椿根皮、制香附、琥珀末；腹中积块明显者加夏枯草、瓜蒌、龟甲等；赤带多者加生地黄、牡丹皮、仙鹤草、煅牡蛎；白带多且有腥味者加蛇床子、黄芩、椿根皮；肢体浮肿者加防己、木瓜、牛膝、茯苓。每日1剂，水煎，分2次服。治疗宫颈癌。

第二节　子宫肌瘤

子宫肌瘤是女性生殖器官中最常见的一种良性肿瘤。子宫肌瘤由平滑肌组织构成，又称"子宫纤维瘤""子宫平滑肌瘤"。子宫肌瘤也是人体最常见的肿瘤之一，多发生于30~50岁的女性。据统计，约有20% 35岁以上的女性有子宫肌瘤。

中医学中无此病名，根据本病在临床上常以月经过多、经期延长、带下增多、腹内有肿块等为主要症状，可归属于"崩漏""带下""癥瘕"等范畴。

一、病因病机

（一）西医学研究

确切的发病因素尚不明了，但根据子宫肌瘤好发于生育期女性，患病后肌瘤继续生长和发展，绝经后肌瘤停止生长，甚至萎缩、消失等。妊娠时雌激素水平增高，肌瘤迅速增大，外源性雌激素可加速肌瘤生长，肌瘤常并发子宫内膜增生及息肉。提示子宫肌瘤的发生可能与雌激素有关。此外，由于子宫肌瘤多见于未婚女子，丧偶以及性生活不协调的女性，亦有人认为长期性生活失调可引起盆腔慢性充血，可能是诱发子宫肌瘤的一个原因，子宫肌瘤可发生在高雄激素水平的肾上腺性腺综合征患者体内，其发生机制有待研究。同时卵巢功能、激素代谢均受高级神经中枢的控制调节，故神经中枢活动对子宫肌瘤的产生也起重要的作用。

（二）中医学认识

本病之形成，多与患者正气虚弱，气血失调，气滞血瘀，痰湿内阻有关。患者或由经期产后，内伤生冷，或外受风寒，或愤怒伤肝，气逆而血留，或忧思伤脾，气虚而血滞，或积劳积弱，气弱不行所致。且正气虚弱为形成本病的主要病机，一旦形成，邪气愈甚，正气愈伤，故后期形成正气虚，邪气实，虚实错杂之痼疾。

1.气滞

情志失常，肝气郁滞，气血失和，瘀阻胞络，或忧思恼怒，气血逆乱，皆可致瘀，瘀久不去，胞脉损伤则经血淋漓。

2.脾肾两虚

因先天禀赋不足，或多产、房事过度，或饥饱不节损伤脾土，脾肾失损，先天失充，后天失助，水湿不化，聚而成痰，痰滞胞络，血瘀内结，积而成癥，脾虚失固，崩漏不止。

二、临床诊断

（一）辨病诊断

1.症状

多数患者无明显症状，仅在盆腔检查或手术时偶被发现。其症状与子宫肌瘤的部位、生长速度、有无变性有密切关系。常见的主要症状如下。

（1）子宫出血　是壁间肌瘤和黏膜下肌瘤的常见症状。表现为月经量增多，经期延长，亦可有不规则出血。

（2）腹部肿块　浆膜下肌瘤往往无症状，当肌瘤增大时可在下腹部摸到肿块，清晨膀胱充盈时子宫位置上升，肿块更为明显，肿块质硬，形态不规则。

（3）压迫症状　增大的肌瘤压迫膀胱出现尿频、排尿障碍、尿潴留。压迫输尿管出现肾盂积水。压迫直肠出现便秘、大便不畅。

（4）白带增多　盆腔充血，内膜水肿引起白带增多，黏膜下肌瘤脱出子宫口或阴道口，表面黏膜溃疡和坏死，可产生大量脓性有臭味的白带。

（5）腹痛　阔韧带内肌瘤压迫输尿管或局部神经，引起放射性腹痛。浆膜下有蒂，肌瘤发生扭转时可产生急性腹痛，并伴恶心、呕吐等症状。肌瘤红色变性时，腹痛剧烈并伴发热。

（6）不孕　占25%~40%。可能是肿瘤压迫输卵管使之扭曲或宫腔变形，妨碍受精卵着床。

（7）贫血　长期子宫出血导致继发性贫血。可见面色苍白、气短、心慌、全身乏力等。

2.体征

取决于肌瘤的大小、数目、位置以及有无变性。

（1）腹部检查　子宫增大超过妊娠3个月，可在下腹部扪及包块。多为表面凸凹不平，结节状肿物，质硬，无明显压痛。

（2）盆腔检查　阔韧带肌瘤位于子宫一侧，将子宫推向对侧。壁间肌瘤子宫可均匀性增大，也可偏向一侧，黏膜下肌瘤子宫均匀性增大，有时宫口扩张，手指可进入颈管触及肿瘤，或有肿瘤脱出宫颈口在阴道内，呈红色，实性，表面光滑，伴感染时，表面可见溃疡或渗出物，排液有臭味。

3.相关检查

（1）超声　可测子宫大小、形态，并可排除妊娠或确诊子宫肌瘤是否合并妊娠。

（2）探查宫腔及诊断性刮宫　了解宫腔深度及宫腔有无变形或宫腔有无结节，诊断黏膜下肌瘤，排除子宫内膜病变。

（3）X线检查　子宫腔碘油造影，黏膜下肌瘤可见到宫腔内有充盈缺损。

（4）宫腔镜检查　可在宫腔镜下了解子宫内膜情况，直视下摘除黏膜下肌瘤，诊断排除子宫内膜病变。

（5）腹腔镜检查　可在直视下正确诊断，清楚辨认子宫肌瘤，正确鉴别肌瘤与卵巢肿瘤。

（二）辨证诊断

1.气滞型

（1）临床证候　情志不遂，经前乳房胀痛，胸胁胀闷，或小腹胀痛，经期延长，淋漓不尽，或白带增多，下腹积块，舌苔薄，脉沉弦。

（2）辨证要点　情志不遂史，经前乳胀胸闷、小腹胀痛，腹有积块，舌苔薄，脉沉弦。

2.血瘀型

（1）临床证候　腹内作痛，痛有定处，或痛如针刺，腹内积块推之不移，经期延长，或崩漏不止，或漏下紫暗血块，舌苔紫暗边有瘀点，脉沉涩。

（2）辨证要点　痛有定处，腹内积块固定不移，漏下紫暗血块，舌质紫有瘀点，脉沉涩。

3.脾肾两虚型

（1）临床证候　神疲畏寒，心悸气短，腰膝酸软，积块日久，经行量多如崩，或经期长，淋漓不止，带下清稀，面色㿠白，尿清便溏，舌淡胖，脉沉细无力。

（2）辨证要点　神疲畏寒，腰膝酸软，经行量多，带下清稀，舌淡胖，脉沉细无力。

三、鉴别诊断

1.妊娠子宫

有停经史，妊娠症状明显，尿hCG阳性，子宫体软，呈球形增大，表面无隆起。肌瘤质硬，表面不规则。超声妊娠8周后即可诊断。

2.卵巢肿瘤

位于子宫一侧，多为囊性，除因粘连附着于子宫上外，推动子宫，卵巢肿瘤并不随之移动。子宫肌瘤质硬，位于下腹正中，推动子宫随之活动。此外，子宫肌瘤往往有月经变化，而卵巢肿瘤除功能性肿瘤外，较少有这种症状。腹腔镜可以鉴别。

3.炎性包块

有月经过多史，检查可发现附在子宫上有实性或囊性肿物，详细询问病史，有感染史。抗感染治疗肿物可缩小。肌瘤抗炎治疗无效。

4.子宫内膜异位症

子宫不规则增大，月经过多，临床表现为剧烈痛经，呈继发性，进行性加重，常伴有不孕。妇科检查除子宫增大外，有子宫活动受限，盆腔粘连。

5.子宫畸形

双角子宫或残角子宫无月经变化，超

声检查、腹腔镜检查、子宫输卵管造影可协助诊断。

6. 子宫肥大症

可有月经量增多，子宫增大，但不超过两个月妊娠大小、质硬。超声检查可鉴别。

7. 子宫内膜癌

有不规则出血史，多发生在经期前后，分段刮宫，刮出物送病检可确诊。

8. 过期流产

伴有不规则阴道流血，尿妊娠试验呈阴性反应，易误诊为子宫肌瘤。但过期流产者有停经史，曾有妊娠反应，子宫形态正常。行超声检查，一般可确诊。必要时可行诊断性刮宫鉴别。

9. 陈旧性宫外孕

陈旧性宫外孕合并盆腔血块并与子宫附件粘连一起者，有可能误诊为子宫肌瘤。需仔细询问有无停经史、急性腹痛史，妇科检查可见穹窿部饱满、触痛，盆腹腔包块与子宫难以分开，且包块边界模糊、硬度不如肌瘤等特点，应想到陈旧性异位妊娠的可能。此时，可行阴道后穹隆穿刺，必要时注入 10ml 盐水，则可抽出陈旧性血液及小血块，不难鉴别容易。超声检查可帮助鉴别。

四、临床治疗

（一）提高临床疗效的要素

1. 病证结合，取长补短

以中医理论为指导，将四诊所得资料进行归纳、分析，采用八纲辨证、气血辨证、脏腑辨证为主，辨明病因病机，患者的阴阳气血盛衰，经络脏腑虚实，然后制订治疗方法。对于肿瘤的治疗，还要以西医学各种诊断手段来判明病变部位及性质、病理细胞类型、病期，以确定疾病的诊断，选择有抗肿瘤作用的中药配合使用。这样通过辨证、辨病的结合，中西医明确诊断，病证合参，可提高临床效果。

2. 局部治疗与整体治疗结合

肿瘤是全身性疾病的局部表现，因此在治疗病灶时，一定要重视调整全身状况。缩小病灶可改善全身情况，而全身情况的好转，又能增强机体的抗病能力，控制瘤灶的发展。实质上是处理扶正与祛邪的关系。要从临床实际出发，具体分析患者阴阳气血的盛衰、经络脏腑的虚实、肿瘤种类、病理类型、病型病期、病程长短和临床表现一系列情况，使攻补两法在临床上起到相辅相成的作用，达到治病留人的目的。如果只见局部，不见整体，一味滥用攻法，不顾正气，不但达不到祛邪的目的，反而会造成机体正气更加虚损。因此，对于肿瘤的治疗，应扶正与祛邪，局部与全身结合。

3. 治标与治本结合

在本病过程中，肿瘤始终是疾病之本。由肿瘤并发的各种症状和疾病有时可威胁患者的生命。这些症状均属于标，如出血、发热、感染、胸膜腔积液等，需要及时治疗。即急则治其标，待症状有所改善后，缓则治其本。有时标本俱急，则标本兼顾。本不除，标也难治，治本为既定之法，治标为权宜之法。

（二）辨病治疗

1. 随访观察

肌瘤小，无症状，一般不需治疗。近绝经期者，因雌激素水平低落，肌瘤可能萎缩，可定期随访，一般 3~6 个月随访一次。

2. 药物治疗

近绝经期，月经量多，但因其他原因不适于手术治疗者，在子宫内膜病检排除恶性病变后，可用药物治疗。

（1）促性腺激素释放激素激动剂　通

过抑制促性腺激素的分泌，降低雌激素至绝经后水平，借以缓解症状并抑制肌瘤生长使其萎缩。但停药后肌瘤会较快恢复到原来大小，会产生围绝经期综合征的症状，故建议用药时间不超过6个月。应用指征如下。①缩小肌瘤有利于妊娠。②术前治疗控制症状、纠正贫血。③术前应用缩小肌瘤，降低手术难度，或使阴式手术成为可能。④对近绝经期的女性，提前过渡到自然绝经，避免手术。

（2）米非司酮　可作为子宫肌瘤术前用药，用于贫血的子宫肌瘤患者以抑制月经，缩小肌瘤体积，减少输血可能。因可导致子宫内膜增生，不建议长期使用。

3. 手术治疗

（1）子宫切除术　有手术指征，不要求保留生育功能或疑有恶性变者，可行子宫切除术。因子宫次全切除术后的宫颈有将来发生癌变的可能，而且残端癌处理很棘手，因此，目前对于大多数患者建议行全子宫切除术。术前应行宫颈刮片细胞学检查，排除宫颈恶性病变。未绝经女性可保留双附件，绝经后可考虑同时切除双侧附件。手术可经腹、经腹腔镜或经阴道进行，需根据患者子宫大小、肌瘤的部位、有无盆腹腔粘连、腹部和阴道条件（如过于肥胖等）、医生及医院的设备技术条件而定。

（2）肌瘤剔除术　对小于40岁且希望保留生育功能或者虽然没有生育要求但不愿切除子宫的患者可考虑行肌瘤剔除术。术前应通过阴道检查、B超等对肌瘤的大小、部位及数目作充分了解，借以选择合适的途径（开腹、腹腔镜、宫腔镜或阴式）行肌瘤剔除术。腹腔镜创伤小，患者恢复快，是目前深受欢迎的微创手术方式。但腹腔镜对医生的技术要求高，同时因腹腔镜没有触觉，一般只适用于剔除浆膜下或肌壁间偏浆膜下的单发或个数较少的肌瘤。

（三）辨证治疗

1. 辨证施治

（1）气滞型

治法：疏肝理气，活血散结。

方药：柴胡疏肝散加味。柴胡、白芍、甘草、枳壳、川芎、醋香附、陈皮、丹参、败酱草、煅牡蛎。

加减：乳房胀痛者加全瓜蒌、川楝子；少腹痛甚者加延胡索、田三七；带下多者加薏苡仁、车前子。

（2）血瘀型

治法：活血化瘀，软坚散结。

方药：少腹逐瘀汤加减。全当归、赤白芍、五灵脂、川芎、小茴香、蒲黄炭、土茯苓、延胡索、炙乳香、白花蛇舌草。

加减：月经过多、崩漏不止者加血余炭、仙鹤草、地榆炭；剧痛者加炙没药、田三七；带下量多者，加薏苡仁、椿根皮；夜寐不安者加炒酸枣仁、夜交藤。

（3）脾肾两虚型

治法：健脾益肾，化瘀散结。

方药：四君子汤合右归丸加减。太子参、白术、茯苓、炙甘草、熟地黄、山药、菟丝子、全当归、鹿角胶、莪术、炙黄芪。

加减：经血多者加阿胶、仙鹤草；阴虚者加女贞子、墨旱莲；腹痛者加炒蒲黄、五灵脂；带下量多者加炒扁豆、车前子；纳差者加砂仁、炙鸡内金。

2. 外治疗法

（1）中药灌肠

①三棱、莪术、桃仁、红花、当归、赤芍各10g，制香附12g，枳实12g，半枝莲20g，鳖甲15g，生牡蛎20g，浓煎100ml。保留灌肠2小时以上，每天1次。适用于子宫肌瘤气滞型、血瘀型。

②生地黄15g，生贯众、赤芍、生山楂、生牡蛎各12g，牡丹皮、半枝莲、各10g，太子参30g，鸡内金10g，水煎保留灌

肠，每日 1 次。适用于子宫肌瘤血瘀型。

（2）中药外敷

①桂枝、牡丹皮、赤芍、桃仁、茯苓各等量，混合研细备用。每次取 30g，以米醋适量调成厚膏，分成 2 份，分别敷于脐中及小腹肿块表面上，以胶布固定。每日 1 次，10 日为 1 个疗程。适用于子宫肌瘤血瘀型。

②小茴香 30g，生艾叶 30g，白芷 10g，赤芍 10g，当归尾 10g，苍术 10g，川芎 6g，穿山甲 20g，稍加打碎，装入布袋内，蒸 20 分钟后，放于小腹上，外加热水袋，每次 20 分钟，每日 1 次，30 天为 1 个疗程。适用于子宫肌瘤气滞型、血瘀型。

③生蒲黄、夏枯草、五灵脂各 20g，穿山甲、血竭各 30g，米醋 500ml，浸泡 24 小时，慢火煎 40 分钟，去渣，文火煎 15 分钟，成膏糊状，外敷少腹，2 日 1 次，1 个月为 1 个疗程。适用于子宫肌瘤气滞型、血瘀型。

（3）针刺法

①取气海、气冲、三阴交、合谷穴，用泻法，或平补平泻法，强刺激，具有活血化瘀，理气止痛功效，用于子宫肌瘤气滞血瘀型。

②取足三里、三阴交、关元、脾俞、肾俞、隐白穴，用补法，提插捻转，轻刺激，具有补益气血之功，用于子宫肌瘤气血两虚型。

（4）耳针 取子宫、内分泌、交感、肝、肾穴。出血多者，选子宫、脾穴注射垂体后叶素，每穴 0.5mg，每周 2 次，两耳交替进行。上穴以埋豆法，每周 2 次，双耳交替进行治疗。适用于子宫肌瘤血瘀型、脾肾两虚型。

（5）火针 关元、中极、水道、归来穴。快速进退针，深度 2~3 分，每周 2 次。适用于子宫肌瘤气滞型、血瘀型、脾肾两虚型。

（6）推拿 取气海、中极、八髎，合谷、三阴交、血海穴。推擦经脉，点揉气海、中极，使小腹部有胀感。点按八髎，使麻胀感向腹部扩散。点按合谷，三阴交、血海，每穴 2 分钟。适用于子宫肌瘤气滞型、血瘀型、脾肾两虚型。

（7）按摩导引法 患者取平卧位，松静自然。医者立于患者右侧，气沉丹田，运气外发至手指和手掌，通过点拨、点揉、震颤、掌摩、掌推等手法，使"力"和"气"作用于相关的穴位和经络。

3. 单方验方

①延胡索、醋香附、炒白术各等份，研粉，每次 10g，每日 3 次，冲服。用于子宫肌瘤肝郁气滞型。

②延胡索、三七、桂枝，按 3∶2∶2 比例研粉，每次 5g，每日 2 次，冲服。用于子宫肌瘤寒凝气滞血瘀者。

③生薏苡仁 30g，大血藤 15g，白花蛇舌草 20g，水煎服。用于子宫肌瘤痰瘀互结者。

④半枝莲 15g，仙鹤草 30g，水煎服。用于子宫肌瘤湿热出血者。

⑤土茯苓 30g，苍术 10g，黄柏 10g，水煎服。用于子宫肌瘤痰湿内结者。

⑥大黄、芒硝各 100g，香附 200g，伴米醋适量，炒热后外敷于下腹部，每日 1 次，药凉为度，用于子宫肌瘤临床各型。

（四）医家诊疗经验

1. 邓铁涛

邓铁涛教授认为大凡肿块的形成，都与气滞、血瘀、痰结相关。《医林改错》中提出："无论何处，皆有气血。气有气管、血有血管、气无形不能结块，结块者，必有形之血也。"女性癥病，更是以血瘀蕴结为重要病理机制。瘀血滞留为癥，治则活血化瘀，削坚散结。但攻伐太过，则为本病治疗所忌。采用丸剂取缓图之意，故选用桂枝茯苓丸合失笑散制成子宫肌瘤丸治疗本病。

2.李今庸

李今庸教授认为妇科癥病指女性下腹部长有包块，可包括女性子宫肌瘤、卵巢囊肿等，这是由正气虚弱，邪气乘虚而入，使营卫气血失调，导致气血流通不畅，形成气滞血瘀，痰湿积聚，结为包块。因此，气血痰湿互结是癥瘕形成的主要病机。治疗应以行气活血、祛湿散结为根本大法，再根据临床症状辨治。①气滞癥瘕治宜行气导滞，活血消癥，用枳实芍药散加味：枳实10g，白芍15g，广木香10g，槟榔10g，当归10g，大黄8g。②痰湿癥瘕治宜祛湿行气，活血消癥，用当归芍药散加减：当归10g，白芍10g，白术10g，茯苓10g，泽漆10g，车前子10g，青皮10g，丹参10g，莪术10g。③血瘀气滞治宜活血化瘀，通络消癥，用桂枝茯苓丸，或自拟消癥瘕丸方。桂枝茯苓丸：桂枝10g，茯苓10g，白芍10g，牡丹皮10g，桃仁10g，每日1剂，水煎，分2次服。自拟消癥瘕方：当归12g，赤芍10g，川芎10g，桃仁10g，红花10g，三棱10g，莪术10g，制香附10g，桂枝10g，大黄10g，党参10g，炒白术10g。前方适于妇科癥瘕症状较为缓和者。后一方活血祛瘀力较强，适用于瘀血癥瘕症状较显著者。

3.肖承悰

肖承悰教授认为子宫肌瘤在中医学属"癥瘕""石瘕"的范畴，提出"益气祛瘀，补消结合"的治疗原则，寓补于消之中，消于补之上。即分为经期和非经期治疗，且在不同时期补与消各有侧重，标本兼治。非经期口服肌瘤内消丸（鬼箭羽，生牡蛎，制鳖甲，生何首乌，荔枝核，黄芪，川牛膝等），每次6g，每天2次。经期服用安宫止血丸（南沙参、太子参、党参、白术、枳壳、益母草、生贯众、煅龙骨、煅牡蛎

等），每次6g，每天2次。

五、预后转归

子宫肌瘤是妇科常见良性肿瘤，恶性变者很少见。一般经纠正贫血，抗感染治疗等保守治疗大部分能获得满意疗效。少数临床症状严重者需经手术治疗方可治愈。

六、预防调护

迄今为止子宫肌瘤的病因不明，因此无法完全做到预防，但注意以下情况也可减少子宫肌瘤的发生。

（1）及时复查　本病早期及肌瘤较小时多无明显症状，应结合健康查体、定期观察随访。确诊为子宫肌瘤后，女性应定期复查，依据病情的发展采取及时的治疗措施。包括妇科检查和超声诊断。若发现有腹胀痛、阴道不规则出血要及时就诊，防止恶性变。如肌瘤增大缓慢或一直未曾增大，可在医生建议下半年复查一次。如肌瘤增大明显，则尽早考虑手术治疗，以免引发严重出血或压迫症状。邻近绝经期的患者，可每3~6个月随访检查1次。

（2）均衡饮食，合理营养　研究表明，高脂肪食物进入人体后，会促进女性雌激素的分泌和储存，而子宫肌瘤的发生与长期的雌激素水平过高导致内分泌失调相关。因此患者应当调整饮食结构，坚持低脂肪饮食，多吃五谷杂粮，多食新鲜的蔬菜、水果，避免食用高脂、辛辣的食物，以减少子宫肌瘤的发生。

（3）积极避孕，注意月经期保健　人工流产可能损伤子宫颈或子宫，增加女性患子宫肌瘤的风险。应在日常生活中做好避孕措施，减少人流的次数，从而降低子宫肌瘤的发病率。注意经期保健，有助于缓解子宫肌瘤患者月经血量过多现象，减少严重并发症的发生。

七、专方选要

1. 活血消癥汤

丹参、赤芍、牡丹皮各 12g，三棱、莪术、穿山甲、香附、茯苓各 10g，生牡蛎（先煎）15g，大血藤 30g，甘草 5g，每日 1 剂，水煎服。并用大血藤 30g，金银花、败酱草各 15g，三棱、莪术、黄柏、桃仁各 10g，路路通 12g，浓煎 100ml，保留灌肠，每日 1 次，治疗 1~3 个月。治疗子宫肌瘤。

2. 消瘤片

海藻 20g，石见穿 30g，重楼 20g，三棱 30g，谷芽 15g，怀山药 15g，对子宫肌瘤的缩小和月经情况的改善有较好效果。

3. 子宫肌瘤方

桂枝 12g，茯苓 12g，赤芍 12g，桃仁 10g，牡丹皮 12g，三棱 10g，莪术 10g，炒山甲 12g。本方活血化瘀，消坚散结。月经过多，或经期延长可先服胶艾四物汤以止血；腹痛甚可加服失笑散或五灵止痛散。治疗子宫肌瘤。

4. 癥消宫春丹

炒山甲、炒桃仁、夏枯草、海藻、三棱、莪术、王不留行、香附、木通、马齿苋各 30g，半枝莲 25g，共研细末、装瓶备用。用时取 10g，以温水调和成团涂神阙穴，外盖纱布固定，3 天换 1 次，经期必用药，以因势利导。治疗子宫肌瘤。

5. 灌肠方

桃仁、川芎、三棱、莪术、穿山甲、木通、路路通、陈皮、枳实、昆布、牡蛎各 15g，䗪虫 12g。浓煎 100ml，灌肠，保留 2 小时，每日 1 次，30 次 1 个疗程。治疗子宫肌瘤。

6. 外熨软坚平癥散

穿山甲 20g，当归尾、白芷、赤芍各 10g，艾叶各 30g，共研粗末，装袋置于小腹，上置暖水袋加温，每晚 1 次，每次 30 分钟，30 次 1 个疗程。治疗子宫肌瘤。

第三节　卵巢肿瘤

卵巢肿瘤是女性生殖器官常见的肿瘤之一。卵巢是全身各脏器肿瘤类型最多的部位。由于卵巢位于盆腔深部，不易扪及，至今缺乏有效的诊断方法。等到患者自己发觉就医时，已为恶性肿瘤。

卵巢肿瘤可发生于任何年龄。良性肿瘤 2/3 以上发生于 20~40 岁生育期的女性；2/3 以上的恶性肿瘤则见于 40~60 岁女性。5 年生存率仅占 25%~30%，死亡率超过宫颈癌与宫体癌之和，占妇科恶性肿瘤之首，是威胁女性生命安全的主要癌症。

中医虽无卵巢癌病名，但早在《黄帝内经》《诸病源候论》中就有相关记载。《灵枢·水胀》中有"寒气客于肠外，与卫气相搏，气不得营，因有所系，癖而内著，恶气乃起，息肉乃生。其始生也，大如鸡卵，稍以益大，至其戚，如怀子之状，久者离岁，按之则坚，推之则移，月事以时下，此其候也"。此描述与卵巢肿瘤相类似。早期常无明显症状，肿瘤增大时，质硬表面高低不平，或有疼痛，或出现腹水。卵巢癌常以腹水为首发症状。根据其症状、体征，中医多将其归属于"石瘕""崩漏川五色带下""痛瘤""积聚""服胀""妇有癥积""肠覃"等范畴。

一、病因病机

（一）西医学认识

1. 遗传因素

20%~25% 卵巢肿瘤患者有家族史。指一家数代均见发病。

2. 环境因素

在高度发达的工业国家卵巢肿瘤发病率高，可能与饮食中胆固醇含量有关，或与某些化工品有关。

3. 内分泌因素

乳腺癌、子宫内膜癌合并功能性卵巢肿瘤的概率较一般人高 2 倍，说明三者都是激素依赖性肿瘤。卵巢肿瘤患者平均妊娠数低，未孕女性发病率较高。妊娠期排卵停止，减少了卵巢上皮的损伤。

（二）中医学认识

卵巢肿瘤多由内、外之因合而为病。外因为外感寒湿或湿热之邪，湿性趋下，而卵巢位于下焦，湿邪最易滞留于卵巢，这与本病常以腹水为首发症状相吻合。内因为内伤七情、饮食不节、房劳过度、生育产伤等多种因素有关且与情志因素关系密切。女子感情脆弱，多愁善感，易致肝失疏泄。气机失于调达，肝气郁而不散，日久克伐脾土，加之平素饮食不节，脾胃受损，两者相合导致脾胃虚弱，肝郁脾虚。津液输布排泄失常，水湿停聚为痰，痰浊凝聚，蕴结于卵巢而成肿块。

二、临床诊断

（一）辨病诊断

1. 临床症状

（1）卵巢良性肿瘤　生长缓慢，早期肿瘤小，多无症状。多在妇科检查时偶然发现。肿瘤中等大时，常有腹胀，腹部扪及肿块，逐渐长大，活动性好。妇科检查时在子宫一侧或两侧触及球形肿块，囊性或实性，表面光滑，与子宫无粘连，活动性良好。肿瘤充满盆腔，腹部可出现压迫症状，如尿频、尿急、呼吸困难、心悸、行动不便。压迫直肠可出现下坠及大便不畅，出现肿瘤蒂扭转、破裂、出血，可引起疼痛。

（2）卵巢恶性肿瘤　早期常无症状，但因生长迅速易早期扩散，短期内可出现症状。症状的轻重取决于肿瘤的大小、位置、侵犯邻近器官的程度、组织学分类、有无并发症等。腹部肿块短期内长大则腹部胀满、下坠、恶心、呼吸困难、心慌。周围组织浸润，压迫神经，可出现腹痛、腰痛、下肢疼痛。压迫盆腔静脉，可出现下肢水肿。功能性肿瘤可出现雌、雄激素过多的症状。晚期表现为消瘦、贫血等恶病质现象。

2. 相关检查

（1）超声检查　是卵巢肿瘤筛查的首选检查方法，可明确卵巢有无占位性病变，判断肿瘤的良恶性。肿瘤形态学特征是超声鉴别卵巢肿瘤良恶性的主要标准。经阴道超声检查（TVS）探头接近卵巢，图像分辨率高，不受肥胖及肠气干扰，对卵巢癌的诊断有更高的敏感度和特异度。没有性生活史的女性可采用经直肠超声。经腹超声是阴道超声的重要补充，比如肿瘤过大，阴道超声无法获得整个肿瘤的视野。此外，经腹超声还可以评估卵巢癌对周围脏器的侵犯、腹膜后淋巴结转移及腹腔种植转移情况，如有无输尿管扩张、腹水、腹膜种植。

（2）CT 检查　腹盆腔 CT 扫描是卵巢癌最常用的检查方法，可观察病变内微小脂肪、钙化，有助于检出卵巢生殖细胞来源肿瘤。CT 扫描速度快，一次屏气即可同时完成对腹部和盆腔的扫描，对于评价肿瘤的范围及腹膜转移有重要价值，可辅助临床分期，为首选检查方法。

（3）盆腔 MRI　软组织分辨率高，其多参数、动态增强扫描可显示病变的组织成分性质和血流动力学特点，对于脂肪、出血等成分的观察有优势，其鉴别卵巢良恶性肿瘤的准确度可达到 83%~91%。MRI有助于确定盆腔肿块起源，并辅助 CT 进行卵巢癌的术前分期。卵巢癌原发灶的 MRI影像特点与 CT 相似，以囊实性肿块、不规则囊壁及分隔、乳头结节及不均匀强化为主要特点，但 MRI 扫描范围有限，且对因运动引起的位移敏感，因此对腹膜转移和大量腹水患者显示效果不如 CT，可作为腹盆腔 CT 的有效补充。盆腔动态增强 MRI 延迟期联合弥散加权成像（DWI）可辅助临床对患者行肿瘤原发灶减灭术的术前评价。

（4）PET-CT　是先进的功能影像学检查手段，能够反应病灶的代谢状况，治疗前 PET-CT 显像有助于卵巢癌良恶性的鉴别诊断，有利于发现隐匿的转移灶，使分期更准确。PET-CT 同步增强 CT 扫描有利于小病灶的检出。但 PET-CT 价格仍较高，并不推荐为常规检查。主要用于常规影像学检查诊断分期不明确，有可能影响治疗方案、治疗后评价疗效或复发后确定转移范围等情况。

（5）细胞学检查　大多数卵巢肿瘤合并腹水或胸腔积液，行腹水或胸腔积液细胞学检查可发现癌细胞。组织病理学是诊断的金标准。对于临床高度可疑为晚期卵巢癌的患者，腹腔镜探查活检术不但可以获得组织标本，还可以观察腹盆腔内肿瘤转移分布的情况，评价是否可能实现满意减瘤手术。

（6）肿瘤标志物　卵巢肿瘤能制造和释放抗原、激素及酶等多种产物。这些物质在患者血清中可通过免疫、生化等方法测出，称肿瘤标志物，可提示体内存在某种肿瘤。

①癌胚抗原（CEA）：在卵巢黏液性囊腺瘤患者血清及囊液中 CEA 水平最高。

②甲胎蛋白（AFP）：是内胚窦瘤最佳标志物，在未成熟畸胎瘤时 AFP 值也升高。

③单克隆抗体 CA125 检测：卵巢上皮癌患者血清中癌抗原（CA125）浓度升高。

④激素标志物：绒毛膜促性腺激素 β 亚单位（β-hCG），在卵巢绒癌患者血清浓度升高，颗粒细胞瘤及卵泡膜细胞瘤具有产

生雌激素功能，使患者体内雌激素水平升高，睾丸母细胞瘤患者尿 17- 酮类固醇排出量增高。

（二）辨证诊断

1. 气滞血瘀型

（1）临床证候　烦躁易怒，形体消瘦，肌肤甲错，下腹疼痛有肿块，面色晦暗无泽，舌质紫暗或见瘀斑瘀点，脉沉细或涩。

（2）辨证要点　烦躁易怒，下腹疼痛，肿块，面色晦暗，舌紫有瘀点，脉沉涩。

2. 痰湿瘀阻型

（1）临床证候　形体肥胖或水肿，身困无力，胸腹满闷，下腹肿块，月经失调，白带量多，舌胖大，苔腻，脉滑。

（2）辨证要点　形体肥胖，身困，腹满，白带量多，舌胖大，苔腻，脉滑。

3. 气血两虚型

（1）临床证候　病程日久，消瘦，贫血，精神萎靡，困乏无力，面色㿠白，头晕失眠，气促心慌、懒于行动，烘热盗汗，月经闭止。舌淡、苔薄，脉沉细弱。

（2）辨证要点　病程日久，消瘦，乏力，面色㿠白，闭经，舌淡，脉沉弱。

三、鉴别诊断

1. 卵巢及盆腔子宫内膜异位症

卵巢及盆腔子宫内膜异位症形成粘连性肿块及子宫直肠凹窝结节与卵巢恶性肿瘤相似。子宫内膜异位症常发生于生育期女性，痛经明显，且进行性加重，伴不孕等，孕激素治疗可使症状缓解，腹腔镜、剖腹探查可确诊。

2. 盆腔炎性包块

盆腔炎性包块可形成实性、不规则固定包块，或冰冻骨盆，与卵巢恶性肿瘤相似。往往有产后、流产后感染史，表现为发热、下腹疼痛。抗感染治疗可缩小包块，缓解症状。若无效，应考虑恶性肿瘤。超

声或剖腹探查可鉴别。

3. 附件结核或腹膜结核

有结核病史，可见消瘦、低热、盗汗、月经稀少、闭经，继发不孕等。超声、试验性抗结核治疗等可鉴别，必要时可剖腹探查。

4. 肝硬化腹水

有肝硬化病史，盆腔检查无包块，腹水检查无癌细胞，必要时行超声检查、肝扫描协助诊断。

四、临床治疗

（一）提高临床疗效的要素

1. 早诊断早治疗

目前卵巢上皮癌治疗的原则仍是以手术和化疗为主，早期癌患者进行分期手术，而中晚期癌为减瘤手术，复发的肿瘤仍然以手术、化疗和放射治疗为主。一般来说，初始治疗时多不选择放射治疗，因为卵巢容易转移，即使是早期患者，化疗效果也非常好，所以目前来说放射治疗不作为首选。如果采用单纯早期的放射治疗，患者疗效往往较差。

2. 重视综合治疗

本病治疗以手术为主，加用化疗、放疗综合治疗，具体操作要根据患者的不同情况灵活掌握，以达到最大限度消灭肿瘤，增效而不增加毒副作用。

3. 补肾生血，提高机体免疫力

运用化疗药除了消化系统副作用外，常产生骨髓抑制副作用，白细胞减少，机体免疫力明显下降。中医认为肾主骨生精，精血可以互相转化，因此运用滋肾补肾中药可以促进白细胞恢复。减少化疗的毒副作用，同时填精益髓之品还可改善造血功能，促进血细胞的生长。从而提高机体的免疫能力。常选用药物有黄芪、枸杞子、补骨脂、党参、熟地黄、鹿角胶、鹿角霜、天冬、女贞子、淫羊藿、炒杜仲等。

（二）辨病治疗

1. 良性肿瘤

良性肿瘤应行患侧附件切除术或卵巢肿瘤切除术，并探查对侧卵巢是否正常。50岁以上的患者，可行全子宫加双侧附件切除术。可做冰冻切片病理检查，以确定手术范围。手术切口宜大，使肿瘤完整取出，以防囊液流出，瘤细胞种植于腹腔。若肿瘤过大，可先行穿刺放液，待瘤体缩小后取出。应注意保护穿刺点周围组织，以防囊液流入腹腔。

2. 恶性肿瘤

（1）手术治疗　手术治疗是治疗卵巢肿瘤的主要手段，首次手术更为重要。怀疑为恶性肿瘤，要及早行剖腹探查术。先吸取腹水做细胞学检查，然后全面检查盆腔、腹腔，包括横膈、肝、脾、消化道、腹膜后淋巴结及内生殖器官。根据剖腹探查情况确定手术范围。

（2）放射治疗　可作为术后辅助治疗。因肿瘤组织类型不同，对放疗的敏感性也不同，卵巢恶性肿瘤的放射敏感性差别很大，对卵巢内胚胎瘤、未成熟畸胎瘤最不敏感，卵巢上皮癌及颗粒细胞瘤中度敏感，无性细胞瘤最敏感，术后再用放疗多能控制。但由于无性细胞瘤等恶性生殖细胞肿瘤多为青少年且化疗效果好，腹盆腔放疗的副作用较大，放疗已很少用于卵巢恶性肿瘤。

（3）化学治疗　化疗是卵巢上皮癌治疗的主要手段，在卵巢癌的辅助治疗、复发治疗中占有重要的地位。经全面分期术后确定为 I a 期或 I b 期 / 低级别浆液性癌或 G1 子宫内膜样癌患者术后可观察，I a 期或 I b 期 /G2 的子宫内膜样癌患者术后可观察也可化疗。其余患者都应接受辅助化疗，I 期患者 3~6 个周期化疗，II ~IV 期患者推荐 6 个周期化疗，目前没有证据显示更多周期的一线化疗能够改善患者的预后。对于满意减瘤的Ⅱ～Ⅲ期患者可考虑行腹腔化疗。

（4）靶向治疗　奥拉帕利是第一个应用于临床的 PARP 抑制剂，适用于对铂敏感复发的卵巢癌患者的维持治疗，另外，对于有 BRCA1/2 突变的铂耐药复发患者可以行奥拉帕利单药治疗。其常见的不良反应包括贫血、恶心、呕吐、疲劳等，3~4 级贫血发生率约 30%，临床应用时应加以重视。

贝伐珠单抗作为抗血管生成药物之一，在卵巢癌的一线治疗、铂敏感复发、铂耐药复发的治疗中均有价值。贝伐珠单抗在化疗期间和化疗同步应用，如有效，在化疗结束后单药维持治疗。无论在一线治疗还是复发治疗中，与单纯化疗相比，化疗联合贝伐珠单抗有助于延长患者的 PFS。贝伐珠单抗使用时不良反应有高血压、蛋白尿等，经对症处理临床可控，但是应关注可能含有消化道穿孔等严重不良反应。

（5）免疫治疗　免疫治疗在多种实体肿瘤中显示了良好的效果，主要涉及免疫检查点抑制剂、肿瘤疫苗、过继性细胞免疫治疗等方面。目前有多项关于免疫检查点抑制剂在卵巢癌尤其是铂耐药复发卵巢癌中的Ⅰ期和Ⅱ期临床研究，显示出了一定的效果，尤其是与 PARP 抑制剂或其他药物联合应用，疗效更好。

（三）辨证治疗

1. 辨证论治

（1）气滞血瘀型

治法：理气活血，软坚散结。

方药：通瘀煎加减。当归尾、桃仁、红花、赤芍、土茯苓、制香附、台乌药、小青皮、广木香、泽泻、山楂。

加减：血瘀块坚硬加三棱、莪术，炙穿山甲、土鳖虫；疼痛明显加延胡索、川楝子、三七；大便秘结加熟大黄、瓜蒌仁、郁李仁；神疲乏力加生黄芪、太子参、茯苓；带下量多色黄加生薏苡仁、半枝莲、白花蛇舌草等。

（2）痰湿瘀阻型

治法：化痰除湿，行瘀散结。

方药：海藻玉壶汤加减。海藻、海带、昆布、大贝母、生半夏、生南星、当归、川芎、青陈皮、茯苓、竹茹、枳实。

加减：气滞腹胀加木通、沉香、香橼皮；胃纳减退加生白术、砂仁、党参；大便不畅加槟榔、炙厚朴、全瓜蒌。

（3）气血两虚型

治法：益气养血。

方药：人参养荣汤加减。人参、生白术、生黄芪、五味子、茯苓、熟地黄、全当归、白芍、肉桂、紫河车。

加减：腹痛加延胡索、五灵脂、台乌药、制乳香、制没药；腹块坚硬加土鳖虫、炙穿山甲、莪术、水蛭；腹水胀满加汉防己、大腹皮、半边莲、葫芦瓢、泽泻。

2. 外治疗法

（1）外敷法

①莪术消痞膏：莪术、延胡索、大黄各 30g，木香、香附、鳖甲各 15g，共研末，调如饼，贴脐部，24 小时换药 1 次。适用于卵巢肿瘤气滞血瘀型。

②软坚膏：木鳖子仁、自然铜、白矾各 1 份，共研细末，再加大枣（去核）7.5份，凡士林 2 份，共碾成泥膏，敷于腹部患处。如干燥后可加食醋少许调和。功能祛瘀行滞、软坚散结。适用于卵巢肿瘤气滞血瘀型、痰湿瘀阻型。

（2）薄贴法

①阿魏化痞膏：香附、大蒜、大黄、川乌、三棱、莪术、当归、穿山甲、白芷、使君子、厚朴、蓖麻子、木鳖子、草乌、螳螂、胡黄连、阿魏各 100g，乳香、没药、芦荟、血竭各 15g，樟脑、雄黄、肉桂各

75g，配制成膏，贴下腹患处。适用于卵巢肿瘤气滞血瘀型、痰湿瘀阻型。

②苏木 18g，土鳖虫 2 个，干漆、牛膝各 15g，白胡椒 9g，三棱（酒炒），肉桂、莪术（酒炒）、木香、鸡骨灰、各 30g，细辛、硇砂各 12g，香油 1000g。将上药分别炮制，共为细末，用文火加热至油滴水成珠时加入药末，约煎 20 分钟后再下丹，以油提起成绵绵不断为度。用时取布 1 块，取膏药 60g，用温水温化后，摊在布上。将患处用黄酒洗之，贴上膏药，保留半个月。如不愈再贴。适用于卵巢肿瘤气滞血瘀型。

（3）灌肠法

①三棱、莪术、穿山甲、桃仁、王不留行、夏枯草、枳实、青陈皮、海藻、昆布各 15g，土鳖虫 12g，皂角刺、鳖甲各 15g，半枝莲 30g，上药煎液灌肠，每日 2 次。适用于卵巢肿瘤气滞血瘀型、痰湿瘀阻型。

②川芎 10g，三棱 10g，莪术 10g，桃仁 10g，昆布 15g，海藻 15g，陈皮 10g，木通 10g，路路通 15g，生牡蛎 30g，土元 10g，穿山甲 10g。肥胖痰湿者加夏枯草 15g，法半夏 10g，浓煎成 100ml，保留灌肠 2 小时，每日 1 次，经期量多时停用。并可配合辨证分型口服汤剂或丸剂。适用于卵巢肿瘤气滞血瘀型、痰湿瘀阻型。

③桃仁 9g，红花 9g，赤芍 12g，川芎 6g，香附 12g，枳实 15g，莪术 10g，三棱 10g，刘寄奴 15g，鳖甲 12g，当归 15g，白花蛇舌草 30g。水煎至 100ml，保留灌肠 2 小时，每日 1 次。功能活血散结、解毒利湿。适用于气滞血瘀型、痰湿瘀阻型。

（4）毫针 取三阴交、气海、中极、水道、归来、肾俞、大巨穴。功能理气活血、解毒散瘀。治疗阴道出血者加交信、冲门、气冲穴。用平补平泻法、轻刺激。适用于卵巢肿瘤气血两虚型。

（5）芒针 取子宫、关元穴。操作：根据要针刺的穴位，斜刺 5~7 寸，同时使用稍快手法，连续运针 1 小时或运针 15 分钟后留针 45 分钟。适用于卵巢肿瘤气滞血瘀型、痰湿瘀阻型、气血两虚型。

（6）耳针 取子宫、卵巢、内分泌、肾上腺、盆腔、交感穴。操作：用王不留行子或磁珠粒敷贴，每日加压 3~4 次，两耳交替贴敷，隔日置换 1 次。适用于卵巢肿瘤气滞血瘀型、痰湿瘀阻型、气血两虚型。

（7）梅花针 取三阴交、期门、带脉区穴。操作：中、重度刺激。从上到下，反复叩刺 3~4 遍，隔日 1 次，10 次为 1 个疗程，疗程间隔 5~6 日。适用于卵巢肿瘤气滞血瘀型、痰湿瘀阻型、气血两虚型。

（8）水针 取关元、中极、归来、肾俞、三阴交、阴陵泉穴。操作：每次选用 2~3 穴、用 1% 普鲁卡因或穿心莲注射液 5~8ml，每穴注射 2~2.5ml，隔日 1 次，7~10 次为 1 个疗程，疗程间隔日 7~10 日。适用于卵巢肿瘤气滞血瘀型、痰湿瘀阻型、气血两虚型。

（9）皮针 取关元、归来、肾俞、三阴交、阴陵泉穴。操作：每次埋针时间 2 日，每日可用手按压局部数次，以增强刺激，每次取 2 穴，上穴交替运用，3 日治疗 1 次，7 次为 1 个疗程。适用于卵巢肿瘤气滞血瘀型、痰湿瘀阻型、气血两虚型。

（10）温针灸 取关元、中极、气海、子宫、肾俞、大肠俞穴。操作：中度刺激得气后，在针柄上插上 1.5~2cm 艾炷点燃，留针 20 分钟左右，每次取 3~4 个穴，隔日 1 次，10 次为 1 个疗程。适用于卵巢肿瘤气滞血瘀型、痰湿瘀阻型、气血两虚型。

（11）电针 取气海、中极、归来、子宫、肾俞、三阴交穴。操作：每次取 3~4 个穴、中等刺激、得气后接电针仪、通电使用，疏密波在能耐受强度下，留针 20~30 分钟，每日治疗 1 次，7 次为 1 个疗程。适用于卵巢肿瘤气滞血瘀型、痰湿瘀阻型、气血两虚型。

3. 单方验方

①理冲丸：水蛭 30g，生黄芪 45g，生三棱 15g，生莪术 15g，当归 18g，知母 15g，生桃仁 18g。共为细末，炼蜜为丸，如梧桐子大。每次服 6g，早晚各 1 次，温开水送服。本方适用于血瘀症卵巢癌患者。

②蛇莲地鳖汤：白花蛇舌草 60g，半枝莲 60g，橘核 15g，昆布 15g，桃仁 15g，地龙 15g，土鳖虫 9g，川楝子 9g，小茴香 9g，莪术 12g，党参 12g，红花 3g，薏苡仁 30g。本方适用于肝郁气滞，痰毒瘀结型卵巢癌患者。

③斑蝥煮鸡蛋：每日 1 个斑蝥，去头足，压成面，蒸成蛋羹服，每日 1 个，连服 1 个月。用药后如出现尿频、尿急、尿痛、血尿症状，应停服。并可服绿豆汤或茶叶水解毒。应用斑蝥必须肝肾功能正常。适用于卵巢肿瘤。

④卤碱合剂：卤碱 30g，莪术 30g，白屈菜 30g，蜂蜜 1000g。先将卤碱冲洗后加水成饱和溶液，再加已熬成的药膏（莪术、白屈菜加水煮后浓缩成膏），最后加蜂蜜，三者混匀，加 10% 尼泊金酯 0.6ml 备用。每次 30g，每日 3 次，口服。适用于各种肿瘤。

（四）医家诊疗经验

1. 林洪生

林洪生认为卵巢癌的中医治疗应坚持辨证论治，辨证与辨病相结合。遵循"扶正祛邪"的根本大法，扶正以健脾益气、补益肝肾、调理冲任为主。经验方：黄芪、白术、柴胡、白芍、天冬、麦冬、红景天、鸡血藤、黄精、补骨脂、枸杞子、莪术、土茯苓、蒲公英、龙葵、半夏、浙贝母。气虚明显者，加党参、茯苓、山药；血虚明显者，加熟地黄、当归、制何首乌；瘀久化热者，加牡丹皮、栀子、大血藤、败

酱草；气滞腹胀明显者，加香附、枳壳、大腹皮；肿块疼痛者，加荔枝核、橘核、桃仁、预知子、延胡索、姜黄；腹水者，加茯苓、猪苓、泽泻、白茅根。

2. 沈仲理

沈仲理治疗卵巢囊肿运用消痰软坚、消热化瘀之法。药用生地黄 15g，赤芍、白芍各 6g，刘寄奴 10g，半枝莲 20g，大血藤 20g，败酱草 20g，鸡内金 9g，当归 10g，黄药子 10g，泽漆 12g，夏枯草 15g，海藻 20g，生甘草 6g。合并子宫肌瘤者加生贯众、水红花子、马齿苋、鬼箭羽、生蒲黄；伴输卵管积水者加炒牵牛子、半边莲；有肝病史者去黄药子。每日 1 剂，水煎服。

3. 郑伟达

郑伟达治疗卵巢恶性肿瘤自拟治瘤秘方神州消瘤胶囊为主药，同时配合辨证施治汤药口服。湿热郁毒型：治以清热解毒，利湿消癥，药用半枝莲 30g，龙葵 30g，白花蛇舌草 30g，白英 30g，川楝子 12g，车前草 30g，土茯苓 30g，瞿麦 15g，败酱草 30g，大腹皮 10g。气血瘀滞型：治以行气活血，软坚消癥，药用当归 15g，川芎 10g，三棱 10g，莪术 15g，延胡索 10g，鸡血藤 30g，龙葵 30g，生牡蛎 30g，土茯苓 30g，蟾酥 10g，生黄芪 30g。痰湿凝滞：治以健脾利湿，化痰软坚。药用党参 15g，生黄芪 30g，白术 10g，茯苓 15g，车前子 15g，山慈菇 15g，夏枯草 15g，赤芍 10g，半夏 10g，猪苓 15g，海藻 15g，厚朴 10g。

4. 沈敏鹤

沈敏鹤认为卵巢癌的根本原因是正虚，手术放疗、化疗后则正气复伤。而晚期肿瘤患者不能手术，除正虚外还有邪实，正不胜邪，邪反伤正，正气更虚。也认为卵巢癌的辨证要点在于气虚寒凝血瘀，故将益气温通化瘀作为卵巢癌的基本治疗方法，方用益元汤合桂枝茯苓丸加减。组方为黄

芪、党参、茯苓、猪苓、枸杞子、女贞子、桂枝、桃仁、牡丹皮、芍药。

5.孔少华

孔少华认为妇科肿瘤发生部位均在肝经循行之处，女子以肝为先天或拂郁不舒，气机不畅，日久则易发生血瘀湿阻痰凝，或结于卵巢，或结于子宫，病位虽异，病机相似，只各有侧重。辨证以湿瘀互结为主，治疗时均在滋潜渗化和调方基础上合理气活血、渗湿化痰、解毒散结、益气养阴等法，重渗化湿邪。基础方：生牡蛎、炙鳖甲、生代赭石、旋覆花、桑寄生、知母、黄柏、橘核、橘叶、茯苓、法半夏、制香附、郁金、牛膝、夏枯草、浙贝母、薏苡仁、泽泻、穿山甲、三棱、莪术、炒牵牛子、血琥珀。

五、预后转归

良性卵巢肿瘤经手术治疗一般均能治愈，但黏液性囊腺瘤术中有破裂的风险，且有种植复发的可能。恶性肿瘤患者预后转归与肿瘤的临床分期、组织分类及分级、患者年龄及治疗方式有关。有研究显示 I 期肿瘤限于包膜内，5 年生存率可达 90%，包膜后有赘生物，腹腔液阳性者生存率降至 68%；低度恶性肿瘤的疗效较高度恶性预后佳；细胞分化良好者疗效较分化不良者好；术后残留癌灶直径 < 2cm，化疗效果好；年轻患者预后好于老年患者。

六、预防调护

（一）预防

加强医学卫生知识及防癌知识的宣传教育力度，对成年女性尽可能做到定期普查。接近围绝经期的女性，出现异常症状，如异常阴道出血、白带增多等，要及时就医。医务人员要提高警惕，要加强责任心，对具有异常症状的患者，要借助现代检查手段及仪器，查明原因，避免误诊和漏诊，以便做到早发现、早治疗。

（二）调护

1.精神调摄

大多数患者会在患病之后长期处于焦虑的状态，医生必须主动对患者进行解释，使患者对疾病有相对客观理性的认识，使患者可主动调节自身的情绪，树立与病魔抗争的信心，积极配合医生的治疗。

2.饮食调摄

采用中医食疗的方法对患者进行治疗，从患者的体质和疾病的特点出发，合理搭配饮食。注意营养合理，忌油腻，生冷及辛辣刺激的食物。

3.养生锻炼

一定要注意休息和防寒保暖，以免感冒体虚受外邪侵袭，注意提高机体的免疫力，适当运动是一种好的方法，但要避免剧烈运动，以免耗气伤精。适当的养生保健，有助于患者恢复正气，逐步提高免疫功能，防止癌细胞的转移和复发。

（三）食疗

1.高粱根薏米粥

高粱根 20g，薏苡仁 30g。先将高粱根加水 1000ml 煎 20 分钟后取汁，加薏苡仁煮成粥，加少量红糖调味，每日服 1 次，适用于气滞痰瘀的良性卵巢肿瘤患者。

2.海藻核桃煎

海藻 60g，核桃 4 枚，打碎（连壳和肉），加水 600ml 共煮，食核桃肉喝汤，每日 1 剂，可连续服用。可抑制肿块生长，软坚散结。适用于卵巢肿瘤。

3.益母草香附煮鸡蛋

益母草 20g，香附 10g，鸡蛋 1 个。将上 3 味加水 600ml 同煮，蛋熟后去壳再煮片刻，去药渣，吃蛋饮汤。适用于血瘀型卵巢肿瘤患者。

4. 清香梅根茶

梅花根 60g，玫瑰花 3g，桂花 6g。上 3 味加水 1000ml 煮汁代茶饮，可连服，适用于气滞型卵巢肿瘤患者，可消胀止痛，解郁和中。

5. 龙珠砂糖茶

龙葵子 15g，麦饭石 30g，红糖适量。将上药味加水 1000ml，煎 20 分钟取汁，加红糖适量代茶饮，服 1 剂，可连续服用。适用于脾虚型卵巢肿瘤患者。

6. 葵花托盘汤

葵花托盘 60g，山楂 30g，瘦猪肉 60g。将葵花托盘洗净加水 1000ml，煎 20 分钟取液，放山楂、瘦肉煮烂食用，每日 1 次，具有抗卵巢肿瘤作用。适用于卵巢肿瘤。

7. 马兰头炒石耳

马兰头 60g，石耳 10g，鸡丝 60g。上 3 味加清油，佐料同炒食用，每日 1 次，可连服。适用于卵巢肿瘤气血虚弱型。

8. 莱菔子皂角刺粥

炒莱菔子 30g，皂角刺 30g，粳米 50g。上 3 味加水 1000ml 煮成稀粥，分早晚 2 次服食，每日 1 剂，可连用。适用于卵巢肿瘤气滞血瘀型患者。

9. 天葵子茶

天葵子茶 60g。上药加水 1000ml，煮汁代茶饮，可长期服用。适用于卵巢肿瘤。

10. 乌贼白果汤

乌贼肉 60g，银杏 10 枚。将上 2 味放砂锅，加水 500ml，加少许佐料煮熟食用，每日 1 次。适用于卵巢肿瘤术后，帮助伤口愈合，抗感染。

七、专方选要

1. 复方土元汤

土鳖虫 10g，三棱 10g，莪术 30g，郁金 10g，姜黄 10g，水蛭 15g，白花蛇舌草 30g，薏苡仁 30g，半枝莲 30g，薄荷 10g，

肉苁蓉 15g，黄芪 30g，水煎服。治疗带有瘤体（包括术后复发）的卵巢。[王会仓，赵艳莉. 辽宁中医药大学学报，2008，10（8）：110.]

2. 三棱莪术汤

三棱、莪术、当归、生黄芪、丹参、赤芍、水蛭、木香、枳壳、桃仁、薏苡仁、穿山甲、白花蛇舌草。治疗气血瘀阻型难治型卵巢癌。[曾芹，高国俊. 苏州大学学报：医学版，2005，25（1）：638-639.]

3. 参苓白术散加减

党参、生黄芪、白茯苓、三棱、莪术、昆布、海藻、夏枯草、牡蛎、桃仁、薏苡仁、白花蛇舌草。治疗痰湿凝聚型难治型卵巢癌。[曾芹，高国俊. 苏州大学学报：医学版，2005，2 5（1）：638-639.]

4. 蛇莲地鳖汤

白花蛇舌草 60g，半枝莲 60g，橘核 15g，昆布 15g，桃仁 15g，地龙 15g，土鳖虫 9g，川楝子 9g，小茴香 9g，莪术 12g，党参 12g，红花 3g，薏苡仁 30g。功能清热解毒、化瘀软坚。治疗肝郁气滞毒瘀互结型卵巢癌。

5. 大黄牡丹汤加减

大黄、牡丹皮、木香、冬瓜仁、薏苡仁、乌药、槟榔、枳实、厚朴等。术后 6 小时、12 小时各服用 1 次，每次 50ml。改善卵巢癌切除术后患者伤口疼痛及肛门排气。[李正颖. 肿瘤研究与临床，2012，24（1）：59-60.]

第四节　绒毛膜癌

绒毛膜癌（简称绒癌）是一种高度恶性的滋养细胞肿瘤。其特点是滋养细胞失去了原绒毛结构，早期就可通过血道转移全身，破坏组织器官，导致患者死亡。大多数绒癌继发于流产、足月产、异位妊娠、

葡萄胎后，也称"妊娠性绒癌"或"继发性绒癌"。主要见于育龄女性，也可以发生于绝经后，也有少数绒癌发生于未婚少女或男性青年。这是患者在胚胎时原始滋养细胞遗留在胚胎体内，之后异常发展而成，称为"原发性绒癌""非妊娠性绒癌"，极少见，临床上常见的绒癌是"妊娠性绒癌"

中医学对本病的认识可追溯到 2000 多年前的医学典籍《黄帝内经》，知"日以益大，状如怀子，月事不以时下"（《灵枢·胀论》）。汉代张仲景所著《金匮要略》中也谈到"经断未及三月，而得漏下不止"并开创用活血祛瘀法治疗本病之先河，绒毛膜癌及恶性葡萄胎在中医学中称谓不一，中医学中属"水泡状鬼胎""奇胎""怪胎""崩漏""癥瘕"等范畴。

一、病因病机

（一）西医学认识

1. 病因

绝大多数绒癌继发于正常或不正常的妊娠之后，称"继发性绒癌"或"妊娠绒癌"，主要发生于生育年龄的女性。是由于妊娠时滋养细胞发生恶性变化而成。少数绒癌发生于未婚、未曾怀孕过的女性，且常和卵巢恶性肿瘤如无性细胞瘤、恶性畸胎瘤或内胚窦瘤等同时存在。是患者自己在胚胎时部分滋养细胞异常发展的结果。称"原发性绒癌"或"非妊娠性绒癌"，临床上极为少见。

2. 病理

绒癌多数发生在子宫，但也有子宫内未发现原有病灶而已转移者。子宫绒癌可形成单个或多个子宫壁肿瘤，表面呈紫蓝色，切面为暗红色结节，常伴出血、坏死、感染，质较脆，极易出血，直径 2~10cm。肿瘤可侵犯宫壁，突出宫腔或突出于浆膜层，宫旁静脉中可见癌栓。卵巢可形成黄素囊肿。

镜下可见滋养细胞增生活跃，分化不良，找不到绒毛。

绒癌主要经血行播散发生远处转移，最常见转移部位为肺、阴道、脑、肝、肾。

国际上对绒癌尚无能确切反映病变情况比较理想的临床分期。国内宋鸿钊等根据多年的临床经验，制定了一个适合临床实用的临床分期，已向世界卫生组织推荐，经 FIGO 考虑为国际统一分期标准，目前国内均采用此分期。

Ⅰ期：病变局限于子宫（无转移）。

Ⅱ期：病变转移至宫旁组织，阴道及附件（近处转移）。

Ⅱa：转移至宫旁组织或附件。

Ⅱb：转移至阴道。

Ⅲ期：病变转移至肺（远处转移）。

Ⅲa：棉团阴影直径 < 3.0cm 或片状阴影总面积之和 < 一侧肺的 1/2。

Ⅲb：> 1A 者。

Ⅳ期：病变转移至脑、肝、肠、肾等器官（全身转移）。

（二）中医学认识

"邪之所凑，其气必虚"，绒癌之形成，主要由正气虚弱及脏腑功能失调所致。由于脏气虚弱，气血不足，使胚胎形成之时，既有外邪入侵与精血相搏，瘀滞胞脉、伏于冲任，又可至分娩或流产之后，胞脉空虚，血虚血瘀，瘀血凝滞，气机被阻渐成癥瘕。脉络瘀阻不通，血运失常，瘀血不去，新血难安，郁久化热，邪毒内蕴，灼伤阴津，导致正气虚弱，脏腑功能衰竭，出现全身症状。瘀毒蕴结多因外邪内侵与精血互结，或堕胎、产后，瘀毒内生，蕴结胞宫，损伤冲任、胞脉、胞络，发为本病。由于瘀毒久积不去，内脏亏虚，不能抗邪外出，反致毒邪循经络走窜，若邪毒蕴肺，损伤肺脏，常发生肺部转移，而致胸痛、咯血等症。若瘀毒久留，必伤正气，或冲任胞脉损伤而阴道出血不止，以致气血更亏，病程久缠难愈。

二、临床诊断

（一）辨病诊断

1. 诊断要点

（1）不规则阴道出血　产后、流产后或葡萄胎排出后 1 年以上，阴道持续出血不断。量时多时少，也可表现为一段时间月经正常，以后发生闭经，然后阴道不规则出血。有时子宫原发灶已消失而继发灶发展，则无阴道出血症状。

（2）贫血　长期出血，患者发生严重贫血。可出现面色苍白、心慌、气短、乏力等症状，也可大出血致休克。

（3）腹痛　癌组织侵及子宫壁或宫腔引起下腹胀痛，也可因癌组织穿破子宫壁或脏器转移而致急性腹痛。

（4）盆腔肿块　子宫阔韧带血肿、卵巢黄素囊肿时，妇科检查可触及盆腔肿块。感染早期可出现体温升高、蛋白尿及白细胞计数上升等现象。恶病质肿瘤在体内破坏组织，大量消耗，加上感染、失血性贫血，致使患者极度衰弱，出现恶病质，是死亡原因之一。转移灶表现肺转移可出现咯血；阴道转移多见阴道下段前壁，呈紫蓝色结节突起，破溃时可发生阴道大量出血；脑转移可出现头痛、呕吐、昏迷、抽搐及偏瘫等；肝脾转移时出现肝、脾肿大，肿块破溃时出现严重内出血和休克；消化道转移时出现便血；泌尿系转移时出现血尿等。任何转移灶的破溃出血均可致患者死亡。

2. 相关检查

（1）实验室检查　血、尿 hCG 测定对足月产后 12 天、人工流产后 30 天，自然流产后 19 天后、葡萄胎清出后 84~100 天，hCG 未恢复正常，仍持续在高值并有上升

或下降后又升高时，应考虑绒癌可能性。

（2）X 线胸片　肺部可见肺部有球样阴影，分布于两侧肺野，有时仅为单个转移病灶，或几个结节融合成棉球，团块状病变。

（3）组织学诊断　送检标本中，若见大片分化不良的细胞滋养细胞和合体滋养细胞以及出血坏死，而未见绒毛结构，即可诊断为绒癌。

（二）辨证诊断

1. 瘀毒蕴结型

（1）临床证候　产后或鬼胎排出后、阴道出血不止，或突然下血量多，小腹疼痛，拒按，或腹部触及包块，胸闷不适，恶心呕吐，食少纳呆，或伴发热，大便秘结，小便短赤，舌质暗红有瘀点，苔黄，脉弦数。

（2）辨证要点　阴道出血不止，小腹疼痛，拒按，腹部有包块，发热，大便秘结，小便短赤，舌质暗有瘀点，脉弦数。

2. 邪毒蕴肺型

（1）临床证候　分娩或流产后一年以上，阴道断续出血，腹部包块，疼痛拒按，胸闷疼痛，咳嗽，咯血，舌质红，或痰中带血，发热，乏力，消瘦，纳差，舌质红，苔黄，脉弦数。

（2）辨证要点　分娩或流产史，阴道断续出血，胸痛，咳嗽，咯血，苔黄，脉弦数。

3. 气血亏虚型

（1）临床证候　阴道出血不止或时流时止，病程缠绵，疲乏无力，纳少便溏，心悸怔忡，面色无华，爪甲不泽，形体消瘦，或小腹隐痛绵绵，舌质淡，苔白，脉沉细。

（2）辨证要点　阴道出血日久不愈，疲乏无力，面色无华，形体消瘦，舌质淡，苔白，脉沉细。

三、鉴别诊断

1. 恶性葡萄胎

葡萄胎排出后 6 个月之内，阴道不规则出血。血、尿 hCG 升高，病理检查，镜下可见到绒毛结构或葡萄胎组织。无绒毛结构者为绒癌。一般认为恶性葡萄胎只发生于葡萄胎后，而绒癌可发生于足月产后、流产后（包括异位妊娠、自然流产或人工流产）。继葡萄胎后恶性变者，绒癌及恶性葡萄胎均有可能。但在发生时间上有差异。葡萄胎排出后半年内恶变者，绝大部分（96.5%）为恶性葡萄胎，一年以上恶变者绝大部分（92.85%）为绒癌。6 个月至 1 年间发生者恶性葡萄胎与绒癌各占半数。故就一般论，间隔时间越长，绒癌的可能性越大。

2. 胎盘息肉

不全流产或残存葡萄胎，血、尿 hCG 可升高，但 hCG 滴定度不会太高。诊断性刮宫后送病检可确诊。

3. 胎盘部位的滋养细胞瘤

胎盘部位的滋养细胞瘤是罕见的以中间型滋养细胞为主的赘生物，可继发于足月产后、流产后、葡萄胎后。表现为闭经或不规则阴道出血。病理检查可见瘤结节浸润子宫肌层，有灶性出血，偶有坏死，无绒毛。hCG 测定少数阳性，滴定度不高。

4. 合体细胞子宫内膜炎

足月产后，特别是流产或葡萄胎排出后，刮宫或切除子宫病检可在浅肌层内，尤其是胎盘附着部位，见有散在的滋养细胞（以合体滋养细胞为主）及炎性细胞，乍看好像肿瘤图像，但深肌层无浸润。血或尿内 hCG 测定亦多为阴性。故不属于滋养细胞疾病范围。一般经过彻底刮宫后即可逐渐恢复正常。

5. 滋养细胞假性瘤

为胎盘附着处合体滋养细胞反应性增生，形成瘤状。在组织学上，合体滋养细胞也可表现出多形性，出现大的奇形怪状的核。不存在绒毛结构。与绒癌鉴别是困难的，但根据无核分裂象、缺乏细胞滋养细胞亚没有侵犯子宫深肌层而造成破坏的倾向等，可与绒癌鉴别。

四、临床治疗

（一）提高临床疗效的要素

1. 辨病治疗与辨证论治相结合

绒毛膜癌是具有高度恶性的滋养细胞肿瘤，目前采用西药化疗是公认行之有效的首选方法，但化疗同时也对机体产生不同程度的损害。中医辨证论治，能从整体上调整患者体内的阴阳平衡，增强脏腑功能，提高机体抗病能力及杀灭癌细胞，均有一定作用。但是，单纯的中医药治疗往往不易迅速遏止病情的发展，甚至使病邪循络蕴结。因此，采用中西医结合治疗，既能最大限度地杀灭癌细胞，又能时时顾护人体正气，提高化疗的效果，延长患者的生存期。在化疗的同时，根据疾病的不同阶段，配合相应的中药治疗。在辨证论治的基础上，对仅有盆腔内转移者，以健脾益气、活血祛瘀为主；有肺转移灶者，偏重滋阴润肺、化瘀止血；有全身转移或体质消瘦较甚者，重在滋阴养血、健脾固肾。同时要视不同的症状和病机，灵活加减用药。

2. 适时选用中药抗癌药，强化西药化疗

西药化疗针对性强，但副作用大，中药可用扶正固本类、清热解毒类、活血化瘀类药，经近年来药理研究证实，多数药具有抑制多种病原微生物，增强机体免疫能力，抗癌抗感染，提高抗病能力等作用。如中药半枝莲、喜树、白花蛇舌草、白英等均有抗癌及治疗绒癌的作用。在西药化疗的同时，配用中药抗癌，可以起到相辅

相成的作用。

3. 应用中医药预防和减轻化疗副反应

西药化疗的疗效与是否足量，在全疗程中密切相关，但化疗过程中，严重的副作用如恶心、呕吐、食欲不振、腹泻、白细胞及血小板下降、口腔及食管黏膜溃疡等，往往使患者难以坚持进行。如果在化疗的同时或化疗间隔期，配合中药治疗，通过扶助机体正气，增强体质，可以有效地预防或减轻其毒副反应。化疗期间根据不同情况选用养阴清热、健脾和胃、益气养血、滋阴补肾之剂。化疗间隔期重在健脾益气、养阴补肾，恢复肾功能，使气血生化有源，体质得以增强，以便接受下个疗程的化疗用药。

4. 重视化疗

化学药物治疗绒癌已取得成功的经验。化疗成功与否的关键是化疗药物的量要足，特别是第一、第二疗程。虽说药物的副作用较严重，但由于造血器官和机体其他功能初受抑制，往往恢复较快。反之，因惧怕化疗药物的副作用，而任意减少药物用量，不仅达不到治疗效果，反而使癌细胞产生耐药性，再次加大药量效果也不佳，而机体由于反复受药物抑制，功能减退。一旦药物发生严重的副作用，不易恢复，危险较大。

化疗药物的副反应关键在于预防。术前血、尿、肝、肾功能检查正常才可进行化疗。在用5-氟尿嘧啶（5-Fu）化疗中，特别是要注意伪膜性肠炎的发生。此病严重威胁患者生命安全，不可掉以轻心。一旦发生腹泻，立即停止用药，并及时给乳酸菌素片、乳酶生、酸牛奶等。

化疗过程中出现最常见的副作用是造血功能障碍。主要表现为白细胞和血小板减少，一般停药后能自然恢复，并有一定的规律。但如果药物剂量过大，给药速度过快，肝功能不正常，以及骨髓已经反复受抑制，则自然恢复较缓慢。由于此时机体抵抗力低下，如处理不当，易发生严重感染，导致败血症或血小板低下出血，危及生命。一定要严密观察，预防感染，必要时及时输血。

（二）辨病治疗

1. 治疗原则

以化疗为主，手术为辅，年轻未育者尽可能不切除子宫，以保留生育功能，如不得已切除子宫，卵巢仍可保留。

2. 化学药物治疗

一般早期病例，可单用一种药物，以5-Fu为首选。如病情急或已到晚期，则需两种或两种以上药物合用。常用的为5-Fu加ksm（放线菌素D）。5-Fu、放线菌素D疗效最好，副作用小，对肺、消化道、泌尿道及生殖道的转移癌均有效。可静脉给药、动脉灌注、腔内或瘤内注射，也可口服。

3. 手术治疗

若病灶大，化疗不能完全覆盖者、治疗过程中hCG下降缓慢者，以及子宫穿孔、肝内转移灶出血等，为挽救患者生命，手术是治疗绒毛膜癌的重要方法。一般行次广泛子宫切除及双侧附件大网膜及宫旁静脉丛及卵巢静脉丛切除。

4. 放射治疗

绒毛膜癌及恶性葡萄胎对放疗敏感。若肺部、盆腔、腹腔等孤立性病灶，手术有困难或经多个疗程化疗消退不明显者，可考虑放射治疗，用60钴或深部X线照射，脑转移者可行全脑照射，不能切除的阴道转移结节亦可用镭局部治疗。

5. 转移灶的治疗

（1）外阴及阴道出血转移瘤 除5-Fu静脉滴注外，可加用5-Fu转移瘤内注射。若转移瘤已破溃出血，可用纱布条压迫止血，或纱布条上涂上无菌出血药物，如云南白药。如经过以上方法仍不能止血时，可考虑手术切除或缝合。

（2）腹腔内出血　如有急性明显腹腔内出血时，应立即剖腹手术，切除子宫。术后继续全身化疗。

（3）脑转移的处理　①全身化疗。首选药物是常用的5-Fu与放线菌素D联合化疗。②对症治疗，使化疗发挥作用，降低颅内压用甘露醇或山梨醇，半个小时滴完。③控制抽搐可用安定、巴比妥或哌替啶等药物。④防止并发症加昏迷、抽搐跌倒、咬伤、吸入性肺炎等，要做好护理工作，同时要及时纠正电解质紊乱及酸碱平衡失调。

（4）咯血　一旦发生大咯血，处理较困难，目前尚无理想的处理方法。①用垂体后叶素加入5%葡萄糖液静脉滴注。②出血药物可用氨甲苯酸及对羧基苄胺等。③如能确定出血部位，条件及时间许可，考虑急诊肺叶切除。同时注意抗休克，纠正贫血。抗感染及防止咯血而引起窒息。

（三）辨证治疗

1.辨证施治

（1）瘀毒蕴结型

治法：清热解毒，活血祛瘀。

方药：黄连解毒汤合桃红四物汤加减。生地黄、桃仁、赤芍、当归、大黄、黄连、黄柏、山慈菇、半枝莲、莪术、茜草、墨旱莲、仙鹤草。

加减：若下腹疼痛较甚，加白芍、甘草、醋延胡索、醋香附，以理气化瘀、缓急止痛；若胸闷腹满，恶心呕吐，加川楝子、炙枇杷叶、淡竹茹、石斛、代赭石，以清肝和胃，降逆止呕；若口干纳差、大便秘结，加天冬、玄参、生麦芽、瓜蒌仁、郁李仁，以滋阴生津，润肠通腑；若阴道出血日久不止，乏力、心悸、气短者，加太子参、炙黄芪、地榆炭、三七粉（冲），

以益气扶正，散瘀止血。

（2）邪毒蕴肺型

治法：清热解毒，润肺止咳，化瘀止血。

方药：百合固金汤加减。百合、玄参、川贝母、生地黄、麦冬、赤芍、丹参、白花蛇舌草、生薏苡仁、败酱草、重楼、甘草、紫菀。

加减：若口干、痰中带血，加天花粉、芦根、白茅根、槐花炭，以滋阴清肺、凉血止血；若胸痛、低热，加全瓜蒌、川楝子、连翘、银柴胡，以加强解毒化瘀；若消瘦、纳差者，加炒白术、太子参、焦三仙，以益气健脾消食。

（3）气血亏虚型

治法：益气养血，扶正祛邪。

方药：十全大补汤加减。人参、炒白术、茯苓、当归、赤芍、川芎、熟地黄、炙甘草、炙黄芪、半枝莲、重楼、焦山楂、鸡内金。

加减：若下血淋漓不断，加茜草炭、藕节炭、仙鹤草，以益气固涩止血；若虚烦不服，加炒酸枣仁、柏子仁、红枣，以滋阴养心安神。

2.外治疗法

（1）针灸　取中极、关元、石门、气海、脐中、中脘、巨阙、鸠尾、膻中、天突等穴。先针后灸，适用于绒毛膜癌气血亏虚型。

（2）塞法　天皂合剂：天花粉250mg，马皂150mg，做成粉剂，装入胶囊，置入阴道后穹隆，每5~7日1次，7~8次为1个疗程。用前先做天花粉皮试。适用于绒毛膜癌瘀毒蕴结型、邪毒蕴肺型。

（3）灌肠法　用1%~5%大蒜液30ml灌肠。适用于恶性葡萄胎、绒毛膜癌化疗所致的腹痛腹泻。适用于绒毛膜癌瘀毒蕴结型、邪毒蕴肺型。

（4）扑粉法　用云南白药局部上药治

疗绒毛膜癌或恶性葡萄胎阴道转移瘤体破裂出血。适用于绒毛膜癌瘀毒蕴结型、邪毒蕴肺型。

3. 单方验方

①紫草 30g，每日 1 次，水煎服。具有活血解毒功效，适于绒癌及侵蚀性葡萄胎。

②向日葵盘 90g，凤尾草 60g，水杨梅 60g，每日 1 剂，水煎服。适用于 I～II 期绒癌。

③五灵脂、炒蒲黄、茜草根各 5g，红花、当归、山慈菇、阿胶、乳香、泻药各 10g，海螵蛸 30g，丹参 15g。每日 1 剂，水煎服。适于 I～II 期绒癌。

④白及、黄芪、败酱草各 15g，冬瓜仁、薏苡仁、赤小豆、鱼腥草各 30g，茜草、党参、当归、阿胶各 10g，每日 1 剂，水煎服。适用于绒癌阴道持续出血者。

⑤八月札、白花蛇舌草各 60g，每日 1 剂，水煎服。适于绒癌及恶性葡萄胎无肺转移者。

⑥生薏苡仁 50g，白花蛇舌草 30g，野荞麦根 30g，山海螺 30g，天花粉 15g，大贝母 15g，紫草根 20g，每日 1 剂，水煎服。适于恶性葡萄胎或绒毛膜癌有肺转移者。

⑦壁虎 40 条，研粉，加蜈蚣粉 10g，每日服 2~3 次，10 天服完。忌海味、咸、酸、辣、酒、冷等食品。适用于绒癌肺转移的患者。

（四）医家诊疗经验

1. 何任

何任根据临床经验，提出治癌肿十二字原则，即"不断扶正，适时攻邪，随症治之"。"不断扶正"是指治疗自始至终以调整气血，培益本元，使患者提高抗病能力。"适时攻邪"即适时地用中药抗癌药。如果化疗结束，恢复期间，可以适时多用些抗癌中药。"随症治之"是指在癌肿治疗过程中，由于症状的轻重、病程的长短，

以及年龄、性别的差异，饮食、环境的不同，出现的病情多种多样、不尽相同，应视病情而加减。一般常用清、解、和、渗、消导、开胃等法，以调达和营，解热止痛，消肿利尿。

2. 严国斌

严国斌认为对于癌肿的治疗，必须从全面考虑、把中西医攻补两法有机地结合，以达到最大限度地消灭癌肿，同时又有利于保护机体。中医药与手术、放疗、化疗结合，扶正与祛邪的有机结合，较单纯应用抗癌攻邪的方法，具有提高疗效、延长生存期的作用。如应用益气健脾、和胃降逆的方药，可以减少因化疗所致的胃肠道反应；用益气补血、温补脾肾的方药，可以预防化疗对造血功能的损害，从而维持血常规的正常值；以益气养阴、清热解毒的方药，不但可以减轻放疗所造成的阴津耗伤，还可以提高疗效，延长缓解期。癌肿手术切除后、以辨证分型扶正祛邪进行治疗，常使许多患者，延长了生存时间。

3. 钱伯煊

钱伯煊认为癥积以下焦病变及妇科病证为多、瘕聚以中下两焦病变较多。癥积之为病，多由于瘀积气滞逐渐形成，瘕聚之为病，多由于肝气郁结遂致发生。治疗方法，癥积以化瘀为主，体实者方用琥珀散加减（三棱 6g，莪术 6g，赤芍 9g，当归 9g，刘寄奴 6g，牡丹皮 9g，熟地黄 12g，官桂 3g，乌药 6g，延胡索 6g），体虚者方用桂枝茯苓丸加减（桂枝 6g，茯苓 15g，牡丹皮 9g，桃仁 9g，赤芍 9g）。瘕聚以行气为主，偏于寒者方用加味乌药汤加减（乌药 6g，砂仁 3g，木香 6g，延胡索 6g，制香附 6g，炙甘草 6g）；偏于热者方用丹栀逍遥散加减（柴胡 6g，当归 9g，赤芍 9g，白术 6g，茯苓 12g，甘草 6g，薄荷 3g，煨姜 3g，牡丹皮 9g，栀子 9g）。

4. 串德衔

串德衔认为癥瘕由气滞血瘀而成，投治血消癥、破血溃坚的桂枝茯苓丸加减。守方服用，消癥瘕于无形，免除手术之苦。由于气滞血瘀，使脏腑功能失调、常致痰湿凝滞，故除活血化瘀外，尚应辅以利湿化痰、软坚散结之品，如昆布，海藻、贝母、苍术、薏苡仁、半夏、陈皮、车前子、白茅根、通草等品，随症选用。另外，理气活血之品，久服必致正气暗耗，因而，需视患者体质之强弱，适当加用补益之品，诸如人参、甘草、山药、当归之类，正气充实方能祛邪有力。

5. 刘奉五

刘奉五认为在使用化疗之前，应当全面地分析其整体和脾胃功能情况。根据中医的基本理论辨证分析，同时要注意到肝气为害，若肝郁气滞，横逆犯脾胃，则脾胃升降失司，也会诱发前述症状。另外，妇科恶性肿瘤的药物治疗，又往往在手术或放疗后配合进行。手术后多表现为阴虚、血虚或气阴两伤。放疗后多因放射线的烧伤而出现阴虚血少、津液耗伤、气阴两伤、热蕴胃肠等证候。因此，在术后或放疗后及时根据四诊所见，辨证地配合中药治疗，以纠正机体气血阴阳之偏向，就有可能避免或减轻化疗的副反应。

6. 郑树珪

郑树珪认为聚与瘕病轻而未成形，以气滞为主，当以疏肝理气；积、癥、痞块病已成形、辨明是血是痰，而以消痰、活血、化瘀兼以理气。但包块既成，病必日久，虽为有形之邪实，但正气亦虚，此时正虚邪实，扶正软坚法不可忽视。

7. 杜雨茂

癌症的中、晚期患者，由于病邪久留，正气日耗，身体本已虚弱，又受到"化疗"药物毒副作用的影响，气血更加亏耗。临床除具有癌症病痛外，往往呈现头昏、倦怠、乏力、气短、恶心、厌食、失血、脱发、四肢浮肿、身体羸瘦，脉细无力、唇舌色淡等一派气血亏虚之象。常用益气养血解毒之品，使疗效改观，尤其是防止白细胞降低，收效较显著，常用方药为：白糖参6~9g（气虚甚者可改用人参），黄芪20~30g，白术12g，茯苓12~15g，当归12~15g，鸡血藤15g，三七3g（冲），藤梨根30g，败酱草20~30g，仙鹤草15g，炙甘草6g。

8. 王宏琳

王宏琳以家传方桃红夏丹汤治"鬼胎"，遵古训"大积大聚，其可犯也，衰其大半而止"。灵活运用治疗葡萄胎均获良效。桃红夏丹汤方：桃仁15g，红花15g，当归15g，白芍20g，地骨皮15g，夏枯草15g，牡丹皮15g。服药后见下血量多，即停药，改以四物汤加人参、黄芪扶正祛邪，达到邪去体康之目的。

9. 李光荣

李光荣认为女性具有"多瘀"的特点，瘀积日久，则可成瘕，癥瘕乃瘀血的重症。子宫内膜异位症、子宫肌瘤、卵巢囊肿、盆腔炎性包块、妇科恶性肿瘤均属于癥瘕的范畴，在辨证论治的基础上均酌情应用活血药。结合辨病与现代药理研究，病异药殊。认为女性癥瘕之瘀血位于肝经，治疗癥瘕所选用的活血药均有入肝经的特点，常用药物包括赤芍、丹参、三棱、莪术、穿山甲、桃仁、生山楂、五灵脂、生蒲黄、益母草、苏木等。宫颈癌、子宫内膜癌、卵巢癌为妇科发病率较高的恶性肿瘤，常选用莪术。妇科肿瘤除瘀血外多有脾虚、痰湿、热毒。因此在治疗妇科癥瘕时不能仅局限于活血化瘀，还应在活血化瘀的基础上审症求因，辨证论治。妇科恶性肿瘤常治以健脾祛湿、活血解毒等。常用的理气药包括柴胡、夏枯草、香附、橘叶、乌药、荔枝核、橘核、川楝子、枳壳等；常用的健脾祛湿药包括炙黄芪、炒白术、山药、茯苓、猪苓、生薏苡仁、车前子、苍术等；常用的化痰药包括清半夏、陈皮、胆南星等；常用的温经药包括桂枝、附子、肉桂等；常用的软坚散结药包括海藻、生牡蛎、夏枯草、皂角刺、海蛤壳、瓦楞子、鸡内金等。如经行乳胀之气滞而病位在上者，配香附、橘叶以理气行滞；小腹或少腹胀痛、喜温之气滞而病位在下者，则选用乌药、荔枝核、橘核。善用药对，活血药对由活血药或破血药组成，如三棱配伍莪术、莪术配伍穿山甲、莪术配伍桃仁、莪术配伍生山楂、赤芍配伍丹参、泽兰配伍益母草等。

五、预后转归

本病患者在化疗后，死亡率逐渐下降，由过去的 90% 下降到 10%。Ⅰ、Ⅱ期均可治愈，Ⅲa 期死亡率为 5.9%，Ⅲb 及Ⅳ期各为 30.8%、40%。脑、肝转移由死亡率 100% 下降至 41.6%~25%，生存率大大提高。

六、预防调护

由于恶性滋养细胞肿瘤在化疗中反应多，变化迅速，护理工作是一件极为重要的事情，而且直接关系到治疗的效果。

（一）护理

1. 日常护理

①注意生命体征变化，注意体重变化，要求用药前及用药半个疗程时各测体重一次，根据体重变化计算用药量。呕吐频不能进食者，应及时复测体重。

②严格遵从医嘱配药，配药剂量要求准确无误。注射药物尽量在使用前配药，以免药物变质。避免药物直接受阳光照射，以免药物发生分解，影响疗效，增加副作用。

③由于化疗疗程长，静脉穿刺时要注意无菌操作，注意保护大静脉，穿刺时从下端小静脉开始。输液时要严格按医嘱调整滴速，并保证全量药物全部输入患者体内。定时巡视，发现副反应或其他异常症状、体征，要及时报告值班医师，并做好记录。

2. 手术患者的护理

①严密观察 T、P、BP 变化，注意观察出血情况，注意有无感染情况的发生。

②做好外阴清洁护理工作，留置导尿管 24 小时要去除。

③对术后有恶心、呕吐者要及时处理，给止吐、镇静、止痛药物。

④术后化疗患者，闭合腹壁时要用粗丝线、蚕肠线缝合，加固包扎。预防切口愈合不良，或裂开。

3. 口腔溃疡护理

平时多饮开水，每日早晚用无菌生理盐水或其他药水漱口，清洁口腔。0.25%利多卡因溶液喷口腔，可减轻疼痛，利于饮食。

4. 伪膜性肠炎护理

注意腹泻次数，大便性质，注意床边隔离，防止交叉感染。腹泻严重时要加强护理，注意电解质平衡失调和酸中毒的发生。协助医生做好抢救工作，保证规定时间内输入全部液体。做好出入量记录。

5. 脑转移的护理

单间房，保持安静，避免外界刺激。专人护理，做好各种特殊记录，将病情及时报告医师。备好各种抢救用品及药品，如腰穿包、吸氧器、氧气、开口器。平卧位，头偏向一侧，做好口腔护理，注意大小便情况，必要时留置导尿管，注意预防感染。昏迷、偏瘫患者，多翻身，局部按摩，防止压疮的发生。

6. 动脉给药

要做好用品准备工作，输液时要注意

无菌操作，以免发生静脉炎，输液接头无渗漏。要随时按要求调节输液速度。瓶内药物不能走空，瓶内加药不要将药瓶下降，以免回血堵塞输液管。输液橡胶管要固定好，以免脱落。输液橡胶管宜每日换一次；定期检查皮肤切口，消毒后更换新无菌纱布包扎，注意伤口有无感染。

7. 饮食调护

肿瘤患者的饮食，以易于消化、富有营养、清淡不腻为宜。为了顾护脾胃的运纳功能，应忌辛辣、生冷、烟酒，对油炸难以消化之荤腥厚味应少吃或不吃。

（二）食疗调护

1. 黄芪粥

取黄芪 30g，切碎，水煎去渣，下粳米 30g 煮粥，空腹食之。每日 1 剂，可连服。适用于绒毛膜癌。

2. 紫草鹌蛋

紫草根 60g，鹌鹑蛋 4 个。将紫草根与鹌鹑蛋同时入锅加水 500ml 同煮，待蛋熟后去壳再煮 5 分钟，食蛋，每日 1 次。可长期服用。有抗滋养细胞肿瘤生长的作用。适用于绒毛膜癌。

3. 益母草粥

益母草 60g（鲜品 120g），粳米 50g，红糖适量。先将益母草洗净、切碎、水煎去渣，然后加入粳米、红糖煮粥，每日 1 剂。功能祛瘀活血、调经止痛。适于内有瘀血、漏血不止、小腹作痛者。

4. 马兰头炒石耳

马兰头 60g，石耳 10g，鸡丝 50g。将上 3 味用清油炒熟食用，每日 1 次。适用于绒毛膜癌血虚型。

5. 菝葜天冬煮肉

菝葜 60g，天冬 30g，猪瘦肉 120g。先将前 2 味中药加水 1000ml 煮汁，以汁煮肉服食，每日 1 次，可连用。防护化疗反应，具有增进食欲、减少呕吐、增加体力、提

高红细胞及血红蛋白，并有一定的止痛安眠作用。适用于绒毛膜癌。

6. 妇科乌骨鸡汤

乌骨鸡 1 只，银杏 15g，莲子肉 5g，江米 15g，胡椒末 3g。将乌骨鸡如常洗净，后几味药装入鸡腹内加水 3000ml 煮熟，空腹服食。适用于绒毛膜癌脾虚型患者。

7. 麒麟茸

麒麟茸 50g，白糖适量。将麒麟茸加水 300ml 煮熟，加白糖服食，每日 1 次。适于滋养细胞肿瘤恢复期，可增加抵抗力、抗感染。

8. 灵芝煲乌龟

乌龟一只，灵芝 30g，红枣 10 故。先将乌龟放入锅内，清水煮沸，捞出后，宰净去内脏，切块略炒。然后与去核红枣及灵芝用瓦锅煲汤。食时调味，饮汤吃肉。功能益气滋阴，增强机体的免疫力，且有养血作用，适用于各种肿瘤患者的辅助性抗癌，有条件可常服。

9. 牡蛎鸡

牡蛎肉 15~30g，童子鸡（小公鸡）1 只。常法杀鸡、洗净后，装入大盆内备用。再将牡蛎肉（干品则先发好）切成块状，放鸡肉上，以干净的竹叶盖好、加葱段、姜块、清汤、上笼蒸至烂熟。出笼后，去葱、姜，放入味精、食盐，另用淀粉勾芡后，烧在鸡上即成。一般肿瘤患者均可食用。

10. 人参莲肉汤

人参 10g，莲子 10 枚，冰糖 30g。将人参、莲子（去芯）用水浸泡后加入冰糖，置锅中，隔水蒸炖 1 小时即可食用。对肿瘤患者气虚、食少、疲倦者适宜。适用于绒毛膜癌。

11. 参归山药调猪腰

猪腰（肾）500g，切开剔去筋膜腺腺，洗净，放锅内，加人参 3g（或党参 1g），当归、山药各 10g，水适量，精炖至腰熟透。捞出猪腰，待冷，切成块或片，放入平盘，

浇酱油、醋、姜丝、蒜末、香油等调料即可食用。本方可适于放、化疗前后的肿瘤患者，经常食用有养血、益气、补肾的作用。

12. 人参粥

人参末 3g，粳米 60g，冰糖适量，同入锅中煮粥食用。对癌症虚弱、心慌气短、失眠健忘、性功能衰退者均适用。

13. 海参羊肉汤

海参（浸透），羊肉各适量，共切片煮汤，加盐、姜调味食之。对肿瘤患者手脚发冷、腰膝酸软，甚则阳痿者有很好疗效。

七、专方选要

1. 蓖麻蛋糕汤

蓖麻子仁 3 个（捣碎），鸡蛋 1 个。将鸡蛋顶端挑破一拇指大小孔洞，把捣碎之蓖麻子仁放入蛋内，搅拌匀后，用纸封洞口，然后将蛋立放瓷盅内预制小铁环上固定，加水于盅内（匀含水浸入纸封蛋洞口），再加热煮蛋 40 分钟，去蛋壳，乘热顿服；或将制好之蛋放瓶上蒸熟也可。

2. 三仁汤

黄芪 15g，白芍 15g，败酱草 15g，赤小豆 30g，薏苡仁 30g，冬瓜仁 30g，鱼腥草 30g，茜草 9g，当归 9g，党参 9g，阿胶 9g，甘草 6g。腹中有块加蒲黄 9g、五灵脂 9g；阴道出血加贯众炭 9g；腹胀加厚朴花 9g；胸痛加郁金 9g、陈皮 9g；咯血重用白及、茜草。水煎服，每日 1 剂。

3. 黄芪败酱汤

黄芪、党参、败酱草、白及、阿胶（烊化）各 15g，当归、茜草各 12g，冬瓜仁、赤小豆各 30g，山慈菇 18g。

4. 益肾活血汤

熟地黄、山茱萸、补骨脂、骨碎补、寻骨风、当归、桃仁、䗪虫、乳香、没药、延胡索各 10g。阳虚加炙附片、肉桂、杜仲；阴虚加枸杞子、龟甲、鳖甲；痛甚加罂粟壳、制川乌、制草乌。

5. 升血汤

配合晚期恶性肿瘤患者进行化疗，防止化疗所致的白细胞下降。黄芪 20~40g，当归 10~15g，鸡血藤 15~20g，茯苓 10~12g，陈皮 10g，熟（生）地黄 12~15g。每日 1 剂，水煎服。若伴有恶心呕吐者，选加半夏、竹茹或代赭石；纳差者选加焦三仙、白术、砂仁等，此方具有较强的补气生血之功。

主要参考文献

[1] 改静，李艳玲，衡艳林，等. 宫颈癌预防的现状及研究进展 [J]. 饮食保健，2019，6（5）：295-296.

[2] 赵霞，方向明. 醋酸亮丙瑞林预处理联合腹腔镜下子宫肌瘤剔除术治疗巨大型子宫肌瘤临床观察 [J]. 中华全科医学，2015（8）：1293-1295.

[3] 李景轩，童英，陈冰，等. 醋酸亮丙瑞林联合腹腔镜下子宫肌瘤剔除术治疗巨型子宫肌瘤的临床观察 [J]. 河北医学，2016，22（9）：1476-1477.

[4] 迟娇，张艳丽. 耳压疗法联合坤泰胶囊治疗子宫肌瘤合并围绝经期综合征疗效观察 [J]. 海南医学，2016，27（18）：3032-3033.

[5] 刘勘平. 宫腔镜下子宫肌瘤切除的临床应用 [J]. 基层医学论，2016，20（33）：4749.

[6] 马维梅. 临床路径在子宫肌瘤患者围手术期护理中的效果分析 [J]. 心理月刊，2019，2（14）：87.

[7] 薄雪. 护理质量持续改进在子宫肌瘤护理中的作用分析 [J]. 养生保健指南，2019，14（2）：144.

[8] 李丹. 阴道超声在腹腔镜多发子宫肌瘤剔除术中的应用价值研究 [J]. 实用妇科内分泌杂志，2016，3（4）：110-112.

［9］邱钦红. 卵巢肿瘤的超声诊断现状及进展
　　［J］. 养生保健指南，2019，14（5）：15.

［10］张颖，赵世芬，项玉平，等. 超声检查对
　　良恶性卵巢肿瘤的诊断价值分析［J］. 中
　　国医药指南，2018，16（34）：161.

［11］张生，郭朝，金先庆，等. 不同手术方式
　　治疗小儿卵巢肿瘤的疗效对比研究［J］. 临
　　床小儿外科杂志，2018，17（12）：939-

942.

［12］金香花. 连续性护理在绒毛膜癌化疗治疗
　　中的重要性［J］. 中国保健营养，2015，
　　9（3）：231.

［13］刘艳丽，吕涛. 超声造影鉴别诊断侵蚀性
　　葡萄胎与绒毛膜癌的价值［J］. 西南国防
　　医药，2018，28（10）：974-976.

第八章 子宫内膜异位症

具有生长功能的子宫内膜出现在子宫腔以外的身体其他部位时，称为子宫内膜异位症，简称内异症。子宫内膜异位症是目前妇科常见疾病之一，近年来发病率明显增高。多见于育龄女性，以30~40岁女性居多。初潮前无发病者，绝经后异位内膜组织可逐渐萎缩吸收，妊娠或使用性激素抑制卵巢功能可暂时阻止此病的发展，故子宫内膜异位症的发病与卵巢的周期性变化有关。流行病学调查提示此病与遗传有关，可能为一种多基因遗传病。

异位子宫内膜可出现在身体不同部位，多数位于卵巢、宫骶韧带、子宫下部后壁浆膜层以及直肠子宫陷凹、乙状结肠的腹膜层和阴道直肠隔。其中以卵巢最为常见，约占80%，也可见于宫颈、会阴侧切或腹壁手术切口等处，脐、肺及四肢等均可发病，但很罕见。该病在形态学上属良性，但具有播散、种植、侵袭或转移等类似恶性肿瘤的行为。不同患者病变范围的大小相差悬殊，临床症状往往与病变严重程度不对应。

中医古籍中虽然没有"子宫内膜异位症"的病名，但是有内异症病证类似的描述，如《金匮要略》中记载"带下，经水不利，少腹满痛。"《妇人大全良方》中曰："妇人疝瘕，由饮食不节，寒温不调？多夹于血气所成也.其脉弦急者生？其发腹痛，逆气上行，此为胞中有恶血，久则结成血瘕也。"《景岳全书》云："瘀血留滞作癥，唯妇人有之……总由血动之时，余血未净而一有所逆，则留滞日积而渐成癥矣。"《证治准绳》谓："血瘀之聚……腰痛不可俯仰……小腹里急苦痛，背脊疼，深达腰腹……此病令人无子。"由此可见古代医家对内异症早有一定的研究。根据临床表现将其归于中医学"痛经""月经过多""不孕""癥瘕""性交痛"等范畴。临床主要表现为痛经、不孕、月经过多、盆腔包块、经期吐衄、经期尿血、便血等。

一、病因病机

（一）西医学认识

1.病因

异位子宫内膜来源至今尚未阐明，目前主要病因及发病因素有子宫内膜种植学说和遗传学说等。

（1）子宫内膜种植学说 Sampson最早提出月经期脱落的子宫内膜碎片，随经血逆流，经输卵管进入腹腔，种植于卵巢和邻近的盆腔腹膜，并继续生长和蔓延，发展形成盆腔子宫内膜异位症。有生殖道畸形或梗阻的女性如先天性阴道闭锁或宫颈狭窄等经血排出受阻者常并发子宫内膜异位症，说明经血逆流可致子宫内膜种植，剖宫产后腹壁切口瘢痕或分娩后会阴切口出现异位子宫内膜，是术者将子宫内膜带至切口造成医源性种植。

（2）淋巴及静脉播散学说 在盆腔静脉或淋巴结中发现子宫内膜组织存在支持该论点。并认为远离盆腔部位的器官如肺、手、大腿的皮肤和肌肉组织发生的子宫内膜异位，可能是通过淋巴或静脉播散的结果。

（3）体腔上皮化生学说 卵巢表面的生发上皮、盆腔腹膜、胸膜均起源于胚胎时期具有高度化生潜能的体腔上皮，由于其受经血、卵巢激素及慢性炎症因子的反复刺激，被激活转化为子宫内膜样组织，形成子宫内膜异位症。在兔动物实验已经证实，未分化的腹膜组织在内源性生化因素诱导下，可发展为子宫内膜组织，种植的内膜组织可以释放化学物质诱导未分化的间充质细胞形成异位子宫内膜组织。

（4）免疫与炎症学说　越来越多的证据表明免疫调节异常在内异症的发生、发展各环节起重要作用，表现为免疫监视功能、免疫杀伤细胞的细胞毒作用减弱而不能有效清除异位内膜。有人认为女性在免疫功能正常的情况下，月经期经输卵管逆流入腹腔的内膜细胞被以腹腔巨噬细胞为主的局部免疫系统杀灭。若局部免疫功能不足或逆流腹腔内的内膜细胞数量过多时，免疫细胞不足以将其杀灭、清除干净，即发生子宫内膜异位症。

（5）遗传因素　内异症有一定的家族聚集性，某些患者的发病可能与遗传有关。异位症患者一级亲属的发病风险是无家族史患者的7倍。研究发现有一级亲属发病史的患者发病年龄早、重症比例高，提示该疾病受许多基因位点的多组基因控制，易受环境等其他因素影响。此外，有研究发现内异症与谷胱甘肽转移酶、半乳糖转移酶和雌激素受体的基因多态性有关，提示该病存在遗传易感性。

（6）其他因素　国内学者提出"在位内膜决定论"，认为在位内膜的生物学特性是内异症发生的重要因素，局部环境是影响因素。内异症患者在位子宫内膜的特性如黏附性、侵袭性、刺激形成血管的能力均强于非内异症患者的在位子宫内膜。环境因素也与内异症之间存在潜在联系。血管生成因素也可能参与内异症的发生，患者腹腔液中增多的血管生成因子，使盆腔微血管生成增加，导致异位内膜种植生长；异位内膜除自身分泌雌激素外，还可削弱局部对雌激素的灭活作用，促进自身增殖；此外异位内膜细胞自身凋亡减少，也可能与疾病进程有关。

2.病理

内异症基本病理变化为异位内膜随卵巢激素的变化而发生周期性出血，导致周围纤维组织增生和囊肿、粘连形成，病变区出现紫褐色斑点或小泡，最终发展成为大小不等的紫蓝实质性结节或包块。

（1）卵巢　卵巢最易被异位内膜侵犯。卵巢子宫内膜异位症最多见，约80%患者的病变累及一侧卵巢，双侧卵巢同时波及者约50%。早期卵巢表面及皮层中可见红色、紫蓝色、褐色斑点或小囊，随着病变的发展，异位内膜侵犯卵巢皮质并在其内生长，反复周期性出血形成单个或多个囊肿形的典型病变，以单个多见。囊内含暗褐色黏糊状陈旧血，状似巧克力液体，称卵巢子宫内膜异位囊肿，又称卵巢巧克力囊肿。囊肿直径一般多在5~6cm以下，大者直径可达25cm左右，整个卵巢表面呈灰蓝色。囊内压力过高时囊壁可出现小的裂隙并有少量血液渗漏，引起腹壁局部炎性反应和组织纤维化闭合，导致卵巢与周围邻近组织器官如子宫、阔韧带、盆腔侧壁、乙状结肠等紧密粘连，致使卵巢固定在盆腔内不能活动。这种粘连是卵巢子宫内膜异位症的临床特征之一。

（2）宫骶韧带、直肠子宫陷凹、子宫后壁下段　这些部位处于盆腔后部最低处，与经血中的内膜碎屑接触的概率最大，是内膜异位的好发部位。早期局部可出现散在紫褐色出血点或颗粒状散在结节，子宫韧带增粗或结节样改变，病变发展使子宫后壁与直肠前壁粘连，直肠子宫陷凹变浅，甚至消失，严重者的异位内膜向直肠阴道隔发展，在隔内形成包块，并向阴道后穹隆或直肠腔凸出，但极少穿透阴道或直肠黏膜。

（3）腹膜　早期病变通过腹腔镜可见到一些典型紫蓝色或黑色结节；一些无色

素的早期子宫内膜异位腹膜病灶，如白色透明腹膜灶、红色火焰状样、息肉样、卵巢周围粘连、黄棕色腹膜斑等。这些病灶发展成典型的色素病灶需 6~24 个月时间。

（4）宫颈　很少累及。病灶位于表浅的黏膜面或深部间质内。表浅者多为子宫内膜直接种植所致，在宫颈表面可见暗红色或紫蓝色小颗粒，月经期略增大，易被误诊为宫颈腺囊肿。深部病灶可能由直肠子宫陷凹异位灶直接蔓延而来，在宫颈剖面可见紫蓝色小点或含陈旧血液的小囊腔。

（5）输卵管　可在管壁浆膜层见到紫褐色斑点或小结节。输卵管常与周围病变组织粘连，因扭曲而影响其蠕动，但管腔多通畅。

（6）其他部位　膀胱、阑尾、直肠异位病灶呈紫蓝色、红棕色点片状病损，很少穿透黏膜层。会阴及腹壁切口瘢痕处异位病灶因反复出血导致纤维组织增生而形成压痛结节，偶见典型的紫蓝色或巧克力样出血灶。

3. 危险因素

目前认为内异症发病的危险因素有年龄、月经紊乱、痛经、孕产史、生活习惯、生殖道梗阻、内分泌紊乱等，还有学者认为有人工流产、免疫、遗传、环境因素、社会经济状况等。

（1）年龄　多发于生育年龄，大多数发生在 25~44 岁之间，发病率为 76.1%。近些年随着研究的进展，人们认识到内异症可以发生在青少年，甚至于青春前期的儿童。有在初潮后 1 个月和 5 个月即诊断内异症的报道。

（2）月经　一般认为经血逆流是子宫内膜异位症发病的主要原因，从理论上讲，增加经血逆流的概率的事件可促进内异症发生，月经过多与内异症发病有密切关系。初潮年龄与发病危险呈负相关，初潮年龄小，经血反流早，内膜种植概率大；月经

周期短、行经频率快，内膜反流概率相对增多；月经持续时间长，血量多，发生内异症概率也相应增加。

（3）痛经　痛经与内异症有明显关系，痛经与子宫内膜异位症的因果关系还有争论，可能痛经者的经血和脱落的子宫内膜中含有高浓度前列腺素，具有强烈的收缩子宫平滑肌的作用。这一作用可以促使经血倒流，促进内膜细胞种植。尤其是发生于内异症之前的痛经，经期宫缩加强，增加了经血逆流的概率。

（4）孕产史　妊娠期间，月经停止来潮，无经血逆流，同时在大量孕激素作用下，异位内膜发生坏死萎缩，故妊娠可视为内异症的保护因素。

（5）生活习惯　有研究报道女性经常着紧身衣发生内异症的危险性，约为无此生活习惯女性的 2.78 倍。经期女性免疫力下降，经期骑自行车导致经血逆流，也是内异症的易患因素。此外，酗酒可使内异症的发病危险性增高 50%。每天摄入咖啡因超过 30mg，内异症的发病率也会增加。因为咖啡因可改变输卵管的功能和收缩，也可能使体内雌激素增高。研究发现吸烟与内异症无关，但亦有报道吸烟可降低内异症的发病率，需进一步研究。

（6）子宫异常　患生殖道梗阻、子宫肌瘤或子宫腺肌病女性，内异症的发病率增高。按照人的生理结构，正常子宫应是前倾前屈的，便于经血流出，如若子宫后倾后屈，则会阻碍经血的正常排出，经血逆流入腹腔内，引发子宫内膜异位症。

（7）避孕药　避孕药影响内异症的发病率，研究发现目前或近期应用口服避孕药者与未应用者相比，发生内异症的危险较低，但停用时间较长者（如 2~4 年以上）危险较高。这主要是由于口服避孕药使月经规律，而长期使用能使子宫内膜变薄，月经减少，减少了经血逆流的概率。

（8）妇科手术史和内异症　很多学者认为，妇科手术史尤其是人工流产术是内异症发病率增多的主要原因之一。手术时宫内压力升高可把一些子宫内膜组织挤进输卵管，进而流入腹腔，理论上讲，会增加子宫内膜腹腔种植的概率。

（9）免疫功能异常　随着分子生物学及免疫学技术的发展，大量研究表明免疫机制在异位子宫内膜的种植、定位、黏附及生长、生殖过程均起重要作用，可以认为内异症是一种自身免疫性疾病。阑尾或扁桃体（机体的免疫器官）切除后发生内异症的危险性增加，这与患者免疫功能低下，T细胞减少，不能发挥细胞毒性作用，抵抗内膜的侵犯和阻止其种植和发展有关。

（10）遗传因素　内异症曾被认为是一种常见于白种女性上层社会的"文明病"。亦有报道该病在黑人发病率低，而黄种人较高。近年发现此病的发生率无种族差异。病例对照研究显示，直系亲属中有内异症的女性，其发病的可能性较对照组明显增加，而且，EMS家族史阳性的患者发病年龄较轻，病情亦较重，提示此病与遗传因素有关。研究表明，内异症和卵巢肿瘤发病基因有一些是相同的，有人认为卵巢透明细胞癌及子宫内膜样癌就是内异症病灶癌变的结果。

（11）环境因素　二噁英是一种化学工业制剂，在垃圾燃烧后的灰迹中含量很高，其在人体内的T1/2很长，可长期滞留，储存于脂质及细胞内，并缓慢释放入血，达到一定浓度后即出现致畸、致癌作用，降低机体免疫功能。流行病学资料表明，二噁英污染可能与内异症发病有关。

（二）中医学认识

子宫内膜异位症属中医血瘀证。其主要病机为瘀血留结于下腹，瘀阻冲任、胞宫、胞脉、胞络，影响气血运行，不通则痛；瘀积日久，形成癥瘕；阻碍两精相合，导致不孕；瘀血不去，新血不得归经，致经量多、经期延长等。总之，本病的关键在于瘀。导致瘀血形成的原因，又有虚实寒热的不同。

1. 气滞血瘀

七情内伤，肝郁气结，疏泄失职，气机不利，血行不畅，瘀阻胞中，胞脉不通而痛，发为痛经。瘀血停留日久不能排出，聚而成癥瘕。瘀血阻滞，冲任胞宫功能失调，可致月经不调导致不孕。

2. 寒凝血瘀

素体阳虚，阴寒内盛，或新产、流产后，或经行之时，不知谨避，感受寒邪，使阴寒之邪客于胞宫、冲任，血为寒凝，运行迟滞，冲任气血不利而发病。

3. 肾虚血瘀

先天肾气不足，阳虚不能温煦冲任、胞宫，虚寒滞血，发为本病。产育过多或多次宫腔手术，损伤胞宫胞脉，经期产后经血未净即行房事，震动血海，损伤肾气，冲任失于流畅，血瘀胞脉而发病。

4. 湿热瘀阻

宿有下焦湿热，或经期，产后感受湿热之邪，注于胞中，胞脉、湿热与血搏结，发生本病。或病程日久，瘀久化热，瘀热胶结，气血不得畅行而发病。

二、临床诊断

（一）辨病诊断

1. 诊断要点

（1）病史　有渐进性加剧的痛经史、不孕史、剖宫产、人工流产、诊断性刮宫等宫腔手术史。经期妇科检查，生殖器官先天畸形，如阴道横膈，宫颈闭锁、后天宫颈粘连等经血倒流的病史。

（2）症状

①痛经：是子宫内膜异位症的典型症

状，并随局部病变逐年加重。一般多发生在经前 1~2 天开始，经期第一天最重，以后逐渐减轻，月经干净时消失，个别患者在经净后仍有疼痛。疼痛多位于下腹部及腰骶部，可向阴道、会阴、肛门及大腿部放射。疼痛与病灶大小并不成正比，严重的，较大的卵巢子宫内膜异位囊肿可能疼痛较轻，散在盆腔腹膜上小的结节病灶反可致剧烈痛经。少数患者诉长期下腹痛，经期更甚。

②不孕：为该病最常见的症状。可能与盆腔内器官和组织广泛粘连和输卵管蠕动减弱，以致影响卵子的排出、摄取和受精卵的运行有关，或与黄体期功能不足，黄素化未破裂卵泡综合征有关。内膜异位症患者不孕率可高达 40%。

③月经失调：与内分泌失调、并发子宫肌腺症、子宫肌瘤有关。常表现为经量增多、经期延长或周期紊乱。

④性交痛：因病变累及直肠子宫陷窝、阴道直肠隔或子宫骶骨韧带，子宫极度后倾并粘连固定，性交时子宫颈受到碰撞、子宫的收缩和向上提升引起疼痛，表现为深部性交痛，而且来潮前性交痛更为明显。

⑤急性腹痛：多数为卵巢巧克力囊肿破裂所致。

⑥其他症状：肠道子宫内膜异位症可出现腹痛、腹泻、便秘、血便；累及膀胱则出现尿痛、周期性血尿；切口局部内膜异位经期出现肿、硬、痛，浅表者局部有呈紫蓝色硬结。经后局部疼痛缓解，硬结变软、缩小。下次月经期又复发，并随时间的延长，包块逐渐增大，疼痛加剧；肺部子宫内膜异位症可出现周期性咯血；鼻黏膜子宫内膜异位时可出现周期性鼻出血等。

2. 相关检查

（1）子宫盆腔 CT 及 MRI　对子宫内异

症有诊断价值，但费用昂贵，不作为初选的诊断方法。

（2）血清 CA125 测定　血清 CA125 水平可增高，重症患者更为明显，但变化范围很大，临床多用于重度子宫内膜异位症，疑有深部异位病灶者，但其敏感性和特异性较低。

（3）腹腔镜　是目前诊断内膜异位症的最佳方法，有助于了解病变的范围和程度，进行确切的临床分期。

（4）剖腹探查　对多方检查不能确诊，又不能排除恶性肿瘤时可行剖腹探查。

（5）子宫输卵管碘油造影　因内膜异位症很少累及输卵管黏膜，输卵管往往通畅，可与盆腔炎相鉴别。

（6）活体组织检查　对可疑病灶可通过取局部组织行病理检查。

（7）其他　肺部、肠道、膀胱等部位子宫内膜异位症，可行月经前后 X 线对照检查，或结肠镜、膀胱镜检查。

（二）辨证诊断

1. 气滞血瘀型

（1）临床证候　经前下腹胀痛，经行痛剧，痛引腰骶，痛甚昏厥，腹痛拒按，经行不畅，夹有血块，块下痛减，肛门坠胀，经前乳房胀痛，胸闷不舒，性交疼痛，舌紫暗，边尖有瘀斑，苔薄白，脉弦。

（2）辨证要点　经行腹痛，拒按，乳房胀痛，舌紫暗，边尖有瘀斑，脉弦。

2. 寒凝血瘀型

（1）临床证候　经前下腹隐痛，经行疼痛加剧，得温痛减，月经后期，量少、色暗或夹有血块，形寒肢冷，带下量多，色白，大便稀，舌暗红或边尖有瘀斑，苔薄白或腻，脉弦或沉紧。

（2）辨证要点　经行腹痛，得温痛减，经迟，量少，形寒肢冷，舌暗红，苔白，脉沉紧。

3. 湿热瘀阻型

（1）临床证候 下腹疼痛，有灼热感，经行腹痛加剧，月经先期，色暗红、质黏，或淋漓不断，或伴低热，心烦易怒，口干不渴，大便不畅或干，带下量多，色黄，舌质红，苔薄黄，边尖可有瘀点，脉滑。

（2）辨证要点 经行腹痛有灼热感，月经先期暗红，带下量多，色黄，舌红，苔黄，脉滑。

4. 肾虚血瘀型

（1）临床证候 经行腰腹疼痛，后期加重，阴部空坠，大便频、质稀，月经量少，色暗淡，质稀，或伴头晕失眠，性欲减退，舌淡暗，体胖或边有瘀斑，苔薄，脉沉细。

（2）辨证要点 经行腰腹疼痛，经少，色淡，头晕失眠，舌淡苔薄，脉沉细。

三、鉴别诊断

（一）西医鉴别诊断

1. 卵巢恶性肿瘤

卵巢恶性肿瘤病情发展迅速，一般情况差，多无痛经，腹痛、腹胀为持续性。盆腔检查可扪及包块，常伴有腹水，种植在子宫直肠窝或子宫骶骨韧带上的肿瘤结节多无触痛。

2. 盆腔炎性包块

盆腔炎性包块有急性盆腔炎和反复感染发作史，疼痛不仅限于经期，平时亦有腹部隐痛。常有发热史，抗感染治疗有效。结核性患者多有其他部位的结核病史，伴低热，经量减少或闭经。子宫内膜活检，经血培养可确诊。

3. 原发性痛经

原发性痛经多见于青春期未婚、未产女性，膜样月经痛经排出大块脱落的子宫内膜后疼痛迅速减轻。妇科检查生殖器官无器质性病变，有时可见宫颈口狭小，子宫过度前屈。

四、临床治疗

（一）辨病治疗

治疗的目的是缓解症状，改善患者生育功能，防止疾病复发。对于年轻有生育要求的患者可采用激素或保守性手术治疗。对于年龄较大，无生育要求的重症患者可行手术根治。

1. 定期随访

子宫内膜异位症早期，症状轻，体征不明显者可定期随访。不孕者积极进行各项检查，促进排卵。经妊娠后，病变可自行消退。

2. 激素治疗

（1）假孕治疗 长期口服大量高效孕激素，配合小量雌激素防止突破性出血，以造成类似人工闭经，称假孕治疗。炔诺酮每日 5mg，口服，第 2 周每日 10mg，分 2 次口服，同时每日口服炔雌 0.05mg/d，连服 6~12 个月。

（2）雄激素 小剂量甲睾酮 5mg/d 舌下含化，连服 3~6 个月。小剂量雄激素可缓解痛经，但不抑制排卵，故仍有受孕可能。发现停经后立即停药。以免孕期服药导致女胎男性化。

（3）GnRH 显效剂 能抑制性激素分泌，使异位内膜的生长受抑制。有鼻腔吸入和肌内注射两种，乙酰胺喷雾剂剂量 300mg，每日 3 次，连用 6 个月，每 6 周肌内注射 1 次，每次 6.6mg，共 3 次。

（4）三苯氧胺 常用量 10mg，每日 2 次，连用 6 个月，不抑制排卵，FSH、LH 无变化，治疗中可受孕，动物实验表明无致畸作用。

（5）孕激素受体拮抗剂 米非司酮与子宫黄体酮受体的亲和力是黄体酮的 5 倍，具有强抗孕激素的作用，每日口服

25~100mg，造成闭经使病灶萎缩。副作用轻，无雌激素样影响，也无骨质丢失危险。米非司酮治疗子宫内膜异位症，为月经第1日开始服米非司酮，每日10mg，连续服用3~6个月。服药后2个月可达到闭经。

3. 手术治疗

手术治疗在解除疼痛、促进生育方面效果较好，是治疗子宫内膜异位症的主要措施。

（1）保守性手术　适用于年轻有生育要求的女性，保留子宫及附件，至少保留一侧附件。手术目的是去除病灶、分离粘连、重建卵巢、修复组织。采用电凝或激光烧灼、破坏或电刀切除表浅病灶，并尽量分离一切粘连，卵巢巧克力囊肿，术中注意避免损伤卵巢的血管，以保留性腺的功能并有生育机会。剖腹手术视野清楚，不易损伤脏器及便于施行附加手术，如重建腹膜、剔除并存的子宫肌瘤及行子宫悬吊术。适用于腹腔镜下难以处理的病灶和粘连。但手术干扰大，再形成粘连概率大。腹腔镜手术的优点是在诊断同时进行治疗，可减少手术的创伤及术后粘连，而且不需住院。但需要特殊的设备及操作熟练的技术人员，且适用于中小型卵巢巧克力囊肿，当子宫直肠窝处病灶至宫颈与直肠粘连而不易暴露时，有伤及直肠的可能。

（2）半保守性手术　对无生育要求或病情需要切除子宫而较年轻者或保守手术失败、药物治疗无效者，可行去除病灶、切除子宫，保留单侧或双侧卵巢术，可免于过早出现绝经期综合征。术后复发率低，后遗症少。

（3）根治性手术切除　双侧卵巢达到彻底治愈的目的。适用于45岁以上，或虽年轻但病情严重者。术后可出现围绝经期综合征症状。

（三）辨证治疗

1. 辨证论治

（1）气滞血瘀型

治法：理气活血，化瘀止痛。

方药：膈下逐瘀汤加味。当归、赤芍、桃仁、红花、枳壳、延胡索、五灵脂、乌药、香附、川芎、牡丹皮、甘草、血竭。

加减：若胀甚于痛者加川楝子；痛甚于胀者加蒲黄、乳香没药；疼痛剧烈加全蝎、三棱、莪术；有癥瘕者加穿山甲、皂角刺、三棱、莪术；月经量多加三七粉、茜草；肛门坠胀、便秘者加大黄。

（2）寒凝血瘀型

治法：温经散寒，活血化瘀。

方药：少腹逐瘀汤。小茴香、干姜、延胡索、五灵脂、没药、蒲黄、肉桂、赤芍、当归、川芎。

加减：若痛甚而厥，四肢不温者加细辛、制附子；若恶心呕吐者加姜半夏、吴茱萸，大便溏薄者去当归，加肉豆蔻、补骨脂、山药。

（3）湿热瘀阻型

治法：清热利湿，活血化瘀。

方药：四妙散合桃红四物汤。苍术、黄柏、川牛膝、当归、桃仁、牡丹皮、薏苡仁、大血藤、败酱草、川芎、生地黄、赤芍、红花。

加减：若痛甚者加延胡索、血竭；若盆腔结节包块者加夏枯草、炙鳖甲；若腹痛兼便秘者加大黄、芒硝；若口苦咽干者加栀子、黄芩。

（4）肾虚血瘀型

治法：补肾调经，活血祛瘀。

方药：大营煎加味。当归、熟地黄、枸杞子、杜仲、牛膝、延胡索、丹参、淫羊藿、鸡血藤、香附、肉桂、炙甘草。

加减：若气虚者加党参、黄芪；便溏者去当归，加补骨脂、肉豆蔻；腰背酸痛者加淫羊藿、桑寄生。

2.外治疗法

（1）体针疗法

①子宫内膜异位症气滞血瘀型：取气海、地机、太冲、合谷穴。刺痛拒按、血瘀重者加三阴交、血海；口苦咽干、肝郁化火者去太冲，加行间；胸胁胀满、烦躁易怒加肝俞、期门。气海、三阴交、肝俞宜平补平泻，其余施泻法。

②子宫内膜异位症寒凝血瘀型：取关元、大赫、肾俞、次髎、三阴交穴。经少、色紫暗，小腹冷痛甚加归来、公孙穴。关元、大赫、肾俞施补法，其余用平补平泻法。

（2）耳针及耳穴压迫法

①取穴内分泌、外生殖器、皮质下、卵巢、少腹部等区。经行前1~2日或行经时埋针，每日按压10余次，每次压15~20下，使局部产生疼痛，以能耐受为度。适用于子宫内膜异位症气滞血瘀型、寒凝血瘀型、湿热瘀阻型、肾虚血瘀型。

②取穴卵巢、交感、内分泌。将王不留行子贴压于上述穴位上，每日自行按压10余次，每次15~20下，使局部产生疼痛以能忍受为度。适用于子宫内膜异位症气滞血瘀型、寒凝血瘀型、湿热瘀阻型、肾虚血瘀型。

（3）梅花针 取肝俞、太冲、次髎、三阴交、腰骶部、膀胱经循经部位穴位。肝俞、太冲、三阴交轻叩至皮肤潮红；腰骶部督脉，膀胱经循行部位用中等刺激；次髎穴重叩，至皮肤微有出血。适用于子宫内膜异位症气滞血瘀型、寒凝血瘀型、湿热瘀阻型。

（4）水针 子宫内膜异位于阴道后穹隆部者，用扩阴器暴露该部位，用棉签按压结节部位，于压痛明显处旁开0.3~0.5cm消毒，用复方丹参注射液4ml缓慢注入，隔日1次，10次为1个疗程。适用于子宫内膜异位症气滞血瘀型、寒凝血瘀型。

（5）灸法

①艾条灸：取穴隐白、阴陵泉、地机穴，任选1~2穴，每次灸10~15分钟。适用于子宫内膜异位症气滞血瘀型、寒凝血瘀型、肾虚血瘀型。

②隔药灸：以底径约1cm之艾炷一枚置附片中心，点燃后安于中极穴上。艾炷燃尽更换，如热使患者难以忍受时，可将附片提起数秒钟后再放下，至灸处皮肤红晕达5cm以上，中央微现泛白透明时停用，覆以消毒敷料，胶布固定。数小时后灸处即可起水泡。由小而大，直径可达1~2cm，可待自行吸收。经前10日左右开始治疗。对虚性、寒性痛经疗效较好。适用于子宫内膜异位症气滞血瘀型、寒凝血瘀型、肾虚血瘀型。

（6）拔罐 取肾俞、命门、次髎穴。肾俞、命门留罐10分钟；腰骶部闪罐后，次髎穴留罐10分钟。适用于子宫内膜异位症气滞血瘀型、寒凝血瘀型、湿热瘀阻型。

（7）外敷法

①附子3g，肉桂心、白芍、红花、川芎、干姜各6g，全当归9g，共研细末。经前取15~30g填入脐孔中央，外用胶布固定。每日换药1次。治行经腹痛。适用于子宫内膜异位症气滞血瘀型、寒凝血瘀型、肾虚血瘀型。

②细辛6g，吴茱萸、肉桂、良姜、白芷、公丁香各10g，乳香、没药各30g。共研末，放入瓶内，加白酒适量，密封浸泡7日后备用。经前2~3日，用一小棉球蘸上药少许放入脐中，再用一胶布或止痛膏密封固定。每日2次，用至经净腹痛缓解。适用于子宫内膜异位症气滞血瘀型、寒凝血瘀型。

（8）灌肠法

①丹参、石见穿各30g，赤芍、三棱、莪术各15g，上药煎取浓汁，于经净后第5日开始保留灌肠，每次100ml，每日1次，

每月 10 次，3 个月为 1 个疗程。适用于子宫内膜异位症气滞血瘀型、寒凝血瘀型、湿热瘀阻型。

②白花蛇舌草，败酱草、丹参、黄柏各 12g，紫草根 20g 等，每晚睡前将浓煎药汁 100ml 保留灌肠，整个月经周期均用。适用于子宫内膜异位症湿热瘀阻型。

③三棱、莪术各 10g，大血藤、皂角刺、蜂房、赤芍各 12g，桃仁 6g，水煎至 50ml，保留灌肠，15 分钟灌完后，卧床 30 分钟，每日 1 次。适用于子宫内膜异位症气滞血瘀型、寒凝血瘀型。

④赤芍、桃仁、丹参、三棱、莪术各 15g，水蛭、虻虫、荔枝核、制香附、川楝子各 10g。煎浓汁 100ml，保留灌肠，每晚 1 次，经期停用。适用于子宫内膜异位症气滞血瘀型、寒凝血瘀型。

⑤大血藤、败酱草、白花蛇舌草各 15g，三棱、莪术、丹参、延胡索、黄柏、五灵脂、生蒲黄各 10g，生大黄 6g。煎浓汁 100~150ml，保留灌肠，每日 1 次，15 次为 1 个疗程，经期停用。适用于包块位于子宫直肠隐凹者。用于气滞血瘀型、湿热瘀阻型。

（9）塞法 钟乳石、乳香、没药、血竭、三棱、莪术各等份，压面过筛，消毒备用。每次取药末 5~10g，纳入阴道，用有尾棉球填塞，24 小时后取出，每 3 天 1 次，从月经干净后开始，1 个月经周期为 1 个疗程。连用 2~4 个疗程。适用于子宫内膜异位症后穹隆结节或子宫直肠凹陷包块者。用于气滞血瘀型、寒凝血瘀型。

（10）按摩法 患者仰卧位，医者一手掌按于中下腹部，按顺时针方向进行推摩 5~7mm，并按揉中脘、气海、关元、气冲穴各 1 分钟，然后归回中下腹部，施以震颤法，使下腹腔及盆腔脏器均有震动且有微热为度。患者俯卧位，医者用一指禅推法循膀胱经自上而下反复操作 5~7 遍。重点推揉膈俞、脾俞、肾俞穴。然后用擦法推擦腰骶部膀胱经，以使腹部透热为度。最后点揉足三里、血海、阳陵泉、内关、合谷穴各 1 分钟。沿任脉上下按摩。起于神阙，逐次按摩气海、关元、天枢、四满、归来、子宫、气冲穴、每穴按摩 1 分钟。从经前 7 天开始，至经后 3 天止。适用于痛经为主者。取气海、关元、八髎、肾俞、三阴交穴。掌摩气海、关元、两手拇指反复揉按脐下任脉、肾经。掌擦腰骶部督脉、膀胱经至发热。按揉八髎、肾俞穴。点按三阴交 2 分钟。寒凝血瘀者，宜多摩气海、关元穴，多擦八髎、肾俞穴，均以小腹发热为度。气滞血瘀者，稍用力向下推擦任脉，点按三阴交。适用于子宫内膜异位症寒凝血瘀型。

3. 单方验方

①酒炒延胡索 10g，醋炒香附 6g，共研细末，一次黄酒送服。功能理气化瘀，用于子宫内膜异位症气滞血瘀型。

②大黄 500g，醋 500ml，大黄炒黄焦，用醋喷，研粉备用。经前 10 日服，每次 9g，每日 3 次。功能凉血化瘀，用于子宫内膜异位症热郁瘀阻型。

③地龙、虻虫、䗪虫、蜈蚣、水蛭各等份，研细末，每 3g，每日 2 次。用于子宫内膜异位症气滞血瘀型。

④醋制生大黄、醋制炙鳖甲、琥珀，按 2：2：1 比例研粉制丸，每次 2.5g，每日 2 次，饭前温开水送服，经期不停药。用于子宫内膜异位症热郁瘀阻型。

⑤鸡蛋 2 枚，艾叶 10g，生姜 15g，水煎服汤吃蛋，用于子宫内膜异位症寒凝血瘀型。

⑥当归 15g，鸡蛋 1 枚，水煎当归冲鸡蛋。每日服用 1 次。用于子宫内膜异位症。

（四）医家诊疗经验

1. 王大增

王大增主张化瘀通腑治疗子宫内膜异

位症。认为子宫内膜异位症属血瘀癥瘕，从血瘀论治。又由于本病的病变所处部位在盆腔范围，属中医的下焦，血瘀影响腑气的通畅，反过来又加重盆腔气血的瘀滞，所以在治疗本病的血瘀证同时，必须重视通腑，腑气通畅，气血流畅，症状亦得到缓解。根据中医理论，血瘀宜化，腑气宜通，故采用"化瘀通腑"治疗，有较好疗效。子宫内膜异位症患者，多数常年伴有大便秘结，一经通腑，痛经症状即可明显改善。为此，根据"血瘀宜化、腑气宜通"的中医治则，创立以化瘀通腑法治疗子宫内膜异位症之痛经，制定以大黄为主药的"复方大黄汤"予以治疗，突出通腑在治疗中的特殊作用。方以大黄为主，取其化瘀通腑之功，复淡鳖甲、琥珀粉等以增活血化瘀、软坚散结、消癥止痛之效。

2. 罗元恺

罗元恺认为痛经多因于瘀血壅阻胞脉，经血不能畅下所致。血瘀必兼气滞，故化瘀方中应兼行气，瘀化气行，其痛自止。辨证论治时要区别寒热虚实，寒者须温经散寒而化瘀；热者须清热凉血而化瘀；虚者宜补气血以缓图；壮盛者可急攻以祛瘀。并认为瘀容易结成肿块之癥瘕，这更需要在化瘀之中，兼用软坚散结之品，才能根治。临床常分三型论治。①寒凝血瘀证：治以温经散寒，活血化瘀，用少腹逐瘀汤加桃仁、三棱、莪术。②瘀热壅阻证：治以清热凉血化瘀，用血府逐瘀汤减当归及桔梗，加牡丹皮、土鳖、三棱、莪术。③气滞血瘀证：治以行气活血，用膈下逐瘀汤。已有包块者加三棱、莪术、穿山甲。对于经后期的腹痛或月经过多的腹痛，宜大补冲任。

3. 田映碧

田映碧认为补肾法能调整人体神经内分泌及代谢功能而发挥治疗作用。活血化瘀药能使瘀血吸收，粘连软化，包块缩小，疼痛减轻。根据过去单用活血化瘀法治疗子宫内膜异位症疗效不持久的经验，提出"肾虚是本"，出血粘连阻滞经脉造成局部癥块是"标"的观点，主张治疗宜补肾为主，兼益气活血化瘀，标本兼治，较单用活血化瘀更为有效。

4. 张志民

张志民教授治疗子宫内膜异位症采用口服中药汤剂、粉剂和灌肠法。①抵当汤加味：生大黄（后下）4g，虻虫、水蛭、桃仁、川楝子、延胡索、五灵脂、瞿麦、萹蓄各10g，没药、木通各6g，车前子（布包）15g，水煎服。②异位粉：水蛭、虻虫、土鳖虫、地龙、蜈蚣各等份，研末。每次月经前7~10天服，每天服3~5g。经净停服，服3~6个月。③肛门保留灌肠方：三棱、莪术各20g，生蒲黄12g，五灵脂、桃仁各9g，七厘散1小瓶，冲入药汁。有盆腔炎者加乳香、没药各9g，虎杖、大血藤各30g；气滞者加香附9g；寒凝者加桂枝、制附子各6g；热郁者加大黄、赤芍、牡丹皮各10g；气虚者加黄芪15~30g。经期不必中断，一般用3个月经周期，痛经消失。

5. 蔡小荪

蔡小荪认为子宫内膜异位的痛经与一般痛经症有所不同，后者多由各种原因引起的经血排出困难所致，若瘀血畅行或膜块排出，腹痛当即减轻或消失；而内异症的痛经并不因瘀下减轻，相反瘀下越多越痛，因为它的瘀结不在宫腔，而在子宫肌层或其他组织内，排出无路，故治疗上应依据其病理特点，不能专事祛瘀通下，而应采取促使瘀血溶化内消之法，以达通畅之目的。方用当归、丹参、香附各9g，牛膝、赤芍、失笑散各12g，川芎、没药各6g，桂枝4.5g，血竭3g。在大队理气活血药中，再配散寒破血见长之没药、血竭、失笑散，破散癥积宿血，兼具定痛理血之功。

6. 朱南孙

朱南孙治疗子宫内膜异位症、肌腺病（症）、盆腔炎引起及膜样痛经等重症痛经，积累了丰富的临床经验，认为造成痛经的原因很多，凡感受寒、热之邪，情志抑郁不畅或肾气本虚导致肾气的调节与推动功能障碍等，都可造成冲任经脉不利，气血运行失畅。"以通为主"乃治疗痛经的法则，以古方失笑散、通瘀煎、血竭散等化裁创制了一首专治血瘀型重症痛经的验方——加味没竭汤，疗效显著。

7. 江希萍

江希萍采用活血化瘀法为主，并据兼症配合补肾、健脾、柔肝、理气、化痰、消癥等法治疗子宫内膜异位症所致不孕疗效显著。①疏肝理气、活血化瘀，认为子宫内膜异位症形成之初，多由情志抑郁、气机不畅，影响血液运行而致气滞血瘀，瘀血积阴下焦，治宜血府逐瘀汤加减。②活血化瘀、软坚散结，以血瘀癥瘕为主者，宜桂枝茯苓丸加减。③补肝益肾、活血调经，适用于肝肾亏虚，瘀血阻滞下焦之证。方选六味地黄汤合桃红四物汤加减。④温肾益精、活血化瘀，用于久病及肾、瘀血凝结下焦之证，方选金匮肾气丸合桂枝茯苓丸加减。⑤化痰利湿、散瘀消癥，适用于脾气运化不利，痰湿积聚，瘀血阻滞之证，方用苍附导痰汤合桃红四物汤加减。

8. 雷磊

雷磊教授认为子宫内膜异位症的基本病机是肾虚血瘀，应以补肾化瘀为治疗大法。创内异方，临床注重随症加减治疗，擅用中药内服、中药灌肠和中药外敷的三联疗法，以达到增强疗效的目的。且在临床治疗中灵活运用药对，效果颇佳。内异方：骨碎补 10g，鹿角霜 10g，紫石英（先煎）20g，狗脊 10g，露蜂房 10g，制乳香 10g，制没药 10g，延胡索 10g，川楝子 10g，夏枯草 10g，五灵脂 10g，蒲黄 10g，三棱 10g，莪术 10g，桂枝 10g，赤芍 10g，土鳖虫 10g，黄芪 20g，党参 20g，陈皮 6g。

五、预后转归

子宫内膜异位症经药物治疗及手术治疗后临床症状和体征均可缓解或消失，从而恢复生育能力。但也有患者经药物治疗和保守性手术治疗效果不佳，最终需行根治手术，丧失性腺功能及生育能力。

六、预防调护

（一）预防

（1）消除经血逆流入盆腔的因素　及时治疗原发性痛经、先天性处女膜闭锁、阴道横膈、宫颈粘连及残角子宫等阻碍经血外流的疾病，避免经血倒流。经期避免剧烈运动，正确使用卫生栓。

（2）防止医源性子宫内膜种植　月经期或刮宫术后不做盆腔检查，确有必要时，操作宜轻；经前或月经期不做输卵管通畅性检查或取、放宫内节育器；人工流产吸引术应防止宫腔内负压骤然变化，以减少子宫内膜或子宫膜碎片逆流的概率。宫颈电灼或冷冻治疗应在月经净后 4~5 日进行，还可应用避孕药推迟术后首次月经时间，防止子宫内膜种植在创面上；剖宫术时要保护好切口，防止子宫内膜种植；常规妇科手术尽量避开月经期，以免术中挤压子宫促进经血逆流及内膜种植。

（3）强调经期保护　平时注意各期保健，尤其是经期及产褥期，避免感受外邪，如寒、湿、热邪等，防止瘀血产生。注意情态调养，保持心情愉快，心胸开阔，保持乐观豁达，防止情志因素致病。婚后女性应适当节制性生活，并采取积极有效的避孕措施，防止房劳过度或多次人工堕胎而损伤肾气。

（二）调护

1. 休息

病后应做到劳逸结合，加强体育锻炼，增强机体素质。

2. 饮食

经期前后忌食生冷寒凉之物，以免寒凝致使瘀血加重；经血量多或有内热者，应忌食辛辣苦燥之品及发物，如猪头肉之类，以防出血更甚。

（三）食疗

1. 鸡蛋芎酒饮

鸡蛋2枚，川芎9g，黄酒适量。将前2味加水同煮，蛋熟去壳再煮片刻，酌加黄酒，食蛋饮汤。于经前3日始服，每日1剂，连服5日为1个疗程，具有行气活血的功效，用于子宫内膜异位症气滞血瘀型。

2. 芎归芍糖茶

川芎、当归各10g，赤芍15g，甘草12g，红茶6g，红糖适量，水煎去渣取汁当茶饮，每日1剂，平素常饮有活血化瘀止痛之功。用于子宫内膜异位症。

3. 桃仁粥

桃仁15g，粳米50g，红糖适量。将桃仁捣烂，加水浸泡，研汁去渣，与粳米同入砂锅内，加水煮成稀粥，隔日1服，早晚各1次。有活血化瘀之功效，用于子宫内膜异位症各型。

4. 当归羊肉汤

当归20g，羊肉250g，生姜5片，大枣10~15枚，共煮汤。食肉喝汤。常服有活血补虚止痛之功，适用于子宫内膜异位症体虚患者。

5. 双耳饮

银耳、黑木耳各15g，将2味泡发煮烂，加红糖少量调服，每日1次，连服1个月。具有活血化瘀的功效。用于各种原因导致的瘀血阻滞证。

6. 香附痛经茶

香附、乌药、延胡索各10g，肉桂3g，红糖适量，泡茶饮服，每日1剂（可泡4~5次）。止痛效佳。用于子宫内膜异位症。

七、专方选要

1. 阳和汤加味

熟地黄30g，鹿角胶9g，白芥子6g，甘草、炮姜、肉桂、麻黄各3g。经前1周加丹参、赤芍各15g，桃仁12g，川芎10g，地龙9g，全蝎3g。每日1剂，经来停药。经期加理气、化瘀、止痛之药，如延胡索15g，香附、没药各12g，鸡血藤、益母草各20g，三七末1.5g（冲服），每日1剂，服用1周。经净后加补肾、化瘀、散结之药，如菟丝子、淫羊藿、桑寄生各15g，女贞子12g，海藻、皂角刺、夏枯草各10g，土鳖虫3g等。每日1剂，连服2周。治疗子宫内膜异位症。

2. 芍药止痛合剂

赤芍15g，橘核15g，木香6g，莪术15g，浙贝母15g，没药10g等。均采用中药颗粒剂，每日1剂，温水250ml冲化，分次口服，月经期停服，连续治疗3个月。治疗子宫内膜异位症。

3. 消异助孕汤

当归、赤芍、白芍、香附、巴戟天、败酱草各12g，三棱、莪术、黄芪、鸡内金、皂角刺、泽兰、续断、骨碎补、杜仲、薏苡仁各20g，柴胡9g，水蛭6g，鹿角片10g。1天1剂，分早、晚饭前30分钟各服1次。每月月经来第6天开始服药，连服10天为1个疗程。治疗子宫内膜异位症。

4. 内异方

生大黄6g，桃仁、桂枝、三棱、莪术、鳖甲各9g，夏枯草15g。肾虚者加怀牛膝15g，枸杞子12g；气虚加党参12g，黄芪15g。每日1剂，水煎，分2次口服，连续3个月经周期为1个疗程。功能活血化瘀，消癥止痛，主治子宫内膜异位症。

5.补肾活血化瘀方

柴胡、牛膝各9g，赤芍、白芍、泽兰、生蒲黄、鸡血藤、女贞子、菟丝子、枸杞子、淫羊藿各12g，仙茅6g。水煎服，对内膜异位伴黄体不健全或排卵功能障碍者，效果较好。

主要参考文献

[1] 巩春梅. 联合腹腔镜治疗子宫内膜异位症型不孕症近远期疗效分析 [J]. 中国妇幼保健，2014，29（10）：1065.

[2] 黎海芳，周英. 罗氏内异方联合腹腔镜治疗中重度子宫内膜异位症不孕临床观察 [J]. 陕西中医学院学报，2014，37（2）：41.

[3] 刘建勇. 活血化浊解毒汤联合口服避孕药疗子宫内膜异位症的临床疗效观察 [J]. 中华中医药学刊，2014，32（4）：934.

[4] 焦娇，夏德民，孙伟. 消异方在子宫内膜异位症保守治疗中的疗效观察 [J]. 中国优生与遗传杂志，2014，22（3）：110.

[5] 石瑛. 子宫内膜异位症中医综合治疗临床分析 [J]. 中国医疗前沿，2013，8（24）：62.

[6] 徐巧燕，傅宝君. 内异胶囊治疗子宫内膜异位症痛经临床观察 [J]. 实用中医药杂志，2014，30（2）：98.

[7] 王美霞. 张玉珍治疗子宫内膜异位症体会 [J]. 山东中医药大学学报，2014，38（2）：139.

[8] 邓小雨，张彦辉，雷磊. 雷磊治疗子宫内膜异位症经验 [J]. 湖南中医杂志，2014，30（5）：26.

[9] 邵海鸥，曹保利. 复方莪术散治疗腹壁子宫内膜异位症术后疗效观察 [J]. 山西中医，2014，30（2）：41.

[10] 高倩倩. 桃红四物汤联合四五二合剂治疗子宫内膜异位症不孕80例 [J]. 中国中医药现代远程教育，2014，12（5）：33-34.

[11] 许金榜，林丹玫，林巧燕，等. 芍药止痛合剂治疗盆腔子宫内膜异位症的临床疗效及安全性观察 [J]. 光明中医，2014，29（4）：719-722.

[12] 冯冬兰. 消异助孕汤治疗子宫内膜异位症性不孕症35例 [J]. 中医研究，2014，27（3）：36-37.

[13] 王斌，苏向妮，秦柳花，等. 认知行为治疗子宫内膜异位症不孕IVE-ET效果 [J]. 中国计划生育学杂志，2019，27（3）：324-326.

[14] 李红，王东梅. 中医药治疗子宫内膜异位症的研究进展 [J]. 海南医学院学报，2021，27（1）：71-74

第九章　盆腔淤血综合征

盆腔淤血综合征又称卵巢静脉综合征，是一种以静脉曲张淤血为病理基础，以慢性盆腔疼痛为主要症状的临床综合征。

中医古籍中无本病病名的记载，仅有临床特征的描述，属于中医学"经行情志异常""痛经""腰痛""带下""郁证""脏躁"等多种疾病的范畴。《金匮要略》中有"妇人腹中诸疾痛，当归芍药散主之""妇人腹中痛，小建中汤主之"。《格致余论》中有："将行而痛者，气之滞也；来后作痛者，气血俱虚也。"

一、病因病机

（一）西医学认识

盆腔静脉是盆腔中等静脉，一般是两条或两条以上的静脉伴随一条同名动脉，并有较多的吻合支及静脉丛，故血流缓慢。再者盆腔静脉壁薄、缺乏筋膜组成的外鞘，缺乏弹性，无瓣膜，容易引起盆腔众多的静脉丛淤血。膀胱、生殖器、直肠3个系统的静脉丛彼此相通，由于缺少瓣膜，其中任何一个系统的循环障碍都可影响到其他两个系统。

①早婚、早育、多产、流产、习惯性便秘及长期从事久站或久坐工作者易患本病。

②输卵管结扎、阔韧带裂伤可引起盆腔静脉淤血。

③体质差，血管壁组织显著薄弱，易形成本病。

④长期体外射精，易致本病。性交时盆腔脏器处于充血状态，体外射精往往使女性难以达到性高潮，盆腔脏器充血状态也就不能随性交的突然中断而立即解除。

⑤情绪波动时通过交感和副交感神经对血管的控制，引起正常血管生理改变，长期如此易致本病。

⑥习惯仰卧位睡眠者，因子宫体的重力作用及膀胱充盈使子宫体向后移位，不利于盆腔静脉血的流出；子宫后倾时卵巢血管丛随子宫体下降弯曲在骶凹的两侧，使静脉压力增高，回流受到影响，以致静脉处于淤血状态；妊娠期间大量雌孕激素的影响，加上增大的子宫对周围静脉的压迫，可引起子宫周围静脉扩张。

（二）中医学认识

盆腔淤血综合征的主要病机为瘀血阻滞冲任、胞脉，脉络不通。导致瘀血的产生有多种原因。

1. 肾虚血瘀

禀赋素弱，肝肾亏虚，或早婚早育、多产等，损伤肾气，肾精亏损，精血不足，血脉不充，血行迟滞，久而瘀血内生，脉络不通。

2. 气滞血瘀

忧思恼怒，情志不遂，肝气郁结，气机不畅，血行迟缓，盆腔脉络瘀滞不通。

3. 气虚血瘀

素体虚弱，元气亏虚，或大病、久病耗损元气，或劳倦过度而耗气，气虚运血无力，则血行迟滞，结而成瘀，冲任、胞脉瘀阻。

4. 瘀血阻滞

手术或外伤损伤脉络，气血运行不畅，或长期体外排精，突然房事中断，损伤胞脉，血行不畅，久而成瘀。

二、临床诊断

（一）辨病诊断

1. 诊断要点

（1）下腹部坠痛或腰骶部疼痛 常于月经前期、性交后、久站、劳累后加重。

（2）月经改变 月经量多，经期延长，部分患者月经量反而减少。

（3）白带增多 多呈透明黏液或水样分泌物，此因盆腔内静脉淤血、宫颈肥大、腺体增生、阴道壁血管的通透性增加引起。

（4）自主神经系统症状 大多数患者可伴有头晕、头痛、心悸、腹胀、易激动等自主神经系统功能紊乱症状。

（5）乳房胀痛 经前出现乳房胀痛，并随之加重，有时可触及硬结。经净后，上述症状有所减轻或完全消失。有乳房胀痛甚于盆腔痛者。

（6）泌尿系统症状 经前及性交后有明显尿频、尿急、尿痛，常被怀疑尿路感染，但实验室检查无异常，应用抗泌尿系感染药物无效。某些症状严重患者行膀胱镜检查可见膀胱三角区静脉充血水肿。

（7）性感疼痛 性交时有不同程度的盆腔深部疼痛，多为深部性交痛。

（8）体征 妇科检查时，外阴、阴道呈紫蓝色，部分伴有静脉曲张；宫颈肥大，呈紫蓝色可有举痛；子宫体常为后位、质软、稍大或正常；宫旁及双附件区有压痛及增厚感，状如海绵，有时可触及界限不清的软性肿块，若逐渐加大压力可使肿块消失，压痛也消失。

2. 相关检查

（1）体位试验 患者取胸膝卧位时，因盆腔静脉压降低，下腹痛消失或轻微，若立即让患者改为臀部向后紧紧坐在足跟部，而头部与胸部保持略高于下腹部的位置，由于腹股沟屈曲较紧，髂外动脉向股动脉的血流受阻，从而向盆腔的髂内动脉分流量加大，盆腔静脉回流增多，促使静脉压上升而淤血，则又出现平时相似的下腹痛，如再改为胸膝卧位时，下腹痛又可消失或减轻，这种现象称为体位试验阳性。

（2）盆腔静脉造影术 于经净后3~5天，将造影剂注射在子宫底部肌层内，将注摄后20秒及40秒摄片时有无造影剂潴留及潴留程度作为盆腔淤血综合征的辅助诊断。

（3）腹腔镜检查 可发现子宫后位，肥大瘀血，子宫卵巢静脉充盈、曲张增粗。

（4）盆腔血流图 此法是采用血流图方法检查女性盆腔内生殖器官血流动力学变化的一种方法，能客观反映盆腔器官血液供应状态，血管弹性及周围阻力，对本病有诊断意义。

（5）放射性核素检查 盆腔内一侧或双侧显示直径大于2.5cm，异常放射性浓聚区，浓聚区彩色色级与腹部大血管影同级为阳性，即可诊断；浓聚区直径小于2.5cm，彩色色级低于大血管影，但高于本底色级者为可疑阳性，提示淤血。盆腔内无局部异常放射性浓聚区，提示正常血管。

（6）选择性逆行卵巢静脉造影术 是目前最佳的诊断方法，同时可行治疗。特征：卵巢静脉增粗扩张，最宽处直径大于10mm（正常小于5mm），子宫静脉丛充盈扩张，卵巢静脉丛中度或重度充血，盆腔两侧静脉交叉明显丰富以及外阴阴道静脉丛充盈。

（7）超声诊断技术 经腹或经阴道超声检查无创、简便易行，可以作为盆腔淤血综合征的首选筛查方法。B超检查提示在输卵管下方和（或）子宫体部两侧存在宽窄或长度不一的、走行方向各异的多条暗带或长椭圆形液性暗区，其间可见较细的细网格样或蚯蚓样回声。在 B 超声诊断的基础上，应用彩色多普勒技术可以发现上述输卵管下方和子宫两侧的暗区由红、蓝相间的血流信号组成，但色泽较暗。应用脉冲多普勒血流频谱检查发现为无波峰的低平的静脉血流信号。

（二）辨证诊断

1. 肾虚血瘀型

（1）临床证候　腰骶部疼痛，或下腹部绵绵作痛，月经量少，白带量多、质稀，头晕耳鸣，舌质淡暗，苔薄白，脉细弱或涩。

（2）辨证要点　腰骶酸痛，或下腹绵绵作痛，经量少，白带多，脉细弱或涩。

2. 气滞血瘀型

（1）临床证候　少腹胀痛，腰骶胀痛，经前加重，胸胁乳房胀痛，烦躁易怒，或抑郁少欢，舌质紫暗或舌边尖有瘀斑瘀点，苔薄白，脉细强或弱涩。

（2）辨证要点　小腹、少腹胀痛或腰骶胀痛，胸胁乳房胀痛，舌质紫暗，有瘀点，脉细弦或弦涩。

3. 气虚血瘀型

（1）临床证候　小腹及腰骶部隐痛、下坠，经期加重，气短懒言，倦怠乏力，舌淡暗，苔薄白，脉虚弦。

（2）辨证要点　小腹及腰骶部隐痛坠胀，舌淡暗，脉虚弦。

4. 瘀血阻滞型

（1）临床证候　下腹及腰骶部刺痛沉重，痛有定处，入夜尤甚，经期加重，血块排出后疼痛减轻，舌质紫暗或有瘀斑瘀点，脉涩或弦涩。

（2）辨证要点　下腹及腰骶部刺痛，痛有定处，入夜尤甚，舌质紫暗，有瘀斑，脉涩或弦涩。

三、鉴别诊断

（一）西医学鉴别诊断

1. 功血

功血与本病均有经量过多表现，常用卵巢功能的各种测定法如基础体温、阴道细胞涂片、激素测定可作鉴别，多无腹痛，体位试验阴性，盆腔静脉造影、盆腔血流图等均不提示淤血。

2. 严重的子宫后倾或后屈

可有腰骶部，下腹部坠痛等不适，妇科检查子宫明显后倾或后屈，体位试验、盆腔静脉造影等可对二者进行鉴别。

四、临床治疗

（一）辨病治疗

1. 心理治疗

让患者知道该病一般为功能性而非器质性疼痛，一般无需手术治疗，减轻患者思想负担，是治疗的关键。

2. 胸膝卧位疗法

每日午睡及晚上睡眠时，再取侧俯卧位休息，患侧在上方，可缓解盆腔疼痛症状。

3. 药物对症疗法

对乳房胀痛严重及经量过多者，可在经前开始服用少量甲睾酮。另外，也可给予自主神经调节药、镇静药，如谷维素、维生素 E 等。

4. 手术治疗

应采取慎重态度，对保守治疗无效者，可考虑手术治疗。应根据患者的年龄、有无生育要求以及是否伴有器质性病变等，选用不同的术式，如圆韧带悬吊术、阔韧带裂伤修补术、卵巢静脉结扎或切除术、全子宫及附件切除术等。

5. 介入栓塞治疗

患者先行选择性卵巢静脉造影术，再

以弹簧圈栓塞卵巢静脉。

（三）辨证治疗

1. 辨证论治

（1）肾虚血瘀型

治法：滋肾填精，养血活血。

方药：左归丸加减。熟地黄、山药、枸杞子、菟丝子、当归、山茱萸、鹿角胶、龟甲胶、三棱、莪术、丹参。

加减：若畏寒肢冷，加桂枝、制附片；白带量多加茯苓、芡实。

（2）气滞血瘀型

治法：疏肝理气、活血化瘀。

方药：膈下逐瘀汤加减。当归、赤芍、川芎、桃仁、红花、枳壳、延胡索、制香附、乌药、五灵脂、炙甘草。

加减：若乳房胀痛者加郁金、夏枯草、橘核；气滞明显加陈皮、厚朴；带下量多加茯苓、泽泻。

（3）气虚血瘀型

治法：益气养血，活血止痛。

方药：补阳还五汤加味。炙黄芪、当归、赤芍、川芎、地龙、红花、苏木、制香附、桃仁、丹参。

加减：若纳差便溏加炒白术、茯苓、党参。

（4）瘀血阻痹型

治法：活血祛瘀，通络止痛。

方药：祛瘀定痛汤。三棱、莪术、当归、赤芍、昆布、水蛭、虻虫、桂枝、丹参、牡丹皮、桃仁、红花、川牛膝。

加减：若经行腹痛加重者，加延胡索、血竭粉。

2. 外治疗法

（1）体针疗法

①取三阴交、关元、中极、合谷、内关穴，留针20分钟，7天1个疗程。适用于盆腔淤血综合征肾虚血瘀型、气虚血瘀型。

②取气海、地机、太冲、合谷、血海穴，用泻法针刺，留针15分钟，10天1个疗程。适用于盆腔淤血综合征气滞血瘀型、瘀血阻痹型。

③取三阴交、关元、肾俞、命门穴，用平补平泻法，留针15~20分钟，每天1次，10天为1个疗程。适用于盆腔淤血综合征肾虚血瘀型、气虚血瘀型。

④取关元、中极、气冲、肾俞、上髎、中髎、足三里穴，用平补平泻法，留针20分钟，每日1次，15次为1个疗程。适用于盆腔淤血综合征肾虚血瘀型、气虚血瘀型。

（2）拔罐　取肾俞、关元俞、八髎、神阙穴。腰骶部腧穴闪罐后留罐10分钟，神阙穴宜选大罐，负压不宜太大，以腹部有牵拉感，而肚脐又不太凸出为宜，留罐5分钟。适用于盆腔淤血综合征肾虚血瘀型、气虚血瘀型。

（3）灌肠疗法

①桂枝、茯苓、牡丹皮、川芎、桃仁、红花各10g，香附、枳壳、延胡索各12g。煎浓汁150~200ml，待药液温度至30℃左右时，取上清液，徐徐灌肠，保留15~20ml，每日1次，15天为1个疗程。适用于盆腔淤血综合征气滞血瘀型、瘀血阻痹型。

②当归、三棱、莪术各15g，苏木、水蛭、虻虫、延胡索、木香、乌药、桂枝各10g。浓煎取汁100ml，保留灌肠，每晚1次，经期停用。功能活血祛瘀，理气止痛。适用于盆腔淤血综合征气滞血瘀型、瘀血阻痹型。

③丹参30g，赤芍、制乳香、制没药、川楝子、桃仁、䗪虫、莪术各15g，煎取100~150ml保留灌肠，每晚1次，7次为1个疗程。适用于盆腔淤血综合征气滞血瘀型、瘀血阻痹型。

（4）贴敷法　炒炮姜30g，红花20g，肉桂15g，白芥子、胆南星各18g，麻黄、生半夏、生附子各21g，红娘子、红芽大戟各3g，香油2.5kg，将上药用香油炸枯去渣，以每500g油兑入章丹240g，即成膏，再加750g油，兑入麝香4g，藤黄面30g，摊成膏药。大膏药每张重6g，小膏药每张重3g。下腹痛为主用小膏药，微火温化后贴归来、水道穴，两侧穴位交替使用。腰痛为主贴命门、肾俞、气海俞、阳关穴。腰骶坠痛贴关元、膀胱俞、上髎、次髎穴。夏天每日换药1次，冬天2日换药1次，12次为1个疗程。适用于盆腔淤血综合征肾虚血瘀型。

（5）热敷疗法

①当归、丹参、乳香、没药、桃仁、红花、苏木、鸡血藤、透骨草各等份。共研末，装入小纱布袋内封口，蒸15分钟，趁热外敷下腹部，每日1次，15~20天为1个疗程。适用于盆腔淤血综合征气滞血瘀型、瘀血阻痹型。

②透骨草、白芷、当归、赤芍、茜草各30g，血竭、川椒各15g，阿魏、乳香、没药、莪术各20g，上药共研粗末，布袋包装，先用清水湿透后，再隔水蒸热半小时，趁热用毛巾包敷下腹部，每日2次，每次15分钟，敷毕将药袋晒干，次日再用。每袋药可敷10次，20日为1个疗程。适用于盆腔淤血综合征气滞血瘀型。

（6）熏洗法 大血藤30g，红花、三棱、莪术、乳香、没药、赤芍、血竭各9g。水煎30分钟，将药液置入盆中，先熏外阴部，待药液温热适度后，坐浴15~30分钟。每日1次，10~15天为1个疗程。适用于盆腔淤血综合征瘀血阻痹型。

（7）按摩疗法 患者仰卧、医者先行常规腹部按摩数次，再点按气海、关元、血海、三阴交各半分钟，然后双手提拿少腹部数次。或者患者俯卧位，医者以手掌在腰骶部常规按摩数次，再点按肾俞、次髎、大肠俞各半分钟，然后在腰骶部按摩

3~5分钟。适用于盆腔淤血综合征肾虚血瘀型。

3. 单方验方

①五灵脂10g，酒制香附15g，水煎300ml，分早晚2次口服。用于盆腔淤血综合征气滞血瘀型。

②桂枝、茯苓、牡丹皮、桃仁、赤芍各15g，乌药、小茴香各10g，川楝子8g。水煎服，每日1次，有活血化瘀，行气止痛的功效。用于盆腔淤血综合征。

③桂皮6g，山楂15g，红糖12g。水煎，每日1剂，饮服。有温经活血祛瘀的功效。用于盆腔淤血综合征。

④干山楂30g，桃仁13g，水煎加红糖少许饮服，每日1剂，有活血祛瘀止痛的功效。用于盆腔淤血综合征。

（四）医家诊疗经验

1. 何燕萍

中医辨证属脾虚肝郁血瘀者，治以健脾疏肝、活血止痛为主，方用当归芍药散加减。处方：当归10g，白芍15g，川芎10g，白术15g，茯苓20g，丹参20g，黄芪30g，升麻10g，香附10g，乌药10g，延胡索15g，党参15g。

2. 叶一平

叶一平认为本病证属湿毒久聚，瘀滞胞宫，久伤冲任，虚实夹杂者。治以祛湿解毒，活血散瘀，通调胞脉。处方：猫爪草、生白芍、蛇舌草各30g，赤芍、桃仁、红花、三棱、莪术、炙甘草、牡丹皮、徐长卿、当归各10g，半枝莲、延胡索、生地黄各15g，吴茱萸3g，穿山甲、桂枝、乳香、没药各6g。10剂，每日1剂，水煎分2次服用。

3. 黄惠卿

黄惠卿认为本病表现为以痛经为主要症状者，是气血运行障碍所致。有寒、热、虚、实之不同。气血郁滞多在经前作痛，

且胀重于痛。治疗以温经化瘀，理气止痛为法，用温经生化汤加茯苓 10g，泽兰 9g，调理阴阳，不日而愈。

4.钱伯瑄

盆腔淤血综合征见有经行泄泻者，多由脾肾阳虚所致，每值经期，肝藏血少，于是肝失疏泄，脾失健运，遂致阳气不振，发生泄泻。治疗方法，以健脾温肾为主，疏肝为辅。药用党参、白术、茯苓、炙甘草、菟丝子、补骨脂、山药、木香、砂壳、艾叶。

五、预后转归

经过正规治疗后，症状可以减轻乃至痊愈。

六、预防调护

（一）预防

根据盆腔淤血综合征已知的发病因素，采取相应预防措施，加强计划生育宣传，防止早婚、早育、多产、频产，节制性生活，加强体育锻炼，增强体质。对轻症患者应让其每天早、晚坚持膝胸卧位锻炼 10 分钟，仰卧起坐、俯卧撑。休息或睡眠时采用两侧交替侧卧位，加强盆腔血液回流。经常做提肛运动，加强盆底肌肉张力，以利用盆腔血液回流。防止医源性盆腔淤血综合征发生，输卵管结扎术采取抽芯包埋法，结扎部位以峡部为宜。

（二）调护

心理精神调护在盆腔淤血综合征中很重要，要使患者保持乐观、舒畅的心情，消除紧张与忧虑，鼓励患者树立战胜疾病的信心，正确对待疾病，积极治疗，阻止病情进一步加重。注意休息，多食蔬菜，减少负重劳动，保持大便通畅。

经前、经期忌食生冷寒凉之物，以免寒凝使血瘀加重。应少食或忌食辛辣香燥之品，防止精血耗伤。同时可根据病情选用下列食疗方服用。

（三）食疗

1.黑豆红花汤

黑豆 30g，红花 6g，水煎去渣留汁，冲红糖适量温服，每日 1 剂。有补肾活血行瘀的功效。用于盆腔淤血综合征。

2.附桂鸡蛋汤

肉桂 3g，熟附子 9g，乌骨鸡蛋 1 枚。将前 2 味药加水 300ml 煎汤取汁，打入鸡蛋，蛋熟后吃蛋饮汤，每日 1 次。具有温肾化瘀的功效。用于盆腔淤血综合征肾虚血瘀型。

3.山楂桃仁煎

干山楂 30g，桃仁 13g。加水适量煎汁，加红糖少许饮服，每日 1 剂。有活血祛瘀止痛的功效。用于盆腔淤血综合征。

4.荞麦散

荞麦 60g，红糖适量，将荞麦炒黑研末，每次 6g 加红糖冲服，每日 2 次。具有理气活血的功效。用于盆腔淤血综合征气滞血瘀型。

5.红花糯米粥

红花、当归各 10g，丹参 15g，糯米 100g。先煎诸药，去渣取汁，后入糯米煮粥食用，每日 2 次。有养血活血祛瘀的功效。用于盆腔淤血综合征。

6.桃仁粥

桃仁 15g，大米 100g，将桃仁捣烂如泥，加 30ml 开水研汁去渣，与大米一同入锅，加水适量煮粥，趁热服用，每日 1 次。具有活血化瘀的功效。用于盆腔淤血综合征各型。

7.桂皮山楂红糖汤

桂皮 6g，山楂 15g，红糖 12g。加水适量煎汤饮服，每日 1 剂。有温经活血祛瘀的功效。用于盆腔淤血综合征。

8. 益母鸡蛋汤

益母草45g，鸡蛋2个，红糖适量。加水同煮，蛋熟去壳后再煮片刻，去药渣，加红糖适量，吃蛋喝汤，每日1剂。有补虚活血行瘀的功效。用于盆腔淤血综合征。

9. 月季花汤

月季花5朵，黄酒10g，冰糖适量。将月季花洗净，加水150ml，文火煎至100ml，去渣，加冰糖及黄酒。每日1次温服。有行气活血的功效。用于盆腔淤血综合征。

七、专方选要

1. 抵当汤加减方

治疗盆腔淤血综合征。炒水蛭10g，九香虫10g，桃仁10g，生大黄6g，大血藤15g，蒲公英20g，炒五灵脂15g，乳香、没药各5g。气滞血瘀型症见腹坠胀剧痛或前后阴坠胀欲便，加三棱10g、延胡索15g、香附12g；气虚血瘀型症见面色无华，神疲乏力，肛门坠胀不适，加党参15g、白术12g；寒凝血瘀症见小腹冷痛，坠胀拒按，得热痛减轻，加炒小茴香6g、乌药6g、干姜3g；热灼血瘀症见小腹灼热疼痛拒按，烦躁易怒，大便干结，小便黄，加牡丹皮10g、败酱草15g、半枝莲15g。[汪碧云.山东中医杂志，2011，30（12）：855.]

2. 益气活血汤

黄芪15g，白术、党参各12g，桃仁、红花、牛膝各10g，川芎9g，丹参、三棱、莪术各9g，柴胡、枳壳、甘草各6g。疼痛剧烈者加五灵脂、乌药、蒲黄各10g。若出现腹痛拒按，口渴白带量多，色黄有异味，小便短赤，大便黏滞，舌红苔黄腻，脉弦数，湿热征象者，加茯苓、蒲公英、黄柏各10g等；肛门坠胀者加升麻9g；腰骶酸痛者加杜仲15g、菟丝子12g；若出现下腹冷痛，伴局部沉重感，得温疼减，经色暗伴血块，白带量多质黏稠，舌质淡者加肉桂、桂枝各10g等。月经第5天开始用药，连用22天为1个周期，治疗3个周期为1个疗程。治疗盆腔淤血综合征。[李清瑞.四川中医，2012，30（12）：92.]

3. 消瘀汤

丹参30g，当归、牡丹皮各12g，川芎10g，黄芪、淫羊藿、延胡索各15g，香附、三棱、莪术、酒大黄各9g，白芍20g，水蛭6g。偏气虚者，加党参、白术，或加大黄芪用量；气滞明显者，加乌药、川楝子；肾虚明显者，加枸杞子、肉苁蓉、续断；湿热者，加黄芩、萹蓄；阴虚明显者，加知母、黄柏。水煎，每天1剂，分早晚两次口服。剩余药渣以纱布包裹，每日于肚脐、小腹处暖敷。此外，每日中午、晚上先做膝胸卧位10~20分钟，再取侧俯卧位休息以配合治疗。30天为1个疗程，一般治疗1~2个疗程。用于盆腔淤血综合征。[王芝敏.中医研究，2010，23（7）：54.]

4. 益气活血方

当归20g，白芍15g，生地黄9g，川芎、桂枝、桃仁、红花、牛膝、乌药、延胡索各10g，甘草5g。随症加减：经期加益母草30g，泽兰15g；气滞型加香附15g，青皮10g，郁金15g；寒凝型加吴茱萸10g，小茴香15g；肾虚型加续断30g，狗脊20g；血热型加黄柏5g。上药加水1200ml，文火煎至400ml，倒出药液，再加水800ml，煎至400ml，2次药液混合，早晚各服一半。治疗盆腔淤血综合征效果明显。[陆岩，赵祖昌，占永红，等. Clinical Journal of Chinese Medicine 2012.（4）：2.]

5. 通瘀煎

当归尾20g，红花10g，山楂10g，香附100g，乌药10g，青皮10g，泽泻20g，木香6g。活血化瘀型加丹参20g，升阳举陷型加升麻10g，滋补肝肾型加杜仲10g，寒滞型加肉桂3g。将上药用水煎，纱布包药渣，暖敷肚脐处。用于治疗盆腔淤血综合征。[张剑锋.中医外治杂志，2007，

16（3）：51.]

主要参考文献

[1] 杜丽婵. 腹腔穿刺注射联合磁疗对盆腔淤血综合征的疗效观察 [J]. 国际医药卫生导报, 2014, 20（7）: 917.

[2] 吴惠琰, 王岩, 屈慧敏, 等. 经皮电神经刺激疗法治疗盆腔淤血综合征引起慢性盆腔疼痛的效果评价 [J]. 中国实用神经疾病杂志, 2013（11）: 83-84.

[3] 王娟娟, 孙治东. 少腹逐瘀汤灌肠结合穴位埋线治疗盆腔淤血综合征52例 [J]. 湖南中医杂志, 2013（9）: 75-76.

[4] 李芳, 赵亮. 何燕萍教授运用当归芍药散治验2则 [J]. 光明中医, 2014（9）: 1965-1966.

第十章　不孕症

夫妇同居，有正常的性生活，未避孕至少 12 个月而未孕，称为不孕症。

依据不同的分类方法，不孕症有不同的分类。

原发不孕症指女性性成熟后从未受孕过，继发是指过去曾有过妊娠（包括足月妊娠、早产、流产和异位妊娠、葡萄胎等）而再次出现不孕。

器质性不孕症功能性指生殖器的病理解剖变化引起的不孕，功能性不孕症不孕主要指内分泌异常引起的不孕。不孕症的发病率因国家、民族和地区不同而存在差别，我国不孕症发病率为 7%~10%，并有逐年上升的趋势。

早在公元前 11 世纪，《易经》中便有"妇孕不育"和"妇三岁不孕"的记载。《素问·骨空论》中亦载有"督脉者……其女子不孕"。对于原发性不孕症，《山海经》中称为"无子"；《备急千金要方》称为"全不产""绝嗣"，而称继发性不孕症为"断续""断绪"。清代卢若腾《岛居随笔》所载的"五不女"，即螺、纹、鼓、角、脉，大多属原发性不孕症。对不孕症的病因、病理、诊断、治疗等，历代医籍均有详细记载。

一、病因病机

（一）西医学认识

受孕生育有很复杂的生理机制，夫妻任何一方异常都可造成不孕。女方因素十分复杂，各种妇科疾病均可在不同环节影响受孕。女方受孕必须具备 3 个条件。①内分泌调节轴，即下丘脑－垂体－卵巢轴功能正常。②生殖系统发育正常，卵巢正常排卵，输卵管结构及功能良好。③有正常的月经周期，子宫内膜适合受精卵的着床发育。

（1）卵巢功能失调　凡是导致下丘脑－垂体－卵巢轴任何一个环节器质性或功能性异常的因素，均可引起卵子的发育和排泌异常，导致不孕，约占不孕症的 30%。另外如垂体肿瘤、席汉综合征、精神紧张、过度肥胖、重度营养不良或饮食中缺乏某些维生素；内分泌代谢方面的疾病如甲状腺、肾上腺皮质功能失调、糖尿病等影响卵巢功能；先天性卵巢发育不良、卵巢功能早衰、卵巢黄体功能不健、卵巢炎、多囊卵巢、卵巢囊肿、卵巢子宫内膜异位症等卵巢局部因素，皆可导致卵子的生长发育和排泄障碍，引起不孕。

（2）生殖器官病变

①阴道因素：是精子通过的第一道关卡，其病变可影响精子的通行和生存。先天性无阴道、处女膜闭锁、阴道横隔等先天畸形阻碍性交和精子的进入；严重的阴道炎，如真菌性、滴虫性、细菌性阴道炎等，因大量的白细胞消耗精子能量，降低其活力，缩短其生存时间可致不孕。

②宫颈因素：在生殖周期中有生物瓣功能，在生殖周期的一定时期允许精子通过，而在其他时期阻止精子通过，因此宫颈及宫颈黏液的异常可导致不孕。如宫颈炎症时，宫颈黏液的质和量异常，宫颈黏液与精子不相容或产生抗精子抗体，影响精子的活力和进入子宫的数量；宫颈息肉、肿瘤、宫颈口狭窄、宫颈口位置异常等，都不利于精子通过宫颈口上行，影响受孕。

③子宫因素：子宫既是精子进入输卵管的必经之路，又是受精卵着床、发育成胚胎之处，子宫的任何病变都有可能导致不孕。如子宫位置异常、先天畸形、发育不良、内膜炎症、内膜息肉、黏膜下肌瘤、子宫内膜分泌反应不良、手术创伤、宫腔粘连等因素，均可影响精子的运行、受精卵的着床和胚胎的生长发育，引起不孕症。

④输卵管因素：其病变是近年来引起不孕症最常见的原因之一。如输卵管炎症、结核、肿瘤、盆腔炎症、阑尾炎穿孔等均可破坏输卵管内膜、黏膜，使其粘连、狭窄、阻塞、瘢痕挛缩、蠕动受限，以及输卵管先天发育异常或缺失，影响精子和受精卵的运行。此外，腹腔液中 PG 含量异常和比例失调等，也可引起不孕。

（3）免疫因素

①同种免疫：精液内含有多种蛋白，可作为抗原被宫颈上皮细胞吸收产生免疫反应，在女方血液或生殖道局部产生抗体，对精子产生凝集和制动作用，可影响精子的运动能力，造成不孕。

②女性体液免疫异常：女性体内可产生抗透明带抗体，改变透明带的性状或阻止受精乃至植入过程而致不孕；抗心磷脂抗体可引起种植部位小血管内血栓形成，导致种植失败。

③子宫内膜局部免疫异常：如 NK 细胞、T 细胞、B 细胞功能异常可致种植失败和不孕。

（4）其他因素　如环境污染、职业中毒、生活与作息时间不规律、过度疲劳、过度吸烟、酗酒和吸毒等，可以损伤卵子和精子而致不孕。

上述诸因素，既可单独为病，亦可合而为患。其中最常见的是生殖系统异常，占 40%~60%；其次是排卵功能障碍，占 30% 左右；免疫性不孕占 15%~20%。

（二）中医学认识

中医学认为，受孕的关键是肾中精气旺盛。《素问·上古天真论》中首先提出了"肾气盛，天癸至，任通冲盛，月事以时下，男女适时交合，两精相搏，和而成形，胎孕乃成"。肾主生殖而藏精，故不孕的发生与肾关系密切，并与天癸、冲任、子宫的功能失调或脏腑气血失和，进而影响胞脉、胞络的功能密切相关。西晋《针灸甲乙经·妇人杂病》中有"女子绝子，虾血在内不下，关元主之"，率先提出瘀血导致不孕的机制。《备急千金要方·求子》首先提出"凡人无子，当为夫妻俱有五劳七伤、虚羸百病所致"和"全不产""断绪"分类。《医宗金鉴·妇科心法要诀》云："女子不孕之故，由伤其任、冲也。经曰：女子二七而天癸至，任脉通，太冲脉盛，月事以时下，故能有子。若为三因之邪伤其冲任之脉，则有月经不调、赤白带下、经漏、经崩等病生焉。或因宿血积于胞中，新血不能成孕；或因胞寒胞热，不能摄精成孕，或因体盛痰多，脂膜壅塞胞中而不孕。皆当细审其因，按证调治，自能有子也。"《石室秘录·子嗣论》提出："女子不能生子，有十病。十病者为胞胎冷、脾胃寒、带脉急、肝气郁、痰气盛、相火旺、肾水衰、任督病、膀胱气化不利、气血虚。"临床上常见有以下几个方面的原因。

1. 肾虚

肾为先天之本，元气之根，主生殖，泌天癸。任主胞胎，系于肾。因此，不孕症与肾的关系极为密切。若因先天禀赋不足，肾精亏虚，天癸不能适时而至，或至而不盛，冲任脉虚，胞脉失养；或因后天房劳多产，久病重病及肾，肾气暗耗，冲任虚损，不能摄精成孕。肾虚有肾阴虚、肾阳虚和肾阴阳俱虚之别。肾阴不足，精血亏损，阴虚火旺，胞宫蕴热，耗精灼血，子宫干涩，不能温精养胎；肾阳虚衰，寒湿客于胞宫、胞脉、胞络，命门火衰，冲任不足，胞宫失于温煦，宫寒不孕；阴损及阳，肾阴阳俱虚，胞宫失于温养，以致不孕。多见于子宫发育不良，以及排卵功能障碍者。

2. 气郁

肝主疏泄，喜条达而恶抑郁；肝主藏血，而女子以血为用；冲为血海，隶属于肝，为气血调节之枢纽。若素体肝旺，七情不和，郁怒伤肝，肝失疏泄，气血不和，冲任失调；或素体肝阴不足，或脾肾亏虚，肝血不足，不能滋养肝体；或肝郁化火，蕴于冲任，而导致肝郁气滞不孕。肾虚与肝郁常互为因果。

3. 痰湿

素体肥胖，或嗜食膏粱厚味；或寒湿内侵，困扰脾胃，或脾胃素弱，或劳倦伤脾，脾气虚弱，运化无力，或肾虚气化失司，不能温化水湿，水湿内停，聚而成痰。痰湿内停，阻滞气机，滞于冲任，壅塞胞宫，难以成孕。多因下丘脑对垂体功能的调节在某些因素的作用下出现异常，致使卵巢分泌激素失调所致。

4. 湿热

妇科检查术后，经期感染，房事不洁，不洁性交，或产后体虚，湿热入侵，或肝经湿热，流注下焦，阻滞胞脉，不能受孕。

5. 血瘀

经期、产后、术后瘀血留滞，或外邪入侵，寒凝血瘀，或热灼血瘀，或情志郁结，气滞血瘀，瘀阻胞宫，两精不能相搏着床，而致不孕。

6. 血虚

气血是机体进行各种生理活动的物质基础。若因素体虚弱，或久病体虚，或失血伤精，或脾胃虚弱，运化无力，无以生气化血，气血亏损，冲任空虚，无以摄精养胎，不能孕育。

二、临床诊断

（一）辨病诊断

1. 诊断要点

详细而全面询问病史对不孕症的诊断有十分重要的意义。主要有以下几个方面。

（1）月经史　询问患者初潮年龄，月经周期，月经的量、色、质，有无痛经和月经紊乱，月经前后诸证，末次月经时间等。其中月经失调、痛经、月经量少和闭经的临床意义比较大。带下情况也应注意，白带量多、脓性或泡沫状、豆腐渣状、白带量过少，多为生殖道炎症或雌激素水平不足所致。

（2）婚育史　结婚年龄，夫妻是否分居，性生活情况，有无避孕措施，夫妻感情如何。如以前曾有过妊娠史，应详细询问每次妊娠、流产或分娩情况，以及末次妊娠的日期和情况。

（3）既往史　包括男女双方的发育史。儿童期是否患过影响性腺发育的疾病，如结核、腮腺炎、伤寒等。

（4）家族史　家族中有无精神病患者、不孕症和其他遗传性疾病患者。

2. 体格检查

（1）全身检查　注意观察患者的生长发育状况、营养状况，尤其要注意第二性征的发育情况。注意检查甲状腺、肾上腺皮质功能及垂体病变。

（2）妇科检查　内、外生殖器的发育情况，毛发分布情况。内外生殖器有无畸形、炎症、肿瘤，如外阴发育不良，呈幼稚型，阴毛稀疏，大小阴唇长度和宽度明显低于同龄正常女性，阴道口小而紧或有畸形，局部有无破溃及赘生物，处女膜肥厚、坚韧或有触痛；阴道长度过短，阴道壁缺少皱折，或见阴道纵隔或横隔，阴道后穹隆是否有可触及的痛性结节。子宫未发育而过小或子宫增大，表面不平、质硬、压痛，活动度差，子宫体是否有极度屈曲，造成宫颈管狭窄。双侧输卵管有无增厚、压痛，双侧卵巢是否增大、压痛。盆腔及其邻近器官组织的肿块、炎性病变对内生殖器官的压迫及影响。

3. 相关检查

（1）卵巢功能检查　目的是了解有无排卵和黄体功能情况。主要有以下几种方法。①基础体温（BBT）呈单相型者多无排卵，但某些单相型也有排卵，而有些双相型却因卵泡黄素化而无排卵。测量时应该排除一切干扰因素。②阴道脱落细胞学检查：可间接反映激素水平，预测排卵。本法结果易受炎症等影响，需连续观察，有一定的局限性。③宫颈黏液涂片检查：大致反映体内雌激素水平，间接测定排卵时间，但不能反映孕激素水平，个体差异较大，且易受宫颈局部因素影响，仅作参考。④诊断性刮宫及活组织检查：是检查子宫内膜有无分泌期变化，了解黄体功能状态的一种可靠的方法。刮宫的同时，还可了解宫腔大小、腔内是否平滑，有无器质性病变，如子宫内膜结核、息肉、增殖、黏膜下肌瘤等。⑤血清黄体生成素（LH）测定：预测排卵价值较高，是监测排卵的最好办法。LH值正常或增高提示卵巢本身病变所致排卵障碍，反之则提示病变于垂体或垂体水平以上。此外，还可做血清雌二醇、孕激素、促卵泡成熟激素测定，以及内窥镜检查。

（2）输卵管通畅实验　经检查男方正常，女方有排卵，可进行此检查。可以通过输卵管通气、输卵管通液、B超声波下输卵管通液、子宫输卵管碘油造影等实验，以检查输卵管的通畅程度。轻度的输卵管扭曲、黏膜皱襞粘连经上述实验可能有一定的疏通和分离作用。但通液术存在漏液易致假阳性，通气术因副反应较大

已少用。

（3）内分泌检查　血清促卵泡激素（FSH）、黄体生成素（LH）升高时，可诊断为卵巢性排卵障碍；若FSH、LH降低则提示病变部位在垂体或下丘脑。血清催乳素（PRL）正常值 < 25μg/L，PRL升高可影响正常排卵，闭经溢乳综合征患者的PRL > 25μg/L。

（4）内窥镜检查　包括腹腔镜、宫腔镜和输卵管镜检查。该检查最大的优点是可以直接观察盆腔脏器、阴道、宫颈、子宫内膜和输卵管黏膜的病变，确定病变部位，了解病变性质。尤其是疑有子宫内膜异位症、子宫内膜炎、内膜萎缩、赘生物、宫腔异物、输卵管粘连阻塞、卵巢发育不良、多囊卵巢、卵巢肿瘤等，行此检查最为合适。

（5）超声波检查　可明确诊断某些生殖系统器质性病变，监测有无排卵，准确预测排卵时间，指示成熟卵子的采集。在超声监护下进行通液术，可进行连续动态观察输卵管通畅度，弥补了通液术不能判断单或双侧输卵管通畅情况的不足。并可显示卵巢卵泡的数目，以判断卵巢储备功能。

（6）精子穿透力实验　可了解宫颈黏液对于精子的可接受性及精子穿透宫颈黏液的能力。正常精液为灰白色或淡黄色，一次射精量为 ≥ 1.5ml，pH ≥ 7.2，室温下60分钟内液化，精子浓度 > 15×10^6/ml，前向运动精子率 ≥ 32%，精子总活力 ≥ 40%，正常形态精子率 ≥ 4%，精液中白细胞小于 1×10^6/ml。

（二）辨证诊断

1. 肾阳虚型

（1）临床证候　婚后久不受孕，月经后期，初潮较晚，量少，色淡红，经质稀薄，无血块或有少量血块，或月经稀发，

甚或闭经；带下清稀，性欲冷淡，腰酸膝软，四肢不温，畏寒怕冷，精神不振，形体虚胖，疲乏无力，面色苍白晦暗，或眼睑部有暗黑斑，眼眶暗黑，尤以下眼眶为甚，小便清长，大便稀溏，夜尿较多，舌质淡嫩，舌苔白润，脉沉迟或沉细无力，尺脉为甚。

（2）辨证要点　婚久不孕，月经后期、量少、稀薄，或月经稀发，甚或闭经，性欲冷淡，腰酸膝软，畏寒肢冷，眼眶暗黑，舌质淡，苔白润，脉沉迟无力。

2. 肾阴虚型

（1）临床证候　婚后久不受孕，月经提前、量少、色红、质稠或有小血块，带下量少，前阴欠润，或月经尚正常，但形体消瘦，腰酸膝软，性格急躁，五心烦热，午后低热，盗汗，失眠多梦，头晕目眩，大便时干，小便短黄，舌红，苔少，脉细数。

（2）辨证要点　婚久不孕，月经先期，量少，色红，五心烦热，盗汗，带下量少，舌红，苔少，脉细数。

3. 肝郁型

（1）临床证候　原发或继发不孕，月经先后不定期，经色暗，经行不畅，或有血块，伴痛经，精神抑郁，甚或悲伤欲哭，或烦躁易怒，恐惧紧张，经前胸胁、乳房、小腹胀痛，舌质正常或暗红，苔薄白，脉弦细。

（2）辨证要点　不孕，月经先后不定期，经色暗有血块，痛经精神异常，经前胸胁、乳房、小腹胀痛，舌质暗红，脉弦。

4. 痰湿型

（1）临床证候　婚久不孕，形体肥胖，面色苍白，月经后期，经行不畅，月经稀发，甚则闭经，带下量多，黏腻如痰，胸闷呕恶，纳呆便溏，头晕心悸，疲倦多汗，舌质淡嫩胖大，舌苔腻，脉沉细缓滑。

（2）辨证要点　不孕，肥胖，面色苍白，月经后期，月经稀发，闭经，带下量多，黏腻如痰，舌淡嫩，胖大，苔腻，脉滑。

5. 湿热型

（1）临床证候　不孕，月经不调，经期延长，淋漓不断，带下色白或黄，量多质黏，或有异味，腰骶酸疼，少腹坠胀疼痛，每因行经、劳累而加剧，或有低热，经前少腹胀痛，口渴不欲饮，舌质红，苔白腻或黄腻，根部明显，脉濡细或弦细。

（2）辨证要点　不孕，月经不调，带下量多，色黄，质黏，味臭，腰骶、少腹部坠胀疼痛，舌红，苔腻，脉濡细。

6. 血瘀型

（1）临床证候　婚久不孕，月经失调，或量少不畅，或量多淋漓不断，血色紫暗有血块，平时少腹疼痛，经行时腹痛剧烈，坠胀拒按，甚则伴肛门坠痛，经期发热，胸胁乳房胀痛，舌暗红或有瘀斑，或唇色紫暗，苔薄白或黄，脉沉弦而涩。

（2）辨证要点　不孕，月经失调，经色紫暗有血块，痛经剧烈，舌暗红或瘀斑，脉沉弦而涩。

7. 血虚型

（1）临床证候　婚久不孕，月经后期，量少，色淡，甚或闭经，面色萎黄，毛发脱落，形体羸弱，头晕目眩，心悸气短，失眠健忘，神疲乏力，舌淡无华，苔薄白，脉细弱无力。

（2）辨证要点　不孕，经少色淡，面色萎黄，头晕目眩，心悸失眠，舌淡，脉细弱无力。

三、鉴别诊断

不孕症

隐性流产。隐性流产指发生在妊娠5周内的早期流产，血中可以检测到hCG升高或者尿妊娠试验阳性，但超声检查看不到孕囊，提示受精卵着床失败，又被称为

"亚临床流产"。随后阴道出血增多，如正常月经来潮，如期结束，血尿妊娠试验转阴。不难鉴别。

四、临床治疗

（一）提高临床疗效的要素

1. 明确诊断，有的放矢

不孕症属女性疑难病证，病因复杂。故临床上必须详细询问病史，有计划、有步骤、全面地进行体格检查，特别是妇科检查、实验室和特殊检查，以查明原因，明确诊断。只有这样，才能做到有的放矢，提高疗效。

2. 夫妇同诊，男女同治

据统计，在不孕症诸多原因中，男方占25%~40%，女方占40%~55%，男女共同占20%~30%，不明原因者6%~10%。因此不孕不能专责女方，在诊断和治疗不孕症时夫妇应同时诊断，排除男方原因所致的不孕，以节约时间，少走弯路。

3. 辨病辨证，中西结合

中西医结合已在临床中显示了不可抗拒的魅力，对不孕症的诊疗更是如此。首先，要将西医学的辨病诊断和中医学的辨证相结合，综合分析，以扩大思路，指导临床，加强针对性，避免盲目性，提高疗效。如子宫内膜异位症和输卵管炎症均可见的气滞血瘀证，但在具体配伍用药时需有所区别，方可收到既快又好的治疗效果。

4. 求子之道，莫先调经

不孕症病因虽然复杂，但月经不调是最常见的原因，故调经为本病的治疗大法。诚如金元大家朱丹溪所说："求子之道，莫先调经。"陈修园《妇科要旨》亦说："妇人无子，皆由经水不调，子之法，即在于调经之中。"而调经之要，贵在补脾胃以资血之源，养肾气以安血之室。脾肾健旺，

不仅足以调经，且为治疗的关键，其中尤以补肾为要。

5. 滋肾补肾，调理冲任

《圣济总录》云："妇人所以无子，由冲任不足，肾气虚寒故也……若冲任不足，肾气虚寒，不能系胞，故令无子。"《素问·上古天真论》云："女子七岁肾气盛，齿更发长，二七而天癸至，任脉通，太冲脉盛，月事以时下，故有子。"肾虚则天癸不至，冲任不足，无以摄精成孕。补肾中药可以调节cAMP/cGMP，促使卵泡发育，使之正常排卵。据统计，在不孕症辨证分型中，肾虚证占60%以上，且大多数为排卵功能障碍者。

6. 心理疏导，调畅情志

不孕症患者往往因社会、家庭诸因素导致精神紧张，抑郁自卑，进而影响下丘脑–垂体–卵巢轴的调节功能，抑制排卵，影响输卵管伞对卵子的摄取，引起月经不调或闭经。也可导致男子性欲减退，阳痿早泄，精子活力下降。

7. 节欲养精，适时种子

《济阴纲目》曰："求子贵养精血。"而保精之道，贵在节欲。《万氏女科·种子章》云："种子者，男则清心寡欲以养其精，女则平心静气以养其血。"男益精，女调经，则可孕育。若频频交接，羸男阳弱，弱女阴亏，交亦难孕，孕亦难成。所以，节欲养精是治疗不孕的重要措施之一。

8. 树立信心，贵在坚持

不孕症病因复杂，疗程较长，一般都在3个月左右，甚至更长。因此，要告知患者坚定信心，坚持治疗，方得贵子。

（二）辨病治疗

1. 病因治疗

（1）生殖器先天异常　无孔处女膜、处女膜肥厚、阴道横膈可手术治疗。子宫发育不良可予小剂量雌激素治疗，既可直接

作用于子宫肌层，促进子宫发育，又可使垂体促性腺激素分泌增加，有利于卵泡的发育。

（2）肿瘤　子宫肌瘤、卵巢肿瘤等影响受孕的肿瘤，治疗可参考本书有关内容。

（3）子宫内膜异位症　可参考本书有关内容予药物或手术治疗。

2. 内分泌失调的治疗

（1）黄体功能不全　可于月经周期的第16日开始，肌内注射绒毛膜促性膜激素（hCG）2000~3000U，隔日1次，共5次。或自月经周期的第16日开始，每日肌内注射黄体酮10~20mg，共10天。

（2）排卵障碍的治疗

①氯米芬（CC）：临床首选促排卵药，适用于体内有一定雌激素水平和下丘脑-垂体轴反馈机制健全的患者。其作用机制主要是通过下丘脑和垂体水平与内源性激素的受体相竞争，减少雌激素的负反馈作用，使下丘脑LHRH分泌增加，产生更多的FSH和LH，刺激卵泡生长、成熟，排出卵巢。CC的排卵率约80%，受孕率30%~40%，多胎占6%~8%。在月经周期的第5~9天，每日口服CC50mg，若无排卵，可增至100~150mg。每日150mg治疗3个周期无效者，应进一步检查不孕的原因。用药期间要注意观察卵巢肿大情况。卵巢囊肿、肝肾疾病患者禁用此药。

②绝经期促性腺激素（hMG）：每支含FSH和LH各75U，可促进卵泡的生长，适用于对氯米芬反应不良或雌激素水平过低者，以及多囊肿卵巢综合征患者（PCOS）。一般从月经第3~5开始，每日1支肌内注射。视卵泡发育情况可增至每日2支，连续7~10日。用药期间应定期监测雌二醇水平，或用B超监测卵泡大小，以防卵巢过度刺激。hMG的用量不仅个体差异较大，且在同一患者的不同周期，用量也有明显改变，应根据监测情况随时调整用量。

（三）辨证治疗

1. 辨证论治

（1）肾阳虚型

治法：温肾助阳，调补冲任。

方药：毓麟珠加减。人参、白术（土炒）、茯苓、芍药（酒炒）、当归、川芎、熟地黄、炙甘草、菟丝子、杜仲（酒炒）、鹿角霜、紫河车、丹参、香附。

加减：夹有寒湿者，可合用艾附暖宫丸；子宫发育不良者重用紫河车；兼有大便溏泄者，加补骨脂、五味子；五更泄者加巴戟天、肉豆蔻，以温肾固涩。

（2）肾阴虚型

治法：补肾滋阴，和冲益精。

方药：养精种玉汤合二至丸加味。当归、白芍、熟地黄、山茱萸、女贞子、墨旱莲、菟丝子、枸杞子、补骨脂、鹿角胶。

加减：阴虚火旺，形体消瘦，五心烦热者，加黄柏、地骨皮、牡丹皮、龟甲以滋阴降火；眼涩疼痛，加枸杞子、菊花养肝明目。

（3）肝郁型

治法：疏肝解郁，养血理脾。

方药：开郁种玉汤合逍遥散加减。醋柴胡、醋香附、当归、白芍、茯苓、炒白术、夜交藤、王不留行、续断、菟丝子、炙甘草。

加减：口苦便干加龙胆草、黄连（酒炒）；肝郁化火加牡丹皮、栀子；胸胁、乳房、少腹胀痛加青皮、川楝子、木香、延胡索；兼血瘀加丹参、桃仁、益母草以活血化瘀。

（4）痰湿型

治法：燥湿化痰，活血调经。

方药：苍附导痰丸加减。制半夏、胆南星、制苍术、香附、炒神曲、茯苓、青皮、川芎、石菖蒲、枳壳。

加减：经量多者去川芎，加黄芪、续

断；心悸加远志；呕恶胸满加厚朴、枳壳、竹茹；夹血瘀者加桃仁、红花；痰瘀互结者加昆布、海藻、三棱、莪术、皂角刺。

（5）湿热型

治法：清热除湿，活血调经。

方药：解毒活血汤合大血藤败酱散加减。连翘、大血藤、败酱草、黄柏、蒲公英、车前草、薏苡仁、泽兰、赤芍、桃仁、红花、香附。

（6）血瘀型

治法：活血化瘀，理气调经。

方药：少腹逐瘀汤加减。当归、赤芍、川芎、桃仁、红花、蒲黄、五灵脂、香附、枳壳、延胡索、小茴香。

（7）血虚型

治法：养血益气，补肾调经。

方药：温土毓麟汤合归脾汤加减。党参、黄芪、云茯苓、白术、巴戟天、覆盆子、龙眼肉、枸杞子、酸枣仁、远志、炙甘草。

加减：胃呆纳少加砂仁、石菖蒲，并酌加紫河车、鹿角胶、熟地黄。

2.外治疗法

（1）针刺疗法

①取中极、归来、三阴交、中极、大赫、血海穴。两组穴交替使用，每日一组，中等刺激，每5分钟捻针1次，有尿意则停止。一般于排卵前2~3开始，连续4日，可补肾调经促排卵。适用于不孕症肾阳虚型、肾阴虚型、血瘀型、血虚型。

②取关元、水道、归来、地机、三阴交、太溪、太冲穴。平补平泻，中等刺激，月经来潮第1日开始，每日1次，连续针刺15日，休息15日，下次来潮重复治疗。3个月为1个疗程。

（2）灸法

①取关元、神阙、命门、肾俞穴。艾条灸每穴5~10分钟，隔日1次；隔姜灸，中等艾炷，每穴可灸3~5壮，隔日1次。适

用于不孕症肾阳虚型、肾阴虚型。

②取神阙、中极、子宫、命门、脾俞、肾俞、足三里、三阴交穴。每次选穴4~5个，每穴用艾条灸10分钟，每日1次，10次为1个疗程。疗程间隔7日左右。适用于不孕症肾阳虚型、肾阴虚型、血虚型。

③瘢痕灸：取关元、中极、三阴交、子宫、神阙、肾俞、命门、血海穴。每次选穴2~3个，在每穴上涂适量蒜汁，即将黄豆大小艾炷贴上，线香点燃施灸3~4壮，以灸化脓为佳，6周左右结疤，留永久瘢痕。如用此法，术前应向患者讲明。适用于不孕症肾阳虚型、肾阴虚型、血虚型。

（3）敷贴疗法

①消癥散：羌活30g，独活20g，防风20g，干漆20g，乳香30g，没药30g，三棱30g，土鳖虫30g，血竭15g，当归60g，艾叶60g，千年健60g。共为碎末，每次用250g，置于布袋内，蒸透后热敷患者小腹两侧，每日1~2次，每次20~30分钟，10天为1个疗程。于月经干净后7天开始治疗。适用于不孕症肝郁型、痰湿型、血瘀型。

②敷脐通关散：穿山甲50g，王不留行60g，皂角刺、川贝母各30g，金银花各40g，半夏、白芷各20g，细辛、大黄各10g。有结核者加白及50g。共为细末。经净后第1天，取药末1.5~2g，放入脐中，胶布贴紧。另用热盐热熨脐部，1天3~4次。14天为1个疗程。适用于不孕症痰湿型、血瘀型。

③毓麟固本膏：杜仲、小茴香、牛膝、续断、甘草、大茴香、天麻子、凌霄花、补骨脂、肉苁蓉、熟地黄各150g，川附子100g，锁阳25g，龙骨、制乳香、没药、母丁香、木香各50g，海马200g，沉香15g，鹿茸30g。煎熬成膏，贴于脐部。主治下元虚弱之不孕症。适用于肾阳虚型。

④温阳种子膏：炮附子、巴戟天、肉

苁蓉、当归、穿山甲、山茱萸、川芎、干姜、细辛、黄芪、肉桂、红花、延胡索、石莲子、白术、党参、熟地黄、牡丹皮、补骨脂、木鳖子、菟丝子各6g。香油熬，黄丹收，加入麝香、血竭、龙骨细粉各6g。待患者经期过2~3日，取膏药贴神阙、双肾俞，直至下次月经来潮前1~2日取下，待经期过后取新膏药再贴。适用于不孕症肾阳虚型、血虚型。

（5）阴道塞药法

①皂角刺30g，吴茱萸、当归、大黄、枯矾、盐、川椒各60g，五味子、细辛、干姜各90g。共为细末，以绢袋盛，系袋口，纳妇人阴中。适用于不孕症肾阳虚型、痰湿型、血虚型。

②吴茱萸、川椒各40g，共为细末，炼蜜为丸，如弹子大，消毒纱布包裹，塞入阴道，每日换1次。适用于不孕症肾阳虚型。

③蛇床子、五倍子、艾叶各15g，丁香、雄黄、枯矾各10g，麝香0.3g。诸药研细，炼蜜为丸，用时捏为条状，纳入阴道深处。每2日用1丸，连用3丸。适用于不孕症肾阳虚型、血瘀型、血虚型。

（6）保留灌肠法

①丹参、赤芍各30g，透骨草、三棱、莪术、枳实、皂角刺、当归各15g，乳香、没药各10g，每晚1剂，浓煎200ml，待温度适宜时，保留灌肠，经期停用。适用于肝郁型、痰湿型、湿热型、血瘀型。

②赤芍、桃仁、大血藤各9g，败酱草90g，蒲公英30g。浓煎100ml，保留灌肠。每日1次，10次为1个疗程，经期暂停服药。适用于不孕症肝郁型、痰湿型、湿热型、血瘀型。

③皂角刺、土茯苓、丹参、透骨草、牛膝各15g，金银花、三棱、莪术、乳香、威灵仙各10g。水煎浓缩至100ml，在月经干净后第2天保留灌肠，每晚1次，至排卵期为止。适用于不孕症肝郁型、痰湿型、湿热型、血瘀型。

3. 单方验方

①促孕丸　鹿胎、紫河车、罗勒、麻雀卵、熟地黄、枸杞子、菟丝子、淫羊藿、当归、白芍。共为细末，炼蜜为丸，每丸9g。月经干净后第1天开始口服，每晚服2丸，连服5日，下1个周期如法服用。治疗1年。适用于不孕症肾阳虚型。

②天龙散　女贞子15g，墨旱莲10g，菟丝子20g，仙茅15g，石楠叶15g，龙胆草7g，牡丹皮9g，瞿麦9g，大蜈蚣1条，九香虫5条。前8味水煎服，每日1剂。后2味为散，名天龙散，分2次冲服。于月经干净后连服10日。适用于不孕症痰湿型。

③调冲任补肾方　当归、熟地黄、淫羊藿、桑寄生、鹿角霜、紫石英各10g，白芍、桑椹、女贞子、阳起石各15g，肉桂3g。水煎服，每日1剂。适用于不孕症肾阳虚型、肾阴虚型、血虚型。

④通任种子汤　丹参30g，当归10g，连翘12g，香附、薏苡仁、赤芍、红花、络石藤各9g，川芎、小茴香、炙甘草各6g。水煎服，每日1剂。适用于不孕症湿热型。

⑤调肝种子汤　广木香、当归各10g，柴胡、香附、紫河车、羌活、益母草、白芍各9g。水煎服，每日1剂。适用于不孕症肝郁型。

⑥理气逐瘀消脂汤　炒当归9g，赤芍9g，川芎3g，姜半夏6g，炙甘草3g，制香附9g，玄参9g，续断9g，炒枳壳6g，失笑散（包）12g，生山楂20g，牡蛎（先煎）20g，白花蛇舌草12g，莪术6g。适用于不孕症肝郁型、痰湿型、血瘀型。

（四）医家诊疗经验

1. 梁毓华

梁毓华诊治不孕症的临床经验介绍如下。①详查病情，细理病机，强调以主诉为线索，检查原因，分析病位，辨明虚实，拟定计划。若无器质性病变，可以先调理月经。不孕症的病因一是肾气虚衰，不能摄精成孕，二是肝气郁结，冲任不能相资，三是瘀滞冲任，胞脉阻滞不通导致不育，四是痰浊内阻，痰瘀互结，不能启动孕育之气而致不孕。在调理月经时，强调重在治本，顺应和掌握月经周期中阴阳转化和气血盈亏的变化规律，并注意有无瘀血，有无痛经等情况，同时分清先病和后病，如因经不调而后生他病者，当先调经，经调则他病自除。若因他病而致经不调者，当先治他病，病去则经自调。对不同年龄段的育龄女性要有的放矢，新婚不久的患者重在调肾。已有受孕史的患者重在疏肝，晚婚者重在治脾。要掌握虚实补泻两类证治，虚证以补肾扶脾养血为主，实证以疏肝理气活血为主，虚实夹杂又当攻补兼施。②病证结合，因人施治：尽快查找男女不孕原因是治疗的关键，要结合西医学检查，通过询问病史、体格检查、特殊检查明确诊断。辨证要点在于辨明脏腑、气血、冲任、胞宫的寒热虚实，重在温育肾气、充精养血、调理冲任、疏肝通瘀。对血虚萎黄、眩晕乏力、心悸失眠，证属血虚不孕者，用四物汤加味，并强调重用熟地黄30g，以补血养阴、填精益髓；对宫寒不孕，证属冲任虚寒、瘀血阻滞，有经期延后、少腹寒凉、经有瘀块、带下清稀者，常用温经汤化裁，以吴茱萸、生姜、桂枝温经暖宫，阿胶、当归、川芎、芍药、牡丹皮和营祛瘀，麦冬、半夏润燥降逆，甘草、人参补益中气治腹寒不孕、月经不调等症。对子宫发育不良性不孕，用安坤育子汤（熟地黄、白芍、当归、杜仲、菟丝子、枸杞子、续断、阿胶、紫石英、香附、檀香、车前子、覆盆子、五味子），以补肾填精、调理冲任、舒通经络。强调辨病与辨证相结合。在明确西医

诊断的基础上，根据脏腑、气血、经络等辨证分型治疗。辨证论治与分阶段论治相结合。

2. 刘奉五

刘奉五认为女子不孕主要是由于肾气不足，精亏血少，胞宫虚寒，阴虚血热以及肝郁气滞，冲任失调所致。肾虚血少用八珍汤去茯苓、白术，加香附、红花、覆盆子、淫羊藿；阴虚血少用生地黄、白芍各12g，地骨皮、玄参、麦冬、青蒿各10g，枸杞子15g，丹参6g，益母草12g；子宫寒冷用艾附暖宫丸；阴虚血热多用清经汤加车前子、瞿麦；肝郁气滞多用肉桂、香附。

3. 王渭川

王渭川对气血俱虚型不孕症，治疗主张补气血，滋肝肾以调经。方用黄芪菟鹿饮：党参、生黄芪各30g，桑寄生、菟丝子、鹿角胶、白术、巴戟天、桑螵蛸各15g，益母草、鸡内金、生龟甲、土鳖虫、炒蒲黄、阿胶珠、槟榔各10g，仙鹤草20g，广木香5g。每日1剂，水煎服。

4. 夏桂成

夏桂成认为抗精子免疫在不孕症中占有一定的地位，对女性免疫性不孕症的治疗重在调阴阳、清利湿热与化瘀通络相结合，应用滋阴抑抗汤和助阳抑抗汤治疗本病，疗效较好。辨证分2型。①阴虚火旺证：症见月经先期、量少或多，色红质稠，头晕耳鸣，心悸失眠，腰腿酸软，烦躁口干，舌红，苔黄腻，脉细弦数。治以滋阴降火，调肝宁神。方用滋阴抑抗汤：炒当归、杭白芍、怀山药、干地黄、云茯苓、泽泻、丹参、山楂各10g，钩藤15g，苎麻根20g，山茱萸、甘草各6g，柴胡5g。月经干净后开始服用，每日1剂，水煎服。至排卵期加入川续断、菟丝子、鹿角片各10g，继服10剂。②阳虚瘀浊证：症见月经后期，腰腿酸软，小腹作凉、便溏，神疲乏力，脉细，舌淡、苔白。治以补肾健脾，

温阳活血。方用助阳抑抗汤：黄芪、党参、鹿角片、丹参、五灵脂、赤芍、白芍、茯苓、川续断、山楂、益智仁各 10g，苎麻根 30g，淫羊藿 9g，山药 12g。在排卵期开始服用，每日 1 剂，水煎服，至月经来潮时停服。阳虚者，本着"气中补阳"的原则，选用黄芪、鹿角片最合适，是为抗精转阴的特异性药物。

5. 韩延华

韩延华认为多囊卵巢综合征排卵障碍性不孕以肾虚为本，肝郁为标，其发病多为本虚标实。故立"益肾调肝、活血调经"为治疗大法。自拟益肾调肝汤。方中熟地黄、山茱萸、菟丝子、巴戟天、枸杞子温补肾中阴阳；白芍、当归、香附疏肝理气、养血柔肝；王不留行、通草、牛膝取其通调冲任，引药下行，直达病所；桃仁、红花、丹参有养血、调血、理血之效。全方配伍，阴阳并补，气血双调，补而不滞，行而不过，有助先天生殖之力，又有调畅气机、冲任之经脉助孕之功。

五、预后转归

引起不孕症的原因多种多样，因此预后也不尽一致。如果夫妻双方任何一方有无法矫正的身体解剖缺陷或功能障碍，如先天性子宫缺失、Turner 综合征、卵巢不发育、卵巢早衰、输卵管和子宫内膜严重破坏等，则无法受孕。

对女性排卵障碍引起的不孕症，因疾病和药物的不同预后各异。

六、预防调护

（一）预防

①积极提倡婚前检查，以早期发现先天性生殖道畸形，对于可以纠正的疾病，应及时予以治疗。

②禁止或尽可能减少婚前性行为，避免未婚先孕；禁止不洁性交，防止发生性病；婚后如无生育计划，应采取避孕措施，尽量避免人工流产、引产等，避免损伤子宫内膜，导致月经过少、继发闭经，引起不孕症；严格无菌操作，防止生殖系统炎症引起继发性不孕症。

③注意经期、孕期、产褥期、哺乳期的保健，注意外阴清洁，避寒保暖，防治疾病。

④戒烟酒。大量文献报道有烟酒嗜好的女性不孕率明显高于不吸烟、不饮酒的女性。男子亦同。

（二）调护

1. 起居有节

加强体育锻炼，增强体质；房劳有节，养精蓄锐，保持充沛的精力。

2. 饮食有常

饮食既要全面，富有营养，又不可饮食过量，影响气血的运行，导致不孕症的发生。据报道，肥胖女性不孕的发生率为 18.5% 左右，比正常体重者要高。勿过食辛辣、香燥之物，热扰血海，冲任亏虚以致不孕。

3. 心情愉快

要保持精神舒畅，肝气调达，气血调和，百脉通畅，冲任盈溢有度，月经调而易受孕。

（三）食疗

1. 人参鹿肉汤

人参、黄芪、芡实、枇杷叶各 5g，白术、茯苓、熟地黄、肉苁蓉、肉桂、白芍、益智仁、仙茅、泽泻、酸枣仁、怀山药、远志、当归、菟丝子、怀牛膝、淫羊藿、生姜各 3g，鹿肉 25g（如无可用鹿角片 10~30g 代替），葱、胡椒面、食盐适量，炖烂分次食用。半个月吃完。主治肾阳虚、子宫寒冷所致的不孕症。

2. 木耳汤

白木耳 30g，鹿角胶 7.5g，冰糖 15g（烊化）。分次或一次食用，适于肾阴虚不孕症。

3. 山药枸杞粥

山药 20g，枸杞子 10g，大米、小米或糯米适量煮粥食之。具有补肾健脾，滋阴助阳的功能，对肝肾不足所致的不孕症有辅助治疗作用。

4. 鹿茸酒

鹿茸 3g，山药 30g，白酒 500ml。浸泡 7 日即可饮用，每次 10ml，每日 2 次。具有温阳暖宫，散寒活血之功，适于肾虚宫寒型不孕症。

5. 调经种子酒

当归 45g，藏红花 10g，桑寄生 30g，肉桂 10g，白酒 1000ml。共浸泡 15 天即可服用，每次 10~15ml，每日 3 次。适于肾虚宫寒不孕症。

6. 桃仁墨鱼汤

桃仁 6g，墨鱼肉 15g，葱、姜、盐各适量。共炖熟即可。食鱼喝汤，每日 1 剂。具有活血化瘀之功。适于血瘀型不孕症。

七、专方选要

1. 促排卵方

淫羊藿、巴戟天、熟地黄、当归、西洋参、炙甘草制附子、枸杞子、菟丝子、丹参、通草。合并阴虚，加山茱萸、女贞子、阿胶；合并脾胃虚弱，加白术、焦三仙。合并痰湿气滞，加陈皮、苍术；肝气不舒，加柴胡、路路通；平素带下过多，加大血藤、败酱草、蒲公英；肾精不足，加龟甲、紫河车。于月经周期第 5 日开始服用，每日 1 剂，每剂煎 3 次，饭后服用。连服 5 日。治疗排卵障碍型不孕症。

2. 补肾促孕汤

仙茅、淫羊藿、巴戟天、肉苁蓉、制香附、菟丝子、续断、枸杞子、制何首乌、

女贞子、益母草。如肝气郁结加柴胡、白芍；痰湿阻滞加姜半夏、炒鸡内金。上方 1 剂分 2 次服，经期停服，3 个月经周期为 1 个疗程。治疗黄体功能不健不孕症。[崔火仙. 浙江中医杂志，2013，6（48）：395.]

3. 扶正促孕汤

组成：菟丝子 20g，怀山药 20g，补骨脂 15g，黄精 20g，山茱萸 12g，茯苓 15g，枸杞子 15g，党参 15g，女贞子 15g，白术 15g，淫羊藿叶 9g，墨旱莲 15g。根据中医辨证加减，若偏于阳虚者，加巴戟天和鹿茸；偏于阴虚者，加生地黄、女贞子、墨旱莲；伴白带量多、色黄者加苍术、黄柏；兼有痛经者，加延胡索、丹参。水煎服，每天 1 剂，早晚各服 1 次。治疗抗精子抗体不孕症。

4. 补肾调经助孕汤

组成：熟地黄 15g，山茱萸 10g，山药 10g，菟丝子 15g，枸杞子 15g，紫河车 10g，当归 10g，白芍 15g，丹参 20g，党参 10g，白术 10g，茯苓 10g，香附 10g，浙贝母 10g，肉桂 3g。每月从月经周期的第 5 天开始，每日 1 剂，分早晚 2 次水煎服，连服 10 剂为 1 个疗程。治疗排卵障碍性不孕症。

5. 温经祛瘀方

桃仁 10g，红花 3g，泽兰 10g，蒲黄 10g，五灵脂 10g，赤芍 10g，川芎 10g，益母草 15g，当归 10g，川牛膝 10g，艾叶 10g，蒲公英 10g。每日 1 剂，水煎取 300ml。在宫腔镜下行诊断性刮宫术后 1 周及下个经期前给予温经祛瘀方治疗，能有效改善子宫内膜病变不孕症患者子宫内膜形态，提高临床妊娠率。[许娟、汤丽莎，罗健. 江苏中医药. 2013，45（12）：32.]

6. 补肾活血促卵方

菟丝子 15g，川续断 15g，枸杞子 15g，鸡血藤 15g，女贞子 10g，泽兰 15g，蒲黄 10g，当归 10g，川牛膝 15g 等。治疗排卵障碍性不孕症。[范晓迪，马望，单婧. 中

国中药杂志，2013，38（1）：119-121.]

主要参考文献

［1］钟志艳，黄冬梅，黄光英. 补肾活血疗法治疗不孕症评述［J］. 中医学报，2019，1（1）：47-53.

［2］李楠，杜伯涛，李洋，等. 小剂量阿司匹林在不孕症及辅助生殖技术中的应用［J］. 中国妇幼保健，2019，34（4）：959-962.

［3］王晶，陆华. 补肾中药干预体外受精-胚胎移植的研究进展［J］. 中国中医基础医学杂志，2018，24（11）：1652.

［4］杨春霞，冒韵东. 腹腔镜手术治疗子宫内膜异位症相关不孕症的研究进展［J］. 中华生殖与避孕杂志，2018，38（8）：667-670.

［5］马黔红. 辅助生殖技术的新进展［J］. 中国计划生育和妇产科，2017，36（1）：4-7.

［6］刘宗珍. 班氏活血通脉汤配合自拟灌肠汤治疗输卵管阻塞性不孕症［J］. 世界中医药，2014（9）：7876.

［7］陈世龙. 黄云亮教授治疗不孕症经验撷萃［J］. 环球中医药，2014，7（4）：290.

［8］梁君昭. 梁毓华治疗不孕症经验［J］. 实用中医药杂志，2014，30（1）：55.

［9］徐海静，孙赟. 中国赠卵现状及中、外赠卵政策比较［J］. 生殖与避孕，2014，34（2）：93.

［10］谭晓嫦. 宫腔镜与腹腔镜联合治疗不孕症临床疗效观察［J］. 吉林医学，2014，35（13）：2827.

［11］浮艳红. 宫腔镜下输卵管插管通液术治疗输卵管性不孕症临床分析［J］. 中国现代药物应用，2014，8（10）：85.

［12］刘亚杰. 超声引导下破泡促排卵联合中药治疗不孕症效果观察［J］. 临床合理用药，2014，7（4）：97.

第十一章　子宫脱垂

子宫从正常位置沿阴道下降，达宫颈外口坐骨棘水平以下，甚至子宫全都脱出于阴道口以外，称为子宫脱垂。子宫脱垂常合并阴道前壁和后壁膨出。

女性子宫下脱，甚则脱出阴户之外或阴道壁膨出。前者称为子宫脱垂，后者称为阴道壁膨出，统称为阴挺，又称"阴菌""阴脱""子宫脱出"。因本病多发生在产后，故又有"产肠不收"之称。

一、病因病机

（一）西医学认识

分娩过程中损伤或产褥期过早参加体力劳动，是引起子宫脱垂的主要原因，长期腹压增加如慢性咳嗽、习惯性便秘、盆腹腔巨大肿瘤、大量腹水等，盆底组织先天发育不良或退行性变，医源性原因，等均可使子宫从正常位置下移，从而引起子宫脱垂。

（二）中医学认识

中医称子宫脱垂为阴挺，多因分娩时用力太过或产后劳动过早，导致劳倦伤脾，气虚下陷，收摄无权，或因分娩时处理不当伤损胞络，胞络失系，或因产育过多，房室所伤，肾气亏虚，冲任不固，带脉弛纵，无力系胞，或因素体虚弱，老年久病，习惯性便秘，冲任失于固摄所致。主要病机是气虚下陷，肾虚不固，胞络损伤，胞宫失摄所致。

二、临床诊断

（一）辨病诊断

子宫脱垂分为3度。Ⅰ度：轻型为宫颈外口距离处女膜缘小于4cm，但未达处女膜缘；重型为宫颈已达处女膜缘，未超出处女膜缘，检查时在阴道口能见到宫颈。Ⅱ度：轻型为宫颈已脱出阴道口外，但宫体仍在阴道内；重型为宫颈及部分宫体已脱出阴道口外。Ⅲ度：宫颈及宫体全部脱出至阴道口外。发病年龄以50~60岁发病率最高。患者有不同程度的腰骶部酸痛或下坠感。阴道口有块物脱出，咳嗽、行走、持重等用力时加重。轻者肿物脱出不大，卧床休息能自动回升；重者脱出物大，卧床休息亦不能回升，需用手还纳。由于宫颈或阴道壁长期暴露于外阴，受到摩擦可发生溃疡及感染且不易治愈。亦可见阴道分泌物增多、外阴湿秽不适、小便频数或失禁。重度子宫脱垂患者多伴有膀胱及直肠膨出，可引起排尿困难、排便困难。子宫脱垂并发妊娠较为少见，一般于妊娠3~4个月后，子宫即升入腹腔，脱垂程度会所减轻；常伴有膀胱及尿道膨出，导致排尿不畅和尿潴留，更易引起尿路感染；若继续脱垂，则可能发生嵌顿及流产，并有排尿困难；可将子宫轻轻上推后卧床休息，取头低臀高位，膀胱亦必须经常保持排空状态。

（二）辨证诊断

1.气虚下陷型

（1）临床证候　子宫下移或脱出于阴道口外，阴道壁松弛膨出，轻者平卧时可回纳，过劳则加剧，带下量多，色白，质稀，小腹下坠，气短懒言，精神倦怠，面色无华，小便频数，舌质淡，苔薄白，脉细弱。

（2）辨证要点　子宫脱垂或见阴道前

后壁膨出，头晕乏力，少腹坠胀，舌淡，脉细弱。

2. 肾虚失固型

（1）临床证候　子宫或阴道壁脱垂，伴小腹下坠，腰膝酸软，头晕耳鸣，小便频数，夜间尤甚，舌质淡，脉沉无力。

（2）辨证要点　子宫或阴道脱垂，腰酸腿软，夜尿频，舌淡，脉沉无力。

3. 湿热下注型

（1）临床证候　子宫脱出阴道口外，表面红肿溃烂，黄水淋漓，带下量多，色黄如脓，臭秽，口干口苦，大便溏泄，肛门灼热，小便频数、涩痛，舌质红，苔黄腻，脉滑数。

（2）辨证要点　子宫脱出阴道口外，局部红肿溃疡，黄水淋漓，舌红，苔黄腻，脉滑数。

三、鉴别诊断

1. 直肠膨出

直肠膨出表现为阴道压迫下坠感，直肠充实感，大便排不尽等，可见阴道后壁呈柔软包块突出，指检时提示柔软壁薄的阴道直肠隔向阴道方向膨出，于肿块上方触及宫颈及宫体。膀胱膨出时可见阴道前壁有半球形柔软块状物膨出，指诊时可于肿块上方触及宫颈及宫体。

2. 子宫黏膜下肌瘤或宫颈肌瘤

脱出物为鲜红色、质硬的肿物，表面找不到宫颈口，但子宫颈位置正常，在其周围或一侧可扪及被扩张变薄的宫颈边缘。

3. 阴道壁囊肿或良性肿瘤

妇科检查时阴道内可触及囊性或实质性肿块，子宫位置正常或被肿块挤向上方，肿块有明显界限且常偏于阴道一侧，与宫颈无关，金属导尿管无法探入囊肿内。

四、临床治疗

（一）辨病治疗

1. 支持疗法

注意劳逸结合，避免重体力劳动，积极治疗便秘及慢性咳嗽等慢性疾病，已绝经者应适当补充雌激素。

2. 非手术疗法

（1）常采用子宫托　适用于各度子宫脱垂和阴道前后壁膨出者，但宫颈或阴道壁有炎症、溃疡和重度脱垂无法还纳者均不宜使用，经期和妊娠期停用。①上托法：先排净大小便，患者左足着地直立，右足踏在凳上，或平卧床上，两腿分开，一手持托柄，使托盘呈倾斜位进入阴道内，然后将托柄边向内推，边向前旋转，直至托盘达宫颈为止，放好后，托柄弯度朝前，对正耻骨弓后面。②取托法：用手指捏住托柄，将子宫托多方向摇动，感到托盘已松，不再吸住子宫颈时，向后外方向牵拉，即可取出。注意事项子宫托每晚取出清洗，次日晨时放入。久置不取可发生子宫托嵌顿，甚至引起压迫性坏死形成尿瘘和粪瘘。上托后第1、第3、第6个月各复查一次，脱垂程度减轻时，宜及时更换较小的托。选择大小适宜的子宫托。

（2）肛提肌锻炼　适用于轻度子宫脱垂者。方法为用力收缩肛门运动，每次10~15分钟，每日2~3次。

3. 手术治法

经上述治疗失败或重度脱垂，特别是Ⅱ~Ⅲ度的子宫脱垂，并伴有严重的膀胱膨出或直肠膨出者宜手术。手术有以下几种。

（1）阴道前后壁修补术　适用于无明显宫颈延长及宫颈、宫体无病理改变者。

（2）曼彻斯特手术　适用于年龄较轻、宫颈较长、希望保留子宫的Ⅱ~Ⅲ度子宫脱垂伴阴道前后壁脱垂的患者。手术包括切除部分宫颈，缩短主韧带，同时修补前后壁。

（3）经阴道子宫全切除及阴道前后壁修补术　适用于Ⅱ~Ⅲ度子宫脱垂伴阴道前后壁脱垂、年龄较大、不需考虑生育功能的患者。

（4）阴道纵隔形成术　又称Le-Fort手术、阴道封闭术，适宜宫颈、宫体无恶性变，无性生活要求，年老体弱不能耐受较大手术者。

（5）盆底重建手术　通过吊带、网片和缝线将阴道穹窿或宫底韧带悬吊固定在骶骨前或骶棘韧带等可承力的部位，经阴道、经腹腔镜或经腹完成。

（三）辨证治疗

1.辨证论治

（1）气虚下陷型

治法：补中益气，升阳举陷。

方药：补中益气汤加减。人参（另煎）、甘草、当归、升麻、柴胡、黄芪、白术、枳壳。

加减：血虚面色苍白者，加鹿角胶、何首乌；腰腿酸痛者，加续断、桑寄生、狗脊；带下量多、清稀、色白者，加金樱子、芡实；带下色黄、质稠、有味者，加黄柏、车前子、银杏；形寒怕冷者，加附子、肉桂。

（2）肾虚失固型

治法：补肾固脱。

方药：大补元煎加味。人参（另煎）、杜仲、山茱萸、鹿角胶（烊化）、炙甘草、山药、熟地黄、当归、枸杞子、黄芪。

加减：畏寒肢冷者，加肉桂、附子；带下量多、色白、质稀、尿频者，加金樱子，补骨脂，炒芡实。

（3）湿热下注型

治法：清热利湿。

方药：龙胆泻肝汤加味。龙胆草、山栀子、黄芩、车前子（包煎）、当归、牡丹皮、泽泻、生甘草、生地黄、木通、柴胡。

加减：带下赤白或赤者，加侧柏叶、赤芍；血虚湿热下注者，可选用白薇散；湿热内盛，下注阴中，形成溃疡者，可加用加味二妙散。

2.外治疗法

（1）体针

①取气海、曲骨、子宫、提托、足三里、中极穴。用补法或加温针，用于子宫脱垂气虚下陷型。

②取关元、子宫、肾俞、照海、次髎、三阴交穴，用补法或加温针。用于子宫脱垂肾虚失固型。

③取中极、子宫、维胞、带脉、大敦、曲骨、阴陵泉穴。用泻法，用于子宫脱垂湿热下注型。

④取子宫、三阴交、维胞、百会、气海、足三里。针刺以补法为主，针前先排空小便。腹部穴位可用长针，使针感达子宫，百会穴可采用隔附片灸法，每次灸3~4壮，每日1次或隔日1次。适用于子宫脱垂气虚下陷型、肾虚失固型。

（2）神阙穴敷药　蓖麻子研末后与食盐等比例混合填入神阙穴中，而后用艾条悬灸此穴，以患者自感灼热为好。适用于气虚下陷型、肾虚失固型。

（3）耳针

①取子宫、外生殖器、肝、脾穴。用30号不锈钢毫针捻转刺入穴位，留针20分钟左右，每日或隔日1次，10次为1个疗程。适用于子宫脱垂气虚下陷型、肾虚失固型。

②取子宫、皮质下、交感、外生殖器穴。垂直刺入，一般多用单侧。适用于子宫脱垂气虚下陷型、肾虚失固型。

（4）灸法

①艾炷灸：脐下横纹（身交）7壮，照海7壮。适用于子宫脱垂气虚下陷型、肾虚

失固型。

②隔盐灸：取穴神阙。取适量食盐，炒后研细，撒在神阙穴上，以填平脐窝为度，然后放 1 壮黄豆粒大小的艾炷点燃，每次施灸 7~10 壮，隔日 1 次，7 次为 1 个疗程。适用于子宫脱垂气虚下陷型、肾虚失固型。

③隔姜灸：取百会、关元、气海、归来、提托、肾俞穴。取 0.2cm 厚的鲜姜片 3~4 片，用针穿刺数孔，置于穴位上，然后置小艾炷或中艾炷于姜片上点燃施灸。每次每穴 3~4 壮。每次选 3~4 穴，每日或隔日 1 次，10 次为 1 个疗程，疗程间隔 4~5 日，每次施灸以感到局部温热舒适，灸处稍有红晕为度。适用于子宫脱垂气虚下陷型、肾虚失固型。

④温筒灸：将内装艾绒的圆锥式温筒灸器置于患者会阴下，将点燃的艾卷放入筒内，引燃艾绒熏灸会阴部，每日 1 次，每次 20~30 分钟。适用于子宫脱垂气虚下陷型、肾虚失固型。

⑤灯火灸：取百会、肾俞、三阴交、气海、提托、脾俞穴。气虚加关元、脾虚加足三里。用灯火灸法。每日施灸 1 次，每穴 1~2 壮，10 日为 1 次疗程。适用于子宫脱垂气虚下陷型、肾虚失固型。

（5）熏洗法

①生枳壳 60g，莲蓬壳 20g，水煎，熏洗，每日 2 次。功能收敛固涩。适用于子宫脱垂气虚下陷型、肾虚失固型。

②苦参 30g，枯矾 3g。煎水先熏后洗，每日 1~2 次。功能清热除湿。适用于子宫脱垂湿热下注型。

③丹参、五倍子、诃子肉各 15g，水煎，趁热熏洗。功能收敛固涩，活血生肌。适用于子宫脱垂肾虚失固型。

④五味子 20g，乌梅 10 个，石榴皮 30g，水煎，先熏后洗阴部，每日 1 剂，反复熏洗 2~3 次，10 日为 1 个疗程。适用于

子宫脱垂肾虚失固型。

⑤荆芥、藿香、椿皮各等份，为粗末，布包，每次 15~20g，煎汤熏洗，每日 2 次。功能清热燥湿。适用于子宫脱垂湿热下注型。

⑥子宫脱垂洗剂：升麻、枳壳、当归、蛇床子、乳香、没药、赤小豆各 40g，五倍子 15g，煎汤趁热熏洗。适用于子宫脱垂气虚下陷型。

（6）熏法

①蔓荆子叶适量捣烂，用水煮沸后，盛于桶中，患者坐桶上熏。适用于子宫脱垂湿热下注型。

②血竭、乳香适量，点燃，烟熏即成。适用于子宫脱垂湿热下注型。

③白醋 250g，将秤锤烧红，淬入醋中熏，外围以布裹勿使泄气，熏 4~5 次。适用于子宫脱垂湿热下注型。

（7）外敷法

①海螵蛸、枯矾、五倍子各等份，研桃仁拌匀，敷于患处。功能收敛固涩。用于子宫脱垂气虚下陷型。

②吴茱萸适量研细，陈醋少许调成糊状，贴百会穴。每日 1 次，7 日为 1 个疗程。适用于子宫脱垂肾虚失固型。

③硫黄 7.5g，乌贼骨 7.5g，五味子 3.75g，研细末，撒于患处，每日 3 次，适用于子宫脱垂湿热下注型。

④麝香 0.15g 纳入脐孔中央，另将升麻、黄芪、柴胡、党参各 10g，枳壳 15g 共研细末，以醋调如膏，再敷脐窝上，覆盖固定。3 日换药 1 次，10 次为 1 个疗程。用于子宫脱垂气虚下陷型。

⑤党参、桑寄生、杜仲、枳壳、蓖麻子各 30g，共研细，醋调糊状，取适量外敷脐部。每日 1 换，连用 7 日，适用于子宫脱垂肾虚失固型。

（8）熨法

①蓖麻仁、灶心土各 60g，艾叶 30g，

琥珀 6g，捣烂煨热熨百会穴。适用于子宫脱垂气虚下陷型、肾虚失固型。

②五倍子 6g，吴茱萸 5g，蓖麻仁 24g，共研细炒热，用白酒、醋各半，加热成半稀状，熨于关元穴 3~4 小时，每日 1 次。1 周后改为隔日 1 次，2 周为 1 个疗程。适用于子宫脱垂肾虚失固型。

（9）溻洗法　枳壳 60g，去穰煎汤，温浸。适用于子宫脱垂湿热下注型。

（10）纳药法

①黄柏（微炒）150g，雄黄 75g，炒五味子 75g，枯矾 300g，煅龙骨 300g，上为细末，炼蜜为丸，每丸重 4.5g。每用 1 丸，纳入阴道，3 日 1 次，8 丸为 1 个疗程。适用于子宫脱垂湿热下注型。

②川乌、白及等份，为细末，棉裹 3g，纳阴中令入 10cm，腹内热即止，次晨再用。适用于子宫脱垂肾虚失固型。

③炒川椒、炒川乌各 30g，白及 60g，为细末，每用 9g，用绢包裹，纳入阴道深处，留绢头在阴道口外，腹中出现热感后取出，次日再用，以效为度。功能温暖胞宫。适用于气虚下陷型、肾虚失固型。

（11）佩戴法　蛇床子 20g，乌梅 80g，枳壳 15g，艾叶 30g 碾为细末，做成兜肚长期佩戴，10~15 日换药 1 次。适用于子宫脱垂湿热下注型。

（12）拔罐法　取穴肺俞、心俞、天枢、肝俞、脾俞、胃俞、第十二胸椎至骶尾脊柱中线及两旁的膀胱经内侧循行线。采取单纯拔罐法，十二胸椎以下督脉及两侧膀胱经，采用密排罐法，其中骶区的上、次、中、下髎先行三棱针点刺法，留罐 20 分钟，2~3 日施术 1 次，12 次为 1 个疗程，4~5 次可见效。适用于子宫脱垂气虚下陷型、肾虚失固型。

（13）涂抹法

①漏芦 30g、浮萍 5g，共研细末，调熟猪油涂局部。适用于子宫脱垂湿热下注型。

②雄黄 2.4g，枯矾、朱砂各 3g，冰片 0.3g，铜青、花椒各 3g，共研极细末，调熟猪油抹患处。适用于子宫脱垂湿热下注型。

（14）刮痧法　刮百会、肾俞、脾俞、维道、阴陵泉、足三里、三阴交、太冲。适用于子宫脱垂气虚下陷型、肾虚失固型、湿热下注型。

3. 单方验方

①升提散　枳壳、茺蔚子各 15g，水煎加糖适量，每日 1 剂，30 日为 1 个疗程。适用于子宫脱垂气虚下陷型、肾虚失固型。

②棉花根 60g，枳壳 30g，水煎服。适用于子宫脱垂气虚下陷型。

③枳实乌梅散　枳实、乌梅等份研细末，每次服 5~8g，每日 2 次。适用于子宫脱垂气虚下陷型、肾虚失固型。

④枳壳 15g，升麻 30g，水煎服。适用于子宫脱垂气虚下陷型、肾虚失固型。

⑤升麻、白术各 9g，益母草 15g，水煎每日 1 剂，分 3 次，每次饭前 1 小时服。适用于子宫脱垂气虚下陷型、肾虚失固型。

⑥白胡椒 20g，龙眼肉 20g，附子 20g，白芍药 20g，党参 20g。上药共研粉后加入红糖 50g，和匀后分为 30 包。每日早晚空腹服 1 包，服药前服 20ml 黄酒为引。15 为 1 个疗程。适用于子宫脱垂气虚下陷型、肾虚失固型。

（四）医家诊疗经验

1. 言庚孚

言庚孚认为子宫脱垂是因产后操劳过早，伤及脾肾，导致气虚下陷，治疗时宗"陷者举之"之则，以补气升提为主，方选补中益气汤合枳实散主之。方为西党参，北黄芪各 12g，当归、柴胡、山楂肉各 10g，陈皮、炙甘草各 6g，升麻 3g，鲜生姜 3 片，大红枣 5 枚，水煎服。另取枳实 12g，开水冲服，每日 2 次，每次 6g。

2. 许云鹏

许云鹏根据长期临床经验，自制阴道用药治疗Ⅱ～Ⅲ度子宫脱垂，取得较好效果。药物组成：枯矾100g，自然铜14g，柏子仁32g，雄黄10g，五味子14g。制法：上药除雄黄另研备用外，其余4味药共研细末，用米糊调和，做长条状如指头大，以雄黄为衣。将药条塞阴道内，以月经带托之，每日1换，症状重者，塞药后可卧床休息。

五、预后转归

本病经正规治疗后，一般预后良好。

六、预防调护

（一）预防

禁止女性产后参加重体力劳动，推广产后体操。认真执行计划生育，避免生育过多、过密而使盆底组织多次受损。积极治疗慢性咳嗽、便秘等疾病。加强女性劳动保护，降低劳动强度，对女工实行工间操作制度。孕妇要定期做产前检查，纠正胎位异常，避免难产。围绝经期女性要适当锻炼身体、注意营养，并做肛提肌锻炼，防止组织松弛，保持乐观情绪，积极参加社交活动。

（二）食疗

1. 补虚正气食疗粥

炙黄芪30g，人参3g，大米100g。参芪切片，用冷水浸泡半个小时，加米及清水煮粥，粥成后去参芪，加适量白糖，早晚分食1次。宜常食，具有补中益气、健脾升阳的功效。用于子宫脱垂气虚下陷型。

2. 二麻炖猪大肠

升麻15g，黑芝麻50g，猪大肠1段，姜、葱、盐、黄酒各适量，加水煮炖3小时即成，每日1次，常食。具有健脾益肾、升举阳气的功效。用于子宫脱垂肾虚不固、中气下陷型。

3. 芡实核桃红枣粥

芡实、核桃肉各20g，红枣肉15g，煮粥加糖调味服食，治疗肾虚型子宫脱垂。

4. 乌龟升麻汤

乌龟肉120g洗净，切成2cm长宽的肉片，升麻12g，用纱布包好，在陶瓷罐中加清水750ml，用旺火炖至龟肉熟透，吃肉喝汤。用于肾虚型子宫脱垂。

5. 升麻蛋

鸡蛋1个开一个小口，将升麻9g研细末放入鸡蛋内搅匀，用白纸贴封小口，蒸熟服用，每日1次。用于治疗子宫脱垂。

6. 莲肉糕

莲子肉，粳米各200g，茯苓60g，上3味共研细末，加砂糖拌匀，蒸熟成糕。每服30g，每日2次。具有健脾渗湿、涩精固肾的功效，适用于子宫脱垂脾肾气虚型。

七、专方选要

1. 益气升提方

黄芪18g，炙甘草9g，人参6g，当归3g，陈皮6g，升麻6g，柴胡6g，白术9g，鳖脖1个。辨证加减：气虚加枳壳、金樱子、乌梅；肾虚加枸杞子、杜仲、山茱萸。水煎至300ml，口服，鳖脖末冲服。治疗子宫脱垂。[尹桂玲，刘艳华. 华北煤炭医学院学报，2007, 9（4）：530-531.]

2. 益气提宫方

炙黄芪50g，当归10g，续断15g，山茱萸10g，炙升麻6g，炒枳实10g，诃子10g，全蝎（冲）6g。水煎，每日1剂早晚分服。30天为1个疗程。治疗子宫脱垂。[于红娟，陈霞. 江苏中医药，2010, 42（2）：40-41.]

主要参考文献

[1] 陈丽,周帆,仝进毅,等.子宫脱垂的腹腔镜悬吊手术治疗方案的研究进展[J].中国现代医生,2016,54(5):165-168

[2] 梁海燕,陈纲,于欢,等.应用线性悬吊术治疗子宫脱垂[J].中华医学杂志,2014,94(21):1664-1666

[3] 张晓梅,皮凌红.倒悬推拿疗法配合中药治疗子宫脱垂的临床观察[J].河北中医杂志,2013,35(10):60

[4] 夏梦,高潇.穴位中频电刺激治疗子宫脱垂的疗效观察[J].中医学学报,2013,41(4):90-91

第十二章　外阴白色病变

外阴白色病变又称慢性外阴营养不良，指以外阴皮肤和黏膜组织发生变性及色素改变为主的一组慢性疾病。因病变区域皮肤和黏膜多呈白色，故称其为外阴白色病变。根据其组织病理变化的差异，本病分为增生性营养不良、硬化性苔藓营养不良、混合性营养不良。经外阴组织病理检查，增生性和混合性营养不良，又分为无不典型增生、不典型增生两种，后者还分为轻、中、重三种类型。

中医将外阴白色病变归类于"阴痒""阴门瘙痒""阴疮"等范畴，均属妇科难治之证。主要临床特征是局部白色病变与外阴瘙痒。《诸病源候论》中说："白癣之状，白色，硻硻然而痒，此亦是腠理虚受风，风与气并，血涩而不能荣肌肉故也。"

一、病因病机

（一）西医学认识

1.内分泌紊乱

患者会阴部皮肤组织中 5α 还原酶的活性降低，抑制睾酮转化为二氢睾酮产生硬化性苔藓，易发为本病。

2.全身系统性疾病

如恶性贫血、结核、肝胆系统疾病、肾炎等慢性疾病，可能与本病有一定关系。

3.遗传因素

有母女、姐妹直系亲属家族性发病的临床报道，可能是与遗传有关。

4.局部性病因

阴道滴虫、真菌感染及宫颈慢性炎症等疾病长期不愈，可能易发生本病；寄生虫如蛲虫、螨虫、阴虱等慢性感染；化学性物质的刺激如各种洗涤剂、卫生护垫、尼龙内衣裤过敏及药物等；外阴不洁，不注意外阴局部卫生，如皮脂腺分泌物、经血、阴垢等积存于外阴；机械性刺激常见于骑自行车者，可能与局部摩擦后致感染有关。

（二）中医学认识

外阴白色病变的主要发病机制是外阴部失于濡养、温煦，导致病邪侵袭所致。本病的形成有虚实两端，虚者有肝肾亏损、脾肾阳虚、血虚失荣，致冲任虚损，阴部失于濡养或温煦所致。实者可因肝郁伐脾，肝热脾湿，湿热浸渍，冲任受损，阴部为湿热阻遏，发为本病。

1.肝肾亏损

肾藏精，肝藏血，肾开窍于二阴，肝脉绕阴器。若素体肝肾不足，或房劳多产，或久病精血亏虚，或年老体虚，或七情内伤，营血阴精暗耗，致使肝肾亏损，冲任精血不足，阴器失于濡养而发本病。

2.脾肾阳虚

素体脾肾阳虚或年老久病损伤脾肾，脾肾阳虚，冲任虚寒，阴器失于温煦而发病。

3.湿热下注

脾虚生湿，肝郁化热，肝郁脾湿，胶结而为湿热，或肥胖之体，易生痰湿，或摄生不洁，外感湿热毒邪，或阴痒日久不愈，复感湿热，湿热蕴结，浸渍外阴发为本病。

二、临床诊断

（一）辨病诊断

1.诊断要点

慢性外阴营养不良确诊并不困难。主

要症状为外阴奇痒，无季节或昼夜差异，时间较长，有时可达几十年。局部有不同程度的皮肤黏膜色素减退，常伴有水肿、皲裂及散在的表浅溃疡。如同时患有滴虫性阴道炎或真菌性阴道炎，症状会更加明显，分泌物会更多，局部烧灼感、刺痛更为严重。不同类型的慢性外阴营养不良，临床表现各不相同。增生性营养不良，发病年龄大多在30~60岁，外阴奇痒难忍，搔抓后暂时缓解，搔抓加重皮损而瘙痒加剧，则愈痒愈抓，愈抓愈痒。病变范围不一，多发生在大阴唇、阴唇间沟、阴蒂包皮以及后联合等处，呈对称分布，早期病变较轻时，皮肤颜色为暗红或粉红，角化过度处呈白色，长期搔抓、摩擦则病变局部增厚，貌似皮革样隆起，色素增加，有皱褶，或有鳞屑、湿疹样改变，很少有萎缩或粘连。

2. 相关检查

除上述临床症状及体征外，确诊的主要依据是病理检查，特别是怀疑有不典型增生或癌变者，因此治疗前应常规活检。取材部位应选在有皲裂、溃疡、隆起、硬结、粗糙处，先用1%甲苯胺蓝涂在病灶上，自干后用1%乙酸脱色。在不脱色区取材活检，发现不典型增生或癌变可能性较大。若局部破损范围太大，应先治疗数日，待皮损大部分愈合后，再活检以提高诊断准确率。

（二）辨证诊断

1. 肝肾亏损型

（1）临床证候　外阴瘙痒难忍，外阴皮肤黏膜变白，干燥或增厚，无弹性，头晕耳鸣，双目干涩，腰膝酸软，舌质淡，苔薄，脉细弱。

（2）辨证要点　外阴瘙痒变白，头晕耳鸣，目涩，腰酸，脉细弱。

2. 脾肾阳虚型

（1）临床证候　外阴瘙痒，局部皮肤黏膜发白，或增厚粗糙，形寒肢冷，纳呆便溏，腰膝冷痛，小便频数，或面浮肢肿，舌质淡胖，苔白，脉沉弱。

（2）辨证要点　外阴瘙痒发白，形寒肢冷，纳呆便溏，腰背冷痛，舌淡胖，苔白，脉沉弱。

3. 湿热下注型

（1）临床证候　外阴瘙痒，灼热疼痛，外阴皮肤黏膜变白，粗糙或萎缩，或溃破流黄水，白带量多，色黄秽臭，小便灼痛，口干口苦，舌质红，苔黄腻，脉滑数。

（2）辨证要点　外阴瘙痒，灼热疼痛，皮肤变白，白带量多，黄臭，舌红，苔黄腻，脉滑数。

三、鉴别诊断

1. 外阴白癜风

外阴皮肤发白区周围皮肤往往有过度色素沉着，白色区界限明显，皮肤光滑润泽，弹性正常，且多无任何自觉症状。

2. 真菌性阴道炎

在外阴发白区涂上油脂白色可减退，外阴无萎缩粘连，涂片检查可以发现为真菌感染。

3. 外阴瘙痒

常为阵发性，夜间加重，除局部有抓痕、红肿外，一般无皮肤损害，长期瘙痒可引起溃破、红肿或继发性感染。

4. 白塞病

当增生性营养不良因搔抓等出现溃疡时，应与白塞病相鉴别，后者主要表现为阴部溃疡，常合并眼部、口腔损害。

5. 外阴癌

常见于外阴鳞癌、柏杰病等。70%鳞癌患者合并有白斑，局部常有溃破、硬结、溃疡、乳头状、菜花状突起，需活检病理鉴别。

四、临床治疗

（一）辨病治疗

1. 糖皮质激素局部用药

控制瘙痒症状。0.025% 氟轻松软膏、0.01% 曲安奈德乳膏或 1%~2% 氢化可的松软膏等，每日 3~4 次涂擦。上药品均有止痒效果，但一旦止痒，即应减少用药、间断用药或逐渐停用，因久用易导致念珠菌感染及外阴萎缩。必须在用药前排除念珠菌感染，否则症状会加重。在症状控制后停用高效糖皮质激素，改用低效的氢化可的松，每日 1~2 次，连用 6 周。用药前可温水坐浴，每天 2~3 次，10~15 分钟，可缓解瘙痒，并有利于药物吸收。严禁搔抓。

2. 抗生素类药物

本病常与炎性分泌物刺激有关，因此，可适当加用抗细菌及抗真菌的药物，如新霉素、四环素、环丙沙星软膏等药物。临床常用药膏有联苯苄唑乳膏、康纳乐霜等，既可止痒又可抗真菌。

3. 外洗药

一般用 4% 硼酸溶液先坐浴后，再用上述药物。此外，还可用中草药外洗，中草药常用方剂为：苦茵洗剂（苦参、茵陈、蒲公英、败酱草、紫花地丁），剂量 9~30g，依病情而定。皮炎洗剂（透骨草 6g，防风 5g，蒲公英、黄芩、马齿苋、羌活、独活、紫花地丁、甘草各 5g，艾叶 6g），上述药物煮沸后，熏洗坐浴，有止痒功效。目前亦可用洁尔阴代替。

4. 口服药

夜间可给予安眠药，还可根据病情服用维生素 A、维生素 B 及维生素 E 等。

（二）辨证治疗

1. 辨证论治

（1）肝肾亏损型

治法：补益肝肾，养血填精，润燥止痒。

方药：左归丸合四物汤加减。熟地黄、山药、枸杞子、茯苓、白芍、白蒺藜、制何首乌、鸡血藤、山茱萸、当归、防风、荆芥。

加减：若奇痒难忍者，加蝉蜕、全蝎、白鲜皮；若兼气虚者加党参、黄芪。

（2）脾肾阳虚型

治法：温肾健脾，调理气血。

方药：金匮肾气丸合四君子汤加味。熟地黄、山药、茯苓、党参、白术、山茱萸、牡丹皮、附子、肉桂、泽泻、炙甘草、补骨脂。

加减：若外阴瘙痒难忍者，加白蒺藜、全蝎、蜈蚣，以祛风通络止痒。

（3）湿热下注型

治法：清热利湿，调气和血。

方药：萆薢渗湿汤加减。萆薢、黄柏、牡丹皮、泽泻、通草、白鲜皮、川牛膝、土茯苓、滑石、赤芍、薏苡仁、生甘草。

加减：兼脾虚者加白术、党参；外阴奇痒难忍者加白蒺藜、全蝎、蜈蚣。

2. 外治疗法

（1）体针

①外阴白色病变肝阴亏损型：取太冲、太溪、三阴交、肾俞、足三里穴，用补法，留针 20~30 分钟，每日 1 次，10 次为 1 个疗程。

②外阴白色病变湿热下注型：取脾俞、阴陵泉、三阴交、中极、丰隆、曲池穴，用平补平泻法，留针 20~30 分钟，每日 1 次 10 次为 1 个疗程。

（2）耳针

①取神门、皮质下、外生殖器区、内分泌穴。毫针中度刺激，留针 20 分钟，每日 1 次，亦可用耳穴埋针、埋豆法。适用于外阴白色病变肝肾亏损型、脾肾阳虚型。

②取神门、外生殖器区、皮质下、内分泌区穴。隔日 1 次，两耳交替进行，10 天为 1 个疗程。若 1 个疗程不愈，休息 1 周，

再行第2个疗程。适用于外阴白色病变肝肾亏损型、脾肾阳虚型。

（3）灸法

①艾灸足三里、三阴交穴，均为双侧，每穴10分钟，外阴局部艾灸20~30分钟，每日1次，10次为1个疗程。适用于外阴白色病变肝肾亏损型、脾肾阳虚型。

②取足三里、三阴交、阿是穴。艾条点燃温和灸，每穴5~10分钟，灸至皮肤红润为度。每日1次，7次为1个疗程。适用于外阴白色病变肝肾亏损型、脾肾阳虚型。

（4）竹红菌光疗法　竹红菌软膏涂于患处，用可见光（波长400~500μm）照射，每日1次，每次30~40分钟，30日为1个疗程，月经期暂停。适用于外阴白色病变。

（5）药物熏洗疗法

①苦参、淫羊藿、蛇床子、三棱、莪术、荆芥、防风各15g，益母草24g，刺蒺藜、鹿衔草各30g，水煎熏洗，每日早晚各1次，适用于外阴白色病变湿热下注型。

②蛇床子、地肤子、苦参各20g，花椒、黄柏各12g，苍术、防风各15g。上药均用纱布包扎，加水煎煮。取药液倒入盆中，先熏阴部，待药液温度适宜后坐浴。每日2次，10次为1个疗程。适用于外阴白色病变湿热下注型。

③当归20g，淫羊藿30g，白蒺藜15g，冰片（后下）2.5g。煎水熏洗外阴，每日2次。适用于外阴白色病变血虚化燥型。

④鹿衔草、淫羊藿、覆盆子、青蒿各50g，加冷水2000ml，浸泡1~2小时，再煮沸20分钟，去渣，1剂分4次用，每日2次，每次20分钟，先熏后坐浴。适用于外阴白色病变肝肾亏损型。

⑤马齿苋30g，艾叶、花椒、生蒲黄、当归各10g，每日煎汤熏洗1次。适用于外阴白色病变脾肾阳虚型。

（6）涂抹法

①白斑外敷方：炉甘石30g，密陀僧12g，飞滑石15g，煅石膏、制天南星、皂荚各9g，枯矾、炮穿山甲各6g，上药共为细末，用麻油或凡士林调匀，消毒处理，每次坐浴后涂擦患处，每日1~3次，适用于外阴白色病变湿热下注型。

②珍珠、青黛、雄黄各3g，黄柏9g，儿茶6g，冰片0.03g。上药共研细末，外涂患处，每日数次。适用于外阴白色病变湿热下注型。

③何首乌、黄芪、淫羊藿、甘草各30g，香油浸泡、去渣，消毒后制成油膏外涂。适用于外阴白色病变肝肾阴虚型。

④淫羊藿、鹿含草、覆盆子、艾叶、白芷各30g，香油浸泡，去渣消毒后制成油膏，外涂。适用于外阴白色病变脾肾阳虚型。

（7）溻浴法

①艾叶，马齿苋各15g，花椒、硼砂、生蒲黄（包）、当归各9g，水煎，外洗。适用于外阴白色病变湿热下注型。

②淫羊藿、川椒、白蒺藜、莪术、黄柏、苦参、荆芥各9g，鹿衔草、紫草各15g，蛇床子、防风、当归尾各12g，水煎外洗。适用于外阴白色病变湿热下注型。

（8）阴道纳药法　雄黄10g，樟脑1.5g，玄明粉4.5g，蛇床子12g，青黛4g，冰片2g，老鹳草12g，硼砂9g。共研细末，装入胶囊，每晚纳入阴道内1粒，12天为1个疗程。适用于外阴白色病变湿热下注型。

3. 单方验方

①蝉蜕25g，蜈蚣25g。共研细末，每日服2次，1次10g，早晚白开水送服，用于外阴白色病变肝肾亏损型。

②枣皮、牡丹皮、泽泻、皂角刺各12g，熟地黄、怀山药、茯苓、三棱、炒穿山甲各18g，水煎服，每日1剂，分2次服。适用于外阴白色病变脾肾阳虚型。

③苏木、炙鳖甲、马鞭草各15g，生地

30g，龙胆草9g，上药共研细末，每日3次，每次3g，或全方煎汤剂服用。适用于外阴白色病变湿热下注型。

④石楠叶、淫羊藿各15g，威灵仙、蛇床子各9g，共研细末，每日3次，每次服1.5g。亦可全方煎汤剂服用。适用于外阴白色病变脾肾阳虚型。

⑤枸杞子、黄芪、何首乌、当归、丹参各20g，蝉蜕9g。适用于外阴白色病变肝肾亏损型。

⑥何首乌、女贞子、墨旱莲、牡丹皮、覆盆子、玄参、麦冬各10g，益母草15g，水煎服。适用于外阴白色病变肝肾亏损型。

⑦半枝莲、白花蛇舌草、重楼、白术各15g，山豆根20g，金银花、蒲公英各30g。水煎温服，具有消斑解毒之功。适用于外阴白色病变湿热下注型。

（四）医家诊疗经验

1. 陈玉琦

陈玉琦认为该病主要是脏腑功能失调，肝肾亏损，血枯生风，造成精血瘀滞，筋脉失荣，故萎缩变白。主张治疗外阴白色病变要活血行瘀，养血祛风，止痒。用三棱30~40g，莪术30~40g，白鲜皮、苦参、蛇床子各30g，何首乌40g，补骨脂30~40g，红花、大黄各30g，白芷15g，益母草30g，上方水煎取汁，先熏后洗外阴局部，则疗效更为显著，每日2次，每次30分钟。病程长者需坚持治疗。

2. 李春英

李春英认为外阴白斑以阴痒为主，病变虽局限于外阴，但与人体经络、气血、五脏、六腑紧密相连。因而在治疗时，不能见痒止痒，而应以治本为主，标本合治最为切要。他临床辨证分4型。①肝肾阴虚型：用熟地黄、生地黄、制何首乌、麦冬、白茅根、生龙骨各30g，白芍、女贞子、墨旱莲、玄参各15g，牡丹皮、炒山栀

子各10g，水煎服。配合紫草、五倍子、地骨皮各30g，大青叶、苦参、乌梅各20g，外洗。②脾肾阳虚型：用黄芪40g，党参、苍术、白术、续断、桑寄生、覆盆子、菟丝子各15g，茯苓、坤草各30g，车前子20g，巴戟天、肉桂各10g。配合紫草、大青叶、蒲公英各30g，外洗。③肝郁脾虚、湿热下注型：用生地黄40g，赤芍、白芍各15g，制何首乌、重楼、连翘、苦参各30g，枸杞子、牡丹皮、炒山栀子、大黄、白芷各10g，乳香、没药各6g。配合紫草、蒲公英、大青叶各30g，枯矾15g，外洗。④血瘀血虚风燥型：用生地黄、熟地黄、当归、牡丹皮各12g，白芍、鸡血藤各30g，白术、地肤子各10g，川芎、荆芥穗各6g，僵蚕15g，全蝎3g，蜈蚣2条。外用紫草、百部、花椒、乌梅、枯矾各15g，外洗。

3. 王凤梅

王凤梅认为外阴白色病变系由气血失调，外阴失养所致，因而治疗特别强调整体观念，辨证以外阴局部表现结合全身症状，临床分为4型。肝肾阴虚型方用四物汤和滋养肝肾之品；脾肾阳虚型方用四君子汤加温补脾肾之品；肝郁脾虚湿热下注型，湿重于热者用完带汤加减，热重于湿者用龙胆泻肝汤加减；血虚血瘀、生风化燥型方用桃红四物汤加祛风止痒药。

4. 王秀霞

王秀霞认为内治以滋养肝肾为主，重视肝肾的治疗，外治以白斑1号（白头翁、补骨脂、何首乌、淫羊藿、蛇床子、防风、透骨草、地肤子、川椒、白蒺藜、金银花）；白斑2号（白鲜皮、土荆皮、鹤虱子、百部、茵陈蒿、苦参、白花蛇舌草、白蒺藜、金银花）。

五、预后转归

药物治疗对控制瘙痒、改善局部病变和防止其发展均能取得较好的效果，但治

疗后仍应继续长期随访，特别对增生性营养不良伴溃破、硬结者，更应警惕其有癌变可能。手术治疗的患者，术后应定期随访，一般术后复发率高达50%以上。复发部位多在切口周围，再次手术仍难以避免复发。

六、预防调护

（一）预防

保持外阴部皮肤清洁、干燥、忌用肥皂或其他刺激性药物擦洗，避免搔抓，衣着应宽大，以棉织品为宜，不穿不透气的人造化纤内裤，要勤洗、勤换内裤。积极及时地治疗外阴炎、阴道炎等阴部疾患。当发现有外阴白色病变存在时，要及时治疗，以免病情加重或发生癌变。

（二）调护

保持精神情绪乐观、舒畅，避免一切不良精神刺激。保持足够的睡眠和丰富的营养。患病期间要增加营养，禁食辛辣或刺激性食物，禁烟酒，饮食以清淡富有营养为佳。

（三）食疗

1. 薏苡仁蝉蜕粥

薏苡仁30g，蝉蜕10g，大米适量。洗净，将蝉蜕纱布包后一起熬粥食用。有清热利湿、祛风止痒、健脾的功效。用于外阴白色病变。

2. 苍耳猪肚汤

苍耳子30g，猪肚1个，补骨脂10g。将猪肚洗净，加水1000ml与上两味药同煎，弃药食肚。每日1次。具有补肾祛风止痒的功效。用于萎缩型外阴白色病变。

3. 藕汁鸡冠花汤

藕汁半碗，红鸡冠花3朵。水煎取汁，红糖调服。适用于湿热所致的阴痒。

4. 木棉花粥

木棉花30g，大米适量。煮粥服食。具有清热利湿之功效。用于外阴白色病变。

5. 蛇肉粥

乌梢蛇肉50g，大米适量。洗净熬粥食用。有健脾和胃、祛风止痒功效。用于外阴白色病变。

6. 地龙蝉蜕桑椹茶

地龙、蝉衣各9g，桑椹果12g。每日1剂，水煎代茶饮。有养血祛风止痒的功效。用于外阴白色病变。

七、专方选要

1. 白蛇洗剂方

白鲜皮20g，蛇床子10g，苦参10g，明矾10g，土茯苓10g，荆芥15g，防风15g，艾叶15g，淫羊藿15g，川椒10g，鸡血藤10g，黄柏15g，野菊花15g，将以上药物水煎后趁热熏外阴，待药液温度适宜时，坐浴20分钟，即热熏温洗，10天为1个疗程。用于外阴白色病变。［高卫华. 现代中医药，2007，27（5）：39.］

2. 白斑灵

组成：鹤虱20g，艾叶20g，丹参30g，当归15g，白蒺藜15g，防风10g，百部30g，苦参30g，蛇床子30g，地肤子30g。每天1剂，水煎熏洗外阴30分钟以上。15天为1个疗程，连用6个疗程。用于外阴白色病变。［赵志丹. 云南中医中药杂志，2012，33（6）：34.］

3. 补肾健脾养血汤

香附10g、枳壳10g、菟丝子15g、熟地黄5g、山茱萸10g、鹿角霜15g、巴戟天10g、茯苓15g、党参15g、苍术10g、当归10g、川芎10g、炙甘草6g。每日1剂，14日为1个疗程，可连用4~5个疗程。

4. 祛斑止痒液

蛇床子30g，肉苁蓉30g，淫羊藿30g，雄黄1g，冰片1g，苦参20g，制香附20g，牡丹皮 10g，赤芍 30g，地肤子 30g，木贼草 15g，防风 10g。水煎分早晚局部湿敷各 1 次，每次 30 分钟。用于外阴白色病变。[刘莉萍，杨长平. 河南中医，2009，29（10）：1012-1013.]

5. 温肾活血方

丹参 30g，当归、赤芍、柴胡、白芷、巴戟天、淫羊藿各 15g，鸡血藤 30~45g，牡丹皮 20g，桂枝 10~15g。局部明显萎缩者，加黄芪 15~30g，陈皮 10g；口干苦、手足心热者加女贞子、墨旱莲、枸杞子各 15g；局部肥厚、角化者加三棱、莪术各 10g；阴痒、带下多者加土茯苓、薏苡仁各 15g。水煎服，每日 1 剂。用于治疗外阴白色病变。

6. 黄射汤

党参、当归、赤芍、射干、珍珠母各 13g，黄芪 16g，补骨脂、生地黄、麦冬、知母、泽泻各 10g，桂枝、黄柏、木香、甘草各 6g。水煎，每日 1 剂，气滞血瘀者加莪术、三棱各 10g，湿热下注者加连翘、白头翁 10g，气血两虚者加桂圆肉 10g，大枣 3 枚。治疗外阴白色病变。

7. 白蛇汤

蛇床子、白鲜皮、黄柏各 50g，荆芥、防风、苦参、龙胆草各 15g，薄荷 1g。水煎，熏洗患处，每日 2 次，10~15 日为 1 个疗程。治疗外阴白色病变。

主要参考文献

[1] 张钰. 外阴白色病变的病因研究及治疗进展 [J]. 中外女性健康研究，2016（21）：15-16.

[2] 张新. 超声聚焦联合药物治疗外阴白斑个案分析 [J]. 中国医药科学，2014，4（1）：171-172.

[3] 周星，马彦玲，仲文玉，等. 蓉肤搽剂治疗外阴白斑临床疗效观察 [J]. 浙江中医药大学学报，2014，36（8）：53-55.

[4] 黄嘉元. 人乳头瘤病毒及其引起的疾病 [J]. 中国医药科学，2013，26（13）：42-44.

[5] 焦楠，王必勤. 郭志强教授治疗外阴白斑的经验 [J]. 国际中医中药杂志，2013，35（11）：1039-1041.

第十三章 性传播疾病

第一节 淋病

淋病是由淋病奈瑟菌（简称淋球菌）引起的以泌尿生殖系统化脓性感染为主要表现的性传播疾病。中医称之为"毒淋""花柳毒淋"。

淋病临床以尿道炎（尿道口充血水肿、尿频、尿急、尿痛及脓性分泌物）、宫颈黏膜炎（阴道脓性分泌物、外阴瘙痒或灼热感）为主要症状，部分患者可出现腰骶部疼痛、下腹痛。结合本病临床表现，一般将其归纳为中医学"淋证""淋浊""带下""白浊"等范畴。

一、病因病机

（一）西医学认识

淋球菌是传染性极强的革兰阴性双球菌，人是其唯一的天然宿主。淋球菌常存在于阴道炎脓性分泌物的白细胞中，慢性期则在细胞外，呈卵圆形排列。淋球菌主要靠黏附和侵入两个步骤侵犯泌尿生殖系统，对黏膜柱状上皮和移行上皮有很高的亲和力，容易侵袭前尿道及宫颈黏膜，而对鳞状上皮不敏感，女性阴道为复层扁平上皮覆盖，对其抵抗力较强，一般不受侵犯或炎症很轻；而幼女的阴道黏膜为柱状上皮，易被感染，易患淋病奈瑟菌性阴道炎。淋球菌若附着于微湿衣裤、毛巾、被褥中，则能生存18~24小时，在厚层脓液或湿润的物体上可存活数天。在50℃的环境中仅能存活5分钟。淋球菌对常用的黏膜杀菌剂抵抗力很弱。主要通过性接触直接传染，也可通过病菌污染的毛巾、衣裤、床上用品、浴盆、便桶等间接感染，亦可通过医务人员的手套和器械引起医源性感染，或分娩时胎儿经过产道时被感染。发病的主要部位为尿道、宫颈管、直肠下部黏膜、尿道旁腺及前庭大腺等。

（二）中医学认识

中医学认为淋病的主要病因是湿热秽浊流注下焦，侵及胞中，也有湿毒之邪直犯阴器胞宫，结于任带二脉而发病。

1. 湿热毒蕴

多由房事不洁，湿热毒邪直犯下焦，或内蕴湿热，流注下焦，复感毒邪，湿热毒邪侵犯胞宫，气化失司而致淋浊。湿毒之邪阻滞于膀胱及肝经，气血不畅，湿热熏蒸，精败肉腐，伤及阴器、胞宫，而发生阴部红肿灼痛，秽浊之液下流。

2. 脾肾亏虚

多为淋病失治、误治，邪毒深入，损伤正气，累及脾肾，或劳倦伤脾，房劳伤肾，脾肾两虚，复感邪毒，正不胜邪，邪毒内伏，而致病情缠绵。

3. 肝肾阴虚

多由淋病久治不愈，湿热毒邪耗伤阴血，或素体肝肾阴虚，复感邪毒，无力祛邪而致本病。

二、临床诊断

（一）辨病诊断

1. 临床表现

本病的潜伏期为2~10天，平均3~5天，感染后初期症状轻微或无症状。

（1）急性期 性交数天出现急性尿道炎，排尿时剧痛或有烧灼感。若前庭大腺感染时，会发生急性前庭大腺炎，处女膜口红肿，有脓性分泌物流出，阴唇下部出现疼痛性肿块，可形成前庭大腺脓肿。

（2）慢性期　由于急性期治疗不及时，不彻底，逐渐转为慢性疾病。表现为慢性尿道炎、前庭大腺炎、宫颈炎、输卵管炎、盆腔炎等。

2.相关检查

（1）直接涂片镜检法　将标本棉拭子在载玻片上轻轻滚动，待载玻片干燥后固定，给予革兰染色后镜检，急性期可观察到中性粒细胞内有革兰阴性双球菌，为阳性。但女性患者检出率低，因宫颈管分泌物中有与淋球菌相似的细菌，存在假阳性的可能，仅可作为筛查的手段。

（2）培养法　此为诊断本病的金标准。先拭去宫颈口分泌物，将棉拭子插入宫颈管 1.5~2.0cm，转动并保留 20~30 秒，取出物应保湿、保温，立即接种。将常规方法取得的宫颈分泌物标本接种在预热的淋球菌培养基上，在 CO_2 孵箱 35℃ 培养 24~48 小时，如发现菌落直径 0.5~1.0mm，呈半透明灰白色，湿润，且涂片镜检为革兰阴性双球菌，生化反应麦芽糖阳性、葡萄糖阳性、蔗糖阴性、果糖阴性、硝酸盐阴性，则可认定为淋病奈瑟菌。

（3）PCR 检测　取宫颈分泌物棉拭子放置在 2ml 生理盐水中漂洗片刻，取上清液约 400ml，每分钟 1500 转离心 10 分钟，沉淀中加入 40μL 裂解液，混匀后放置在 100℃ 水浴中 5 分钟，再离心分离 2 分钟。取上清液 3μL 加入淋球菌 PCR 20μL 反应液，加 DNA 聚合酶混匀后稍离心，滴入液状石蜡油 2 滴，放于 DNA 扩增仪上 94℃ 预变性 2 分钟，再按规定的温度时间顺序扩增 35 个循环，之后取 15μL 反应液置于 2% 琼脂扩凝胶电泳 30 分钟，于紫外灯光下观察，如果 390bp 处出现橙黄色条带，可判定淋球菌阳性。此法虽敏感性及特异性高，但操作过程中应注意防止污染造成假阳性。

（二）辨证诊断

1.湿热毒邪下注型

（1）临床证候　排尿时灼热、疼痛，尿频，尿急，尿道口流脓，宫颈充血，带下量多、色黄、秽臭，可有前庭大腺红肿热痛等，舌红，苔黄腻，脉弦滑。

（2）辨证要点　小便频数、涩痛，带下量多，色黄如脓，秽臭，舌红，苔黄腻、脉弦滑。

2.脾肾两虚型

（1）临床证候　淋浊日久，尿道有轻微灼痛，尿液中内有丝状物，少腹坠胀，神疲乏力，劳则加重，舌质淡，边有齿痕，苔薄白，脉细弱。

（2）辨证要点　淋浊日久，少腹坠胀，神疲乏力，遇劳加重，舌淡苔白，脉细弱。

3.肝肾阴虚型

（1）临床证候　排尿灼热疼痛，尿道流白浊物，腰膝酸软，头晕耳鸣，手足心热，口干咽燥，舌红，少苔，脉细数。

（2）辨证要点　排尿灼热疼痛，腰膝酸软，头晕耳鸣，手足心热，舌红少苔，脉细数。

三、临床治疗

（一）提高临床疗效的要素

1.活用清热化湿

淋病的病因均以湿热毒邪下注为主，故治疗当以清热利湿解毒为基本法则。然湿为阴邪，热为阳邪，两者在性质上是对立的，故治疗时互相影响。清热药性味苦寒，难免有重伤脾胃之虑，湿为阴邪，得温则化，得阳则宣，脾的生理特性也是得阳始运，故温振脾阳，舒畅气机为祛除湿邪的关键所在。化湿药性味多辛温淡渗，虽有利于气行湿除，但又有助热之虞。如何处理好此中矛盾，是提高临床疗效的一个重要问题。现代临床上巧用利尿之法，既能祛湿，又可使热随小便而去，一举两得，不失为解决这一矛盾的好方法。故清热利尿和淡渗利尿之品是治疗淋病的首选药物。

2.清热利湿，兼顾滋阴补肾

淋病日久，湿热之邪易损伤肾阴，此时使用滋阴补肾、清利湿热之法，具有提高自身免疫功能的作用。

3.中西合璧，祛邪不忘扶正

淋病用西药抗生素治疗易产生耐药性，可对产生耐药性的患者使用中药治疗，中西医结合，取长补短，缩短疗程。

4.见微知著，巩固防变

对于急性淋病患者，经抗炎及清热利湿解毒治疗后，临床症状基本消失，但仍遗留有小便不适等轻微症状，要坚持治疗，以防转变成慢性淋病，给治疗带来困难。

（二）辨病治疗

治疗原则是及时、足量、规范应用抗生素。由于耐青霉素及喹诺酮的菌株增多，目前选用的抗生素以第三代头孢菌素为主。还应对患者的性伴侣应进行检查和治疗，在患者和其性伴侣检查治疗期间禁止性生活。

（三）辨证治疗

1.辨证论治

（1）湿热毒邪下注型

治法：清热解毒，利湿除秽。

方药：八正散加减。瞿麦，萹蓄，山栀子，木通，赤芍，滑石，车前子，土茯苓，萆薢，苦参，蒲公英，连翘。

加减：大便秘结，加大黄；尿道涩痛甚者，加白茅根、甘草梢；伴血尿者，加白茅根、小蓟；伴津伤口干咽燥者，加生地黄、知母。

（2）脾肾两虚型

治法：健脾益肾，祛湿化浊，佐以解毒。

方药：无比山药丸加减。山药，土茯苓，白术，泽泻，熟地黄，山茱萸，菟丝子，巴戟天，赤石脂，川牛膝，萆薢，石菖蒲，虎杖，生甘草。

（3）肝肾阴虚型

治法：滋阴补肾，清热利湿。

方药：知柏地黄汤加减。知母，黄柏，山茱萸，牡丹皮，熟地黄，女贞子，茯苓，泽泻，山药，车前子，萆薢，薏苡仁。

加减：腰膝酸软、手足心热者，可加枸杞子、地骨皮、菟丝子。

2.外治疗法

（1）外洗疗法　土茯苓、苦参各50g，蛇床子、地肤子、山豆根各30g，黄连20g，紫苏叶15g，苍术15g，黄柏15g。水煎取药汁，外阴熏洗坐浴15~20分钟，每日1次，7天为1个疗程。治疗淋病。

（2）外敷疗法　50%硫酸镁溶液调如意金黄散外敷外阴部。治疗淋病。

（3）物理疗法　对慢性淋病奈瑟菌性盆腔炎者，可用超短波内透热、微波等物理疗法。治疗淋病。

（4）针灸疗法

①毫针：取膀胱俞、中极、气海、阴陵泉、三阴交、行间、太溪、足三里、肾俞穴。每次用4~6个穴，先用泻法，后用补法，每日1次，交替使用，各1个疗程。治疗淋病。

②耳针：取肾、膀胱、脾、子宫、神门、脑点穴。中度刺激，每日1次，亦可用埋针、埋豆法。治疗淋病。

③梅花针：取脊柱两侧、腰骶、大腿内侧、下腹部。从上至下叩刺，背部腰骶、大腿内侧以微出血为度，腹部以不出血为度，隔日1次。治疗淋病。

④艾灸：取肾俞、膀胱俞、中极、关

元、神阙穴。用温和灸。每穴处灸 3~5 分钟，每日 1 次，每穴灸 3~5 壮。治疗淋病。

（5）坐浴熏洗法 黄连、黄柏、蒲公英、金银花、连翘、艾叶水煎取药汁，外阴熏洗坐浴 15~20 分钟，每日 1 次，7 天为 1 个疗程。治疗淋病。

3. 单方验方

①海金沙散：海金沙、滑石各 30g，甘草 10g，共研细末，每服 5g，食前用灯心汤调服。用于急性淋病。

②柴芩汤：柴胡 24g，黄芩 18g，广木香 10g，石韦、紫草、车前草各 30g。水煎服，每日 2 剂分 6 次服。适用于淋病奈瑟菌性尿道炎。

③银翘土茯苓饮：金银花、连翘、土茯苓、蒲公英、薏苡仁、车前草各 3g，甘草梢 9g。水煎服，每日 1 剂。适用于急性淋病。

④益肾康冲剂：黄芪、人参、生地黄、山茱萸、何首乌、杜仲、枸杞子、肉桂、女贞子、土茯苓、当归、栀子等制成冲剂，每次口服 10g，每天 3 次，疗程为 1 个月。适用于慢性淋病奈瑟菌性反复发作的尿道感染。

⑤栀黄车前汤：栀子、黄柏各 10g，白花蛇舌草 30g，车前子、金银花、连翘、石韦、冬葵子、当归各 10g，琥珀粉 3g，甘草 6g。水煎服，每日 2 次，每日 1 剂，药渣再煎水外洗局部。清热除湿，解毒通淋，用于湿热下注型淋病。

（四）医家诊疗经验

1. 国风荣

国风荣认为湿热毒邪侵袭任带二脉，任脉不固，带脉失约所致带下，治宜清热解毒，祛湿止带。方药采用黄连、黄芩、黄柏共研极细粉末，装入胶囊，每粒含药 0.4g，每晚 1 粒纳阴中，连续用药两周。

2. 李波

李波认为淋病多因交媾不洁，局部染受邪毒，秽浊蕴注，壅滞结塞，湿热毒邪郁而化火，充斥下焦所致。治当清热泻火，解毒除湿，利水通淋为主。方选大金花煎合火府丹加味，处方为黄连、黄柏、黄芩、生大黄各 10g，栀子、生地黄、木通各 15g，土茯苓 30g，金银花、重楼各 20g，通草 5g，车前子 18g，每日 1 剂，水煎 2 次，分次冷服。

3. 李晓春

李晓春认为淋病初起，湿热内盛，可见小便频数、涩痛、点滴而下。处方：萹蓄、瞿麦、车前子、滑石、金银花、连翘各 15g，木通、泽泻各 10g，栀子、茯苓各 12g，白茅根 30g，大黄、甘草各 9g。淋病中期，肝气郁滞，血脉瘀阻，小便涩滞，淋漓不畅，余沥难尽。处方：石韦、王不留行、萆薢、当归各 15g，滑石、沉香、石菖蒲、白芍各 10g。淋病日久，缠绵难愈，时轻时重，遇劳加剧等。处方：山茱萸、白术、猪苓、牡丹皮各 10g，山药、当归、茯苓、泽泻各 12g，菟丝子、黄芪、王不留行各 15g，白茅根 30g，附子 3g，肉桂 6g。同时均可选用下方灌肠，方为苦参、黄柏、白花蛇舌草、萆薢、牛膝、土茯苓各 30g，附片、丹参、全蝎各 15g，每日 1 剂，每 1 煎取 300ml 药液，温度适宜，注入肛中。第 2 煎取 300ml 药液温热坐浴，每日早晚各 1 次，每次 30 分钟。

4. 刘桂梅

刘桂梅治疗淋病以清热利湿通淋，杀虫止痒为治疗原则，采用综合疗法多途径给药，效果满意。①内服方：用三妙丸加味汤。苍术、黄柏、怀牛膝、灯心草、竹叶、刘寄奴；泽泻、瞿麦、萹蓄、蒲公英、紫花地丁、栀子、败酱草各 15g，萆薢、甘草各 10g，苦参 8g。每日 1 剂，水煎服，连服 10~30 天。②坐浴方：蛇床子散合易黄汤加味。蛇床子、地肤子各 25g，苦参、黄柏各 50g，枯矾（后下）、甘草各 10g，川椒，百部各 20g，煎药液 3000~4000ml，每次先以温水洗净外阴部，再用药液熏洗坐浴 30~50 分钟。连用 10~30 天。③外用药物：生石膏 50g，青黛、冰片、蒲黄炭各 10g，黄柏 15g，雄黄、甘草各 5g，麝香 2g。先将黄柏、甘草共研细粉，过 1200 目筛，再与其他药共研细粉备用。每日 1 次，每次 2g。坐浴后擦干，用灭菌棉签蘸药粉撒于阴道内外的大小阴唇沟、皱褶及外阴部，连用 10~30 天。

5. 田明涛

田明涛认为应当从生理和心理方面提高淋病患者的生活质量，自拟清淋汤为：柴胡 30g，栀子 9g，紫草 9g，赤芍 9g，木通 9g，车前子（包煎）9g，萹蓄 9g，滑石 15g，瞿麦 9g，黄柏 15g，大黄 9g，土茯苓 9g，地肤子 9g，五味子 9g，甘草梢 9g。痛甚者加琥珀末 3g，另吞。每日 1 剂，水煎 2 次，共取 400ml，早晚 2 次服，每次 200ml。30 天为 1 个疗程。使慢性淋病患者肝气得舒，气血调和，湿热得清。

四、预后转归

淋病一经确诊，经及时治疗，合理使用抗生素，治疗后按规定复查，均可彻底治愈。反之，不及时治疗或不合理使用抗生素，均可使病情延误，使疾病进入慢性期，反复发作，不断加重，病程延长，治疗难度加大，也加重患者经济负担。

五、预防调护

（一）预防

①洁身自爱，防止性乱。
②随时消毒损害部位排出物及其污染物，并避免与其接触。
③讲究个人卫生。做好浴室、游泳池等公共场所的卫生管理。
④患病期间暂停性行为，并注意个人卫生。

（二）食疗

1. 车前冬瓜赤豆汤

新鲜车前草 40g，冬瓜 250g，赤小豆 30g。洗净煮汤饮用，有清热解毒，利尿的功用。用于淋病。

2. 苡米败酱蛇舌草饮

薏苡仁 30g，败酱草、蛇舌草各 40g。煎水饮用，有清热解毒利湿的功用。用于淋病。

3. 紫草小蓟煎

紫草根 30g，小蓟 30g。煎水饮用。有清热解毒凉血的功用。用于淋病。

4. 枸杞苡仁茅根饮

枸杞子、薏苡仁各 20g，白茅根 30g。共煎水饮用，每日 1 剂。有补肾清热利湿的功用。用于淋病。

5. 萆薢绿豆汤

萆薢 30g，绿豆 50g。洗净煮汤饮用，有清热解毒，分清化浊的功用。用于淋病。

6. 滑石粥

滑石 30g，瞿麦 10g，粳米 30~60g。先将滑石用布包扎，再与瞿麦同入水中煎煮，取汁，去渣，加入粳米煮稀粥。主治淋病属湿热证者。

六、专方选要

1. 清淋汤

柴胡 30g，栀子 9g，紫草 9g，赤芍 9g，木通 9g，车前子 9g，萹蓄 9g，滑石 15g，瞿麦 9g，黄柏 15g，大黄 9g，土茯苓 9g，地肤子 9g，五味子 9g，甘草梢 9g，痛甚者加琥珀末 3g，另吞。每日 1 剂，水煎 2 次，混匀共取 400ml，早晚 2 次，每次 200ml，30 天为 1 个疗程。治疗淋病。

2. 治淋汤

黄柏 10g，萆薢 20g，败酱草 30g，蒲公英 20g，土茯苓 30g，野菊花 30g，鱼腥草 30g，赤芍 20g，连翘 20g，马鞭草 30g，白花蛇舌草 20g，通草 6g，生黄芪 15g 组成。每日 1 剂，15 天为 1 个疗程。治疗淋病。

3. 土茯苓苡仁汤

土茯苓、生薏苡仁、茵陈、白茅根各 30g，马齿苋、滑石各 20g，黄芩 10g，黄柏、甘草各 6g，金银花、连翘各 15g。便秘加大黄 10g；恶寒、发热加柴胡 10g，龙胆草 15g；尿痛加琥珀 6g，生地黄 15g。每日 1 剂，煎取汁 400ml，分早晚 2 次服用，用药 1 周。治疗淋病。

4. 甘露消毒丹加减

滑石（包煎）25g，茵陈 30g，黄芩 15g，石菖蒲 10g，藿香 10g，白豆蔻 8g，木通 8g，连翘 10g，射干 10g，贝母 10g，薄荷 6g。热甚加黄柏 15g，鱼腥草 20g，蒲公英 20g，清热解毒；湿重加土茯苓 25g、薏苡仁 30g，增加利湿解毒之功；大便干加生大黄 5g，通腑泄热；尿痛加金钱草 30g，石韦 30g，通淋止痛；尿血加紫草、白茅根 15g，凉血止血；尿浊加萆薢 15g，利湿分清。每日 1 剂，水煎分 2 次服，治疗 2 周。治疗淋病。

5. 泻火解毒汤

土茯苓、白花蛇舌草、马齿苋、地肤子、金银花、苦参各 30g，赤芍、蒲公英各 15g，紫草 10g。气虚者加黄芪、炒白术、菟丝子各 15g；湿重者加薏苡仁、滑石各 30g，猪苓 15g；阴虚者加生地黄 15g；腰痛者加桑寄生 15g，牛膝 12g。治疗淋病。

6. 复方清淋汤

黄芩 10g，黄柏 10g，金银花 30g，土茯苓 30g，白花蛇舌草 30g，重楼 20g，穿心莲 10g，黄芪 30g，车前子 10g，白术

10g，菟丝子 15g，大枣 20g，蒲公英 20g。每日 1 剂，早晚服，连服 30 天。治疗慢性淋病。

7. 灭淋汤

土茯苓 50g，萆薢 20g，鱼腥草 20g，益智仁 15g，苦参 15g，乌药 15g，黄柏 20g，黄芪 20g，蜈蚣 2 条（去头足），延胡索 15g，滑石 15g，甘草 15g。每日 1 剂，7 天为 1 个疗程。血尿加茅根 20g，小蓟 30g；尿痛兼大便秘结加萹蓄 15g，瞿麦 15g，大黄 5g；热重加金银花 50g，蒲公英 30g；脓汁多者萆薢用量加倍。

主要参考文献

[1] 李莹，刘芳. 阿大观霉素联合双唑泰栓治疗官颈支原体感染的效果评价 [J]. 医药论坛杂志，2013，34（10）：111.

[2] 熊宏伟. 多西环素联合双唑泰栓治疗官颈支原体感染 55 例效果观察 [J]. 解放军医药杂志，2012，24（10）：34.

[3] 沈树敏. 菌必治治疗单纯性淋病患者的剂量探讨 [J]. 中国性科学，2014，23（1）：43-46.

第二节　尖锐湿疣

尖锐湿疣又称生殖器疣、性病疣，是由人乳头瘤病毒（HPV）所引起的一种良性赘生物。其主要特征是皮肤黏膜交界处（尤其是外阴、肛周）产生良性增生性疣状病变，患者主要为 20~40 岁青壮年，有一定的自限性，部分病例治愈后复发，少数尖锐湿疣有癌变的可能。尖锐湿疣传染性极强，既可直接接触传染，也可间接接触传染。近年来发病率明显升高。

中医学无此病名，但按其临床表现，可分别归属于"阴疮""瘙瘊""臊疣"等范畴。

一、病因病机

（一）西医学认识

尖锐湿疣的病原体为HPV，属一种环状双联DNA病毒。HPV主要感染皮肤黏膜的上皮细胞，其复制需要分化好的鳞状上皮，温暖、潮湿的外阴皮肤黏膜交界处有利于其生长繁殖，尤其是性生活时易受伤的部位，如舟状窝附近、大小阴唇、阴道口、阴道前庭、尿道口、阴道、宫颈、肛周等。现在发现HPV有100多种类型，其中6、11、16、18型是引起生殖道湿疣的常见类型。低危型6、11型主要见于尖锐湿疣，一般不引起恶性变，高危型16、18型与恶性变有关，最常见于宫颈癌病变及癌前病变。

尖锐湿疣除性接触传染外，少数亦可通过被HPV污染的内裤、浴盆、浴巾、马桶圈等间接传染。患生殖器疣的孕妇在分娩时，胎儿通过HPV感染的产道，吞咽含HPV的羊水、血或分泌物等，均可受到感染而发生婴幼儿喉乳头瘤病或外阴尖锐湿疣。

外阴部尖锐湿疣常与直肠黏膜尖锐湿疣并存，两者经常互相感染，反复发作。

（二）中医学认识

中医认为尖锐湿疣多与湿浊、热毒有关，同时肝肾亏虚易致淫邪乘虚而入，分述如下。

1. 湿浊蕴结

房事不洁或摄生不慎，久居湿地，致湿热之邪蕴结阴门，与气血搏结而成。

2. 热毒炽盛

经行产后，血室开放之际，湿热毒邪乘虚而入，损伤脉络，气血通行不畅而致。

3. 肝肾亏损

久病体虚或房劳多产，致肝肾亏损，如交合不洁，沾染淫邪，致淫邪乘虚而入积于阴器而发病。

二、临床诊断

（一）辨病诊断

1. 诊断要点

尖锐湿疣的潜伏期一般为3~8个月，平均3个月，多见于20~30岁年轻女性，好发部位主要在外阴、大小阴唇、阴唇后联合、阴唇系带、阴道口、阴道、宫颈、肛门周围。初起为粟粒大散在乳头状疣，之后逐渐增多、增大、融合成菜花、团块状或鸡冠状，质较软，表面湿润，粉红色、暗红或污灰色，顶端可有角化或感染溃烂，有瘙痒、烧灼痛，或性交后出血，常与淋病、真菌、滴虫、衣原体、梅毒并发。宫颈病灶多为扁平状疣，局部上皮增厚，略高于周围组织。妊娠期间湿疣可迅速增大，分娩后缩小，甚则自然消失。妊娠足月时，若仍有较大皮损，或者病灶较大阻塞阴道，经阴分娩有造成大出血的可能，可行剖宫产结束分娩。尖锐湿疣治疗后易复发，对反复生长者应注意恶性变。

2. 相关检查

（1）细胞学检查 阴道、宫颈脱落细胞或病变部位刮片细胞学检查可见到挖空细胞。但并非所有尖锐湿疣中均可见到，其检出率低。

（2）病理组织学 检查表皮疣状或乳头状增生，角化不全，棘层不同程度增生肥厚，可见挖空细胞、基底细胞增生。真皮乳头水肿，毛细血管扩张，周围有炎症细胞浸润。

（3）阴道镜检查 有助于发现亚临床病变。将病灶放大10~20倍，可更容易发现病变部位。佐以乙酸试验，可提高检出率。

（4）电镜检查 感染细胞内查找病毒颗粒。有研究报告检出率为34.8%。

（5）免疫组织化学检查　检测挖空细胞核内或核周有HPV颗粒，其阳性率达50%~60%。

（6）核酸分子杂交技术　不仅有助于尖锐湿疣及HPV亚临床感染的诊断，还有助于了解其感染与生殖道肿瘤的关系，及其感染病谱和流行病学的情况。包括斑点印迹法、组织原位杂交法、核酸印迹法等。该法检出的敏感性和特异性均很高，假阳性低，是诊断HPV感染的敏感且可靠的方法。

（7）3%~5%乙酸试验　在病变可疑部位上涂以3%~5%乙酸，3~5分钟后病变部位变白为阳性反应。但在皮肤炎症时有一定的假阳性率。

（二）辨证诊断

1. 湿浊蕴结型

（1）临床证候　阴部呈现乳头状隆起，微小淡红，带下量多色黄、黏稠，或伴痒痛，苔薄白或白厚腻，脉濡细或濡数。

（2）辨证要点　阴部见乳头状隆起，带下黄稠，伴痒痛，苔腻，脉濡数。

2. 热毒炽盛型

（1）临床证候　外阴、肛周等部位有鲜红乳头状隆起，奇痒，时有痛感，病损体积大、数量多，带下夹血，其气秽臭，烦热口干，小便黄少，大便干结，舌红，苔黄而干，脉数或滑数。

（2）辨证要点　外阴、肛门见疣状物，伴痒痛、溢脓、秽臭，小便黄，大便干结，苔黄，脉数。

3. 肝肾亏损型

（1）临床证候　病程较久，反复发作，皮损呈乳头状隆起，颜色暗红或污灰色，皮损互相融合，重叠而起，呈蕈样或菜花状，伴腰膝酸软，阴道干涩灼热，舌红，少苔，脉细数。

（2）辨证要点　病程久，反复发作，皮损色暗或污灰色，互相融合，伴腰膝酸软，舌红，少苔，脉细数。

三、鉴别诊断

（一）西医鉴别诊断

1. 外阴扁平湿疣

为二期梅毒常见广泛性梅毒疹。表现为外阴黏膜部呈多个分散且扁平光滑的片状组织向外突出，并可在暗视野显微镜下找到梅毒螺旋体，血清华氏反应与赖氏蛋白补体结合试验100%阳性。

2. 外阴乳头状瘤

在临床表现上与尖锐湿疣较难区分，但尖锐湿疣显微镜下可见挖空细胞，可资鉴别。

3. 外阴假性湿疣

病变位于小阴唇内侧和阴道前庭，呈对称性，皮损为直径1~2mm大小的白色或淡红色小丘疹，表面光滑如鱼子状，群集分布，无自觉症状，乙酸试验阴性。

4. 鲍温样丘疹病

较少见，呈多发性棕红色小丘疹，直径2~6mm，组织病理为原位癌表现。

5. 生殖器癌

多见于40岁以上的女性或老人，皮损向下浸润，易发生溃疡，组织病理有癌变无挖空细胞。

四、临床治疗

（一）提高临床疗效的要素

1. 审查病因，重用清热解毒

女性尖锐湿疣，多因性生活不洁，外染毒邪，蕴阻于肝经所致，故治疗要重用清热解毒，现代实验研究发现，尖锐湿疣患者细胞免疫功能下降，而像白花蛇舌草等清热解毒药具有提高免疫功能的作用。

2. 局部外用，腐蚀赘疣

女性尖锐湿疣可见外阴、阴道、肛周

呈典型的细丝状、乳头状或菜花状赘生物，故局部涂敷具有祛腐消疣之品，可使药物直接作用于疣体，使赘疣自行脱落。

3. 中西结合，取长补短

女性尖锐湿疣是由人类乳头瘤病毒引起的一种表皮呈疣瘤状增生的性传播疾病。治疗原则一是消除病毒，一是消除疣瘤。目前，西医的抗病毒药物及免疫抑制剂对尖锐湿疣的治疗有肯定的效果，且中药的清热解毒燥湿和活血化瘀散结诸类药也有抗病毒作用，同时，尖锐湿疣患者多免疫功能低下，中药益气健脾利湿药多具有提高和调节人体免疫功能的作用。二者有机结合，可达到事半功倍的效果。

4. 避免接触，巩固防变

女性尖锐湿疣多由性接触引起，故治疗同时要戒断性生活1个月，以后用避孕套至病愈后6个月，同时人类乳头瘤病毒可隐藏于正常细胞内为亚临床病灶，故在外用药物使疣瘤枯萎脱落后，继续内外合治截断亚临床感染，预防复发。

（二）辨病治疗

1. 一般治疗

注意外阴清洁卫生，避免混乱的性关系及与性病患者的接触。

2. 药物治疗

（1）0.5% 鬼臼毒素酊　每日2次涂于病灶，连续3天，随后停药4天，7天为1个疗程。可重复治疗3个疗程。适用于直径小于10mm的生殖器疣。涂药后暴露2~3分钟，使之自然干燥。注意保护周围正常皮肤黏膜。不良反应为局部红斑、水肿及疣体脱落后浅糜烂面，一般停药后一周左右反应消失。复发率为14%~18%。有致畸作用，孕妇忌用。

（2）1% 酞丁胺霜外用　每日3~5次，4~6周可望治愈。

（3）5% 5-氟尿嘧啶溶液　每日1~2次涂局部，疗程2~3周。勿接触正常的皮肤黏膜。孕妇禁用。

（4）0.25% 碘苷油膏　涂于病灶及其周围，每日2次。

（5）干扰素　不推荐常规应用，可用于反复复发的患者。

3. 手术切除

单发或巨大疣可手术切除，尽管手术可去除所有疣体，但仍有20%~30%患者在手术边缘或远隔部位出现新的损害。

4. 其他疗法

激光、冷冻、电灼等治疗，疣体较小、数目较少者常用，但存在亚临床感染者易复发，应定期复查。

（三）辨证治疗

1. 辨证论治

（1）湿浊蕴结型

治法：清热利湿，解毒消疣。

方药：萆薢渗湿汤加味。萆薢，茯苓，紫草，薏苡仁，滑石，大青叶，板蓝根，黄柏，牡丹皮，泽泻，通草，生甘草。

（2）热毒炽盛型

治法：清热解毒，散结消疣。

方药：五味消毒饮加味。蒲公英，紫花地丁，野菊花，金银花，大青叶，板蓝根，茯苓，薏苡仁，牡丹皮，赤芍，桃仁，生甘草。

加减：溢脓量多，恶臭者，加白花蛇舌草、樗根白皮，以增强清热利湿之功；亦可加全蝎、蜈蚣，以增解毒之力。

（3）肝肾亏损型

治法：除湿解毒，调补肝肾。

方药：知柏地黄汤合三黄解毒汤加减。干地黄，山药，茯苓，银花，板蓝根，大青叶，薏苡仁，牡丹皮，黄柏，知母，泽泻，生甘草。

2. 外治疗法

（1）药物熏洗疗法　板蓝根30g，木贼

草 20g，黄柏 20g，雄黄 10g，寒水石 15g，马齿苋 20g，密陀僧 15g，枯矾 10g，水煎去渣，熏洗坐浴，每次 15 分钟，每日 2 次，用于外阴尖锐湿疣。

（2）药物敷贴疗法　鸦胆子仁捣烂敷贴，用胶布固定，3 天换药 1 次。治疗尖锐湿疣。

（3）针刺治疗　取太冲、阳陵泉、阴陵泉、足临泣、下髎、三阴交、行间穴。局部有红肿疼痛者，加血海、委中、合谷穴，带下量多者，加带脉、中极穴。均用泻法。治疗尖锐湿疣。用艾炷着疣上灸之，每日 1 次，至脱落为止。

（4）焠刺法　患处消毒局麻后，用适宜型号火针在酒精灯上烧红发白刺向尖锐湿疣基蒂部 1~2mm，治疗尖锐湿疣。

（5）烧灼法　采用灯心草蘸菜油直接烧灼疣体，治疗尖锐湿疣。或用艾绒包埋局麻后的疣体，在顶端点燃艾绒，烧至疣体变焦黄色为止。烧灼后的创面以 75% 乙醇消毒。然后用大黄苦参洗剂（大黄、苦参、野菊花、板蓝根、泽兰各 30g，黄柏 20g，冰片 6g。煎药温洗患处 30 分钟，每日 1~2 次，连用 2~3 周）治疗。治疗尖锐湿疣。

（6）涂擦法　用板蓝根、大青叶、虎杖、黄芩、黄柏、五倍子、蛇床子、地肤子、百部各 15g，苦参 30g，制成酊剂，每日涂擦患处 3~5 次。治疗尖锐湿疣。

3. 单方验方

①三黄汤：黄菊花 20g，黄柏 15g，黄芩 15g。水煎服，每日 2 次。用于湿浊热毒型尖锐湿疣。

②紫草、生薏苡仁各 15g，水煎服，每日 2 次，半个月为 1 个疗程，用于湿浊热毒型尖锐湿疣。

③桃红去疣汤：桃仁 20g，红花、赤芍各 15g，牛膝、牡丹皮、香附各 12g，穿山甲 6g，珍珠母 30g，水煎服，每日服

1 剂。用于尖锐湿疣。

④解毒除疣汤：马齿苋 60g，板蓝根 30g，棉茵陈 30g，大青叶、紫草、败酱草各 15g，水煎服，每日 1 剂，分 3 次口服。适用于尖锐湿疣。

⑤扶正祛疣汤：黄芪 30g，白术 15g，大青叶 15g，板蓝根 15g，薏苡仁 30g，夏枯草 12g，丹参 20g，红花 12g，三棱 10g，莪术 10g，甘草 12g。每日 1 剂，分两次温服。适用于尖锐湿疣。

⑥青柏祛疣汤：大青叶、苦参、莪术、黄柏各 20g，露蜂房 10g，百部 15g，薏苡仁、黄芪各 30g，鸦胆子 10g，木贼、香附各 15g，生牡蛎、枯矾各 30g。2 日 1 剂，水煎外洗。适用于尖锐湿疣。

⑦薏苡甘草汤：薏苡仁 30g，甘草 6g，丹参 12g，马齿苋 30g，八月札 10g，女贞子 12g，墨旱莲 12g，紫草 18g。每日 1 剂，水煎后分 2 次服用。适用于尖锐湿疣。

（四）医家诊疗经验

1. 姚石安

姚石安认为尖锐湿疣多因性生活不洁，外染毒邪，蕴阻于肝经所致。其治疗原则是清热解毒、除湿止痒、活血消疣。外治法多选用杀虫除湿、祛腐之品。内服药除重用白花蛇舌草以提高免疫功能外，还应辨别患者"正虚"的孰轻孰重，而分别辅以"益气"或"养阴"治法。

2. 彭显光

彭显光认为此病发生是因为忧郁过多伤肝，阴虚内燥，筋肉不荣，湿郁积于肛门周围肌肤而发病。治疗应以滋养肝血、活血化瘀，佐以燥湿。方用治疣汤加味，配合外治法及手术切除，疗效理想。药用何首乌、熟地黄、杜仲、赤芍、白芍、桃仁、赤小豆、白术、牛膝、穿山甲、黄柏水煎内服。苦参、马齿苋、五倍子、乌梅、明矾煎汤外洗；鸦胆子末配凡士林外敷。

3. 王桂英

王桂英采用坐浴浸泡法治疗外阴尖锐湿疣，用中药白矾 10g，黄柏 20g，苦参 20g，川椒 20g，木贼 30g，香附 30g，加水 1000ml 水煎后去渣，每日用温药液浸泡患处 2 次，每次 30 分钟，也可用纱布蘸药液稍用力擦洗，药液每 2 日更换 1 次。

4. 何子强

尖锐湿疣一病，中医学称为"湿疣"，也称"千日疮"，其病因病机为机体正气不足，肝肾亏损，气血失和。另有风热邪毒入侵、搏击于肌肤，内外合邪而致病。治宜清热解毒以祛疣，凉血润燥，利湿以止痒。内服方：黄芪、土茯苓各 30g，冬虫夏草 9g，紫草根、蒲公英、蜂房、赤芍、板蓝根各 20g，败酱草 15g，蜈蚣 2 条，甘草 6g，水煎服，每日 1 剂，7 天为 1 个疗程。外用方：鸦胆子油 5ml，独头蒜汁 15ml，麻油 10ml，冰片 6g，混合拌匀而成，每日以棉签蘸药液擦患处 3~4 次，7 日为 1 个疗程。

5. 龚明

龚明用白花蛇舌草 50g，木贼草、板蓝根、百部、白鲜皮、黄柏各 20g，苦参、地肤子、土茯苓各 30g，香附 10g，水煎，温泡患处 15~20 分钟，每日 2 次，并用白花蛇舌草、板蓝根各 15g，黄柏、牛膝、当归、牡丹皮、连翘、红花、地肤子各 10g，生甘草 5g，每日 1 剂，水煎服，7 日为 1 个疗程，用 2~3 个疗程。

6. 何志芳

何志芳用马齿苋 60g，板蓝根、大青叶各 30g，紫草根、赤芍、红花各 15g，薏苡仁 20g，每日 1 剂，水煎服，并用板蓝根、黄柏、紫草、薏苡仁、木贼草、桃仁、红花、川芎、牡蛎、枯矾各 50g，每日 1 剂，水煎，熏洗患处，疗效满意。

7. 高淑芳

高淑芳认为湿热下注，外染毒邪是尖锐湿疣发生的主要病因病机。采用萆薢渗湿汤加减：萆薢 10g、苍术 10g、黄柏 10g、生薏苡仁 30g、土茯苓 30g、牡丹皮 10g、通草 10g、泽泻 10g、马齿苋 30g，清利湿热，解毒消疣治疗湿热下注型湿疣。外用方：马齿苋 60g、枯矾 30g、朴硝 100g，煎水熏洗，每日 1~2 次，每次 20~30 分钟。熏洗以后以青黛散扑疣体上，保持干燥清洁。

五、预防转归

尖锐湿疣经局部药物治疗或激光、冷冻、电灼等治疗后，局部病灶均可脱落消失，但易复发。大块尖锐湿疣手术切除效果较好，不易复发。对反复发作的尖锐湿疣，要注意恶性变可能。

六、预防调护

（一）预防

宣传普及性病防治知识，杜绝卖淫嫖娼行为，以降低发病率。注意个人卫生，尤其外阴部的清洁，治疗各种使阴道分泌物增多的疾患，如子宫颈炎、阴道炎等。当有症状出现时，应及时诊断，彻底治疗，疾病未治愈前，禁止性生活，以防病情加重，并传染给他人。

（二）调护

1. 心理调护

应指导患者正确对待已发生的疾病，及时到医院进行治疗。医务人员应关心和尊重病者，协助开展教育工作，并替患者保守秘密。

2. 饮食调护

患者应以清淡营养丰富的食物为主，忌辛辣香燥、肥甘厚腻之品。

（三）食疗

1. 车前萆薢饮

车前草、萆薢各 30g，煎水，当茶饮。

有清热解毒利湿的功效。适用于尖锐湿疣。

2. 冬瓜薏仁汤

冬瓜 250g，薏苡仁 40g。煎汤饮用。有清热解毒泻火之功效。适用于尖锐湿疣。

3. 绿豆银花甘草煎

绿豆 60g，金银花 20g，甘草 5g。水煎服，有清热泻火利湿之功效。适用于尖锐湿疣。

4. 绿豆薏米糯米粥

绿豆、薏苡仁、糯米各适量。洗净、煮粥食用，有清热泻火、托毒外出之功效。适用于尖锐湿疣。

七、专方选要

1. 马贯消疣合剂

方药组成：马齿苋 300g，贯众 300g，苦楝根皮 300g，败酱草 300g，苦参 300g，土茯苓 300g，薏苡仁 30g，蜂房 150g，洗去尘土杂质，并浸泡 1 小时左右，然后用水煎 2 次。第 1 次煎 2 小时，第 2 次煎 1 小时，合并两次滤液浓缩 15000ml，冷却后加入防腐剂，分袋包装，每袋 250g，每次 2 袋，加温至 40~50℃，用小纱布反复擦洗 15~30 分钟，每日 1~2 次。适用于尖锐湿疣。[李士国. 中医药临床杂志, 2006, 18 (3): 293.]

2. 解毒祛疣汤

黄芪 40g，板蓝根 30g，白花蛇舌草 30g，木贼 30g，柴胡 10g，当归 10g，白芍 10g，白术 20g，茯苓 20g，连服 6 周，能够显著提高人体免疫力，使尖锐湿疣复发率大大降低。[王麦娣. 现代中医药, 2010, 30 (2): 4.]

3. 湿疣平方

苍术、大青叶各 12g，土茯苓 15g，马齿苋、三棱、莪术、苏木、紫草各 10g。水煎内服每日 1 剂，分 2 次服用，治疗 2 周。适用于尖锐湿疣。

4. 湿疣熏洗方

苦参、蛇床子、马齿苋、明矾、桃仁、红花、苍术各 30g。煎水后熏洗局部，每日 1 次。适用于宫颈尖锐湿疣。

5. 活血祛瘀解毒汤

红花 9g，川牛膝、柴胡、枳壳、生地黄、赤芍、金银花、连翘、大青叶、板蓝根各 15g，桔梗、桃仁、川芎、当归、龙胆草各 12g，黄柏、虎杖、炒山楂、炒神曲、滑石各 30g，甘草 5g，每日 1 剂，煎服，分 3 次服，服 10~30 剂。适用于宫颈尖锐湿疣。

参考文献

[1] 中华医学会皮肤性病学分会性病学组. 尖锐湿疣治疗专家共识（2017）[J]. 临床皮肤科杂志, 2018, 47 (2): 125-127.

[2] 刘民厚, 付伟, 孟凡英. 干扰素联合微波治疗对女性尖锐湿疣患者疗效及性生活质量的影响 [J]. 中国性科学, 2019, 28 (2): 136-138.

[3] 韦平. 电离子联合干扰素和转移因子治疗尖锐湿疣的疗效观察 [J]. 中国社区医师, 2019, 35 (3): 70-71.

[4] 黄善赋. 38 例中药坐浴配合电灼治疗尖锐湿疣的临床应用效果 [J]. 临床医药文献杂志, 2019, 6 (10): 60-61.

[5] 常慧杰. 中西医结合治疗复发性女性尖锐湿疣 60 例疗效观察 [J]. 中西医结合与中医学, 2014, 18 (10): 1318.

第三节　非淋球菌性尿道炎

非淋球菌性尿道炎是一种由淋球菌以外的多种病原微生物引起泌尿生殖黏膜非化脓性炎症，亦称非特异性尿道炎、非特异性生殖道感染、黏液脓性宫颈炎。主要通过性接触传播，以性活跃的中青年多见。病原微生物以沙眼衣原体、解脲支原体多见。

非淋球菌性尿道炎临床以小便频数短

涩、淋漓不尽、带下量多等为主要症状。部分患者可有小腹坠胀和腰膝酸软。中医学虽无非淋球菌性尿道炎的病名，但按其主要临床表现，可分别归入"淋证""尿浊""淋浊""带下病"等范畴。

一、病因病机

（一）西医学认识

1. 病因

（1）沙眼衣原体　衣原体是一类形态相似，大小介于细菌与病毒之间，其本身不产生代谢能量，必须依靠宿主细胞提供，在感染细胞内生长繁殖，能通过细胞滤器，有独特的生活周期的微生物。其细胞质致密，具有高度传染性。以目前常用的培养方法，尿道分泌物可培养出衣原体。

（2）支原体　支原体是最小的、能独立生活的原核生物。它没有坚硬的细胞壁结构，因而在形态上呈现多形性。人类至少是 11 种支原体的自然宿主。5 种支原体（肺炎支原体、人型支原体、解脲支原体、生殖道支原体和隐匿支原体）对人类有致病作用。人的泌尿生殖道支原体病的病原体是人型支原体、生殖道支原体和解脲支原体。支原体对外界环境的抵抗力弱，1∶2000 乙酸铵能抑制其生长，对肥皂、乙醇、盐、四环素、红霉素和卡那霉素等敏感。青霉素对支原体无效。感染以性传播为主，其次是患者污染的衣物、器皿等为媒介间接感染。

2. 病理生理

（1）沙眼支原体　只感染黏膜柱状上皮及移行上皮，感染多局限于浅表层（眼睑、鼻咽部、宫颈、尿道和直肠黏膜表面）。因支原体不寄生复层鳞状细胞，所以一般不会引起阴道炎。

（2）解脲支原体　解脲支原体感染引起妊娠早期受精卵脱落和妊娠终止。终

止妊娠的机制与支原体诱导前列腺素及其前体的合成有关。羊水被支原体感染时，常发生胎盘感染，最后发生血源性胎儿感染。

（3）沙眼衣原体　沙眼衣原体引起流产的机制可能是其诱发子宫内膜主治发生抗原 – 抗体反应，引起免疫性损伤，破坏母体的免疫耐受机制，促使胚胎组织丢失有关。

（二）中医学认识

中医对非淋球菌性尿道炎的认识是以发病过程和临床表现为依据的，一般多将其成因分为湿热内蕴、外感邪毒两端。其中感染邪毒是发病的主要原因，因脾胃失调而致湿热蕴结下焦则是发病的内在条件。邪正相搏，内外合邪是本病发生的主要机制。病位在膀胱和肾且与肝脾有关。湿热下注膀胱，膀胱气化不利，病延日久，导致脾肾两虚，膀胱气化无权。

1. 下焦湿毒

由不洁性交，或下阴不洁，湿热邪毒侵犯下焦，或素体湿热内蕴，复感毒邪，湿热与毒邪互结，侵犯下焦，伤及膀胱，气化不利，而致淋证，尿浊，累及胞宫，发为带下。

2. 湿瘀阻滞

久患者络，或湿热毒邪阻滞经脉，气血瘀阻，影响膀胱气化功能，则尿急、尿痛，伤及带脉、胞宫、胞脉，则带下异常。

3. 脾肾亏损

他病失治、误治，损伤脾肾，邪毒留恋难去，或素体脾肾不足，再感毒邪，正虚无力抗邪外出而发病。

4. 肝郁气滞

多由情志不畅，气血瘀滞于下焦膀胱及胞宫，肝郁久之，血瘀化热，带脉失约，冲任不调，导致分泌物增多，外阴红肿，尿急，尿痛。

二、临床诊断

（一）辨病诊断

1. 诊断要点

约50%患者有尿频及排尿困难，尿道口有少量分泌物，也可无尿痛症状或仅有轻微尿痛。潜伏期1~3周。

2. 相关检查

（1）免疫学诊断 用酶联免疫吸附法或单克隆抗体免疫荧光直接涂片法，检测宫颈管上皮细胞内沙眼衣原体抗原，均有较高的敏感性与特异性。

（2）组织培养法 诊断沙眼衣原体、支原体感染的金标准。敏感性和特异性高。但耗时、花费高，临床受限。取材时注意先用棉拭子擦去宫颈口的黏液及脓液，用另一个小刮勺刮取细胞，放入试管中送检。

（3）核酸检测 PCR及LCR敏感性高，细胞培养阴性时亦能检出衣原体、支原体DNA，但污染后易出现假阳性。

（二）辨证诊断

1. 下焦湿毒型

（1）临床证候 小便频数、短涩，或尿窍有黄白、秽浊之物流出，带下量多，色黄如脓，其气臭秽，外阴瘙痒，或小腹疼痛，舌质略红，苔黄腻，脉濡数或滑数。

（2）辨证要点 小便频数、短涩，尿窍有秽浊之物，或带下臭秽、色黄，舌红，苔黄腻，脉濡数或滑数。

2. 湿瘀阻滞型

（1）临床证候 小便淋漓不畅，或尿窍有秽浊之物流出，带下异常，少腹胀痛，连及腰骶，经行加重，或月经不调，或婚后不孕，舌紫暗，苔薄，脉弦细。

（2）辨证要点 小便淋漓不畅，尿窍有秽浊之物流出，少腹胀痛，连及腰骶，舌紫暗，苔薄，脉弦细。

3. 脾肾亏损型

（1）临床证候 小便后余沥不尽，遇劳加重，或尿窍有白浊流出，带下量多，色白质稀，神疲乏力，纳呆便溏，小腹坠痛，腰膝酸软，月经后期，或婚久不孕，舌质淡，苔白，脉虚弱。

（2）辨证要点 尿后余沥不尽，遇劳加重，神疲乏力，腰膝酸软，舌淡，苔白，脉虚弱。

4. 肝郁气滞型

（1）临床证候 平素急躁易怒，乳房胀痛，月经后期，色暗，血块，带下量多，稠稀不定，色黄，或有异味，小便余沥不畅，尿急，尿痛，舌两边暗红，瘀斑，齿痕，苔黄腻，脉弦滑。

（2）辨证要点 急躁易怒，乳房胀痛，小便余沥不畅，尿急，尿痛，舌两边暗红，脉弦滑。

三、鉴别诊断

非淋球菌性尿道炎临床上主要与淋病相鉴别。淋病临床表现为尿频、尿急、尿痛，有排尿灼热感，尿道口有脓性分泌物流出，而且潜伏期短；非淋球菌性尿道炎潜伏期长，特点是症状不明显，或无症状，或有尿频及排尿困难，尿道口有少量分泌物，无尿痛或轻微尿痛。组织学培养可鉴别。

四、临床治疗

（一）提高临床疗效的要素

1. 审察病因，重在清热利湿

非淋球菌性尿道炎由湿热毒邪侵犯下焦，或素体湿热内蕴，复感毒邪，湿热与毒邪互结所致，故清利湿热为其治疗大法。湿热在下焦，故因势利导，通利小便，而湿热自除，因湿邪其性黏滞，易阻碍气机，故应疏畅气机，此为祛除湿邪的关键所在。

2. 谨守病机，兼用行气活血

非淋球菌性尿道炎失治误治，湿热毒邪蕴阻血分，致气血运行失畅，此时运用行气活血之剂能收到满意疗效。

3. 中西合璧，取长补短

非淋球菌性尿道炎主要是由沙眼衣原体和解脲支原体感染所引起，而西医的杀灭衣原体和支原体的药物治疗有肯定疗效，且中医中药在这方面的应用也显露出其独特的优势。

4. 扶正祛邪，巩固防变

部分非淋球菌性尿道炎患者反复治疗，反复复发，关键是恢复期治疗失当，急性期大量清热解毒利湿治疗后，仅遗留有会阴部及腰骶部不适，此时，应扶助正气，防止病情反复。

（二）辨病治疗

1. 无并发症的尿道炎、宫颈黏膜炎及直肠炎患者

（1）推荐方案　多西环素100mg，口服，每日2次，服用7~10日，或阿大观霉素1g，顿服。

（2）多西环素　首次剂量200mg，以后每次100mg，每日2次，口服，服用7日。

（3）红霉素　红霉素500mg，每日4次，口服，共7日。

（4）四环素　四环素500mg，每日4次，口服，服用2~3周。

（5）克拉霉素　克拉霉素500mg，每日2次，服用10天。

（6）氧氟沙星　氧氟沙星300mg，每日2次，服用7~10天；或左氧氟沙星500mg，每日1次，服用7~10天。

（7）米诺霉素　米诺霉素100mg，每日2次，服用10天。

2. 合并妊娠者

合并妊娠者禁用多西环素和氧氟沙星。

（1）红霉素　红霉素500mg，每日4次，口服，共7日。

（2）红霉素碳酸乙酯　可用红霉素碳酸乙酯800mg，每日4次，口服，共7日。

（三）辨证治疗

1. 辨证论治

（1）下焦湿毒型

治法：清利湿热，解毒祛浊。

方药：程氏萆薢分清饮加味。萆薢，石菖蒲，车前子，黄柏，白术，茯苓，莲子心，丹参，忍冬藤，鱼腥草，生甘草梢。

加减：若大便秘结者，加大黄。

（2）湿瘀阻滞型

治法：祛湿化浊，行气活血。

方药：祛湿化浊通淋汤。萆薢，山药，分心木，茯苓，薏苡仁，当归，赤小豆，乌药，连翘，川牛膝，琥珀粉，甘草梢。

加减：若食少纳呆便溏者，加党参，炒白术；若腰骶酸痛明显者，加续断，桑寄生，狗脊；若盆腔包块者，加三棱，莪术，泽兰，水蛭，以化瘀消癥。

（3）脾肾两虚型

治法：补益脾肾，祛湿化浊。

方药：四君子汤合六味地黄丸加减。党参，白术，茯苓，炙甘草，熟地黄，山茱萸，山药，泽泻，巴戟天，萆薢，石菖蒲，川牛膝，菟丝子。

加减：若畏寒肢冷，小腹冷痛者，加肉桂，补骨脂；若带下量多，日久不止者，加芡实，金樱子，赤石脂。

（4）肝郁气滞型

治法：疏肝解郁，理气通淋。

方药：橘核丸加减。橘核、海藻、昆布、海带，川楝子，桃仁，厚朴，木通，枳实，延胡索，桂心，木香。

加减：瘀肿重者，可酌加三棱、莪术，以祛瘀止痛；寒湿化热，阴囊红肿痒痛者，可去肉桂，酌加黄柏、土茯苓、车前子，以清利湿热。

2. 单方验方

①黄柏汤　黄柏15g，车前子15g，煅牡蛎15g，水煎服，每日2次，每次100~150ml。用于非淋球菌性尿道炎下焦湿毒型。

②淡竹叶芦根汤　淡竹叶10g，鲜芦根50g，野菊花10g。水煎服，20天为1个疗程。用于非淋球菌性尿道炎下焦湿毒型。

③赤小豆汤　赤小豆50g，玉米须50g。煮汤饮之，每日1次，连服20天。用于非淋球菌性尿道炎湿瘀阻滞型。

④通草汤　通草30g，鱼腥草30g，代茶饮，不拘次数。用于非淋球菌性尿道炎湿瘀阻滞型。

（四）医家诊疗经验

1. 廖元兴

廖元兴认为非淋球菌性尿道炎失治、误治，损伤脾肾，邪毒内恋难去，或素体脾肾不足，再感毒邪，正虚无力抗邪外出，此时治以补益脾肾，祛湿化浊，取得显著疗效。药用金钱草20g，车前草30g，墨旱莲15g，益母草15g，黄精20g，怀山药15g，灯心草10g，甘草6g，水煎服，每日1剂，分早晚服。

2. 李亚平

李亚平认为非淋病奈瑟菌性尿道炎乃湿热浸淫下焦所致，故治用龙胆泻肝汤，龙胆草15g，栀子10g，黄芩10g，柴胡10g，生地黄15g，车前子15g（包煎），泽泻10g，木通5g，甘草5g，当归10g，每日1剂，水煎150ml口服，二煎加水1500ml，煎成1000ml溶液，趁热先熏外阴、尿道、阴道部位，待药液温热时再坐浴15分钟，每日1次，连用10天。

3. 邓辉

邓辉认为非淋病奈瑟菌性尿道炎的主要原因是由不洁性交，感受湿热毒邪，下注膀胱，熏灼尿道、水道不利而成。认为治疗应以清利下焦湿热、利尿通淋为主，

自拟清淋汤：蒲公英、土茯苓、薏苡仁各30g，金银花、萆薢、车前子、石韦各15g，龙胆草、白术、黄柏、栀子、虎杖各10g，水煎服。早晚各1次，连服2周。

五、预后转归

非淋球菌性尿道炎经临床正确、积极地治疗后，可迅速控制临床症状，达到治疗目的，如不积极治疗，可使病程迁延，症状可持续数月之久，并可能发生宫颈炎、子宫内膜炎、盆腔炎、不孕症、异位妊娠。

六、预防调护

（1）洁身自爱，防止滥交。

（2）在1个月内与患者有过性接触者，应作预防性治疗。

（3）避免接触患者损害部位的排出物。

（4）讲究个人卫生。做好浴室、游泳池等公共场所的卫生管理。

七、专方选要

1. 复方六草汤加味

金钱草20g、车前草25g、墨旱莲25g、益母草25g、黄精25g、山药25g、灯心草10g、甘草6g、穿心莲10g、地肤子15g。每日1剂，水煎15分钟，分3次服。治疗非淋球菌性尿道炎。

2. 清淋汤

车前子15g，萹蓄10g，山栀子10g，茯苓15g，滑石20g，大黄10g，柴胡10g，瞿麦15g，甘草10g。方法：清淋汤每次250ml，每日口服2次。治疗非淋球菌性尿道炎。

3. 易清汤

茵陈30g，栀子20g，黄柏15g，牡丹皮20g，白芷10g，黄连12g，地肤子30g，黄芪30g，党参15g，白鲜皮15g，蛇床子20g，苦参8g，甘草6g。水煎服。每日3次，每日1剂，连用7天。治疗非淋球菌性

尿道炎。

4. 通淋汤

瞿麦10g，萹蓄10g，金钱草30g，益母草10g，墨旱莲10g，车前草30g，木通5g，泽泻10g，滑石（包煎）10g，萆薢10g，土茯苓10g，焦山栀子10g，黄柏10g，甘草梢5g。水煎服，每日1剂，早晚饭后温服，连服2周为1个疗程。湿热重者加石菖蒲10g、薏苡仁30g，倦怠乏力者加黄芪15g、沙参30g，饮食乏味者加焦山楂10g、焦神曲10g。治疗非淋球菌性尿道炎。[寿仁国. 实用中西医结合临床，2007，7（6）：54.]

5. 非淋清汤

龙胆草、虎杖、紫草、车前子、土茯苓、蒲公英、黄柏、地肤子、黄芪、王不留行、萆薢、薏苡仁各10g，附子5g。每日1剂，水煎2次分服。7天为1个疗程，可连用2~3个疗程。治疗非淋球菌性尿道炎。[游峰. 山西中医，2007，23（1）：23.]

6. 疏肝通淋汤

香附15g，乌药10g，小茴香9g，佛手10g，枳壳10g，白芍12g，女贞子12g，白茅根15g，凤尾草15g，灯心草10g，荠菜15g，甘草5g。适用于肝气郁滞余沥不尽之气淋证。[祝轩. 四川中医，2012，30（3）：69.]

7. 加味蛇床子散

蛇床子、地肤子、鱼腥草、苦参、百部、黄柏、白芷、金银花、野菊花各30g，加水2000~3000ml浸泡1小时，煎30~60分钟，过滤，煎汤先熏后坐浴10天。治疗非淋球菌性尿道炎。[吴芳芳. 实用中西医结合临床，2014，14（2）：66.]

主要参考文献

[1] 林秀. 阿大观霉素联合三金片治疗非淋球菌性尿道炎的临床疗效分析[J]. 当代医学，2017，23（10）：124-125.

[2] 方菊，曹正英. 医院非淋球菌性尿道炎患者支原体感染和耐药状况研究[J]. 中华医院感染学杂志，2017，27（3）：510-513.

[3] 张梅琴. 用阿大观霉素联合三金片治疗非淋球菌性尿道炎的疗效研究[J]. 当代医药论丛，2016，14（20）：96-97.

[4] 吴芳芳. 加味蛇床子散外用联合多西环素治疗女性生殖道解脲支原体感染的疗效观察[J]. 实用中西医结合临床，2014，14（2）：66.

[5] 王芳，刘必庆，赵瑾. 897例非淋球菌性尿道炎患者支原体属培养及药敏结果分析[J]. 中华实验和临床感染病杂志（电子版），2014，8（6）：827-829.

[6] 张朝勃. 中药治疗脾肾亏虚型非淋球菌性尿道炎53例疗效观察[J]. 基层医学论坛，2014（18）：111-112.

第十四章　妊娠疾病

第一节　妊娠剧吐

早孕期孕妇出现择食、食欲不振、恶心、呕吐、头晕、倦怠等症状，称为早孕反应。因症状多在清晨空腹时较严重，故又称"晨吐"。早孕反应一般对生活和工作影响不大，不需特殊治疗，妊娠12周左右多可自行消失。少数孕妇反应较重，恶心呕吐频繁，不能进食，导致营养障碍，体重下降，水电解质失衡，甚至威胁孕妇生命，这种情况称为妊娠剧吐。

中医称之为恶阻，又称"阻病""病儿""病食""子病"等。若仅见恶心嗜酸、择食或晨间偶有呕吐痰涎者，为早孕反应，一般3个月后即可消失。

一、病因病机

（一）西医学认识

（1）hCG 水平　妊娠期内分泌的改变可能与血中 hCG 水平升高有关。早孕反应发展和消失的过程恰与孕妇血中 hCG 值的上升和下降相吻合。例如葡萄胎、多胎妊娠的患者血中 hCG 值明显高于正常妊娠，其妊娠反应也较重。但症状的轻重，个体差异很大，不一定和 hCG 的水平呈正相关。

（2）精神因素　临床上观察到某些神经系统功能不稳定，精神紧张的孕妇，妊娠剧吐多见，故本病可能与大脑皮质或皮层下中枢功能失调，致使下丘脑自主神经系统功能紊乱有关。

（二）中医学认识

中医称妊娠剧吐为恶阻。恶阻的主要机制是冲脉之气上逆，胃失和降。临床常见有脾胃虚弱、肝胃不和、痰湿阻滞三种。若恶阻不能有效控制，才损伤阴液精气，出现气阴两亏。

1. 脾胃虚弱

受孕以后，经血不泄，阴血聚以养胎，冲脉之气较盛，冲脉为阳明，如果脾胃虚弱，则冲气上逆而犯胃，胃气虚则失于和降，随冲气上逆而呕恶。

2. 肝胃不和

孕后经血不泻，阴血聚于下以养胎，肝血相对不足，肝木失养，肝气偏旺。或素体肝旺，气机失畅。因肝之经脉夹胃，遂克脾胃，影响胃气和降，并遂肝气上逆而作呕吐。

3. 痰湿阻滞

素体肥胖，痰湿较盛，或因脾虚不适，痰湿内生，受孕后阴血聚而养胎，冲脉之气盛，夹痰上逆而呕吐。

4. 气阴两亏

患者呕吐不止，饮食少进而导致阴液亏损，精气耗散。如呕吐剧烈，可见精神萎靡、形体消瘦、眼眶下陷、双目无神、四肢乏力、发热口渴、尿少、便秘、舌红、脉细数无力等症状。

二、临床诊断

（一）辨病诊断

1. 诊断要点

①多见于初产妇。

②一般在孕6周左右出现，反应逐渐加重，8~10周达到高峰，表现为反复呕吐不能进食，呕吐物中有胆汁或呈咖啡色。

③查体可见患者明显消瘦。皮肤、黏

膜干燥，眼球凹陷，尿量减少，脉搏细弱，体液丧失到一定程度时，可出现血压下降。由于血容量不足，影响肝胃之灌注，可使肝胃功能受损，严重时可见黄疸、嗜睡、神志不清、意识模糊等肝胃功能衰竭的表现。

2.相关检查

（1）血液检查　血红蛋白及红细胞比容升高。肝肾功能受损时，可出现血胆红素和转氨酶升高，尿素氮和肌酐升高，血中二氧化碳结合力下降，电解质紊乱。严重时肾功能衰竭可出现血钾升高。

（2）尿液检查　尿量减少，尿液浓缩，尿中出现酮体，严重时可有蛋白及管型。

（3）心电图检查　有高、低血钾所致的心律变化及心肌损害。

（4）眼底检查　病情严重时可见发现视网膜出血。

（二）辨证诊断

1.脾胃虚弱型

（1）临床证候　妊娠早期，恶心呕吐不食，呕吐清水或稀涎或所进食物，口淡乏味，纳呆便溏，脘痞腹胀，神疲思睡，面色㿠白，舌淡，苔白润，脉缓滑无力。

（2）辨证要点　恶心呕吐，口淡，纳呆，神疲，舌淡，苔白润，脉缓滑无力。

2.肝胃不和型

（1）临床证候　妊娠早期，恶心呕吐，吐酸水或苦水，脘闷胁胀，嗳气叹息，烦躁失眠，口苦，头晕而胀，溲赤便秘，舌红，苔薄黄，脉弦滑。

（2）辨证要点　恶心呕吐，吐酸水或苦水，脘闷胁胀，烦躁失眠，舌红，脉弦滑。

3.痰湿阻滞型

（1）临床证候　妊娠期间，呕吐痰涎，不思饮食，胸脘满闷，头身困重，口淡黏腻，心悸气短，舌淡或胖，苔白腻，脉滑。

（2）辨证要点　呕吐痰涎，头身困重，口淡黏腻，苔白腻，脉滑。

4.气阴两亏型

（1）临床证候　妊娠期间，呕吐剧烈，饮食难进，甚至食入即吐，或呕吐咖啡色血样物，精神萎靡，形体瘦削，双目无神，四肢乏力，唇舌干燥，发热口渴，尿少便秘，舌红，苔薄黄而干或光剥，脉细数无力。

（2）辨证要点　呕吐剧烈，精神萎靡，形体消瘦，唇舌干燥，尿少便秘，舌红，苔薄黄而干，脉细数无力。

三、鉴别诊断

1.早孕反应

本病和早孕反应机制一致，症状轻重不同，前者症状严重，如不治疗，后果严重，而后者一般不做治疗亦可自愈。

2.肝瘟

严重的妊娠剧吐损及肝脏出现黄疸时，易与肝瘟相混淆。前者受孕后呕吐为前提，而后者呕吐不如妊娠剧吐严重，且无停经史，肝功检查异常可作鉴别。

3.孕痈

妊娠期急性阑尾炎，转移性右下腹痛，发热，伴恶心呕吐，查体麦氏点压痛、反跳痛明显，伴腹肌紧张，血白细胞升高，不难鉴别。

四、临床治疗

（一）提高临床疗效的要素

1.把握重点，健脾和胃

妊娠剧吐是冲气上逆，导致胃失和降所致。然孕妇出现恶阻者仅为少数，这些患者多数脾气虚，或脾失健运，痰湿内生，壅滞中焦，或素伴肝旺且孕后阴血聚下养胎，阴血不足，肝气偏旺。《难经·七十七难》中说："见肝之病，知肝传脾，当先实脾"若脾气盛，气血充盛、水湿之邪得以运化，肝木无由以克，胃气和降，呕恶不作。因此说，健脾和胃是治疗该病的重点之一。

2.谨守病机，平冲降逆

妊娠剧吐病机总因冲气上逆，影响胃气和降，胃气不降，随冲气上逆，则呕恶不食，影响胃之受纳功能。因此，临床治疗上一定要把握平冲降逆的原则。

（二）辨病治疗

1.精神治疗

患者的对患者要给予精神安慰，增加信心，解除思想顾虑。

2.调整饮食

调整患者的饮食习惯，只食用清淡、富有维生素及热量的食物，少量多餐。

3.住院治疗

适当禁食，补液2~3天，每24小时静脉滴注葡萄糖液及糖盐水共3000ml。液体中可加入维生素C 2~3g及维生素$B_6$100~200mg。合并酸中毒者，根据血中二氧化碳结合力值，静脉滴注碳酸氢钠溶液。

（三）辨证治疗

1.辨证论治

（1）脾胃虚弱型

治法：健脾和胃，降逆止呕。

方药：香砂六君子汤加减。姜半夏、砂仁、党参、白术、茯苓、陈皮、木香、甘草、生姜。

加减：久吐伤阴，去木香、茯苓，加麦冬、沙参、玄参；呕吐剧烈，反复不止者，加代赭石；时时流涎者，加白豆蔻、益智仁。

（2）肝胃不和型

治法：抑肝和胃，降逆止呕。

方药：苏叶黄连汤加味。苏叶、黄连、姜半夏、乌梅、陈皮、竹茹、黄芩。

加减：若呕吐伤阴者，加麦冬、沙参；头晕者加钩藤、菊花。

（3）痰湿阻滞型

治法：化痰除湿，降逆止呕。

方药：小半夏加茯苓汤加味。半夏、茯苓、生姜、陈皮、砂仁、白术、甘草。

加减：胸胁满闷者，加瓜蒌、苏梗；痰湿郁久化热者，加黄芩、竹茹；畏寒肢冷者，加干姜；神疲乏力气短者，加党参、黄芪。

（4）气阴两亏型

治法：益气养阴，和胃止呕。

方药：生脉散合增液汤加味。生晒参、麦冬、五味子、生地黄、玄参、陈皮、竹茹。

加减：呕吐血性物者，加藕节炭、墨旱莲；腰酸腹痛，阴道流血者，加杜仲、续断、苎麻根；大便秘结者可加全瓜蒌、胡麻仁、郁李仁。

2.外治疗法

（1）体针

①脾胃虚弱型：取内关、脾俞、胃俞、中脘、足三里、公孙、三阴交穴。轻刺激，用补法。治疗妊娠剧吐。

②肝胃不和型：取肝俞、胃俞、太冲、内关、足三里、阳陵泉穴，头晕者配百会、风池穴。轻刺激，用泻法。治疗妊娠剧吐。

③痰湿阻滞型：取丰隆、足三里、中脘、阴陵泉、膻中穴。轻刺激，用补泻兼施法。治疗妊娠剧吐。

（2）耳针　胃、脾、肝、三焦、神门、交感点。用牙签找准上述穴位灵敏点，轻度刺激，每日1次，10次为1个疗程。适用于妊娠剧吐脾胃虚弱型、肝胃不和型。

（3）耳穴压豆法　胃、脾、肝、三焦、神门、交感。用圆珠笔头或牙签在上述穴位处找准灵敏点，用胶布将王不留行或磁化钢珠固定在上述穴位处，每日自行按压4

次左右，以疼痛为度，两耳交替或同时进行。适用于妊娠剧吐脾胃虚弱型、肝胃不和型。

（4）敷法

①白术 15g，丁香 15g，党参 15g，半夏 18g，共为细末，生姜 30g 煎浓汁，调为糊状，取适量敷于脐部，胶布固定，连敷1~3 日。适用于妊娠剧吐脾胃虚弱型。

②砂仁 3g，半夏 15g，白豆蔻 3g，共为细末，以生姜汁 1 小杯调和为糊状。先用生姜片擦脐孔发热，再以药糊敷脐孔上，纱布外敷，胶布固定。每日涂药 3~5 次，干后再涂，频频涂换，疗效颇佳。适用于妊娠剧吐痰湿阻滞型。

③刀豆 5 个，黄连 12g，吴茱萸 6g，共为细末，再取紫苏叶汁 1 小杯，与药末调匀，调成厚膏状，取适量敷贴在脐孔上，纱布覆盖，胶布固定。每日换药 2~3 次，直至病愈为止。适用于妊娠剧吐肝胃不和型。

（5）鼻嗅法　鲜芫荽一把，苏叶、藿香各 3g，陈皮、砂仁各 6g。将上药煮沸，患者坐在旁边吸闻药物之气味，早、晚各熏 1 次，适用于妊娠剧吐肝胃不和型。

（6）穴位吸引法　穴位吸引器吸住中脘穴，此时患者立即进食，食后 15~20 分钟放去负压，取下穴位吸引器，每次食前用 1 次。本法适用于严重的妊娠呕吐，食入即吐者。

（7）贴敷法　取姜制半夏 6g，丁香 6g 于碾钵中碾磨成粉，加入 5ml 现榨生姜汁调成中药糊，摊于敷贴胶布上，贴于神阙穴，每次保留 4 小时，每天 2 次。适用于妊娠剧吐脾胃虚弱型、肝胃不和型、痰湿阻滞型。

（8）药物外敷神阙穴　公丁香 30g，陈皮 30g，半夏 20g 碾成细末，取鲜姜 30g，切片加水煮，以鲜姜汁调和上述三味药成稠糊状备用。常规消毒神阙穴，取药糊饼大小敷于神阙穴上，外以纱布覆盖，胶布固定，每天换药 1 次，3~7 天为 1 个疗程。适用于妊娠剧吐脾胃虚弱型、肝胃不和型、痰湿阻滞型。

3. 单方验方

①生姜 2 片，麦冬 15g，芦根 50g。水煎代茶频服。具有生津降逆止呕的功效。用于妊娠剧吐气阴两亏型。

②伏龙肝 30g，枇杷叶 15g。水煎代茶频服。具有温胃祛痰止呕的功效。用于妊娠剧吐痰湿阻滞型。

③陈皮 3g，竹茹 9g。每日 1 剂，水煎服。具有清热和胃，降逆止呕的功效。用于妊娠剧吐肝胃不和型。

④鲜芦根 60g，竹茹 30g。水煎代茶频服。具有滋阴清热止呕的功效。适用于妊娠剧吐肝胃不和型。

⑤化浊安中汤：建兰叶、左金丸（包）各 3g，藿香叶、苏梗、大腹皮、陈皮、姜半夏各 6g，伏龙肝 12g，茯苓 9g，白蔻仁 2g，生姜片 3 片。每日 1 剂，水煎服。适用于妊娠剧吐脾胃虚弱型、痰湿阻滞型。

⑥增液定呕汤：芦根、姜半夏、竹茹各 12g，沙参、麦冬、生地黄各 15g，太子参 30g。每日 1 剂，水煎取液 150ml，缓频服。适用于妊娠剧吐气阴两亏型。

⑦安神平冲汤：丹参 12g，珍珠母 30g，红花、降香各 6g，白术、半夏、赤芍各 10g。每日 1 剂，水煎频服。适用于妊娠剧吐肝胃不和型。

⑧和胃调中汤：姜半夏 12g，党参、茯苓、制香附、苏梗各 9g，焦白术、生姜各 6g，陈皮、黄连、焦鸡内金各 3g，砂仁 3g（后下）。每日 1 剂，水煎温服。适用于妊娠剧吐脾胃虚弱型、肝胃不和型。

⑨加味泰山磐石汤：川芎、粳米、砂仁各 5g，当归、白术、川续断各 10g，党参、白芍、黄芪、炙甘草各 9g，熟地黄 20g，黄芩 15g。每日 1 剂，水煎，分数次口服。适用于妊娠剧吐脾胃虚弱型。

⑩平安饮：代赭石 15g（先下），姜半夏、香谷芽各 10g，北五味子 6g，莲子 12g。每日 1 剂，加水煎成半茶盏许，徐徐频服。胃寒者温服，胃热者冷服。适用于妊娠剧吐肝胃不和型。

⑪止吐安胎方：紫苏叶 15g，陈皮 15g，砂仁 10g。行气宽中，和胃止呕。水煎，频频少饮。适用于妊娠剧吐脾胃虚弱型、痰湿阻滞型。

⑫恶阻饮：紫苏叶 10g，砂仁 10g，党参 15g，枳壳 15g，补气健脾，和胃止呕。水煎，频频少饮。适用于妊娠剧吐脾胃虚弱型。

（四）医家诊疗经验

1. 高辉远

高辉远认为恶阻的发病机制主要是脾胃失和。女性妊娠后，由于血聚于下以养胎元，经血不泄，使冲脉之气上逆，复因平素脾胃虚弱，或肝胆气郁，或气血失和，使胃气失降，脾运失职而发本病。对其治疗根据病因病机的不同，在辨证施治基础上，将健脾和胃法贯穿于整个治疗之中。其辨证治疗分为三大类型：①健脾和胃，降逆止呕：方选香砂六君子汤化裁。若脾虚兼痰饮、胸脘痞重、呕吐频繁、苔白厚腻者，可与平胃散合裁；若脾胃虚弱兼寒湿可改投干姜人参半夏丸加减。②疏肝解郁，和胃止呕：方选左金丸加紫苏、陈皮、香附、竹茹、乌梅等。若呕吐甚者，加沙参、石斛以养胃生津。③补益气血，调中止呕：方选顺肝汤加减。若见畏寒肢冷、面色㿠白者，可减麦冬、熟地黄，加桂枝、干姜；呕吐较甚者减麦冬、熟地黄，酌加半夏、竹茹。

2. 裘笑梅

裘笑梅认为胃虚痰滞、肝热乃恶阻主要病机病因，痰之作祟每与肺有关，故治疗恶阻每多责之于胃、肝、肺。恶阻早期多属肝胃气盛、肝脾不和的实证，如果迁延不愈，进食少，生化之源不足，逐渐转为脾胃虚弱，气血不足之虚证。此时可以称为恶阻中期。健脾和胃饮（党参 12g，白术 9g，淡竹茹 9g，炙枇杷叶 9g，砂仁 3g，苏梗 2.4g，陈皮 3g，法半夏 9g，茯苓 9g，煅石决明 30g）专为此期所设，功擅健脾和胃、清金平肝。

3. 安钢力

安钢力认为对于恶阻，发病机制为"冲气上逆，胃失和降"，孕后经血停闭，血聚冲任以养胎。冲脉隶属于阳明，若胃气素虚，冲脉气盛，冲气夹胃气上逆而发生恶心、呕吐，故治疗以和胃降逆为主，或健脾和胃，或清热抑肝和胃，或以豁痰和胃，总以胃气和降为顺，则呕吐自除。给予自拟方止吐饮：竹茹 15g，姜半夏 10g，黄芩 15g，陈皮 15g，枇杷叶 15g，麦冬 10g，白术 15g，甘草 10g。每日 1 剂，水煎服。脾虚痰湿者加白术、苍术；腰酸或小腹疼痛者加杜仲、菟丝子；呕吐带咖啡色样物质者加藕节炭；痰热者加竹茹、黄芩；头晕甚者加杭菊花、钩藤。

4. 赵洪庆

赵洪庆认为妊娠剧吐的发生，主要是由于冲气上逆，胃失和降所致。主要病因为脾胃虚弱、肝胃不和，并可继发气阴两虚的恶阻重症。①脾胃虚弱：香砂六君子汤加减。人参 10g，白术 9g，茯苓 9g，甘草 6g，半夏 12g，陈皮 9g，木香 6g，砂仁 6g，生姜 3 片，大枣 3 枚。治宜健脾和胃，降逆止呕。②肝胃不和：苏叶黄连汤加减或橘皮竹茹汤。紫苏叶 9g，黄连 6g，橘皮 9g，竹茹 12g，大枣 5 枚，生姜 9g，甘草 6g，人参 3g。治宜清肝和胃，降逆止呕。

5. 邱玉叶

邱玉叶认为本病虽在胃，但与肝脾肺关系密切，胃以和降为顺，脾健则运化正常，湿痰自除，肝得濡养则无犯土之虑。肺为气之主，肺阴得滋，肺气肃降，则一身之气机调畅，胃得降而呕自止。故治疗应以和胃健脾、养肝、润肺为法。和胃降逆汤：南沙参、北沙参各15g，橘皮19g，竹茹6g，半夏10g，苏梗10g，白芍15g，砂仁6g，炙枇杷叶12g，鲜芦根30g，每日1剂，温服，连服7~14天。

五、预后转归

妊娠剧吐经过积极治疗后，病情多迅速好转。仅极个别患者需采取终止妊娠，终止妊娠后病情将迅速痊愈。

六、预防调护

（一）预防

①保持精神愉快，心情舒畅，增强治愈信心。适当休息，保证充足睡眠，以防伤胎。

②轻症应及时治疗以防发展为重症，指导患者正确服药。少数重症患者经积极治疗后，症状无改善，可考虑终止妊娠。

（二）调护

①恶阻患者应注意口腔卫生，每次呕吐后应用温开水或淡盐水漱口。

②汤药宜浓煎，少量频频服下。药液的温热随患者的喜恶，喜热者温服，喜冷者凉服。

③服药前用鲜生姜擦舌头或用姜汁滴舌，或含陈皮梅或盐金橘，有止吐功效。

（三）食疗

1. 糯米炒姜汁

糯米250g，生姜汁3匙。将炒锅放在文火上倒入糯米。生姜汁同炒，炒到糯米爆破，研粉。每次1~2汤匙，每日2次。适用于妊娠剧吐。

2. 麦冬粥

生麦冬去心，洗净，切碎，研烂绞汁取20ml，粳米淘净60g，薏苡仁30g，生地黄120g，洗净，切碎，研烂，绞汁60ml，生姜汁20ml，先煮粳米、薏苡仁煮熟，次地黄、麦冬、生姜三种汁相和，煮成稀粥，空腹温服。适用于胃阴不足型恶阻。

3. 芦根竹茹茶

芦根50g，竹茹30g。水煎取汁，加蜜糖适量，温服。适用于胃热型恶阻。

4. 甘蔗生姜饮

甘蔗汁、鲜生姜汁各10g，冲调服用，隔片刻可呷服少许。适用于妊娠剧吐。

5. 竹茹蜜

用竹茹15g，煎水取汁，加蜂蜜30g，服用。能滋阴养胃止呕。适用于妊娠剧吐。

七、专方选要

1. 加味橘皮竹茹汤

橘皮12g，竹茹12g，大枣5枚，生姜9g，甘草6g，人参3g，黄芩9g，佛手10g，浙贝母10g。痰浊内聚、呕吐清涎者加藿香、制半夏、炙枇杷叶；中阳不振、气滞腹胀者加木香、砂仁、陈皮；胎动不安、腰酸见红者加杜仲、苎麻根、阿胶；气阴两亏、肠燥便秘者加麦冬、白芍、火麻仁。呕吐剧烈时易伤肾动胎，需注意配伍益气补肾、固肾安胎之剂，忌用升散泻利之品，服药时以少量徐徐温服为宜。疗程为1周。治疗妊娠剧吐。[周金英. 湖南中医杂志，2009，25（6）：68.]

2. 和胃降冲汤

竹茹10g，紫苏梗10g，黄芩10g，茯苓15g，桑寄生15g，法半夏10g，陈皮5g，白芍10g，生姜3片。每日1剂，水煎2次，得药液500ml，早晚服用。疏肝和胃，止呕安胎。用于恶阻肝胃不和型。症见恶心呕吐，呕吐黄水，痰多，不能进食进水，舌苔白厚腻，脉滑。

3. 平冲降逆汤

砂仁 6g（后下），白术 10g，木香 3g，乌药 6g，陈皮 6g，党参 20g，炙甘草 6g，白芷 3g，生姜 3 片，姜炒竹茹 10g，全瓜蒌 10g，佩兰 6g。每剂浓煎 300ml，少量温服，频服，每日 1 剂，连服 7 剂。本方具有健脾理气和胃、平冲降逆止呕的功能。反复呕吐兼有热象者，可加黄连 2g 清心除烦，健胃助消化，治少寐，有助症状缓解。宜浓煎、温服、频服。

4. 加减苏子降气汤

紫苏子 14g，黄芩 10g，甘草 5g，陈皮、半夏、砂仁、白术、前胡、旋覆花（布包）各 10g，当归 12g，生姜 3 片，川续断 12g。每日 1 剂，水煎服。痰湿重者半夏加量，加茯苓，肝热者加白芍、竹茹等。治疗妊娠剧吐。

主要参考文献

［1］朱来宏. 维生素 B$_1$ 双侧内关穴注射联合静脉滴注抗生素治疗妊娠剧吐 40 例［J］. 山东医药，2011，51（14）：100.

［2］阎凌，刘瑞荣，王素霞. 针刺疗法治疗妊娠剧吐疗效观察［J］. 现代中西医结合杂志，2012，21（29）：32-49.

［3］邱玉叶. 和胃降逆汤治疗妊娠恶阻临床观察［J］. 浙江中医药大学学报，2013，37（4）：418.

［4］丛辉，刘玉芳. 中药治疗妊娠剧吐 66 例疗效观察［J］. 中国现代药物应用，2014，8（1）：178.

第二节　流产

凡妊娠不足 28 周，胎儿体重不足 1kg 而终止者，称为流产。自然因素导致流产称为自然流产，应用人工方法使妊娠终止称为人工流产。流产发生于妊娠 12 周前即为早期流产，发生于妊娠 13 周至 28 周称为晚期流产。由于近年来围产医学的发展，部分发达国家已将流产的妊娠周数定为 20 周前，流产胎儿体重改为小于 500g，而将妊娠 20 周至 28 周间流产，体重在 500~1000g 的胎儿命名为有生机儿。目前我国自然流产的发生率占全部妊娠的 15% 左右，多数为早期流产，早期流产率随着孕妇年龄增大而提高。

流产属中医学的"胎漏""胎动不安""小产""胎死不下""滑胎"等范畴，中医在治疗流产上也积累了丰富的经验，创制了不少安胎名方。

一、病因病机

（一）西医学认识

自然流产发生原因很多，主要有以下几个方面。

1. 基因缺陷

染色体数目异常及结构异常是早期自然流产最常见的原因，占自然流产的 50%~60%。染色体数目异常如单体、三体、多倍体，结构异常如易位、断裂、缺失，常致胚胎在发育过程中退化或消失，而形成一个空囊，或形成结构异常的胚胎，导致流产。少数至妊娠足月可能分娩畸形儿或有代谢及功能缺陷的胎儿。

2. 外界不良因素

外界环境中的化学因素，如镉、铅、汞等有害物质及放射性物质，噪声、高温等物理因素，均可直接或间接对孕妇造成损害，从而造成流产。

3. 母体因素

（1）全身性疾病　孕妇全身性感染可导致子宫收缩，引起流产。孕妇患有严重的贫血、营养不良、心力衰竭、慢性肾炎、高血压等，可致胎儿缺氧，胎盘发生梗死而致流产。孕妇妊娠期患急性传染病，如肺炎、伤寒、病毒性肝炎等，细菌毒素或病毒通过胎盘进入胎儿血液循环，使胎儿死亡发生流产。

（2）生殖器官疾病　子宫形态畸形，如双角子宫、纵隔子宫、子宫发育不良等；盆腔肿瘤，如子宫肌瘤，特别是黏膜下肌瘤，可影响胎儿的生长发育。多次流产、刮宫造成子宫内膜损伤可能流产。子宫颈内口松弛、宫颈过短或宫颈深度裂伤，是发生晚期流产的常见病因。

（3）内分泌功能失调　黄体功能不足、甲状腺功能低下、严重糖尿病血糖未能控制等常可影响胎盘及胎儿发育而致流产。

（4）创伤　妊娠期腹部手术、性交过度紧张、焦虑、恐惧、忧伤等精神创伤可刺激子宫收缩而致流产。

（5）不良习惯　过多吸烟、酗酒、吸食毒品等均可导致流产。

4. 免疫因素

妊娠犹如同种异体移植，正常妊娠时，母体对滋养层细胞抗原有免疫反应，因此，在绒毛胎膜相接处阻断抗体含量较高，保持胎儿免受母体免疫系统的排斥。若母儿双方免疫不适应，则可引起母体对胎儿的排斥而流产。

（二）中医学认识

1. 肾虚

禀赋素弱、早婚、房劳过度，大病久病、孕后不慎房事等都可损伤肾气，肾气虚弱则冲任不固，胎失所系，以致胎元不固而流产。

2. 气血虚弱

平素体弱血虚，或孕后脾胃受损，化源不足，或由于其他情况损伤气血，气虚不摄，血虚失养，胎元不固而流产。

3. 血热

素体阳盛，或七情郁结化热，或外感邪热，或过食辛辣助火之品，或阴虚生内热，热邪扰动冲任之气，损伤胎气以

致流产。

4. 跌仆伤胎

跌仆闪挫或劳力过度，损伤冲任，气血失和，致伤动胎气发为流产。

5. 血瘀

孕妇素有癥瘕，瘀阻胞脉，孕后冲任气血失调，血不归经，胎失摄养，发为本病。

二、临床诊断

（一）辨病诊断

1. 诊断要点

（1）先兆流产　是流产的最早阶段，表现为妊娠伴少量阴道流血，轻度腹痛和腰酸，子宫大小与妊娠月份相符，宫口未开，仍有可能继续妊娠。若流血过多或腹痛加剧，则可能发展为难免流产。

（2）难免流产　流产发展，不可避免，阴道流血量增多，阵发性腹痛加剧或出现阴道流水（胎膜破裂），宫口已开大，甚至在宫口可见到胚囊或妊娠组织物堵塞于宫颈口。子宫大小与停经月份相符或略小。空囊或无心管搏动亦属此类。

（3）不全流产　部分妊娠物已排出，但尚有部分残留于宫腔内，或胎儿排出后胎盘滞留宫腔或嵌顿于宫颈口，影响子宫收缩，致阴道出血持续不止，若不及时清除残留的妊娠物，可因流血过多而休克。妇科检查发现宫颈口已扩张，不断有血液自宫颈口流出，有时可见妊娠组织堵塞于宫颈口或部分妊娠物已排出于阴道内，而部分仍留在宫颈内，一般子宫小于停经月份。

（4）完全流产　妊娠物已全部排出，阴道出血逐渐减少，腹痛明显减轻，宫颈口已关闭，子宫接近正常大小。

（5）稽留流产　指胚胎或胎儿在宫内已死亡尚未自然排出者。胚胎或胎儿死亡

后，子宫不再增大反而缩小，早孕反应消失。若已至中期妊娠，孕妇腹部不再增大，胎动消失。妇科检查见宫颈口未开，子宫较停经月份小，质地不软，听不到胎心。可有先兆流产的征兆或无症状。

（6）感染性流产　由于流血时间过长，有组织残留于宫腔内或非法堕胎等而引起宫腔内感染者。感染源可成为阴道病菌通过开大的宫口上行，或来自邻近的肠道，亦可由操作者带入宫腔，严重时感染可扩展到盆腔、腹腔及全身，并发盆腔炎、腹膜炎、败血症及感染性休克等。

（7）习惯性流产　指自然流产连续发生三次或三次以上者。每次流产多发生在同一妊娠月份，临床经过与一般流产相同。早期者常由于黄体功能不足，甲状腺功能低下、染色体异常、免疫功能异常等，晚期者常由于宫颈内口松弛、子宫畸形、子宫肌瘤等。

2. 相关检查

（1）B超检查　对鉴别诊断及确定流产类型有实际价值。在先兆流产时可借以观察有无妊娠囊及胎心，确定胚胎或胎儿是否存活或存在，提示预后。不全流产及稽留流产均可借助B超加以确定。

（2）绒毛膜促性腺激素（hCG）测定通过测定以肯定有无妊娠，是否与孕周相符合，以助推断妊娠进展是否正常。

（3）其他激素测定　如血胎盘生乳素，雌激素及孕激素的测定，可以协助判断妊娠是否能继续或需终止。

（二）辨证诊断

1. 肾虚型

（1）临床证候　妊娠期阴道少量下血，色暗淡，腰酸痛，小腹坠痛，伴头晕耳鸣，小便频数，夜尿多，甚至失禁，眼眶暗黑或面部暗斑，或曾屡次堕胎，舌质淡，舌苔白，脉沉滑。

（2）辨证要点　妊娠期阴道下血，色暗淡，腰酸痛，腹坠痛，舌质淡，苔白，脉沉滑。

2. 气血虚弱型

（1）临床证候　妊娠期阴道少量流血，色淡红，质稀薄，或腰酸腹胀痛或小腹坠胀，伴神疲肢倦，面色㿠白无华，心悸气短，舌淡，苔薄白，脉细滑。

（2）辨证要点　妊娠期阴道流血，色淡红、质稀薄，面色㿠白，舌淡，脉细滑。

3. 血热型

（1）临床证候　妊娠期阴道下血，色鲜红，或腰腹坠胀作痛，伴心烦不安，口干咽燥，或有潮热，小便短黄，大便秘结，舌质红，苔黄而干，脉滑数或弦滑。

（2）辨证要点　妊娠期阴道下血，色鲜红，心烦不安，舌红，脉滑数。

4. 跌仆伤胎型

（1）临床证候　妊娠期外伤，或劳力过度，继之腰酸，腹胀下坠或阴道下血，舌质如常，脉滑无力。

（2）辨证要点　妊娠期外伤或劳力过度致腹胀下坠或阴道下血。

5. 血瘀型

（1）临床证候　孕后阴道不时少量下血，色暗红，胸腹胀满，少腹拘急，甚而腰酸，胎动下坠，皮肤粗糙，口干不欲饮，舌暗红，有瘀斑，苔白，脉沉弦或沉涩。

（2）辨证要点　孕后阴道不时少量下血，色暗红，皮肤粗糙，口干不欲饮，舌暗红，有瘀斑，苔白，脉沉弦或沉涩。

三、鉴别诊断

（一）西医鉴别诊断

1. 异位妊娠

有停经史，阴道出血及下腹疼痛，妊娠试验阳性，但异位妊娠腹痛开始常为一侧下腹疼痛或突发剧痛，伴肛门坠胀痛，出血较多时，可全腹疼痛，伴晕厥等内出血症状。通过妇科检查，后穹隆穿刺及B超检查不难鉴别。

2. 葡萄胎

症状和体征与流产相似，但子宫常大于妊娠月份，血 β-hCG 远高于同期正常妊娠水平，通过B超可见宫内无胎囊、胎芽，无羊水平段，刮宫后可证实。

3. 功血（无排卵性）

可有停经史、出血史，易误诊为流产。但前者子宫正常或稍大，妊娠试验阴性，B超检查宫内无胚囊，诊断性刮宫无绒毛组织。

4. 子宫肌瘤

子宫可增大，当子宫肌瘤发生变性时，子宫可以变软或有下腹痛，不规则阴道出血，但前者无停经史，妊娠试验阴性，B超检查可明确诊断。

（二）中医鉴别诊断

1. 激经

两者在妊娠期均有阴道出血，但激经没有腰酸痛及下腹坠胀感，而阴道出血有规律，即同正常月经一样依时而下，与流产不同。

2. 鬼胎

在妊娠后也有阴道下血，时有时止，或淋漓不断，血中可有水泡状物，子宫明显大于妊娠月份，B超示宫内无妊娠囊和胎心搏动，宫腔内呈落雪状回声等与流产不同。

四、临床治疗

（一）辨病治疗

1. 先兆流产积极保胎

应卧床休息，禁止性生活，解除思想顾虑及精神负担。定期测定 β-hCG，并通过B超检查了解胚胎或胎儿情况，给予相应处理，包括终止妊娠。黄体功能不全者，可给黄体酮针 20mg，每日肌内注射，有松弛子宫平滑肌作用，有利于保胎，还可给维生素 E100mg，每日 1~2 次，口服，有类似黄体酮作用。甲状腺功能低下者，可每日口服甲状腺素片 0.03~0.06g。适当应用镇静剂减轻患者对流产的恐惧，安定情绪。治疗后症状不见缓解或加重者，提示胚胎发育异常，应停止治疗，让其流产。

2. 难免流产及不全流产

一旦确诊，应尽早使胚胎或胎盘组织完全排出。早期流产应及时刮宫，对刮出物认真检查并送病检。晚期流产可用催产素，促使子宫收缩，以利于妊娠产物的排出，必要时清宫以清除残留的妊娠产物。出血多者，必要时输液输血，并注意观察患者血压、脉搏及一般情况的变化，及时发现失血性休克，积极进行抗休克治疗。术后应常规应用抗生素预防感染。

3. 完全流产

如果出血量明显减少，宫颈口已闭合，子宫恢复正常大小，并看到完整的妊娠物排出，一般不需要特殊处理。

4. 稽留流产

因胚胎组织有时可能机化，与子宫壁粘连紧密，造成刮宫困难。滞留时间过久，可能发生凝血机制障碍，导致 DIC 造成严重出血，一旦确诊，应住院治疗。处理前首先做血常规、凝血时间、血小板计数、血纤维蛋白原、凝血酶原时间等，并做好输血准备。若凝血功能正常，可口服己烯雌酚 5mg，每日 3 次，共 5 日，以提高子宫对催产素的敏感性，对子宫小于 12 周者进行刮宫，术中肌内注射或静脉滴注缩宫素，注意避免子宫穿孔；子宫大于妊娠 12 周者，可给予催产素进行引产。若凝血功能障碍，待纠正后再行刮宫或引产。

5. 感染性流产

应首先选择有效敏感的抗生素控制感

染。阴道出血少时，待感染控制后再刮宫；阴道出血多时，应用卵圆钳将宫腔残留的大块组织夹出，不宜用刮匙全面搔刮宫腔，以免感染扩散。术后继续抗感染治疗，控制感染后再行第二次刮宫，并送病理检查。若并发感染性休克时，应一方面抗感染，一方面抗休克，病情稳定后再行清宫。感染严重无法药物控制时，才考虑切除子宫，并注意检查凝血功能，以防 DIC 的发生。

6. 习惯性流产

应尽量针对造成习惯性流产的病因进行治疗。受孕前应进行必要检查，包括卵巢功能检查，夫妇双方染色体检查与血型测定，及其丈夫的精液检查。女方还需要检查生殖道，包括有无子宫肌瘤、宫腔粘连，并做子宫输卵管造影或宫腔镜检查以确定子宫有无畸形与病变，以及检查宫颈口有无松弛等。

（二）辨证治疗

1. 辨证施治

（1）肾虚型

治法：补益肾气，健安胎元。

方药：寿胎丸加味。菟丝子、桑寄生、阿胶（烊化）、杜仲、续断。

加减：若下血者加艾叶炭、墨旱莲；下腹胀者加香附；气虚者加党参，白术；小便频数者加益智仁、覆盆子。

（2）气血虚弱型

治法：补气养血安胎。

方药：胎元饮去当归加黄芪、阿胶。人参、杜仲、熟地黄、白芍、白术、陈皮、炙甘草、黄芪、阿胶（烊化）。

加减：若腹痛甚重用白芍、甘草，并酌加乌药；腰酸痛者，加菟丝子、续断、桑寄生；血虚加制何首乌、枸杞子。

（3）血热型

治法：滋阴清热，养血安胎。

方药：保阴煎加苎麻根。熟地黄、生地黄、黄柏、黄芩、白芍、续断、山药、苎麻根、甘草。

加减：若下血多者加阿胶、墨旱莲；腰酸腰痛者加菟丝子、杜仲、桑寄生。

（4）跌仆伤胎型

治法：补气和血，安胎。

方药：圣愈汤加菟丝子、桑寄生、续断。人参、黄芪、川芎、当归、熟地黄、白芍、桑寄生、菟丝子、续断、香附。

加减：若下血多则去川芎，当归，加艾叶炭、阿胶；少腹刺痛，舌质暗红者，加蒲黄、三七、五灵脂。

（5）血瘀型

治法：活血消癥，补肾安胎。

方药：桂枝茯苓丸合寿胎丸加减。桂枝、茯苓、牡丹皮、赤芍、桃仁、菟丝子、桑寄生、续断、阿胶。

2. 外治疗法

（1）针刺疗法　取中脘、足三里、脾俞、肾俞、内关穴。血热者加太冲、曲池穴；血虚者加膈俞穴；肾虚者加太溪穴；每次辨证选主穴 3~4 个，配穴 1~2 个，平补平泻。适用于流产肾虚型、气血虚弱型。

（2）灸法　取肾俞、三阴交穴，艾灸治肾虚胎动不安。先兆流产腹痛者，可灸足三里，指压内关、间使，以缓胞止痛。适用于肾虚型、气血虚弱型。

（3）按摩法　取隐白、章门、复溜、太渊、膻中、百会穴，每穴平揉、压放各 100 次，都用补法。第一胎者，点穴 3~5 次，消除症状可使胎安。如果习惯流产，继续点穴保胎，每周可点 2~3 次，没有任何感觉时，每周可点 1 次。到 6 个月以后，停止点穴。适用于肾虚型。

（4）脐疗袋　以桑寄生、补骨脂、川续断、炒杜仲、白术、黄芩、砂仁、巴戟天各 10g，碾细末，做成药物脐疗袋，经常佩戴，10 日换药 1 次，治疗先兆流产。

（5）熨法　艾叶 10g（焙干研末）、阿胶 10g（烊化），加入艾叶调匀，制成糊状，敷于脐中，纱布外盖，胶布固定，再以热水袋外熨，每日 1~2 次。治疗先兆流产。

（6）薄贴法

①安胎膏：党参、酒当归各 64g，酒黄芩 48g，熟地黄 96g，山药 48g，白术 48g，酒白芍、陈皮、苏梗、香附、杜仲、续断、贝母各 15g，上药用麻油熬，黄丹收，贴肾俞穴。2 日换药 1 次，1 个月为 1 个疗程，治虚性先兆流产。适用于肾虚型、气血虚弱型。

②神效膏：当归、益母草、酒黄芩各 50g，生地黄 400g，白术、续断各 30g，甘草 15g，酒炒白芍、黄芪、肉苁蓉各 25g，用麻油 1000g，浸七日，熬成膏，加白蜡 50g，再熬 3~4 沸，加黄丹 25g，搅匀，摊平如碗口大，贴丹田上，14 日换 1 贴，贴过 8 个月为妙，治疗习惯性流产。适用于肾虚型、气血虚弱型。

③保胎膏：党参、当归、生地黄、杜仲、续断、桑寄生、生地黄、地榆、砂仁、阿胶各 32g，熟地黄 64g，炒蚕沙 48g，上药中入麻油 750g，黄丹 30g，黄蜡 64g，再下煅紫石英、煅赤石脂、煅龙骨各 15g，搅匀。外贴于腰眼命门处或丹田，以固肾安胎、预防小产。适用于肾虚型、气血虚弱型。

（7）敷法 保胎散。益母草、莲蓬壳、艾叶各 15g，共研细为末，食醋调和如泥状，取 30g 敷脐上，纱布覆盖，每日换药 1 次，治疗习惯性流产。适用于肾虚型、气血虚弱型。

（8）佩戴法 桑寄生、补骨脂、川续断、炒杜仲、白术、黄芩、砂仁、巴戟天各 10g。做成药物兜肚，经常佩戴，10 日换药 1 次。治疗先兆流产。

（9）穴位热敷贴 菟丝子、续断、桑寄生、砂仁、阿胶等比例用适量温水制成安胎膏。贴敷神阙穴和双肾俞穴。每天 1 次，

每次贴敷 4~6 小时。治疗早期先兆流产。

3. 单方验方

①苎麻根 30~120g，水煎温服，每日 2 次。适用于先兆流产。

②桑寄生 45g，黄芩、白术各 9g。水煎服，每日 2 次。用于习惯性流产，在妊娠确诊后始服，连服 1~2 个月。

③桑寄生 30g，菟丝子 15g，补骨脂 9g，水煎服。适用于习惯性流产肾虚型患者。

④女贞子 12g，墨旱莲 18g，生地 12g，白苎麻根 30g，杜仲 15g，阿胶 12g，水煎服。适用于血热型先兆流产。

⑤枸杞子 20g，菟丝子 20g，女贞子 15g。功能滋阴补肾，养血安胎，治疗由孕后房事不节伤肾耗精，肾虚冲任损伤，胎元不固而致的先兆流产。

⑥续断 25g，杜仲 20g，菟丝子 15g，桑寄生 15g。功能补肾、固冲、安胎。每日 1 剂，水煎服。每次 100~150ml。适用于肾虚型先兆流产。

⑦当归 15g，熟地黄 20g，杜仲 20g，菟丝子 20g。适用于先兆流产血虚肾亏者。

⑧白术 20g，白芍 15g，杜仲 20g，续断 20g。水煎服，每日 3 次，每次 100ml，适用于先兆流产气血不足，肾气亏虚者。

（四）医家诊疗经验

1. 罗元恺

罗元恺集各家精华和自己的经验，发展了中医安胎法。认为先兆流产的治疗，除应以滋肾补肾为主外，同时必须辅以健脾而调理气血。使脾与肾，后天与先天相互支持，相互促进，以巩固胎元，并适当辨别孕妇身体的寒热虚实，参照用药，效果才能显著。对习惯性流产罗元恺认为菟丝子和党参重用是安胎之首要药对，可各用至 30g，至于黄芩、白术，若属舌红、苔黄，孕妇确有热象者，配合其他养血益气

药同用，则可达到安胎的目的。

2. 朱小南

朱小南对滑胎的治疗及生活中注意事项有独到见解。朱小南认为素有滑胎者不宜生育过多、过密，否则屡孕屡堕，形成气血亏虚，冲任损伤，而后嗣终不可得。故而主张逢滑胎家，须嘱于小产后必须避孕半年，而在此期间，用杜仲、续断、菟丝子、覆盆子、紫河车、黄芪、熟地黄等补肝肾，补奇经，使受损之胞脉得以充分恢复正常，再行受胎，则胎之结实，不致轻易滑矣。治疗本病主要掌握下列原则：一是补气血，凡有小腹重坠感觉时，注意补气，太子参、黄芪等都可使用，中气足，带脉固，胞胎不致下垂。二是固肾气，肾系胞，肾气不足则胎元不固，胎动不安或胎漏下血更需固肾气，强冲任，使胞胎稳固，杜仲、续断等得以入选。三是健脾胃，脾胃为水谷之海，生化之源，消化吸收，输布精气与母胎的营养和健康有直接关系。

3. 王渭川

王渭川对堕胎不全，腹痛瘀血不清者，治以祛瘀止血，方用牡丹丸加减。药为牡丹皮 90g，白芍 60g，玄参 60g，桃仁 60g，当归 60g，桂枝 60g，虻虫 15 枚，水蛭 15 枚，蛴螬 20 枚，瞿麦 30g，川芎 30，海藻 30g。上药共研细末，炼蜜为丸如梧子大，每次 4.5~6g，开水送服。

4. 刘五鹏

刘五鹏认为肾主藏精为先天之本，脾主运化为后天之源，胎元系于脾肾，肾精足则胎元坚固，脾气旺则胎有所养，脾肾功能正常，胎孕良好。若禀赋不足，或房劳太过、劳倦内伤情志失调等，往往导致脾肾虚弱，胎元不固失养而流产。刘氏固胎方（党参 30g，炒白术 30g，炒扁豆 9g，山药 15g，熟地黄 30g，山茱萸 9g，炒杜仲 9g，续断 9g，桑寄生 15g，炒白芍 18g，炙甘草 3g，枸杞子 9g）能调补脾肾，固胎养

胎，疗效卓著。

5. 班秀文

班秀文认为习惯性流产，属于中医学胎动不安、胎漏、滑胎的范畴。其病因，既有男女双方先天因素，又有女性本身虚、实不同。就习惯性流产而言，由于多次流产，冲任二脉及肾气俱损，临床以虚证为多。着眼于肾虚为主，肾、脾、肝并举而制安胎防漏汤（菟丝子 20g，覆盆子 10g，川杜仲 10g，杭白芍 6g，熟地黄 15g，潞党参 15g，炒白术 10g，棉花根 10g，炙甘草 6g）。

6. 褚玉霞

褚玉霞认为"脾肾亏虚，阴虚热扰"为先兆流产的基本病机，以"补肾培脾，清热养阴"为基本治疗原则，根据多年的临床经验自拟"双胞煎剂"，衷中参西，病证相参，有显著的培元安胎的疗效。若同时出血量多，可配合西药黄体酮针 20mg，每日 1 次，肌内注射。双胞煎剂组方：太子参 15g、白术炭 10g、升麻 3g、川续断 30g、炒杜仲 20g、菟丝子 30g、苏梗 15g、砂仁 6g、墨旱莲 30g、仙鹤草 30g、阿胶 20g（烊化）、黄芩炭 12g、山茱萸 20g、炙甘草 5g，每日 1 剂，水煎服。

五、预后转归

先兆流产保胎治疗成功可继续妊娠，否则将向难免流产转化，从而发展为不全流产或完全流产。

各种类型的流产经过积极的处理和治疗，一般预后较好。但有些流产如不及时处理，可造成严重的大出血，导致休克，危及生命。也可继发感染，甚至发生弥散性血管内凝血（DIC）。

六、预防调护

（一）预防

①婚前检查，避免流产的潜在因素。

②怀孕以前强健夫妇体质。

③反复流产者，发现怀孕及早安胎。

（二）调护

①怀孕后适当休息，避免劳累，增加营养。根据早、中、晚期的特点，调节饮食结构。

②稳定情绪，以静养胎。

③进行围生期保健，提倡优生优育。

（三）食疗

1. 苎麻红枣粥

鲜苎麻根 100g，红枣 10g，糯米 100g。先将苎麻根加水 1000ml，煎取汁 500ml，加糯米、红枣共煮成粥。每日 2 次，随意食用。治体虚血热、阴道出血，功在养血安胎。

2. 胡桃茶

胡桃 10 只，打碎，连壳加水适量煮汤，去渣，代茶饮用。能补肾安胎。

3. 母鸡茅根粥

选用母鸡 1 只，鲜茅根 60g，洗净，备好，置锅内加水适量，炖煮，加盐少许，吃肉喝汤，经常服用，能起到滋阴清热、养血安胎作用，用于血热型先兆流产者。

4. 艾叶鸡蛋汤

艾叶 50g，鸡蛋 2 个，白糖适量。艾叶加水适量煮汤，打入鸡蛋煮熟，使白糖溶化即成。每晚睡前食。适用于先兆流产。

5. 黑豆菟丝子糯米粥

黑豆 50g，菟丝子 30g，糯米 100g，将菟丝子用纱布包好，与上两味一齐下锅，加水适量，共煮成粥服用。每日 1~2 次。适用于先兆流产、习惯性流产。

6. 杜仲猪肚煲

杜仲 50g，猪肚 250g。杜仲、猪肚洗净，切块，加水适量煲汤，用食盐调味，饮汤食猪肚。适用于先兆流产、习惯性流产。

7. 黄芪炖鲈鱼

用黄芪 20g，鲈鱼 250~500g 重 1 条，洗净制好备用。将鲈鱼与黄芪同放置于炖盅中，加水适量，隔水炖熟，待服用。每日服用 1 次，或隔日 1 次服用。能益气养血固胎，适用于气血虚弱者。适用于习惯性流产。

8. 益肾安胎汤

当归、白芍（酒制）、阿胶、肉桂、熟地黄、黄芪、党参、白术各 15g，巴戟天 10g，黄芩、川芎、木香各 6g。将 1 只老母鸡，宰杀洗净，掏空内脏，肚内装糯米适量，用线缝合，加水煎药及煮鸡，至鸡肉烂熟，加调料、吃鸡肉喝汤，每 2 天服用汤药 1 剂和鸡 1 只，每月用 3 剂。从妊娠之月起，连续服用汤药剂，直至超过以往流产月份后 1 个月。适用于习惯性流产。

9. 阿胶粥

用糯米煮粥，粥煮熟时趁热加入阿胶末 50g，和匀。分次食用。用治气血虚弱的先兆流产。

10. 胶艾酒

用阿胶、当归、生地黄各 30g，艾叶、川芎、芍药、甘草各 20g，用黄酒、水各 250ml，煮取 250ml，分 3 份，每日早、中、晚各饮用 1 份，具有养血安胎作用，适用于跌仆伤胎型。

七、专方选要

1. 益气固肾汤

基本方为党参、当归、白芍、熟地黄、杜仲、菟丝子各 15g，茯苓 20g，白术 12g，阿胶（烊化）、炙甘草各 10g，柴胡 6g。出血量多者去熟地黄加生地黄炭、栀子炭、墨旱莲；腹胀腹痛者加紫苏梗、陈皮。功能益气养血、固肾安胎。每日 1 剂，水煎，分早中晚 3 次温服。适用于先兆流产。

［柳建华，张正. 新中医，2007，39（8）：76.］

2. 益肾固冲汤

基本方：菟丝子、熟地黄各 20g，炒黄芩、白芍各 10g，焦白术、续断、杜仲、枸杞子、桑寄生、黄芪、山药、阿胶（烊化）各 15g。偏气虚者重用黄芪 30g，加党参 15g；偏血虚加何首乌 15g；血热者加地骨皮 10g；出血量多者加艾叶炭 10g；恶心呕吐者加紫苏叶 10g。适用于脾肾气虚，胎失固摄之早期先兆流产。[叶小雅.丘秀连.新中医，2008，40（4）：85-86.]

3. 加味抵当汤

桃仁、炒水蛭、川牛膝、三棱、莪术、土鳖虫各 10g，制大黄 12g，当归、益母草各 30g，菟丝子、女贞子各 15g，炙甘草 3g，水煎分服。治疗流产不全。[裘少益.浙江中医杂志，2012，47（6）：407.]

4. 稳胎止血汤

基本方：菟丝子 30g，苎麻根 30g，续断 30g，杜仲 15g，黄芪 30g，党参 30g，黄芩 15g，阿胶 15g，桑寄生 15g，益母草 15g，仙鹤草 15g，炙甘草 5g。若见头晕心悸者，加大阿胶用量至 30g，并加入熟地黄 15g，以滋阴补血；若手足心热者，则应加重黄芩用量至 25g，以清热安胎；若出现气短、全身无力等症状，则应加入升麻 10g，以升举阳气。治疗先兆流产。[华彩风.安徽医药，2013，17（12）：2139.]

5. 奇效四物汤

组方：黄芪 30g，川芎 12g，当归 12g，白芍 15g，生地黄 30g，黄芩 12g，杜仲 12g，续断 12g，怀牛膝 12g，阿胶 30g（烊化），墨旱莲 30g，甘草 15g。具有补气、摄血、清热安胎之功。治疗先兆流产。[汪平.时珍国医国药，2013，24（9）：2185.]

6. 补肾安胎汤治疗

菟丝子 20g，桑寄生 15g，续断 15g，阿胶 15g，白芍 20g，炙甘草 10g，党参 20g，黄芪 30g，当归 15g，川芎 10g，丹参 15g，益母草 30g。每日 1 剂。每次 100ml，每日 3 次温服。若脾虚腹泻加者莲子肉 15g、山药 15g、白扁豆 15g、若偏热者加黄芩 15g；若阳虚加巴戟天 15g、鹿角霜 15g。治疗习惯性流产。[王昕.中医药学刊，2004，22（5）：945.]

7. 健脾活血补肾方

黄芪 30g，阿胶 15g，仙鹤草 30g，炒白术 15g，升麻 6g，续断 10g，当归 6g，炒白芍 20g，苎麻根 20g，菟丝子 20g，桑寄生 15g，枳壳 6g，炙甘草 6g。治疗流产。

8. 补肾安胎方

菟丝子、桑寄生、续断各 10g，紫河车、党参、白术、苏梗各 15g，取水煎煮，得药液 200ml，分 2 次服用，早晚各 1 次，2 周为 1 个疗程。恶心呕吐严重者，加砂仁、竹茹各 10g；阴虚发热者，加黄芪、生地黄各 10g。治疗孕早期复发性流产。[张志英.陕西中医，2014，35（7）：790-791.]

9. 逐瘀汤

组成：当归 20g，益母草 15g，川芎 10g，桃仁 10g，泽兰 15g，丹参 15g，川牛膝 15g，枳壳 10g，焦山楂 15g。神疲乏力、少气懒言者可加黄芪 15g；阴道出血兼热者可加用马齿苋 15g、败酱草 15g；瘀血阻滞明显者可加炒蒲黄 10g、五灵脂 10g。每日 1 剂。每日煎服 2 遍，头煎加水 500ml，次煎加水 450ml。各煎取药汁 150ml，两煎相混，早晚饭后分服，连用 10 天。治疗药物流产后恶露不绝。[洪丽美，邱峰.福建中医药，2013，44（4）：18.]

主要参考文献

[1] 柯旭，赵卫东，李静.人巨细胞病毒活动性感染与自然流产的相关机制研究 [J].安徽医科大学学报，2019，54（2）：307-311.

[2] 张克梅，汪许红，陈梅，等.黄体中期子宫动脉血流动力学异常与自然流产的相关性研究 [J].现代实用医学，2019，31

　　　　（1）：72-74.

［3］王瑾，陶靖，鲁婷，等．2178 对自然流产
　　　史夫妇染色体分析［J］．实用妇产科杂志，
　　　2018，34（1）：42-45.

［4］尤松斌．中西医结合治疗早期先兆流产
　　　104 例临床观察［J］．内蒙古中医药，2014
　　　（22）：64.

［5］张志英．补肾安胎方治疗孕早期复发性流
　　　产 40 例［J］．陕西中医，2014，35（7）：
　　　790-791.

第三节　异位妊娠

　　凡孕卵在子宫体腔以外着床发育，称
为"异位妊娠"，俗称"宫外孕"。

　　异位妊娠是妇产科常见的急腹症之一，
常内、外科急腹症相混淆，若不及时诊断
和抢救，可危及生命。异位妊娠中极少部
分患者着床于子宫颈、子宫角或子宫残角，
绝大多数患者着床于子宫外，如输卵管、
卵巢、腹腔等，其中以输卵管妊娠最为常
见，为异位妊娠的 95% 左右，故本节主要
讨论输卵管妊娠。

　　中医学无此病名，按其性质特征，归
属于"妊娠腹痛""胎动不安""胎漏""癥瘕"
等范畴。

一、病因病机

（一）西医学认识

　　1.病因

　　（1）输卵管炎　包括输卵管黏膜炎及
输卵管周围炎。输卵管黏膜炎严重时可导
致输卵管管腔完全堵塞致不孕，轻者黏膜
皱褶粘连使管腔变窄，或纤毛缺损，受精
卵停滞在狭窄部位或运行不畅，中途受阻
在该处着床。输卵管周围炎时，输卵管周
围粘连，使管腔扭曲、狭窄、管壁肌蠕动
减弱，影响受精卵的运行。淋病奈瑟菌及

沙眼衣原体感染，常引起输卵管黏膜炎发
生管腔粘连堵塞，往往导致输卵管妊娠，
此外由于宫腔内操作或分娩感染，多发生
输卵管周围炎，常见的细菌为链球菌或葡
萄球菌。

　　（2）输卵管发育不良或功能异常　如
输卵管过长、肌层发育差、黏膜纤毛缺如、
管壁有憩室副伞等，输卵管功能异常（往
往由于雌、孕激素的调节失调而造成），精
神因素亦可致输卵管痉挛和蠕动异常干扰
受精卵着床。

　　（3）输卵管修补术或成形术后瘢痕狭
窄，输卵管结扎术时结扎部位不当等，均
可发生输卵管妊娠。

　　（4）放置宫内节育器后异位妊娠的发
生率增高。

　　（5）受精卵游走　卵子自一侧卵巢排
出受精后，进入对侧输卵管，由于移动时
间过长，则可能造成输卵管妊娠。

　　（6）辅助生殖技术　近年辅助生殖技
术的应用，使输卵管妊娠发生率增加，既
往少见的异位妊娠如卵巢妊娠、宫颈妊娠、
腹腔妊娠的发生率亦增加。

　　（7）其他　如输卵管周围肿瘤（如子
宫肌瘤、卵巢囊肿），子宫内膜异位症等均
增加了输卵管妊娠的可能性。

　　2.病机

　　输卵管妊娠以壶腹部妊娠为最多见，
占 75%~80%，其次是峡部，伞部及间质部
妊娠少见。受精卵在输卵管内着床与宫腔
内着床的不同之处在于输卵管内膜蜕膜反
应差、肌层薄，不能适应胎儿的生长发育，
故输卵管妊娠发展到一定程度，可发生流
产或破裂。

　　输卵管妊娠流产多见于输卵管壶腹部
妊娠，发病多在妊娠 8~12 周。由于输卵管
妊娠时管壁形成的蜕膜不完整，发育中的
囊胚向管腔突出，最终突破包膜发生出血。
若整个囊胚剥离落入管腔，经伞部排入腹

腔称为完全流产，出血一般不多。若囊胚剥离不全，仅部分胚胎组织排入腹腔，部分绒毛组织存留在输卵管中称不完全流产。由于输卵管肌壁薄，不易止血，在输卵管或其周围形成血肿，血液不断流出，形成盆腔血肿，量多时可流向腹腔。

输卵管妊娠破裂以峡部妊娠多见，发病多在妊娠6周。此处管腔狭窄，孕卵绒毛易穿透管壁，形成输卵管妊娠破裂。输卵管肌层血运丰富，破裂后可引发大量腹腔内出血，使患者休克。间质部妊娠与子宫角相连，此处管腔周围肌层较厚，因此，可维持到妊娠3~4个月左右才发生破裂。一旦破裂，症状极为严重，短时间内即可发生严重的腹腔内大出血出现低血容量性休克。

输卵管妊娠流产或破裂，有时内出血停止，病情稳定，胚胎死亡或吸收，血块机化与周围组织形成粘连的包块，即为陈旧性异位妊娠。当输卵管妊娠流产或破裂后，胚胎尚存活，种植于腹腔的其他部位而重新获得营养，则形成继发性腹腔妊娠。

在发生输卵管妊娠的同时，子宫内膜也发生了蜕膜变化，子宫增大而软。若胚胎死亡，则子宫内膜蜕膜脱落，有时可完整排出，呈三角形蜕膜管型，有时呈碎片混合在血液中排出，排出的组织中见不到绒毛。若胚胎死亡已久，内膜可呈增生期改变，镜检见子宫内膜腺体上皮细胞增生、增大，边界不清，腺细胞排列成团突入腺腔，细胞极性消失，细胞质内含空泡，细胞核增大深染称之为 Arias-stella（A-S）反应，对诊断有一定价值。

（二）中医学认识

1. 未破损期（胎元阻络型）

患者素有气虚、血瘀，以致胞脉受阻或胞脉失养，气血运行不畅，异位受孕。复因异位胎元阻滞胞脉，变生诸症。

2. 已破损期

（1）休克期（瘀血亡血脱气型） 异位胎元使胞脉瘀阻日甚，终致胞脉破裂，血溢脉外，亡血愈甚，气随血脱愈甚。

（2）不稳定型（血瘀气虚型） 异位胎元致胞脉破裂、血溢脉外成瘀，气随血脱而致气虚。

（3）包块型（瘀血成癥型） 脉络损伤，血溢少腹，瘀血积久成癥，瘀癥互结，诸症遂生。

二、临床诊断

（一）辨病诊断

1. 诊断要点

（1）症状

①停经：70%~80% 的患者主诉有停经史，无停经史者可能流产或破裂发生在下次月经前，或月经过期数日而不认为是停经，亦可能将停经后的阴道流血误认为末次月经所致。

②腹痛：是输卵管妊娠患者的主要症状。未破裂前由于输卵管的膨胀而常表现为一侧下腹隐痛或酸胀感。破裂后患者突然感患侧下腹部剧痛呈撕裂样，可伴恶心、呕吐。当血液聚集在子宫直肠窝时，可出现肛门坠胀感。随着血液的增多，刺激腹膜可产生全腹剧痛。血液流至上腹刺激膈肌时，疼痛可放射至肩胛部。

③不规则阴道出血：胚胎死亡后，子宫内膜呈退行性变化，蜕膜呈碎片状或完整排出。阴道出血量一般较少，呈深褐色，间断性或持续性均可，少数患者出血量较多，类似月经。病灶除去后，阴道流血方能停止。

④晕厥与休克：由于腹腔内急性出血及剧烈腹痛，患者可出现头晕、眼花，甚至晕厥，严重者可出现冷汗、休克。随着内出血的增多，症状将越来越严重，与阴

道出血量不成比例。

⑤腹部包块：输卵管妊娠流产或破裂出血停止日久，血液凝固与周围组织或器官发生粘连形成包块，包块较大或位置较高者，腹部可扪及。少数患者发现下腹部包块而来诊，此种多属陈旧性异位妊娠。日久可发生感染、低热及疼痛。

（2）体征

①一般情况：腹腔内出血较多时，患者可呈贫血貌。可现面色苍白、脉搏细弱、血压下降，甚至休克。体温一般正常，休克时可偏低，慢性出血时，血液吸收，体温可略高，合并感染时可达38℃以上。

②腹部检查：腹肌可轻度紧张，下腹部可有明显的压痛及反跳痛，以病侧为重。出血多时可扪及移动性浊音。流产或破裂者形成较大血肿，与周围组织器官粘连形成大包块时，可于下腹部扪及。

③妇科检查：输卵管妊娠未发生流产或破裂时，子宫略大较软，一侧附件部位可扪及包块或轻度压痛，有时仅有一侧压痛。破裂或流产后，阴道后穹隆饱满，有触痛。宫颈举痛明显，将宫颈左右摇动时可引起剧烈疼痛。子宫稍大而软，内出血多时，子宫有漂浮感。有时于子宫一侧或子宫后方可扪及大小、形状、边界不清的包块，压痛明显。陈旧性异位妊娠时，包块机化变硬，边界亦渐清晰。

2. 相关检查

（1）腹腔穿刺　包括经阴道后穹隆穿刺和经腹壁穿刺，是常用、简便、可靠的诊断方法。用16~18号长针头经阴道后穹隆刺入盆腔，若抽出暗红色不凝血，则表明有腹腔内出血的存在。若穿刺针头误入静脉，则血较红，放置10分钟左右，即可凝固。无内出血或内出血量少，血肿位置较高或直肠子宫陷凹有粘连时，可能抽不出血液，但不能否定输卵管妊娠的存在。内出血量多时，腹部有移动性浊音，可经下

腹部一侧做腹腔穿刺。

（2）妊娠试验　测定血β-hCG是早期诊断异位妊娠的常用手段。胚胎存活或滋养细胞尚有活性时，β-hCG呈阳性，而异位妊娠时往往低于正常宫内妊娠。异位妊娠时β-hCG倍增在48小时内多小于66%。β-hCG阴性不能完全排除异位妊娠；阳性亦不能确定孕卵着床位置。疑难病例可用放射免疫法连续测定。

（3）超声检查　诊断输卵管妊娠的主要方法之一。可显示腹腔内或盆腔内游离血液的多少、肿块的大小、位置及形状，少数病例可见到囊内胚芽和胎心搏动。诊断早期异位妊娠，不能单凭B超检查，有时可能发生错误，应结合临床表现及β-hCG的测定等。

（4）诊断性刮宫　诊断性刮宫仅适用于阴道流血量较多的患者，目的在于排除合并宫内妊娠流产。刮出组织内仅见蜕膜未见绒毛时，有助于诊断异位妊娠。由于异位妊娠时子宫内膜的变化多种多样，故子宫内膜病理检查对异位妊娠的诊断价值有限。

（5）腹腔镜检查　适用于原因不明的急腹症鉴别及输卵管妊娠尚未破裂或流产的早期患者，可见一侧输卵管肿大，表面呈紫蓝色，腹腔内无出血或少量出血，对腹腔内大量出血或伴有休克时，禁做腹腔镜检查。

（二）辨证诊断

异位妊娠发生变证是妇产科常见急症，处理不当可危及生命。因此，首先应辨明出血与疼痛的程度，其次运用中医分清证型。

1. 胎元阻络型（未破损期）

（1）临床证候　停经，早孕反应，或有阴道淋漓出血，一侧下腹部隐隐作痛，妇科检查可触及一侧下腹附件区有癥块、压痛，脉弦滑。

（2）辨证要点　下腹隐痛，尿 hCG 阳性，B 超提示异位妊娠。

2. 亡血脱气血瘀型（已破损期）

（1）临床证候　输卵管妊娠破裂或流产大出血，突然下腹剧痛，呈撕裂样，面色苍白，冷汗淋漓，四肢厥冷，头晕，烦躁不安，昏厥，脉细微欲绝或细数无力。

（2）辨证要点　突然下腹剧痛，面色苍白，烦躁，血压下降，B 超提示内出血，脉微欲绝或细数无力。

3. 血瘀气虚型（已破损期）

（1）临床证候　输卵管妊娠破损后不久，病情不稳定，有再出血的可能，腹痛拒按，压痛及反跳痛阳性，但逐步减轻，或可切及癥块，或有少量阴道出血，头晕神疲，血压平稳，舌质暗，脉细弦。

（2）辨证要点　输卵管妊娠破损后不久，腹痛拒按，但逐步减轻，可切及包块，血压平稳，舌质暗。

4. 瘀结成癥型（已破损期）

（1）临床证候　胚胎已死滞于胞脉日久，或卵管破裂，流产日久，血肿形成，腹痛减轻或已消失，时有小腹坠胀不适，经检查小腹有局限包块，脉细涩。

（2）辨证要点　腹痛，腹内包块，舌暗，脉细涩。

三、鉴别诊断

1. 早期自然流产

早期宫内妊娠流产腹痛呈阵发性，为下腹正中坠痛。随着腹痛的加重，阴道出血量可增多，出血多时可有休克，休克程度与出血量成正比。子宫大小与妊娠月份相符，B 超检查宫内可见妊娠囊。

2. 急性输卵管炎

无停经及早孕症状，两下腹均有压痛及反跳痛，盆腔有压痛，输卵管积水时可触及包块，后穹隆不饱满。常伴发热，体温达 38℃ 以上。尿妊娠试验阴性，后穹隆穿刺可抽出渗出液或脓液。

3. 急性阑尾炎

无停经及早孕症状。腹痛从上腹开始经脐周转至右下腹，呈持续性。麦氏点有压痛、反跳痛。盆腔检查无肿块，直肠指检右侧高位压痛。尿妊娠试验阴性，体温及白细胞计数升高。

4. 卵巢囊肿蒂扭转

无停经史，有卵巢囊肿史。体位改变时下腹部一侧突发疼痛。盆腔检查可触及边界清晰的肿块，压痛明显。尿妊娠试验阴性，B 超检查可显示出卵巢肿瘤及子宫形态。

5. 黄体破裂

多发生在月经前期，出血多时腹部可叩击移动性浊音，与无停经的早期输卵管妊娠流产或破裂出血不易区别。妊娠试验阴性。出血多时为手术指征，临床不能鉴别时可剖腹探查。

四、临床治疗

（一）提高临床疗效的要素

1. 首先确定异位妊娠破裂与否

异位妊娠破裂出现腹腔出血，是妇产科急症，如果不能及时判明出血情况，延误治疗，可导致患者休克，并危及患者生命。因此，确定异位妊娠破裂与否是提高临床疗效的关键。一旦确定已破裂，应严密观察出血情况并立即给氧、输血，补充血容量防止发生休克。

2. 活血化瘀贯穿始终

异位妊娠的病因为少腹瘀滞或先天肾虚，冲任不畅，既已成胎，而胎元异位更碍气血流畅及胎元本身的发育，以致瘀阻日甚，脉络破裂，血不归经，溢于少腹，瘀血阻滞不通。因此，活血化瘀应贯穿治疗始终。

3. 中西药结合提高杀胚力度

胚胎绒毛不能迅速变性坏死，可以继

续破坏肌层微血管，引起内出血，因此，药物杀胚是提高疗效的关键。临床常用天花粉注射液，能迅速地作用于滋养层细胞，使绒毛合体滋养层细胞变性坏死，解体的细胞碎片引起血窦阻塞，造成循环障碍，影响内分泌功能，使血清 hCG 下降。

（二）辨病治疗

以手术治疗为主，其次是非手术治疗。

1. 手术治疗

输卵管妊娠未流产或破裂，以及新鲜破裂者，一旦确诊即应急诊手术，无论有无休克，均应尽快备血、输液（血）。有休克者，抗休克措施与手术同时进行，切不可等待休克恢复后再开始手术，否则会贻误时机，致患者失血过多死亡。

手术的方式有二，一是切除患侧输卵管，即根治性手术，二是保留患侧输卵管，即保守性手术。根治性手术适用于无生育要求、内出血并发休克的急症患者。保守性手术适用于有生育要求的年轻女性，特别是对侧输卵管已切除或有明显病变者。根据受精卵着床部位及输卵管病变情况选择式式。若为伞部妊娠可行伞部压出术将妊娠产物挤出；壶腹部妊娠行纵行切开取出胚胎，切口缝合者为切开术，不缝合者为造口术或开窗术；峡部妊娠行病变切除及断端吻合。保守性手术除开腹外，还可经腹腔镜进行手术。

2. 非手术治疗

（1）中医中药治疗　中药治疗应严格掌握指征，凡输卵管间质部妊娠，严重腹腔内出血，保守治疗效果不佳或胚胎继续生长者，均应及早手术。

（2）化学药物治疗　适用于早期异位妊娠，符合下列条件者可采用。①输卵管妊娠直径不超过 3cm。②输卵管妊娠未破裂或流产。③无明显内出血。④血 β-hCG < 3000U/L。⑤肝、肾功能正常。常用药物为甲氨蝶呤（MTX），其作用机制为抑制滋养叶细胞增生，破坏绒毛，使胚胎组织坏死、脱落、吸收，还可联合应用米非司酮。MTX 治疗期间应用 B 超及 β-hCG 测定，进行严密监护，并注意患者的病情变化及药物的毒副作用。在治疗后的第 4 天、第 7 天检测 β-hCG，若下降小于 15%，应重复治疗。若用药后 14 日，β-hCG 下降并连续 3 次阴性，腹痛缓解或消失，阴道出血减少或停止者为显效。

（三）辨证治疗

1. 辨证论治

（1）胎元阻络型（未破损期）

治法：杀胚、活血化瘀消癥。

方药：异位妊娠Ⅱ号方。赤芍、丹参、桃仁、三棱、莪术。

（2）亡血脱气血瘀型（已破损期）

治法：回阳救脱，活血祛瘀。

方药：参附汤、生脉散合异位妊娠Ⅰ号方。人参、附子、麦冬、五味子、赤芍、丹参、桃仁。

（3）血瘀气虚型（已破损期）

治法：活血祛瘀，佐以益气。

方药：异位妊娠Ⅰ号加党参，黄芪。

赤芍、丹参各 15g、桃仁、黄芪、党参。

（4）瘀结成癥型（已破损期）

治法：破瘀消癥。

方药：异位妊娠Ⅱ号方。赤芍、丹参、桃仁、三棱、莪术。

2. 外治疗法

（1）敷法

①虎杖、熟石膏、冰片，将前药研末做成药饼，外敷患侧下腹部。适用于包块型异位妊娠。

②血竭、松香各 9g，樟脑 6g，共研细末，加热成糊状，入麝香 1 粒。趁热摊于布上外敷患处。治疗异位妊娠血肿包块。

（2）熨法

①侧柏叶、大黄各60g，黄柏、薄荷、泽兰各30g，共为细末，纱布包裹，蒸15分钟，趁热外敷，每日1~2次，10日为1个疗程。治疗异位妊娠包块型。

②大枫子、木鳖子各15g，加大枣10个（去核）。混合均匀，共研成细末，用纱布包好，置于下腹，外加热敷。治疗异位妊娠包块型。

③千年健、川椒、羌活、独活、血竭、乳香、没药各60g，续断、五加皮、白芷、桑寄生、赤芍、当归各120g，艾叶500g，透骨草250g，共研细末，每250g装入纱布袋中，蒸15分钟，趁热外敷患处。每日1~2次，10日为1个疗程。治疗异位妊娠包块表浅且界线清楚者。

（3）灌肠法

①三棱、莪术、土鳖虫各10g，山羊血、桃仁、丹参、赤芍、延胡索各18g。上药煎成150~200ml，保留灌肠，适用于异位妊娠包块型。

②大血藤30g，败酱草、丹参、三棱、莪术、蒲公英（包煎）各15g，玄参、赤芍各10g，煎取150~200ml，保留灌肠。主治陈旧性异位妊娠或未破损期。

（4）离子透入法　桃仁、丹参、蒲公英各15g，鱼腥草、鸭跖草各30g，上药浓煎150~200ml，再加1%普鲁卡因10ml。治疗包块型异位妊娠。

3. 单方验方

①独参汤：红参片3~6g，吞服或灌服。适用于亡血脱气血瘀型。

②三七止血粉：三七粉3~6g，吞服。适用于亡血脱气血瘀型大出血者。

③丹参15g，赤芍、桃仁各10g，乳香、没药各6g。适用于包块型患者。

④活络效灵丹：丹参、赤芍、桃仁、乳香、槐花、花蕊石。水煎服，每日1剂。适用于包块型患者。

⑤乳没汤：乳香、没药、桃仁、赤芍、三棱、莪术、川芎各10g，红花5g，丹参、山楂、当归各15g，每日1剂，水煎服。适用于包块型患者。

⑥郁结消散饮：丹参20g，桂枝5g，红花10g，赤芍10g，木香10g，川芎10g，桃仁10g，延胡索10g，五灵脂10g，蒲黄10g，每日1剂，水煎服。适用于包块型患者。

⑦皂角刺丹参合剂：皂角刺8g，丹参12g，三棱5g，莪术5g，甘草5g。每日1剂，水煎服。流血过多者加大蓟、小蓟、白茅根各12g；腹痛者加延胡索12g、没药15g。治疗异位妊娠未破损期或已破损期包块型。

⑧化瘀杀胚汤：炒蒲黄12g，槐花15g，五灵脂12g，白及15g，蜈蚣3条，罂粟壳3g，大血藤18g，每日1剂，水煎，分2次服。适用于急性、亚急性出血性异位妊娠。

⑨异位妊娠方：天花粉15g，败酱草20g，丹参15g，三七6g（冲服），牡丹皮15g，赤芍15g，桃仁15g，五灵脂15g，三棱15g，莪术15g，紫草15g。每日1剂，水煎服。1个月为1个疗程。用于治疗异位妊娠未破损期或已破损期包块型。

⑩丹参30g，大黄6g，赤芍、乳香、没药、穿山甲各10g，桃仁、红花各10g，金银花20g，柴胡20g。每剂煎2次，分早晚服，10天为1个疗程。功能活血止血，消瘀除癥杀胚，适用于异位妊娠包块型。

⑪麝香1.5g（冲服），当归15g，川芎、白芍、生地黄、桃仁、红花各10g。每日1剂，煎2次，早晚各1次，7日为1个疗程。功能活血化瘀杀胚，用于治疗异位妊娠未破损期或已破损期包块型。

（四）医家诊疗经验

1. 哈荔田

哈荔田认为气滞血瘀、冲任不调、胞

脉不利，是导致异位妊娠的病机所在，故治疗上强调以活血化瘀为主。药用赤芍、蒲黄、丹参、当归、苏木等活血化瘀、通经止痛；乳香、没药、三棱、莪术、香附、乌药、柴胡等行气破瘀，止痛消癥；又加牡蛎软坚散结、车前子利水道，协诸药共奏化瘀通络之效。诸药功专力宏，寓止于行，收效迅捷。二诊出血势缓，原方加三棱、莪术、鸡内金等，以防瘀血留滞，遗有后患。

2. 刘奉五

刘奉五认为异位妊娠多按气血凝滞或癥瘕论治。以活血化瘀，消癥止痛为法，方用活络效灵丹加三棱、莪术，效果比较理想。对于陈旧性异位妊娠除上述方药外，还应根据患者情况辨证分析，除加活血化瘀消癥药物外，还可加用清热利湿药物，如萹蓄、瞿麦、木通、车前子、冬瓜子、金银花、连翘、败酱草、黄芩等。

3. 朱永昌

朱永昌认为异位妊娠分为两型：气滞血瘀型和气虚血瘀型。他认为陈旧性异位妊娠证属虚实夹杂，故采用补阳还五汤加味治疗。用药重在活血化瘀，辅以补气。认为活血化瘀，但不能伤正气，益气有利于化瘀，血行则瘀自去。基础方为：炙黄芪、赤芍、地龙各12g，当归、红花、桃仁、水蛭各9g，川芎6g，腰酸加杜仲9g，续断15g；气滞加川楝子、延胡索索各12g；月经多加震灵丹12g；阴道淋漓出血加蒲黄炭15g，花蕊石30g。

五、预后转归

10%输卵管妊娠患者会再患输卵管妊娠，50%~60%的患者不育。

预后的好坏与否多采取的治疗措施有关。如在急性失血情况下应就地抢救，从速手术，一时无血源者，可利用自体输血救急。

六、预防调护

（一）预防

讲究经期、孕期、产褥期卫生，避免生殖器感染。如有感染应早诊治，方可防止输卵管妊娠的发生。

（二）调护

（1）在保守治疗过程中，应绝对卧床休息，尽量减少体位改变，保持大便通畅，以免增加腹压，导致输卵管破裂或再次出血。

（2）忌食生冷，少食甘味、豆麦及乳类食物，以免气滞中脘，加剧腹痛。

（3）尽量减少阴道检查，在病性尚未稳定时，不宜灌肠，密切观察患者有无内出血情况。

（4）未彻底治愈前，忌房室，以免再次异位妊娠。

（三）食疗

1. 花粉红花饮

天花粉20g，红花10g，红糖50g。先将天花粉、红花加水500ml，煎至300ml，去渣加入红糖，煮沸即可饮用。分2~3次口服，每日1剂。具有活血化瘀功效，适于异位妊娠胎块阻络型。

2. 人参当归银耳饮

人参6g，当归15g，银耳10g。人参加水150ml，煎取汁100ml。当归加水250ml，煮取汁200ml，人参汁、当归汁合一起，加入银耳煮至熟烂，即可食用。每日1剂，分2~3次服，具有益气救胞，活血化瘀的功效。用于异位妊娠气虚血瘀型。

七、专方选要

1. 化瘀消癥汤

桃仁10g，紫丹参20g，赤芍15g，当归10g，莪术10g，炙黄芪30g，炙乳香10g，炙没药10g，茜草10g，生蒲黄10g，生山楂10g，炙甘草5g。头晕肢软明显者加党参；腹胀痛者加乌药；畏寒、小腹冷感者加炒艾叶；小腹灼热疼痛者加黄柏；腰骶酸痛加黑杜仲。以上方药每日1剂，水煎2次分服，每服5日停药2日后复诊。注意卧床休息，避免生冷饮食。治疗异位妊娠包块型。

2. 自拟异位妊娠汤

丹参30g，大黄6g，赤芍、乳香、没药、穿山甲各10g，桃仁15g，金银花20g，柴胡20g。可触及包块者加三棱、莪术各10g；疑有胚胎中胚芽继续生长者加天花粉10g。活血止血，消瘀除癥。适用于异位妊娠包块型。[范栋贤. 四川中医，2004，22（3）：71.]

3. 止痛止血消瘀汤

仙鹤草30g，茜草12g，三七6g，五灵脂10g，三棱9g，莪术9g，刘寄奴15g，生地黄18g，牡丹皮15g，半枝莲30g，香附15g，延胡索18g，全蝎3g，赤芍15g，川芎9g，川牛膝9g，天花粉6g，每日1剂，水煎2次，取汁共600ml，分2次温服，对未破裂异位妊娠治疗，效果确切满意。[贾曦. 中国中西医结合杂志，2005，25（4）：302.]

4. 化癥消胚汤

丹参20g，赤芍15g，桃仁10g，三棱10g，莪术10g，炒蒲黄10g，五灵脂10g，乳香8g，没药8g，香附10g，枳壳10g。气虚者加党参、黄芪；伴湿热表现者可加黄柏、蒲公英、败酱草；夹痰湿者加半夏、胆南星、苍术；大便秘结者可酌加大黄、芒硝。适用于异位妊娠包块型。[丁枫. 时珍国医国药，2011，22（9）：2277.]

5. 桂枝茯苓汤

桂枝10g，茯苓15g，桃仁12g，赤芍15g，牡丹皮12g，丹参15g，三棱10g，莪术10g，天花粉30g。桂枝温通经脉，活血化瘀；茯苓甘淡性平，消痰利水；桃仁、牡丹皮、丹参、三棱、莪术破血祛瘀，消癥散结；天花粉清热解毒，消痈散结。诸药合用可加快局部血块及坏死胚胎组织的吸收，明显缩短病程。每日1剂，水煎400ml，每日2次。适用于异位妊娠包块型。[高福霞. 中医药现代远程教育，2012，10（5）：137-138.]

6. 活血消癥汤

三棱、莪术、夏枯草、连翘各30g，海藻、浙贝母、牛膝各20g，水蛭5g，三七粉18g，红花10g，益母草40g。若脾气虚者，酌加党参、黄芪、炒白术各20g；若包块较硬者，加穿山甲、水蛭各5g，以加强消癥散结；若平素易下腹疼痛，可酌加大血藤、败酱草、蛇舌草各20g，以清热利湿。诸药合用，共奏破癥积，祛瘀血之功。通过临床观察，对于未破裂型异位妊娠患者采用活血消癥汤治疗，疗效满意。[何菊. 浙江中医杂志，2013，48（9）：683.]

主要参考文献

[1] 陆清清. 腹腔镜下输卵管开窗取胚术和输卵管切除术用于宫外孕患者治疗的临床效果研究[J]. 中外医学研究，2019，17（1）：121-122.

[2] 程超，韦德湛，宁浩杰，等. 研究比较经阴道超声与腹部超声诊断异位妊娠的诊断价值[J]. 中国实用医药，2019，14（9）：47-48.

[3] 李海霞，吴春美. 腹腔镜与开腹手术治疗异位妊娠的临床疗效及其预后观察[J]. 医药论坛杂志，2019，40（1）：110-113.

[4] 杨春蓉. 125例异位妊娠患者血清标志物水平分析[J]. 中国民族民间医药，2014（1）：47-48.

第四节 妊娠高血压综合征

妊娠高血压综合征（简称妊高征），是妊娠期所特有的疾病。由于病情的轻重不同，对母婴的影响也各异。本病常发生在妊娠20周以后，临床表现为高血压、蛋白尿、浮肿，可伴全身多器官功能损害或功能衰竭，严重时出现抽搐、昏迷，甚至发生母婴死亡。是孕妇和围产儿死亡的主要原因之一。

根据妊娠高血压综合征的主要临床表现，隶属于中医的"子烦""子肿""子晕""子眩""子痫"的范畴，为妇科危急重症之一。

一、病因病机

（一）西医学认识

1.病因

妊高征的发病原因，至今尚未阐明。我国妊高征患者中以初产妇居多，此外，孕妇年龄过小或大于35岁、多胎妊娠、羊水过多、葡萄胎等，以及从事强体力劳动或脑力劳动、体型矮胖者易发生妊高征。有营养不良、慢性高血压、慢性肾炎、糖尿病等并发症及妊娠高血压病史及家族史的孕妇中妊高征的发生率明显较高。寒冷季节、气温变化过大、气压升高情况下易发生妊高征。有关妊高征的病因学说，主要有如下几种。

（1）子宫胎盘缺血学说　妊高征多发生于初产妇、多胎妊娠、羊水过多等，系由于子宫张力增高，影响子宫的血供，使子宫胎盘缺血、缺氧所致。孕妇有高血压、慢性肾炎、糖尿病、重度贫血等疾病，全身血液循环不能适应妊娠需要，常并发本病。

（2）肾素－血管紧张素－醛固酮－前列腺素系统平衡失调学说　近年来，国内外研究已证实，妊高征患者血浆中的肾素

及血管紧张素的含量均较正常孕妇为低，特别是重症患者更低，所以认为本病的发生可能与机体对血管紧张素的敏感性增强有关。前列腺素与妊高征发病有关，已确认前列腺素E2可拮抗血管紧张素的作用使血管扩张，前列腺素F2α具有较强的收缩血管作用。

（3）免疫学说　妊娠被认为是成功的自然同种异体移植。妊高征时，母体血浆的IgG、补体效价均低下，而夫妻间组织相容抗原（HLA）不相容增高。这种HLA不相容可能与妊高征的发生有一定关系。

（4）遗传因素　本病的家族多发性提示可能有遗传因素。子痫前期患者的女儿、孙女、姐妹患病风险升高，而非血缘关系但生活环境相似者发病风险无明显变化；同卵双胞胎较异卵双胞胎发病的风险明显升高；来自胎儿或者父系的遗传物质亦与本病的发生有关，如胎儿染色体异常、父系因素所致的葡萄胎都可导致本病的发病率增高；多次妊娠女性更换性伴侣后，尤其是其前妻曾患子痫前期者，该孕妇子痫前期的发生率增高。

2.病机

妊高征时，血管对血管收缩物质出现高度敏感性，其基本病理生理变化表现为全身小动脉痉挛，毛细血管通透性增加，体液及蛋白质渗漏。表现为血压上升、蛋白尿、水肿和血液浓缩等。全身各器官组织因缺血、缺氧受到损害，严重脑、心、肝、肾及胎盘等病变可导致抽搐、昏迷、脑水肿、脑溢血、心肾功能衰竭、肺水肿、肝组织坏死和包膜下出血。

（二）中医学认识

中医对妊高征没有论述，但"子烦""子肿""子晕""子痫"诸病症状却与西医描述该综合征之临床症状基本吻合。本病病因多端，表现多样，变化迅速。其

病因病机多与以下几方面有关。

1. 阴虚

素体阴虚，孕后血聚养胎，阴血不足，心火偏亢，热扰心胸，心烦不已。若失于调摄可致肝肾亏虚，更兼妊娠时特殊生理变化，精血愈虚，肝失滋养，肝阳上亢，遂致眩晕。若不及时治疗，肾精益亏，肝失所养，水亏于下，火亢于上，风火相煽，遂发子痫、抽搐。

2. 痰火

素有痰饮积于胸中，复因孕后阳气偏盛，阳盛则热，痰热互结，或素体阴虚，阴虚内热，灼津为痰，痰热交织，或素体脾虚，脾虚湿聚，郁久化热，痰热壅盛，上扰于心，甚或上蒙清窍，发为子痫。

3. 脾虚

孕妇脾气素弱，或过食生冷，内伤脾阳，脾虚转输失职，不能制约水湿，水湿停聚为患发为水肿；水湿内停，阻碍精血输送，或脾虚生化乏源，营血不足；复因孕后阴血养胎，精血益虚，肝失濡养，可使肝阳上亢而致子晕。

4. 肾虚

素体肾虚，命火不足，孕后胎阻气机，有碍肾阳输布，膀胱气化失职，不能气化行水。且肾为胃之关，肾阳不布，则关门不利，聚水而从其类，水溢为肿。

5. 气滞

素多忧郁，气机不畅，孕后胎体更碍气机升降，两因相加，气滞湿停，阴浊下滞，溢于肌肤，遂发为肿胀。

二、临床诊断

（一）辨病诊断

1. 诊断要点

妊高征的诊断须从病史、临床表现、体征及辅助检查等方面全面进行分析，包括病情轻重、分类以及有无并发症等。

（1）病史　详细询问患者在孕前及妊娠 20 周前有无高血压、蛋白尿和水肿及抽搐等现象。既往病史中有无原发性高血压、慢性肾炎及糖尿病等。有无家族史。此次妊娠经过，出现异常现象的时间。

（2）症状及体征

①高血压：同一手臂至少 2 次测量的收缩压 ≥ 140mmHg 和（或）舒张压 ≥ 90mmHg。对首次发现血压升高者，应间隔 4 小时或以上复测血压，如 2 次测量均为收缩压 ≥ 140mmHg 和（或）舒张压 ≥ 90mmHg 诊断为高血压。对严重高血压患者（收缩压 ≥ 160mmHg 和（或）舒张压 ≥ 110mmHg），应密切观察血压。

②蛋白尿：应取中段尿进行检查。在排除泌尿系感染、标本污染后，尿蛋白 ≥ 0.3g/24h 或随机尿蛋白 ≥ 300mg/L 或尿蛋白定性 ≥（＋）定义为蛋白尿。

③水肿：妊娠后期水肿发生的原因除妊高征外，还可由于下腔静脉受增大子宫压迫使血液回流受阻、营养不良性低蛋白血症以及贫血等引起。因此，水肿的轻重并不一定反映病情的严重程度。最初可表现为体重异常增加（隐性水肿），每周超过 0.5kg 或每月增加 2.7kg 以上。表现为自踝部开始逐渐向上延伸的凹陷性水肿，经休息后不消退，局限于膝以下。

④自觉症状：在高血压及蛋白尿的基础上，患者若出现明显头痛、头晕、视物不清、恶心、呕吐，上腹疼痛等症状，表示病情进入子痫前期阶段。应及时做相应的检查和处理。头痛多在前额部、枕部。

⑤抽搐和昏迷：即子痫，是妊高征病情最严重的阶段。多数发生于妊娠晚期或临产前，称产前子痫。少数发生于分娩过程中，称产时子痫。个别发生于产后 24 小时内，称产后子痫。绝大多数患者在发作前均有自觉症状，少数患者病情进展迅速，子痫前期征象不明显而骤然发作。抽搐前

先有反射亢进，发作时眼球固定，直视前方或斜向一侧，牙关紧闭，继而口角及面部肌肉颤动，数秒钟后发展为全身肌肉强直，双手紧握，双臂屈曲，迅速发生剧烈抽动。抽搐时，呼吸暂停，面色青紫，意识丧失。抽搐持续约1分钟，强度开始减弱，随即肌肉松弛，呼吸恢复但伴鼾音。抽搐次数少且间隔时间长者，抽搐后短期即可苏醒。治疗不及时或药量不足，抽搐频繁持续时间长者，往往陷入深昏迷。昏迷时间越长，预后越差。在抽搐过程中易发生唇舌咬伤、摔伤，甚至骨折等。昏迷中呕吐可造成窒息或吸入性肺炎。声、光或操作刺激常可诱发抽搐。

⑥并发症：妊高征，特别是重度妊高征，往往可发生肾功能障碍、胎盘早剥、胎儿宫内生长迟缓、胎儿宫内窘迫等母儿并发症。

2.相关检查

（1）实验室检查　有血液浓缩（红细胞比积≥35%）、血浆及全血黏度增加。血浆转氨酶、乳酸脱氢酶、肌酐和尿酸增高。重症者有其他肝肾指标异常。凝血功能障碍时，血小板可减少、抗凝血酶下降。并发胎盘早剥时，可有急性失代偿性DIC表现。重症者尿中除蛋白外可出现管型。

（2）眼底检查　可无变化或程度不等的视网膜小动脉痉挛、视网膜水肿、絮状渗出，与临床病情程度相应。严重者可有视网膜剥离。患者可出现视力模糊或突然失明。产后多可逐渐恢复。

（3）心电图检查　重症者应常规做心电图检查，了解有无心肌损害、高血钾、低血钾等情况。

（4）其他　如超声心动图、胎盘功能、胎儿成熟度检查、脑血流图检查等。

（二）辨证诊断

妊高征属于中医"子肿""子烦""子晕""子痫"范畴。病名诊断虽有"子肿""子烦""子晕""子痫"之别，但辨证分型均以病机为依据，故辨证诊断合而论之。

1.阴虚肝旺型

（1）临床证候　妊娠中后期，头晕目眩，心悸怔忡，夜寐多梦易惊，心胸烦闷，口干咽燥，颜面潮红，甚至突发四肢抽搐，昏不知人，舌红，苔薄黄，脉弦滑数。

（2）辨证要点　妊娠头晕目眩，颜面潮红，甚则四肢抽搐，不省人事，舌红，脉弦数。

2.脾虚肝旺型

（1）临床证候　妊娠中后期，头昏头重目眩，胸闷心烦胁胀，呕逆泛恶，面浮肢肿按之凹陷，倦怠嗜睡，纳差便溏，苔厚腻，脉弦滑。

（2）辨证要点　头昏头重，面浮肢肿，纳差，便溏，脉弦滑，苔厚腻。

3.痰火上扰型

（1）临床证候　妊娠晚期，临产时或分娩后，头晕心悸，心胸烦闷，甚至卒然昏仆，四肢抽搐，气粗痰鸣，舌红，苔黄腻，脉弦滑。

（2）辨证要点　抽搐不省人事，气粗痰鸣，苔黄腻，脉弦滑。

4.肾虚型

（1）临床证候　孕后数月，面浮肢肿，下肢尤甚，按之没指，心悸气短，下肢逆冷，腰膝酸软，舌淡，苔白，脉沉细。

（2）辨证要点　腰膝酸软，面浮肢肿，心悸气短，舌淡苔白，脉沉细。

5.气滞型

（1）临床证候　妊娠后，脚先肿，渐及腿，皮色不变，随按随起，胸闷胁胀，头晕胀痛，苔薄腻，脉弦滑。

（2）辨证要点　妊娠后肿胀，随按随起，皮色不变，脉弦滑。

三、鉴别诊断

（一）西医鉴别诊断

1. 子悬

以心腹胀满，呼吸不畅，甚则气促、烦躁不安为主症，而肢体、面目无肿胀之症。

2. 子满

妊娠中期，以腹大异常，甚则遍身浮肿、喘促不得卧为主症。

3. 眩晕

在妊娠20周前或孕前已有高血压，常无水肿或蛋白尿，不难鉴别。

4. 癫痫

两者均有突然昏仆、抽搐、牙关紧闭、双目上视等症，但癫痫既往有发作史，发作前无头痛、头晕、眼花、胸闷等先兆，亦无高血压、水肿、蛋白尿等，抽搐时即出现全身肌肉持续性收缩，口吐泡沫，尖叫。

四、临床治疗

（一）提高临床疗效的要素

1. 中西合璧，标本兼治

妊高征多在孕20周以后发病，早期症状轻微，可根据中医四诊八纲，辨证论治。早期用药，以预防为主，控制疾病的进一步发展。通过中药治疗如不能完全控制疾病的发展，可根据其血压升高的程度及实验室、诊断仪器检查的结果适当选用解痉、镇静、利尿、降压、扩容的药物，尽快控制疾病发展。中西药结合治疗减少了西药的剂量，降低了不良反应，提高了治疗效果。

2. 活血化瘀，滋阴潜阳，贯穿始终

妊高征患者往往有瘀滞，对母儿危害性极大。因此，在治疗上活血化瘀、滋阴潜阳应贯穿始终，既能防止形成慢性DIC，

又能减少子痫的发生。充分把握以上治疗原则，中西医结合，取长补短，发挥各自优势，可以提高疗效。

（二）辨病治疗

1. 妊娠期高血压

（1）休息　左侧卧位休息，保持充足睡眠，每天休息不少于10小时。左侧卧位对妊高征患者非常重要，可减轻子宫对主动脉的压力，有利于改善子宫胎盘血液灌流，减轻下腔静脉受压，增加回心血量，改善肾血流量，增加尿量，并可间断吸氧，改善全身供氧。

（2）饮食管理　应注意摄入足够的蛋白质、维生素及微量元素。食盐不必严格限制，长期低盐饮食可引起低钠血症，易导致生产后血液循环衰竭。此外，低盐饮食影响食欲，减少蛋白质摄入，对母儿均不利。全身浮肿者应限制食盐。

2. 子痫前期

应住院治疗，除左侧卧位休息、加强饮食管理外，应加强观察，每日测血压，4~6小时1次，记24小时尿量。定期查血小板、红细胞比容、尿酸、肌酐、尿素氮。做眼底检查及胎心监护、胎盘功能检查及超声检查，并积极进行药物治疗，适时终止妊娠。

（1）解痉药　硫酸镁为首选解痉药，镁离子能抑制运动神经末梢释放乙酰胆碱，阻断神经和肌肉的传导，使骨骼肌松弛。镁离子可使血管内皮合成PGI增多，抑制内皮素合成，血管扩张，缓解痉挛，血压下降，降低机体对血管紧张素的反应。硫酸镁还可以改善脑缺氧及肾缺氧，减轻脑水肿，降低中枢神经细胞兴奋性，从而有效地预防和控制子痫发作，解除子宫胎盘血管痉挛，改善母儿间血氧交换。临床应用硫酸镁治疗，对宫缩和胎儿均无不良影响。

首次负荷剂量是 25% 硫酸镁 10ml 溶于 10% 葡萄糖液 20ml 中,缓慢静脉注入(5~10 分钟),继以 25% 硫酸镁 60ml 溶于 5% 葡萄糖液 500ml 中静脉滴注,滴注速度以每小时 1~2g 为宜。每日用量 25~30g。除静脉滴注外,还可根据血压情况采用臀肌深部注射的方法,以 25% 硫酸镁 20ml,加 2% 普鲁卡因 2ml,每日 1~2 次。

(2)镇静药

①地西泮:具有镇静、抗惊厥、催眠和肌松弛作用。对重症患者可用地西泮 10~20mg 加入 25% 葡萄糖液 20~40ml,缓慢静脉推注,5~10 分钟推完,则可迅速控制抽搐。如已用硫酸镁静脉注射者,则用 10mg 地西泮静脉注射为宜,以免出现呼吸抑制等副作用。对中度妊高征患者,可给地西泮 2.5~5mg,每日 3 次,口服。由于地西泮可通过胎盘进入胎儿体内,使新生儿神经系统受到抑制,吸吮作用变弱,甚至影响哺乳。故临产后地西泮剂量不宜过大,最好在分娩后应用。

②冬眠药物:对神经系统广泛抑制可用于控制子痫抽搐,另外还有解痉降血压的作用。由于血压骤降使胎盘血供不足,对胎儿不利,亦可对孕妇肝脏有一定损害或造成低血钾,且应用后孕妇常进入昏睡状态,不利于观察病情,故除对硫酸镁反应不佳,现已较少使用。

(3)降压药物 目的是预防子痫、心脑血管意外和胎盘早剥等严重母胎并发症。收缩压 ≥ 160mmHg 和(或)舒张压 ≥ 110mmHg 的高血压孕妇应降压治疗;收缩压 ≥ 140mmHg 和(或)舒张压 ≥ 90mmHg 的高血压患者可使用降压治疗。应以对胎儿无毒副作用、不影响心搏出量、肾血流量及子宫胎盘灌注量,不致血压急剧下降或下降过低为原则。

①拉贝洛尔:肾上腺素受体阻滞剂。口服用 50~150mg,每天 3~4 次。静脉注射初始剂量为 20mg,10 分钟后如无效,剂量加倍,最大单次剂量 80mg,直至血压被控制,每天最大总剂量 220mg。

②甲基多巴:是中枢肾上腺素能拮抗剂,能阻断中枢神经系统交感神经的传导,降压作用缓和,妊娠期使用效果良好。需迅速降压时不宜应用。口服用 250mg,每日 3 次,根据病情酌情增减,每天最高不超过 2g。个别患者可出现嗜睡、便秘、口干、心动过缓的副作用。

③硝苯地平:为钙离子拮抗剂,抑制钙离子内流,能松弛血管平滑肌,扩张冠状动脉及全身小动脉,降低外周血管阻力,使血压下降。口服 10~20 分钟后即可起降压作用。常用量 5~10mg,口服,1 日 3~4 次,24 小时总量不超过 60mg。咬碎含舌下见效快。主要副作用为头痛、皮肤潮红、轻度心动过速和抑制宫缩。

④尼卡地平:二氢吡啶类钙离子通道阻滞剂。口服初始剂量 20~40mg。静脉滴注 1mg/h,根据血压变化每 10 分钟调整剂量。

⑤硝酸甘油:作用于氧化亚氮合酶,可同时扩张动脉和静脉,降低前后负荷,主要用于合并心力衰竭和急性冠脉综合征时高血压急症的降压治疗。起始剂量 5~10μg/min 静脉滴注,每 5~10 分钟增加滴速至维持剂量 20~50μg/min。

(4)扩容治疗 子痫前期孕妇需要限制补液量以避免肺水肿,不推荐扩容治疗。扩容疗法可增加血管外液体量,导致一些严重并发症如肺水肿、脑水肿等。除非有严重的液体丢失(如呕吐、腹泻、分娩出血)或高凝状态者。子痫前期患者出现少尿如无肌酐升高不建议常规补液,持续性少尿不推荐使用多巴胺或呋塞米。合理扩容可改善重要器官的血液灌注,纠正组织缺氧,改善病情。扩容应在解痉的基础上进行。扩容治疗的指征是血液浓缩。具体指标为:红细胞比容 > 35%,全血黏度比

值 > 3.6~3.7，血浆黏度比重 > 1.6，或重度低蛋白血症、贫血，可考虑予适当的扩容剂。具体扩容剂可根据是否有低蛋白症、贫血及电解质紊乱等选择以下几种。

①低分子右旋糖酐：可疏通微循环，减少血小板黏附，预防 DIC 及利尿。常用量为 500ml/d，静脉滴注，可加 5% 葡萄糖液 500ml 以延长扩容时间。

②羟甲淀粉：在血中停留时间长，但扩容效果不如低分子右旋糖酐。常用量 500ml/d，静脉滴注。

③平衡液：为晶体溶液，可促进排钠利尿，常用量 500~1000ml/d，静脉滴注。

④白蛋白、血浆及全血：为最理想的扩容剂。白蛋白 20g，加入 5% 葡萄糖液 500ml 稀释，静脉滴注。适用于低蛋白血症的患者。全血适用于贫血、血液稀释的患者，但价格昂贵，且易有过敏反应。

（5）利尿治疗　利尿剂的应用，可加重患者血液浓缩和电解质紊乱，有时使病情加重。故利尿剂的使用仅限于全身性水肿、急性心力衰竭、肺水肿、脑水肿及血容量过高，且常伴有潜在性肺水肿者。严重低蛋白血症有腹水者应补充白蛋白后再应用利尿剂，效果更好。

（6）适时终止妊娠　根据病情和治疗的效果，适时终止妊娠是极为重要的措施之一。

①终止妊娠的指征：妊娠期高血压、轻度子痫前期的孕妇可期待至孕 37 周以后。重度子痫前期患者，小于孕 26 周的经治疗病情不稳定者建议终止妊娠；孕 26~28 周根据母胎情况及当地围生期母儿诊治能力决定是否可以行期待治疗；孕 28~34 周，如病情不稳定，经积极治疗 24~48 小时病情仍加重，应终止妊娠；如病情稳定，可以考虑期待治疗，并建议转至具备早产儿救治能力的医疗机构；> 孕 34 周患者，胎儿成熟后可考虑终止妊娠；孕 37 周后的重度子痫前期可考虑终止妊娠；子痫前期的孕妇，胎龄不足 34 周，胎盘功能减退，胎儿未成熟，可用地塞米松促胎肺成熟后终止妊娠。

②终止妊娠的方式：若宫颈柔软、宫颈管已消失时，可行静脉滴注催产素或人工破膜加静脉滴注催产素引产。静脉滴注催产素时或临产后，应对产妇及胎儿进行严密监护。第一产程应密切注意血压，有条件时行胎心监护，宫口开大 3cm 时，可给予地西泮，以镇静、止痛、预防抽搐；第二产程适当缩短，可放宽施行手术助产，可行会阴后侧切开术、胎头吸引或低位产钳助产；第三产程应积极预防产后出血。有下列情况者应考虑剖宫产。病情严重，宫颈条件不成熟，不能在短时间内经阴道分娩者；有产科指征者；引产失败者；胎盘功能减退或已有胎儿宫内窘迫表现者；子痫患者反复抽搐，经积极治疗控制 2 小时后。产后 24~48 小时内仍应积极防止产后子痫的发生，应继续解痉、镇静、降压等治疗。观察 3~5 天。

（7）子痫的处理　原则为控制抽搐，纠正缺氧和酸中毒，控制血压，抽搐控制后终止妊娠。应严密观察病情变化，及时进行必要的血、尿化验与特殊检查。及早发现与处理脑溢血、心力衰竭、急性肾衰竭、胎盘早剥、DIC 等并发症。

（三）辨证治疗

1. 辨证论治

（1）阴虚肝旺型

治法：滋阴平肝潜阳。

方药：杞菊地黄丸加减。生地黄、牡丹皮、茯苓、钩藤、制何首乌、生山药、石决明、杭菊、龟甲。

加减：心烦者加竹茹、栀子；有动风征兆者加羚羊角粉（包）、全蝎。

（2）痰火上扰型

治法：清热涤痰开窍。

方药：黄芩、黄连、竹沥、郁金、浙贝母、胆南星。

加减：窍闭者加石菖蒲；抽搐者加生地龙、白僵虫。

（3）脾虚肝旺型

治法：健脾利湿，平肝潜阳。

方药：白术散加味。白术、茯苓、大腹皮、陈皮、钩藤、石决明、生姜。

（4）肾虚型

治法：温肾化气行水。

方药：真武汤加味。熟附子、茯苓、白术、白芍、生姜。

加减：腰酸困者加杜仲、桑寄生；气虚者加黄芪。

（5）气滞型

治法：理气行滞，佐以健脾。

方药：天仙藤散合四苓散。天仙藤、香附、紫苏叶、陈皮、木瓜、白术、茯苓、猪苓、泽泻、生姜。

2.外治疗法

（1）体针

①妊高征早期出现水肿时，可取肾俞、三焦俞、水分、足三里、三阴交、阴陵泉穴。用补法，不留针，每日1~2次。

②妊高征出现子痫前期及子痫时，取曲池、足三里、风池、百会、内关等穴。手法宜轻刺激。针刺曲池穴、足三里穴均直刺1寸，轻捻转，产生酸胀或放射感。风池刺入1寸，捻轻运针，使颈部酸胀。内关直刺1寸，轻刺激，平补泻。

（2）耳针　取子宫、交感、降压沟、内分泌、交感、神门、肝、肾、降压点、子宫、降压沟穴。按六区寻找灵敏点，强刺激或用埋针，两组穴位交替使用，耳背静脉放血，尽快使血压降至正常，直至抽搐停止。治疗子痫。

（3）敷贴法

①敷脐法：地龙、甘遂、猪苓、硼砂、肉桂各10g。共研细末，加姜汁、食醋适量，调和如厚膏，敷于孕妇脐孔上，外盖纱布，用胶布固定。每日换药1次，敷药后静卧片刻，具有温阳逐水的功效。本方具有解痉通络作用，适用于妊娠痫证。

②敷足法：大田螺（去壳）、大蒜瓣（去皮）各适量。捣烂后贴于两足心，外用纱布包扎，连用3~5次有效，每次敷8小时。具有利湿消肿的功效。用于各型妊高征。

③外敷法：硼砂、丹参各1g，共研成细末，每次取适量，纳脐中，胶布固定，每日换药1次，连续用药至子痫前期或子痫症状控制。一般用药5次后便可见效。适用于妊高征阴虚肝旺型、痰火上扰型、脾虚肝旺型、肾虚型、气滞型。

（4）灸法　艾条灸太冲、太溪、三阴交、百会。每穴温和灸10分钟左右即可，以皮肤发红为度。适用于子痫前期肾虚型、气滞型。

（5）涂抹法　黄蜡、枯矾、麻黄各等份，枯矾、麻黄为末，蜡与两药和匀，用此药涂搽牙关，立效。适用于痰火上扰型妊高征。

（6）按摩法　抹桥弓各50次，抹前额20次，按揉印堂、攒竹、太阳、睛明、百会各50~100次，自额角发际起由前向后推擦颞部30次，在头顶自前向后进行节律性的反复叩击，拿颈椎3~5次，自后发际正中直上1寸到第1胸椎按揉1分钟，自足底的涌泉向足趾方向施以擦法以擦热为度，按揉曲池、足三里、三阴交各30次。治疗妊娠高血压。

3.单方验方

①天仙藤12g，陈皮8g，炒香附12g，紫苏叶6g，甘草6g，生姜皮6g。水煎服。适用于气滞型妊高征。

②冬瓜汁。冬瓜煎汁，随意饮之。适用于脾虚肝旺型妊高征。

③早稻根400g。洗净，水煎服，每日3

次。适用于脾肾阳虚型子肿。

④白菊花 250g。用开水冲泡当茶饮用。适用于阴虚肝旺型妊高征。

⑤红鲤鱼 1 条、茯苓 60g。将鲤鱼洗净去鳞、鳃和内脏。加水适量同茯苓共煮，饮汤食肉，每日 1 剂，连用 20 天。适用于脾虚肝旺型妊高征。

⑥山羊角、生地黄、钩藤各 30g，地龙、白僵蚕各 20g，白芍 30g，当归 12g，川芎 9g。浮肿者加天仙藤 30g，防己 12g，白术 30g；蛋白尿者加鹿衔草 30g，怀山药 30g，益母草 30g；子晕者加羚羊角粉 0.3g，全蝎 1.5g，琥珀粉 4.5g，每日 1 剂，水煎服，分 2 次口服，适用于妊高征各期。

⑦羚羊角粉 3g，黄连 2g，天竺黄、郁金、胆南星各 24g，琥珀 18g，地龙 60g。共研末，装胶囊，每服 2~4 粒，每日 4 次，具有明显的降压解痉作用。适用于阴虚肝旺型妊高征。

（四）医家诊疗经验

1. 哈荔田

哈荔田认为子痫证属阴血亏虚、阳气偏亢、气火上升型。临床多见热象，若素体痰涎壅盛者，也可有气火夹痰，蒙蔽清窍的表现。故主张治疗上侧重养血息风，滋阴潜阳，同时依据其兼夹因素的不同，佐以辛散风邪、清热解毒、豁痰开窍、渗湿利尿的治法，并酌加化瘀通络之品，以调气血，舒筋脉。临床上常用钩藤汤加减用药，获良效。如见肝火上炎、面红目赤、烦躁呕吐、抽搐、目睛上视诸症时，酌加蜈蚣、羚羊角粉、石决明、龙胆草、炒栀子、龟甲等清肝泻火，滋阴潜阳；若气火夹痰，蒙蔽清窍者，宜服安宫牛黄丸，竹沥丸。

2. 王渭川

王渭川认为子晕、子痫等病是由肾虚，肝阳上亢，肝风内动所致，自拟钩藤汤加

减治疗阴虚气弱兼见内风者。方为钩藤 9g，桑叶 9g，菊花 9g，沙参 9g，百合 9g，生僵虫 9g，桑寄生 15g，菟丝子 15g，川贝母 9g，玉竹 9g，怀山药 9g。并用醋炭急救法治疗子痫抽搐患者。瓦盆内盛醋 1 斤，把铁秤锤（或其他铁器）一枚放在炭火上烧红，急投入醋盆内，使患者闻嗅，即可清醒止搐。

3. 夏雨田

夏雨田认为妊高征病机大致可归纳为脾虚、阴虚、胎火。将妊高征分为 4 型。①脾虚湿盛：症见颜面浮肿，下肢亦然，胸闷食少，大便溏薄，全身困重乏力，脉濡滑，苔白，舌质较胖。治以健脾利湿，用参苓白术散或理中汤加减。若脾肾两亏者，多见腰酸尿频、下肢清冷等症。治以健脾益肾、温阳利湿，方用真武汤加减。②肝旺脾虚：症见头昏浮肿，大便稀溏，泛泛欲吐，脉弦滑，苔薄白。治以抑木扶土利湿。方用调理肝脾汤。③肝肾不足：症见头晕眼花，腰骶酸楚，带浊频下，神倦乏力，下肢浮肿，脉虚弱而滑，舌质红，治以调肝益肾汤。④心肝火旺：症见头晕且痛，视物模糊，小便黄少，大便不畅，口渴烦热，脉弦滑实，舌苔黄腻，舌质红多刺。治以泻肝清心，方用龙胆天麻汤。

4. 严鸿志

妊娠眩晕之证，名曰"子眩"，如因肝火上升，内风扰动，致昏眩欲厥者，宜桑丹杞菊汤主之。药为桑叶、牡丹皮、炒枸杞子、煨天麻、焦山栀子、生地黄、钩藤、橘红。如因痰涎上涌，致眩晕、欲呕者，宜加味二陈汤主之。药为法半夏、陈皮、茯苓、甘草、川贝母、瓜蒌、淡竹沥、姜汁。

五、预后转归

妊高征的预后，与病情严重程度有关。子痫阶段孕妇死亡率较高，且与是否及时

恰当地控制抽搐有关。妊高征，特别是重度子痫前期，即使未发展至子痫阶段也可发生胎盘早剥、肺水肿、凝血功能障碍、脑溢血、急性肾功能衰竭等这些并发症多可导致患者死亡。

绝大部分妊高征患者经适当降压治疗后，不遗留高血压。但经随访发现妊娠高血压的经产妇产后血压仍高于初产妇。另外妊高征患者再次妊娠时，约有 1/3 的复发可能，多次复发，易促进慢性高血压的形成。

六、预防调护

（一）预防

①健全围生期保健工作；加强宣教，提高孕妇孕期卫生知识。

②畅精神，适劳逸，勿激动，饮食宜清淡，低盐，在孕中、晚期，可增加蛋白质、钙、维生素及叶酸的摄入，减少动物脂肪的摄入，对预防妊高征有一定作用。坚持左侧卧位。

③做好产前检查，密切注意血压、水肿及体重的改变，如发现水肿、高血压、蛋白尿应积极治疗，防止病情发展。

（二）调护

①妊高征患者发生子痫时，尽量避免声光刺激，保持环境安静，治疗宜操作轻柔，防止抽搐发作。

②患者神志不清时，宜平卧头低位，头偏向一侧，便于呕吐物排出，同时要保持呼吸道畅通，及时吸出呼吸道分泌物，以防窒息及吸入性肺炎。并将卷有纱布的压舌板置于上下齿之间，以防咬伤唇舌。有假牙者要取出。

（三）食疗

1. 花生红枣煲

花生 125g，红枣 10 枚，大蒜 30g，生油 15g。前三味洗净、去皮、去核、切片，热油下煎，后倒入花生、红枣，加水 1000ml，煲烂熟服用。每天 2 次。治疗脾虚、气滞型妊娠水肿。

2. 黄鱼蒜片汤

黄花鱼 150g，大蒜头 30g。鱼块蒜片入锅加水 750ml，文火熬汤，鱼烂为度。每日 1 次，吃鱼饮汤。用于身体虚弱及肾虚妊娠水肿。

3. 鲤鱼小豆汤

鲤鱼 1 条，赤小豆 250g，加水共煮至鱼熟，吃鱼喝汤。用治妊娠浮肿。

4. 菊花茶

枸杞子 12g，菊花、玄参、麦冬各 10g，生甘草 6g，沸水冲泡，代茶频饮，有清肝养阴、清热除烦作用。适用于妊高征。

5. 冬瓜汁

随意饮用。用于脾虚型妊娠水肿。

6. 玉米须冰糖水

用玉米须 150g，冰糖适量。将玉米须煎水，去渣取水，加糖代茶饮用。可常用。能健脾利湿、平肝潜阳，用于脾虚肝旺型子晕。

7. 桑菊茶

用冬桑叶 3g，菊花 3g，茶叶 3g，洗净后，用沸水浸泡 25 分钟，当茶饮用，不拘时服。具有滋阴潜阳、平肝息风作用，适用于阴虚阳亢之子晕。

8. 天麻鸭子

用天麻 15g，生地黄 3g，鸭子 1 只（约 500g）。将鸭子宰杀后去毛。洗净备用。将天麻、生地黄洗净切片，上 2 味药与鸭子用砂锅共炖至鸭烂熟，食肉饮汤。食用时可调入食盐及味精等。宜常服。能滋阴潜阳、平肝息风，适用于阴虚阳亢型妊高征。

9. 鲤苓汤

红鲤鱼 250g，茯苓 60g。先把鲤鱼洗净去鳞，除掉鱼鳃和内脏，加入茯苓及清水 1000ml，用文火煎成 500ml，分 2 次温服。

每日 1 剂，连服 20 天。能健脾渗湿、安胎。适用于妊娠水肿。

10. 补肾鲤鱼汤

鲤鱼 500g，杜仲、枸杞子各 15g，干姜 6g。先将鲤鱼去鳞，洗净，余药洗净布包。共放砂锅内，水加适量。同煮 1 小时，去药包，饭前空腹吃鱼喝汤。治疗肾虚型妊娠水肿。

七、专方选要

1. 牡蛎龙齿汤

牡蛎 30g，龙齿 18g，杜仲 15g，石决明（先煎）30g，制女贞子、生白芍各 12g，夏枯草、桑寄生各 15g，茯苓、泽泻各 12g。水肿加车前草、赤小豆、猪苓；蛋白尿加怀山药、益母草；夹痰加竹沥半夏、制胆南星、石菖蒲、旋覆花。牡蛎龙齿汤方中牡蛎、龙齿镇肝潜阳，更有安神之效；杜仲、桑寄生能补肾养肝安胎；女贞子、生白芍滋补养血；夏枯草、石决明平肝息风，配合茯苓、泽泻健脾利水，使营阴恢复而肝阴所养，脾运得展而水湿自去，则浮肿、眩晕、痉厥诸症可获痊愈。适用于妊高征。[康洁. 浙江中西医结合杂志，2007，17（6）：385.]

2. 羚角钩藤汤加减

羚羊角 0.3~0.6g（吞服），钩藤 15~30g，桑叶、川贝母各 6g，鲜生地黄、白芍、竹茹、白蒺藜、丹参各 10g，甘菊花 5g，珍珠母（先煎）15~30g，青龙齿（先煎）15~20g。心肝火旺者，加龙胆草 6g，黄连 3g，苦丁茶、夏枯草各 10g；痰涎多者加天竺黄、胆南星各 10g，炙远志 6g；胸脘痞闷，恶心泛吐者，加广郁金 9g，佛手片 6g，制半夏 6g。水煎，分 2 次服。[马世杰. 中国中医急症，2010，19（8）：1427.]

3. 益气聪明汤加减

组成：黄芪 30g，党参 30g，黄柏 5g，白芍 15g，升麻 5g，葛根 30g，蔓荆子 10g，炙甘草 5g，法半夏 15g，陈皮 10g，茯苓 15g。用此方剂，脾气健运，清阳得升，浊阴得降，肝肾受益，则痰湿内化，九窍通利，耳目聪明，眩晕可愈。治疗早期妊高征。[楼豪英. 现代医院，2011，11（5）：44.]

4. 泽泻汤加减

泽泻 30g，白术 15g，吴茱萸 3g，党参 15g，生姜 3 片，大枣 5 枚，云茯苓 10g，桂枝 10g，生甘草 6g。诸药合用，能温阳运脾，消饮利水。治疗妊娠眩晕。[祝小欢. 江西中医药，2014，45（373）：19.]

5. 术芍地黄汤

白术、白芍、生地黄、山茱萸、山药、钩藤、泽泻、枸杞子，龟甲、石决明。若以头目晕眩、颜面潮红为主症则重用白芍、生地黄、钩藤，另加菊花、牡丹皮以养阴平肝潜阳；若以面浮肢肿为主症则重用白术、山药，另加茯苓皮、大腹皮以健脾利湿。治疗妊娠子眩。[常建国. 河北中医，2001，23（8）：608.]

6. 加味一贯煎

生地黄、石决明各 30g，枸杞子、沙参各 12g，白芍、桑寄生各 15g，川楝子 10g，丹参 12g，钩藤、沙苑子各 12g，生牡蛎、龙齿、龟甲、珍珠母各 30g，水煎服，每日 1 剂，治疗早期妊高征，疗效满意。

主要参考文献

[1] 李玲，刘兰涛. 硝苯地平联合酚妥拉明及硫酸镁对妊娠高血压血管内皮功能及肾脏血流动力学影响 [J]. 湖南师范大学学报（医学版），2019，16（2）：117-120.

[2] 童丽文. 妊娠高血压综合征的产科临床治疗效果分析 [J]. 中外医学研究，2017，15（7）：26-28.

[3] 张华. 硫酸镁联合杞菊地黄汤治疗妊娠高血压综合征 90 例 [J]. 中国药业，2014，23（16）：107-108.

［4］雷春莲．参芪葡萄糖注射液辅助硫酸镁治疗 PLH 的临床疗效分析［J］．昆明医科大学学报，2014，35（5）：95–97.

［5］鹿志霞．补肾健脾活血颗粒联合西药治疗早发型重度子痫前期的临床研究［J］．黑龙江医学，2014，38（8）：890.

［6］程永炜，胡宗义，丁涛，等．加减羚角钩藤汤联合西药治疗子痫前期 26 例临床观察［J］．中医杂志，2013，54（10）：855.

［7］祝小欢．泽泻汤加减治疗妊娠眩晕 1 例［J］．江西中医药，2014，45（3）：19.

第十五章　产褥疾病

第一节　产褥感染

产褥感染是指分娩时及产褥期生殖道受病原体感染，引起局部或全身的炎性变化。发病率为 1%~8%，产褥感染是引起产妇死亡的主要原因之一。产褥病率是指分娩结束 24 小时至第 10 日，每日测量 4 次体温，每次间隔 4 小时，其中两次体温达到或超过 38℃。产褥感染与产褥病率的含义不同。造成产褥病率的原因以产褥感染为主，另外还有泌尿系感染、呼吸道感染、乳腺炎等生殖道以外的其他感染。

产褥感染临床以发热、腹痛、恶露不绝、心烦口渴、大便秘结、舌质红或绛、脉数或弦数等为主要症状。中医学虽无产褥感染的病名，但按其不同的病理阶段和主要临床表现，可分别归入"产后发热""产后腹痛""产后恶露不绝"等范畴。

一、病因病机

（一）西医学认识

1.感染的来源

一是内源性感染，由产妇生殖道或其他部位寄生的病原体，当出现感染诱因时可致病。二是外源性感染，由被污染的被褥、衣物、用具、各种医疗器械、物品等接触患者后造成感染。孕期阴道炎、宫颈炎不重视治疗，导致感染。此外妊娠末期性生活、盆浴、产后卫生习惯及条件差等因素，均可造成外界病原菌侵入产道引起感染。

2.感染的诱因

机体对入侵细菌的反应取决于细菌的种类、数量、毒力以及机体的防御能力。任何削弱产妇生殖道和全身防御能力的因素，均可能导致细菌的侵入，造成产褥感染或加重其程度，如贫血、营养不良、慢性疾病、羊膜镜检查、胎膜早破、产程中过多的肛查及阴道检查、滞产、产程过长、产道损伤、经阴道手术助产、产后出血、剖宫产等均可成为产褥感染的诱因。

3.病原体

盆腔及腹腔内的感染多为需氧菌和厌氧菌的混合感染，除淋球菌及链球菌外，产褥感染的病原菌多来自阴道和宫颈菌丛。孕期及产褥期阴道的生态极为复杂，有大量的需氧菌、厌氧菌、真菌、衣原体、支原体等。另外，一些非致病菌在特定环境下也可以致病。产褥感染常见的病原菌有以下几种。

（1）需氧性链球菌　是外源性感染的主要致病菌，其致病力、毒力、播散力较强，可引起严重感染。临床特点为发热早、体温超过 38℃、寒战、心率快、腹胀、子宫复旧不良，子宫旁或附件区压痛，甚至伴发菌血症。对青霉素、氨苄西林敏感。

（2）大肠埃希菌属　大肠埃希菌及相关的革兰阴性杆菌、变形杆菌，是外源性感染的主要菌种，也是菌血症和感染性休克最常见的病原菌。大肠埃希菌寄生在阴道、会阴、尿道口周围，可于产褥期迅速增殖而发病。卡那霉素、庆大霉素、氯霉素有特效，氨苄西林和头孢菌素亦有较好的疗效。但大肠埃希菌在不同的环境对抗生素的敏感性有很大差异，需根据药敏试验的结果选用有效的抗生素。

（3）厌氧性链球菌　是产褥感染最常

见的致病菌，存在于正常阴道中。当产道损伤、宫腔胎盘残留、组织坏死，使局部组织的氧化还原电势降低，该菌迅速繁殖，与大肠埃希菌混合感染，恶露有异常恶臭味。对青霉素敏感，林可霉素、头孢菌素、氯霉素和羧苄霉素也均有效。

（4）厌氧类杆菌属　为一组绝对厌氧的革兰阴性杆菌。可寄生于阴道中，为产褥感染的主要致病菌，常与厌氧性链球菌、大肠埃希菌混合感染。此类细菌有加速血液凝固的特点，可引起感染邻近部位的血栓性静脉炎。对青霉素敏感，林可霉素、氯霉素、甲硝唑均有效。

（5）葡萄球菌　主要致病菌是金黄色葡萄球菌和表皮葡萄球菌。金黄色葡萄球菌多为外源性感染，很容易引起严重的伤口感染和乳腺炎，为常见的病原菌。表皮葡萄球菌存在于阴道菌丛内，引起的感染较轻。由于葡萄球菌，特别是金黄色葡萄球菌能产生青霉素酶从而对青霉素耐药，可用甲氧苯青霉素，苯唑西林，氯唑西林及头孢菌素治疗。

其他还有梭状芽孢杆菌、支原体、衣原体等病原体。目前在我国淋病奈瑟球菌也可致产褥感染。

（二）中医学认识

中医认为本病多由分娩时的产伤及出血，致使产妇正气亏耗或护理不慎，产褥不洁，均可导致正虚，火热邪毒内侵，直犯阴中、胞中，蔓延全身，正邪多争，导致发热。

1.邪毒直犯胞宫

感染邪毒，直犯胞宫，正邪交争激烈，导致高热寒战，伴有恶露臭秽、烦躁口渴、溲黄便结等。

2.瘀热互结胞中

热毒内侵，与瘀血互结于胞中，出现小腹痛剧，恶露不畅而臭，高热便秘等。

3.邪毒内传营血

邪毒入侵，传入营分而累及血分，导致高热汗出、烦躁不安、斑疹隐隐、舌绛脉数等。

4.热毒传入心包

热毒内传，传入心包，则见高热不退、神昏谵语、四肢厥冷、脉微而数等。

二、临床诊断

（一）辨病诊断

1.诊断要点

（1）急性外阴、阴道、宫颈炎　分娩时会阴部损伤或会阴侧切伤口感染表现为会阴部疼痛，活动受限，不能坐位，可有低热，伤口局部疼痛、红肿，伤口边缘稍有裂开，并有脓性分泌物流出，明显压痛，拆线后伤口裂开，有脓性分泌物流出。若未及时拆线，感染可向深部蔓延。阴道感染时，出现疼痛，甚则畏寒、发热、脉速等全身症状。阴道黏膜充血、水肿或有溃疡，严重者组织坏死严重，甚至形成尿瘘。宫颈轻度裂伤的表浅感染多无明显症状，但裂伤达阔韧带的严重者，病原体可直接通过淋巴管播散引起盆腔结缔组织炎甚至败血症。

（2）急性子宫内膜炎、子宫肌炎　病原体经胎盘剥离面侵入，累及子宫内膜，感染侵及子宫肌层称子宫肌炎。临床表现与致病菌毒性、产妇抵抗力及诊疗是否及时恰当有关。轻者内膜表面充血、水肿、坏死，阴道内有大量脓性分泌物且有臭味。表现为低热、脉搏稍快、恶露增多、浑浊而有臭味，子宫复旧延缓，下腹隐痛，宫体轻压痛，质较软。若能及时控制，数日内膜修复，症状消失。重者感染迅速超过内膜炎阶段向肌层及盆腔组织扩散，表现为寒战、高热、头痛、嗜睡、脉速、白细胞显著增多。内膜炎症较轻时，坏死组织少，恶露不一定多。由于局部缺乏体征容易被误诊，尤其是合并胎盘残留的重症患者，易失去抢救的机会。

（3）急性结缔组织炎、急性输卵管炎　由子宫内膜炎、子宫肌炎经淋巴扩散，或宫颈、阴道深度裂伤后感染直接蔓延到宫旁组织，出现急性炎症反应从而形成炎性包块，同时波及输卵管系膜、管壁，形成急性输卵管炎，伞端闭锁后可形成输卵管积脓。表现为下腹痛、肛门坠胀，伴高热寒战、脉速等全身症状，体征为下腹压痛、反跳痛、肌紧张，宫旁结缔组织增厚压痛，可触及炎性包块。如未获得有效治疗，炎症可侵及整个盆腔，形成"冰冻骨盆"。严重时病程可长达数月。淋病奈瑟球菌引起的上行感染在输卵管与盆腹腔形成脓肿后，可能高热不退。

（4）急性盆腔腹膜炎及弥漫性腹膜炎　当炎症扩散至盆腔腹膜时，称为急性盆腔腹膜炎。腹膜表面覆盖渗出的纤维素致盆腔器官与肠管及大网膜互相粘连，子宫直肠陷凹处常因炎性渗出物积聚形成脓肿，即盆腔脓肿。若炎症向腹腔扩散，则引起弥漫性腹膜炎。患者表现为高热、寒战、下腹或全腹疼痛、腹肌紧张，肠麻痹时或肠管被波及时有腹胀、呕吐。若病情不能控制，可因周围循环衰竭而死亡。

（5）血栓性静脉炎　多由厌氧菌感染而引起。子宫壁胎盘附着面感染上述细菌向上蔓延时，引起盆腔血栓性静脉炎，可累及卵巢静脉、子宫静脉、髂内静脉、阴道静脉，并可扩展至髂总静脉、下腔静脉。病变多为单侧，患者多在产后 1~2 周继子宫内膜炎之后出现 36~40℃的弛张热，可持续数周。下腹有持续性疼痛，并可向腹股沟或肋脊角放射，下腹软但有深压痛，子宫活动度受限，移动宫颈时可引起患侧疼痛。下肢血栓性静脉炎病变可累及股静脉、腘静脉、大隐静脉及小腿深静脉，患者出现持续性发热，局部静脉压痛或触及条索状物。当影响下肢静脉回流时，出现患肢疼痛、肿胀，局部温度升高，皮肤发白，习称"股白肿"。下肢血栓性静脉炎多继发于盆腔静脉炎或周围结缔组织炎。

（6）脓毒血症及败血症　当感染血栓脱落进入血液循环可引起脓毒血症，随后可并发感染性休克和脓肿（肺、脑、肾脓肿）。若细菌大量进入血液循环并繁殖形成败血症，可危及生命。

2. 相关检查

（1）超声、彩色多普勒、CT、MRI 等检测手段　能对产褥感染形成的炎性包块、脓肿以及静脉血栓做出定位及定性诊断。

（2）宫腔分泌物病原体培养及药物敏感试验　常规消毒阴道及宫颈后，用特制的无菌宫腔标本采集管插入宫颈口，将长棉签推出套管顶端达宫腔上部，采取分泌物，再将长棉签退回玻璃套管内，连同套管一起退出阴道口，以无菌纸包好内有棉签的玻璃套管送化验室。可明确致病病原体及可供选用的抗感染药物。还可经阴道后穹隆穿刺，从子宫直肠凹陷采取分泌物或脓液进行需氧菌和厌氧菌的双重培养。

（3）血培养　疑为脓毒血症、败血症时用。

（4）血白细胞总数及分类计数　用于确定发热是否因为炎症及判定治疗效果。

（二）辨证诊断

1. 感染邪毒型

（1）临床证候　产后高热寒战，小腹疼痛拒按，恶露量或多或少，色紫暗、有臭气，心烦口渴，小便赤，大便秘结，舌红，苔黄，脉数有力。

（2）辨证要点　产后高热寒战，大便秘结，脉数有力。

2. 瘀热互结型

（1）临床证候　产后小腹痛剧，恶露

不畅、秽臭，高热，大便秘结，舌质红，苔黄腻，脉弦数。

（2）辨证要点　产后小腹痛剧，恶露不畅，脉弦数。

3. 热传营血型

（1）临床证候　产后高热汗出，烦躁不寐，斑疹隐隐，舌红绛，苔黄燥，脉细数。

（2）辨证要点　产后高热汗出，斑疹隐隐，舌红绛，脉弦细数。

4. 热入心包型

（1）临床证候　壮热不退，神昏谵语，甚或昏迷，面色苍白，四肢厥冷，舌质红绛，脉数或微而数。

（2）辨证要点　壮热不退，神昏谵语，舌质红绛，脉微而数。

三、鉴别诊断

产褥感染时应与生殖器官以外部位的感染相鉴别。

1. 上呼吸道感染

有鼻塞、流涕、咽痛、咳嗽等上呼吸道感染症状，胸部 X 线拍片或透视有肺纹理增粗，甚至肺炎表现。

2. 泌尿道感染

有尿急、尿频、尿痛、血尿、腰痛等症状，实验室检查可见尿中有蛋白及红、白细胞，尿细菌培养有致病菌生长。

3. 急性乳腺炎

有乳房的胀痛，局部红、肿、热、痛的表现。

四、临床治疗

（一）提高临床疗效的要素

1. 知常达变，活用清热之法

产褥感染多由分娩时产伤出血，致使产妇正气亏耗，或护理不慎，产褥不洁，均可导致正虚且火热邪毒内侵，直犯阴中、

胞中，蔓延全身，正邪交争，导致发热。故治疗中不能单强调祛邪，大量运用清热解毒药除热，还要审查病因，审因论治，才能收到良好的治疗效果。

2. 谨守病机，注重凉血开窍

产褥感染出现邪毒内传营血，此时使用凉血养阴、清营解毒之法为治疗上策。凉血有利于消除局部炎症，改善局部血液循环，有利于伤口愈合。产褥感染出现热入心包，治以清心养阴，芳香开窍。芳香开窍之品同样具有行血、抗炎、抗渗出之作用，促进外阴伤口愈合。

3. 中西合璧，权衡祛邪与扶正

产褥感染主要是由产伤及出血后，感染邪毒所致，故其治疗原则一是清热解毒除邪，一是补虚增加身体抵抗力。目前，西医对消除炎症具有显著疗效，但中医在提高自身抵抗力方面明显优于西医，故中西合璧，才能缩短病程，提高治愈率。

4. 内外结合，双管齐下

产褥感染注重内服药物治疗同时，还要注重外治疗法，协同发挥治疗作用，是提高临床疗效的捷径。

（二）辨病治疗

1. 一般治疗

增强机体抵抗力，供给足够的营养及水分，需要时应补液、输血，纠正贫血及电解质紊乱。取半卧位以利恶露排出，使炎症局限于盆腔内。应用促进子宫收缩的药物，如益母草膏等，促进子宫收缩，有利于宫腔内容物排出。必须与抗感染药同用，以免引起感染扩散。

2. 抗感染药物治疗

根据药物敏感试验选用有效的抗生素。无条件做药敏试验或结果未出前，一般首选大剂量青霉素加氨基糖苷类抗生素联合应用，待细菌培养和药敏试验结果出来后调整。如治疗 24~48 小时后体温仍不降，则

应考虑为对青霉素耐药的厌氧类杆菌感染，应加用林可霉素600mg，每8小时1次，肌肉或静脉注射。甲硝唑对各种厌氧菌感染均有明显的效果，已广泛应用于临床。必要时，可短期加用肾上腺糖皮质激素，提高机体应激能力。

3. 药物治疗

对血栓性静脉炎者在应用大量抗生素的同时，加用肝素1mg/(kg·d)于5%葡萄糖500ml静脉滴注，每6小时1次，体温下降后改为每天2次，持续4~7天。若肝素治疗无效，则需进一步检查有无脓肿存在，若不断有化脓性血栓播散，则考虑结扎卵巢静脉及下腔静脉。

4. 外科处理

经抗生素治疗无效的患者，应考虑感染扩散或盆腔脓肿的可能。根据脓肿的部位行后穹隆或经腹壁切开引流。会阴伤口或切口感染者应提前拆线，局部清洁后再次缝合。

（三）辨证治疗

1. 辨证论治

（1）感染邪毒型

治法：清热解毒，凉血化瘀。

方药：解毒活血汤加减。连翘、生地黄、赤芍、葛根、柴胡、枳壳、甘草、桃仁、红花、金银花、益母草。

加减：若汗多，烦渴甚者，加石膏、知母、芦根、天花粉；大便秘结不通者，加大黄、芒硝；胸膈痞闷、舌苔黄腻者，加茵陈。

（2）瘀热互结型

治法：清热泻下，凉血逐瘀。

方药：大黄牡丹皮汤加味。大黄、牡丹皮、桃仁、芒硝、冬瓜仁、大血藤、败酱草。

加减：火热炽盛者加黄芩、黄连、栀子；小腹痛甚者加蒲黄、五灵脂；恶露不畅者加益母草、丹参。

（3）热传营血型

治法：清营解毒，凉血养阴。

方药：清营汤加味。水牛角、生地黄、玄参、麦冬、金银花、连翘、丹参、黄连、重楼。

加减：兼见痉厥加羚羊角粉（冲服）、钩藤、地龙。

（4）热入心包型

治法：清心养阴，芳香开窍。

方药：清营汤（见上型）送服安宫牛黄丸或紫雪丹。

2. 外治疗法

（1）熏洗疗法　用苍术、大青叶各30g，黄柏9g，煎2000ml熏洗会阴，每天2次，连用3天为1个疗程。适用于产后3~4天会阴切口拆线裂开，红肿有脓，经切口扩创的产妇。

（2）涂擦疗法　香油500g，当归12g，生地黄、生龟甲各24g，生石膏30g，生炉甘石48g，黄、白蜡各45g，制成生肌膏涂于会阴感染伤口。适用于脓液已清除后的伤口，功能去腐生新，使伤口迅速愈合。凡伤口红肿和新伤口者忌用。

（3）外敷疗法　取生大黄1份，芒硝4份，分别研为细末后混匀，装入软布袋中，封好袋口。先将1个药袋敷于会阴侧切口硬结处，用月经带固定，待药袋内药面形成硬块时更换另1个药袋，两个药袋轮换使用。避免尿液及恶露污染药袋。5~7日为1个疗程。

（4）灌肠疗法　药用紫丹参、鸡血藤各30g，红花、桃仁、莪术、延胡索、连翘、生蒲黄各10g，三棱、五灵脂各12g，紫花地丁、大大血藤各24g，金银花18g，每日1剂，浓煎成200ml，分2次保留灌肠，适用于治疗产后阴道血肿患者。血肿巨大，疼痛剧烈，热度较高者，每日2剂（口服、灌肠各1剂）。功能活血化瘀，有止痛、退热、消肿之效。

（5）针灸 感染邪毒型：取关元、中极、阴陵泉、曲池、合谷穴。手法施泻法。瘀热互结型：取中极、气海、膈俞、行间、血海、合谷穴。手法施泻法。热传营血型：取关元、中极、太冲、血海穴。关元、中极穴，施泻法；血海、太冲施补法。热入心包型：取合谷、曲池、水沟、三阴交、血海穴。合谷、曲池、水沟穴施泻法，三阴交、血海穴施补法。治疗产褥感染。

（6）推拿

①感染邪毒型：取大椎、曲池、合谷、劳宫、阴陵泉、委中、行间穴。患者坐位，医生一手握患者手腕，另手施用揉拿手三阳法，点按大椎、曲池、合谷、劳宫。患者仰卧位，施用提拿足三阳法，点按阳陵泉、委中、行间。治疗产褥感染。

②瘀热互结型：取中极、气冲、地机、血海、三阴交穴。患者仰卧位，双手掌指于患者小腹，施用运运颤颤法，点按中极、气冲，施用提拿三阴法，点按地机、血海、三阴交。治疗产褥感染。

3. 单方验方

①芩连半夏枳实汤 半夏、黄芩、枳实、厚朴、陈皮、杏仁、郁金、荆芥各9g，黄连6g，当归、白芍、益母草各15g。每日2剂，水煎，分4次服。此方以清热除湿，调和气血见功。治疗产褥感染。

②解毒退热方 金银花、蒲公英、紫花地丁各20g，连翘、牛蒡子、黄芩、生地黄各15g，黄柏、当归各10g，黄连6g，水煎服。功能清热解毒，利湿退热。治疗产褥感染。

③产科消炎合剂 当归、赤芍、白芍各9g，茺蔚子、连翘各12g，鸭跖草、鹿茸草各15g，蒲公英30g，川芎、生甘草各4.5g。上述药物浓煎至100ml，每日服两次，每次50ml。该方可预防产褥感染。

④加减一阴煎加味。生地黄、熟地黄、太子参各20g，知母10g，白芍、麦冬、地骨皮、黄芪各15g，五味子9g，甘草6g。每次1剂，每天2剂。功能滋阴清热。治疗产褥感染。

（四）医家诊疗经验

1. 李京枝

李京枝认为发生本病的主要机制是产后气血俱虚，津液耗伤，虚阳浮散，腠理空虚，卫外不固，易受外邪侵袭，正邪交争，而致发热。其常见的病机有感受邪毒、血瘀、血虚、阴虚等。产后病"多虚、多瘀"。瘀血是产后病的病理基础，瘀血不去，则新血不生，使血虚加重；气血同源，血虚则气虚，气虚则血液运行不畅，从而加重血瘀。在邪实的情况下，不要顾虑体虚而忽略祛邪的重要性，因邪去正自安，否则闭邪留寇，内陷生变。治疗上应补血活血化瘀，方以生化汤加减。方中重用当归，能补血活血、祛瘀生新为君药；川芎行血中之气，桃仁活血祛瘀为臣；黑姜入血散寒，温里定痛为佐；炙甘草调和诸药为使。血虚者加熟地黄、黄芪、党参等；血瘀甚者加牡丹皮、益母草、红花、丹参；外感者加荆芥、防风、连翘、藿香等解表药；感受邪毒者加败酱草、大血藤、蒲公英、金银花等；阴虚者加生地黄、麦冬、地骨皮、玄参等；乳蒸发热者加瓜蒌、牛蒡子、皂角刺、路路通；伤食发热者加焦山楂、神曲、麦芽、莱菔子等。出汗较多者加浮小麦、煅龙骨、煅牡蛎以收敛固涩止汗；食少便溏者加白术、薏苡仁、茯苓以健脾除湿；大便难者加火麻仁、柏子仁以润肠通便；乳量不足者加王不留行、通草、漏芦以通络下乳；瘀滞重者加三棱、莪术以增加破瘀之力。

2. 王丽娜

王丽娜指出产后发热，病因较为复杂，有外感、感染、瘀血、气虚、血虚、阴虚等，一般各证型相互夹杂，应综合治疗。产后发热的根本原因是产后百脉空虚、腠理疏松、卫阳不固，对气候寒热适应能力差，外邪极易入侵，而造成外感病。又由于失血、产后损伤、恶露滞留等原因生殖器官易为细菌侵入，邪毒从阴户走窜经脉蔓延到全身易发热，或产后营血大耗引起发热，或血耗阴伤引起内伤发热。尽管产妇以多"虚"多"瘀"为其特点，历代医家主张用药勿攻伐、寒凉、发散太过。根据临床辨证，在邪实的情况下，不要顾虑体虚而忽略祛邪的重要性，因为祛邪才能正安，或祛邪之后再扶正，否则易生滞邪之弊，甚至内陷生变。

3. 李克勤

李克勤认为治疗时应牢记产后亡血伤津、多虚多瘀、瘀血内阻的特点，进行辨证论治。本病以虚证居多，解表勿过于发散，化瘀勿过于攻破，清热勿过于苦寒，以免影响乳汁分泌。临床常两型或几型并见，治疗时应兼顾滋阴、活血、通乳，最终使产妇热邪得解、阴津充足、瘀血排出、乳汁分泌旺盛。临床上西医注重针对病原体施治，中医以辨证为主，重在维系津液、扶助正气，因此，中西医结合治疗比单纯应用抗生素疗效好，既能避免抗生素的副作用及耐药性。又可迅速消除临床症状，提高产妇的免疫力。

4. 黄惠卿

黄惠卿认为产后感染邪毒发热，多因产妇分娩后，气血骤然亏耗，卫气不固，毒邪乘虚感染所致，体内正气与毒气相争，则高热恶寒；热伏胞中与瘀血相结，则小腹疼痛，恶露异常。故治疗应以清热解毒，活血化瘀为原则。黄氏自拟清热解毒汤，方用当归、酒生地黄、金银花、连翘、蒲公英、牡丹皮、冬瓜仁、败酱草、大赤芍等，并随证加减，如小腹痛甚加醋延胡索、炒五灵脂、生蒲黄；汗多烦渴加芦根、天花粉、石斛、麦冬；大便干加大黄；高热不退加川黄连、水牛角；神昏谵语者可用汤药送服安宫牛黄丸。黄氏还指出，本证属妇产科重症，临床变化多端，严重时可深入营血，故应及时诊治，以防病势深入。

5. 刘润坡

刘润坡认为产褥感染多因临产过度疲劳或失血过多，气血两虚，外邪乘虚侵入所致。其主要病机为邪热壅滞，瘀血不行，故治疗当以活血祛瘀为主，宣泄里热为辅。活血祛瘀用生化汤，失笑散加减；宣泄里热以柴胡、黄芩为主。在治疗方面还提出，本病往往为外邪与败血相搏之实热，故不可认为产后气血两虚。拘泥温补，以致误治。

6. 庞泮池

庞泮池以小柴胡汤治疗产后发热，下腹疼痛，恶露不畅，获得良效。他认为《伤寒论》中小柴胡汤专治邪入少阳，出现寒热往来，半表半里之证，以和解退热，特别对妇人伤寒热入血室，如产后发热而有少阳热型者，小柴胡汤效果确为显著。柴胡可透少阳之邪，黄芩清少阳之热，人参、甘草益气和中，姜枣调和营卫，半夏和胃，不仅热可退，汗亦可止，正气得复。同时指出，不是所有产后发热，均用小柴胡汤，而应首先掌握少阳证的热型，辨证论治，方可获效。

五、预后转归

产褥感染严重者可发展为败血症及脓毒症休克。随着诊疗水平提高及抗感染药物的发展普及，产褥感染已基本得到控制，重症者已很罕见。但由于耐药菌株的出现，产褥感染仍是产妇死亡的主要原因之一。

六、预防调护

（一）预防

①贯彻孕期保健措施，增强孕妇体质。

注意产前卫生，妊娠末期避免盆浴及性交。正确处理分娩，严格执行无菌操作。

②产褥期加强护理，注意产褥期卫生。

（二）调护

产妇取半卧位，以利于恶露的排出；居室宜避风寒，注意保暖，衣着厚薄适宜；注意补充水分，饮水不足时可经静脉补充；重症病例可少量多次输血，注意纠正水与电解质紊乱，高热时应采用物理降温；注意床边隔离，防止交叉感染。

（三）食疗

1. 地丁败酱糖水

紫花地丁、蒲公英、败酱草各30g，红糖适量。先将上药加水500ml，煎取400ml，去渣取汁，加红糖温服，每次200ml，每日2次，热退即止。有清热解毒，凉血化瘀之功。适用于产褥感染。

2. 银花薄荷糖水

金银花30g，薄荷10g，鲜芦根60g，白糖适量。先煎金银花、芦根15分钟，再加入薄荷煮5分钟，去渣取汁，加入白糖温服。每日3~4次。有清热解毒，生津止渴之效。适用于产褥感染。

3. 桃仁莲藕糖粥

桃仁10g，白莲藕250g，红糖适量。先将桃仁去皮尖，莲藕洗净切片，放煲内加水500ml煮汤，加糖调味，食藕饮汤，每日1次。本方能活血化瘀，有利于恶露的排出。适用于产褥感染。

七、专方选要

1. 荆防四物汤加减

荆芥、羌活、独活各12g，防风、柴胡、前胡各9g，川芎、红花各6g，当归、桃仁各10g；血瘀者加益母草、丹参，外感者加紫苏叶，血虚者去川芎加黄芪、青蒿、鳖甲、知母，感染邪毒者加金银花、连翘、

柴胡、冬瓜仁、败酱草、大血藤。水煎服，每日1剂，早晚各1次，饭前30分钟温服。临床灵活变通，使其补中有通，补而不滞，营血周流无阻，瘀除毒解，营卫调和，其热自退。［冯伟华. 现代中西医结合杂志，2006（16）：2231.］

2. 加味生化汤

用于剖宫产术后功能恢复。黄芪30g、党参30g、当归15g、香附10g、益母草10g、川芎6g、白芍10g、枳壳10g、通草10g、甘草3g，腹胀甚加陈皮10g，汗多加桂枝10g，大便干加大黄6g，纳差加神曲10g、焦山楂10g，每日1剂，每剂两煎300ml，混匀后分早晚温服。适用于气血两虚、瘀血阻滞证，能改善胃肠功能、减少产褥感染，疗效显著。［夏淑芳等. 光明中医，2009，24（7）：1283-1284.］

3. 柴胡四物汤化裁

治疗产后发热。柴胡15~24g，太子参7~12g，甘草3~6g，半夏6~10g，熟地黄15~30g，当归、川芎各6~12g，黄芩、白芍各9~15g，生姜2~4片，大枣3~5枚。若实热去熟地黄，加金银花、连翘、蒲公英、黄柏、赤芍；湿热者去熟地黄，太子参、白芍，加龙胆草、白花蛇舌草、滑石、薏苡仁、赤芍；瘀热者去白芍，加赤芍、丹参、桃仁、红花、牛膝；虚热者加青蒿、地骨皮、鳖甲、秦艽，熟地黄改为生地黄；食滞者加神曲、山楂、莱菔子；高热烦渴者加石膏、知母；乳汁不通、乳房红肿胀痛者加金银花、蒲公英、牛蒡子、全瓜蒌、皂角刺、王不留行、路路通、漏芦。［王玉玲. 陕西中医，2007，28（3）：295.］

4. 当归补血汤加味

治疗产后虚证发热。以当归补血汤（生黄芪30g，当归6g）加味治疗。气虚明显者加党参、大枣各15g，炒白术12g；血虚盛者加熟地黄12g，阿胶10g，砂仁3g；兼纳呆者加山药15g，神曲、炒山楂各12g；

乳胀痛甚者加路路通 12g，蒲公英 20g；兼便秘者加生何首乌 15g，火麻仁 12g；天热夹暑湿者加广藿香 12g，佩兰、青蒿各 10g。适用于产后阴血骤虚，不能敛阳，阳气浮越于外之虚证发热。[劳建. 浙江中医杂志，2013，48（9）：682.]

5. 解毒活血汤组成

治疗产后发热。柴胡 8g，金银花、连翘、葛根、枳壳、当归、赤芍、生地黄、黄芩、七叶一枝花、桃仁各 10g，生甘草 5g，红花 3g，益母草、板蓝根各 15g。兼乳汁不足者，加通草。每日 1 剂，水煎，分 2 次服用。[林桂芬，梅明友. 浙江中医杂志，2013，48（5）：324.]

6. 益气养阴汤

治疗产后发热。黄芪 30g，糯稻根 30g，白薇 15g，青蒿 15g，麦冬 10g。外感表证者加金银花 15g、连翘 15g、荆芥 10g；瘀热内阻者加赤芍 20g、牡丹皮 20g、生薏苡仁 30g；蒸乳发热者加蒲公英 20g；兼寒热往来、口苦、不欲饮食者加柴胡 10g、黄芩 10g、半夏 10g；热毒内侵者加紫花地丁 30g、败酱草 20g。每日 1 剂，水煎分 2 次服用。3 天为 1 个疗程。

主要参考文献

［1］范丽英，王鑫炎，徐红艳. 产妇产褥期感染相关影响因素分析［J］. 中外女性健康研究，2019：29.

［2］方春燕，梁天会. 血清中 AT-Ⅲ与 TAC 和 UU 及 MH 与产褥感染的相关性［J］. 中华医院感染学杂志，2019，29（5）：756-782.

［3］吕凤英，李念梅，张娟，等. 剖宫产术后产褥感染与生殖道支原体属感染的相关性研究［J］. 中华医院感染学杂志，2014，24（13）：3323-3324.

［4］韩芳. 甲硝唑联合过氧化氢冲洗宫腔佐治产褥感染的临床疗效观察［J］. 当代医学，2013，19（36）：36.

［5］严宇仙. 何氏祖传方桂枝生化汤治疗产后外感发热 70 例［J］. 中国中医药科技，2013，20（1）：22.

［6］劳建. 当归补血汤加味治疗产后发热 53 例［J］. 浙江中医杂志，2013，48（9）：682.

［7］陈海霞，谷晓芬. 当归补血汤加味治疗产后发热 68 例［J］. 陕西中医，2014，35（7）：797.

［8］陈梅竹. 生化汤加减治疗剖宫产术后发热的临床观察［J］. 吉林医学. 2013，34（27）：5606.

［9］林桂芬，梅明友. 解毒活血汤治疗剖宫产后发热 22 例［J］. 浙江中医杂志，2013，48（5）：324.

第二节　晚期产后出血

晚期产后出血，是指分娩 24 小时后，在产褥期内发生的子宫大量出血，出血量超过 500ml。以产后 1~2 周发病最为常见，亦有迟至产后 6~8 周发病者。近年来随着剖宫产率的升高，晚期产后出血的发生率有上升趋势。

晚期产后出血临床症状为阴道流血，可为持续或间断少、中量出血或急剧大量出血，同时有血凝块排出；产妇多伴有寒战、低热、头晕，且常因失血过多导致严重贫血或休克。

中医学虽无晚期产后出血的病名，但按其不同的病理阶段和主要临床表现，一般将其归类于中医"产后血崩""产后血晕""产后恶露不绝"等范畴。

一、病因病机

（一）西医学认识

1. 胎盘或胎膜残留

残留的胎盘或胎膜大多在产后 10 天左右发生变性、坏死、机化，形成胎盘息肉。

当坏死组织脱落时，基底部血管暴露，引起大量出血。

2. 蜕膜残留

产后蜕膜多在一周内脱落，随恶露排出，若蜕膜长时间残留，也可影响子宫复旧或继发感染，引起产后出血。

3. 胎盘附着面感染或复旧不全

胎盘娩出后，胎盘附着部位很快缩小，子宫平滑肌收缩和缩复作用使该处血管收缩，血管断端有血栓形成、机化，使管腔变窄并闭塞。胎盘附着部位边缘的内膜向内生长，底蜕膜深层的残留腺体及腺体间结缔组织和内膜重新生长，使子宫内膜修复。这个过程需6~8周，若该部位发生感染，可影响其修复致子宫内膜修复不全，血栓脱落，血窦重新开放，引起大量出血。多发生在产后2~3周。

4. 子宫内膜、胎盘、胎膜残留

使局部胎盘附着部位肌纤维不能正常复旧，影响子宫收缩。产妇全身虚弱、慢性疾病、贫血、子宫过度膨胀、子宫肌瘤等因素，也可影响子宫复旧。复旧不全的胎盘附着部位，可以发生血栓溶解、脱落，血窦开放，而致产后出血。

5. 剖宫产

子宫下段横切口剖宫产广泛开展，剖宫产术晚期产后出血的发生率也有所上升。主要原因是子宫切口感染与愈合不良。由于手术时止血不彻底，术后形成血肿；切口延长未被重视；切口过高、过低，缝线过密，过紧或误将蜕膜层一并缝入切口处，加之子宫下段横切口距阴道较近，手术操作粗暴等因素致使子宫下段切口缺血、坏死、感染、愈合不良，致切口裂开，血管开放导致大出血。多发生在术后2~3周。

6. 其他

如产后子宫滋养细胞肿瘤、子宫黏膜下肌瘤、宫腔异物、重度贫血、重度营养不良等均可引起晚期产后出血，但较罕见。

（二）中医学认识

中医对晚期产后出血的认识是以发病过程及临床表现为依据的。一般多将其成因分为劳伤冲任、暴怒伤肝、瘀血内阻。其中劳伤冲任是发病的主要原因，劳伤冲任是发病的内在条件。

1. 劳伤冲任

产妇体质素弱，正气不足，或产程过长，用力太过，加之产时失血、耗血，正气愈虚，或产后疲劳过度，或房事不慎，以致冲任不固，不能摄纳血海之血而见产后血崩，面色少华，神疲肢软等。

2. 暴怒伤肝

产后血气俱虚，复因暴怒伤肝，不能藏血，以致血热暴崩，心烦易怒，头胀眩晕等。

3. 瘀血内阻

多因产后恶露未净，受寒受冷，或因残留胎物未出，或服固涩药太早，以致瘀血阻滞，新血不能归经，造成产后血崩，色暗有块，腹痛拒按等。

二、临床诊断

（一）辨病诊断

1. 诊断要点

（1）症状　产后恶露不净，有臭味，反复或突然阴道出血，伴有血块或组织块；有阵发性或持续性下腹部疼痛或伴有发热；可有面色苍白、出冷汗、恶心、心慌等休克症状；可有肛门及会阴部坠胀感。

（2）体征　子宫增大且软，宫口松弛，内有血块或组织。对有子宫下段剖宫产史者，应以食指轻轻触诊切口部位。大量出血者可伴有脉搏细弱、血压下降等休克指征。

2. 相关检查

查血、尿常规了解感染与贫血情况。B超检查子宫大小、宫腔有无残留物、剖宫产切口愈合情况等。宫腔刮出物或切除的子宫标本应送病理检查。

（二）辨证诊断

1. 劳伤冲任型

（1）临床证候　产后血崩，色红或淡红，质稀薄，或有腹痛，痛时喜按，面色少华，神疲肢软，唇舌色淡，脉微弱。

（2）辨证要点　下血色淡红，质稀，腹痛喜按，面色少华，脉微弱。

2. 暴怒伤肝型

（1）临床证候　产后暴崩而下，心烦易怒，头胀眩晕，胸闷饱胀，嗳气太息，胸胁疼痛，舌苔薄白，脉弦细。

（2）辨证要点　暴崩而下，心烦易怒，头胀眩晕，苔薄白，脉弦细。

3. 瘀血内阻型

（1）临床证候　产后血崩，血色暗红而有血块，小腹疼痛，拒按，舌紫暗，脉弦涩。

（2）辨证要点　产后血崩，色暗有块，腹痛拒按，舌紫暗，脉弦涩。

三、鉴别诊断

（一）西医鉴别诊断

1. 绒毛膜癌

持续不规则阴道出血，阴道可见转移的紫蓝色结节，子宫也可大而软，X线拍片示肺有转移灶，血 β–hCG 测定持续阳性或由阴转阳，病理检查可确诊。

2. 功血

产褥期未哺乳，恶露淋漓不净或已净，于产后 30~40 天左右突然出血，子宫大小正常，血 β–hCG 已正常，B超子宫正常大或稍大，应用孕激素治疗可止血，宫腔刮出物送病检可明确诊断。

3. 雌激素撤退出血

有应用大量雌激素回奶史，停药后发生阴道大出血。

（二）中医鉴别诊断

1. 产后中暑

发生于盛夏闷热之时，有明显季节性。症见头晕、胸闷烦躁、发热、口渴，甚则神昏，发病缓慢。

2. 产后癫痫

发作时可见突然神昏、抽搐，喉中有特殊痰鸣，既往有癫痫病史。

四、临床治疗

（一）提高临床疗效的要素

1. 调理气血，固摄冲任

临证用药时，注意虽属虚证，勿补摄太过，以防留瘀；虽属瘀证，勿攻破太甚，以免过于苦寒伤正。总之，要不忘产后多虚、多瘀的特点，务宜补虚不留瘀，祛瘀不伤正，使气血调和，冲任功能正常，则恶露自净。

2. 急则治标，缓则治本

经用中药及西药宫缩剂及抗生素后，仍时有鲜血流出或突然大量出血者，均需采取紧急措施急则治其标，立刻采用刮宫术，清除宫腔内容物，促使子宫收缩。对于一些病情较缓，仅有少量阴道出血，并伴有腹痛、低热等不适者，则针对病情，辨证求因施治。

3. 内外结合，双管齐下

中医药辨证治疗本病，具有迅速止血、收缩子宫、纠正贫血、改善症状等功效。在注重内服药物治疗的同时，还应注重外治疗法。把二者有机地结合起来，协同发挥治疗作用，可以提高临床疗效。

（二）辨病治疗

①阴道出血量不多者，应给予足量的广谱抗生素、宫缩剂以及中药治疗。

②阴道出血量多，疑有胎盘、胎膜、

蜕膜残留或胎盘附着面复旧不全者，在输液、输血的同时行刮宫术。刮出物送病检。术后给予抗生素及宫缩剂。

③剖宫产后晚期产后出血，量不多时可住院治疗，严密观察，出血多时不宜盲目清宫，以免造成原切口再损伤，导致更多量出血。经用宫缩剂、抗生素、抗休克治疗无效时应行剖腹探查术，必要时切除子宫。

（三）辨证治疗

1. 辨证论治

（1）劳伤冲任型

治法：大补气血，固摄冲任。

方药：升举大补汤加减。黄芪、白术、当归、熟地黄、麦冬、人参、炙甘草、陈皮、升麻、川芎、白芷、黑荆芥。

加减：若汗多，加麻黄根、浮小麦；大便不通，加肉苁蓉；夜寐不安，加酸枣仁、柏子仁。

（2）暴怒伤肝型

治法：平肝清热，固冲止血。

方药：丹栀逍遥散加减。牡丹皮、栀子、柴胡、薄荷、甘草、白芍、白术、茯苓、生地黄炭、墨旱莲。

加减：口渴者加麦冬、五味子；血虚者加熟地黄、制何首乌；大便不通者，加麻子仁。

（3）瘀血内阻型

治法：化瘀止血。

方药：生化汤加减。当归、川芎、桃仁、益母草、炮姜、甘草、蒲黄炭。

加减：兼气虚者加黄芪、党参；若瘀久化热，出血臭秽者，加重楼、蒲公英。

2. 外治疗法

（1）针灸疗法　气虚血脱取穴水沟、内关、百会、关元、气海、足三里、三阴交。水沟、内关施泻法；百会艾条悬灸；关元、气海、足三里、三阴交均施泻法，

并配合灸治。治疗晚期产后出血。

（2）推拿　用于血虚气脱型。取百会、水沟、涌泉、关元穴。患者仰卧位，施用一指托天法，掐点水沟、涌泉，施用喜鹊搭桥法、运运颤颤法，点按关元。治疗晚期产后出血。

（3）外用补土膏　治疗气虚血崩。方药组成：当归 6g，黑荆穗、党参、白芍、熟地黄、黄芪、川芎、白芷、炒蒲黄、炒五灵脂各 30g，柴胡、升麻、陈皮各 15g，乌梅、炮姜各 9g。上药按常规麻油熬，黄丹收膏，摊皮纸上，贴心口、脐下。功能补气养血，升阳固经。

（4）腹疗带　选用养血活血、益气生新的中药制成腹疗带，佩戴于产妇下腹。治疗晚期产后出血。

（5）敷脐法　方药：当归、川芎、肉桂、炙甘草各 15g，蒲黄、乳香、没药、五灵脂各 7.5g，赤芍 3g，血竭 1.5g（研），黄酒适量。取药末 15~30g，与血竭 0.5g 混匀，加入热酒调和成厚膏，敷于脐孔。适用于血瘀型恶露不绝。

3. 单方验方

①五灵脂拌生米炒，60g 为末，每服 6g，温酒调下。主治产后恶露不绝。

②百草霜（柴灶烟囱灰）。每次 9g，用酒送服，每日 1 次。主治产后恶露不绝。

③骨碎补 9g，捣烂，加糖和酒同服，每日 1 次。主治产后恶露不绝。

④羚羊角 3g，烧灰吞服。主治产后恶露不绝。

⑤益母草 15g，红糖适量，煎服。主治产后恶露不绝。

（四）医家诊疗经验

1. 梁秀芳

梁秀芳认为产后血晕，因反复出血过多，营阴下夺，气随血脱，阴不内守，阳气虚衰失于温煦。治疗遵"有形之血不能

速生，无形之气所当急固"，回阳救逆非参附不可，重用人参大补元气，附子温补命门之火并回阳救脱，蒲黄炭收敛止血，使患者起死回生。

2. 黄绳武

黄绳武认为产后血崩，多因产伤冲任，未得平复，或因劳倦，或因暴怒伤肝，或因瘀血为阻，致血暴崩而下，乃产后急危重症。故提出若出血多、来势猛，而成血脱气陷之重症时，当根据急则治其标的原则，急用独参汤以益气固脱；若出现六脉微细、手足厥冷者，可急用大剂参附药物，以回阳救逆。待病情缓解后再随证治之。因于虚者，宜补气摄血；因于实者，宜化瘀生新。根据其临床特点，将其分为劳伤冲任、暴怒伤肝、瘀血内阻3个证型，并提出了大补气血、平肝清热、化瘀止血等具体治疗原则及方案。

3. 哈荔田

哈荔田认为产后流血过多，总因肝肾虚衰，冲任失约，气血运行失常所致，临床常有虚实夹杂的错杂情况出现，因此，他提出了补益肝肾、固冲养血、养阴清热、凉血止血、活血化瘀、行血止血等具体治法，灵活运用，每能取效。如肝郁动火，藏血失职而致产后流血量多，甚至月余不止者，治以养阴清热、凉血止血，兼以疏肝。可用益肝肾之法，方用丹栀逍遥散合保阴煎化裁，收效显著，体现了谨守病机，灵活辨证的治疗思想。

4. 吴佩衡

吴佩衡以扶阳益气、救逆固脱之法，治疗半产后及产后血崩，收效显著。半产后血崩盈盆，心慌目眩，气喘欲脱，脉芤虚无力。辨其证属肾气大亏、气虚下陷，因气虚无力摄血，阳气有随血下脱之势，故以四逆当归补血汤加减治之，方用黑附片15g，炮黑姜5g，炙甘草24g，北黄芪6g，当归26g，艾叶6g（炒灰存性），大枣5枚（烧灰存性），疗效较好。

5. 刘惠民

刘惠民临证遇女性月经过多或产后血崩之危殆者，每用好墨以炭火烧红，放醋中一淬，加开水研匀，以炮姜9g，红糖少许为引，给患者灌下，血即可止，确为血崩之良方。曾屡用屡效。

6. 朱南孙

朱南孙认为产后血晕多由阴血暴脱，气未有不随之虚者，难以正常供养，症见头眩指麻，甚至昏厥，治疗当峻补气血。若单纯用补血药，新血一时未能到达末梢，唯有稍加行血，使血液循环加速，上至颠顶，下至指趾，内至脏腑肌肉，均能得充分营养而恢复正常功能，头可不晕，指可不麻。

五、预后转归

晚期产后出血经过积极的治疗，一般预后良好。也有部分患者因失血过多而导致严重的贫血或休克，甚至死亡。

六、预防调护

（一）预防

①加强分娩期和产褥期护理，预防发生子宫复旧不全。对娩出的胎盘、胎膜必须仔细检查，如怀疑有残留时，应立即清理宫腔。产妇应避免长期仰卧位，多取侧卧位，并应鼓励早期活动，应让产妇及时排尿，如有尿潴留，须积极处理。

②子宫后倾时，应嘱产妇做膝胸卧位，每日1~2次，每次10~15分钟，同时纠正子宫位置。

（二）食疗

1. 乌鸡蛋煲酒醋

乌鸡蛋3个，大枣20g，醋、酒各30g。先将鸡蛋煮熟去壳，加入酒、醋、大枣及适量水再煮20分钟，分次服食，每日1剂，连服数天。有补益气血，活血化瘀，温胃消食，止痛，补钙之功效。适用于晚期产后出血。

2. 圆肉红枣粥

桂圆肉、红枣各30g，大米60g。同煲粥食用。功能益气养血，补益心脾，宁神。用于治疗产后出血心脾两虚型。

3. 茶叶糖水

茶叶5g，红糖100g，黄酒适量。先将茶叶、红糖水煎，去茶叶加入黄酒温服。每日1次，连服3~5天。有促进消化，清热解毒，促进新陈代谢的功效。

4. 参芪炖鸡

党参、黄芪各30g，怀山药25g，红枣20枚，母鸡1只，宰好去内脏洗净，同放炖盅内，加黄酒，隔水炖熟后，分数次食用。连服3~5剂。具有补气生血，复脉固脱，补脾益肺，安神益智的功效。适用于产后出血气血亏虚者。

5. 参豆粥

红参10g，黄豆20g，糖适量。将人参、黄豆放煲内，煮成粥状，加入红糖调匀食用。每天1次，连服2天。功能大补气血。适用于产后出血气血亏虚者。

6. 阿胶五味子粥

阿胶、五味子各10g，大米50g。先将五味子水磨，然后和大米同入锅，如常法煮粥，煮沸后加入阿胶令溶，再煮沸后服食。每天1次，连服数天。功能补血止血。适用于出血不止，日久血虚，或产妇阴血虚脱型贫血。

七、专方选要

1. 安宫止血汤

治疗子宫出血。人参10g，生黄芪30g，当归10g，益母草30g，丹参12g，白术20g，茯苓15g，马齿苋15g，贯众炭15g。方中人参伍黄芪益气摄血为君，辅以丹参、当归、益母草活血祛瘀，且益母草祛瘀生新，佐以白术、茯苓健脾益气，扶脾助胃使冲任血海宁静；马齿苋、贯众清热凉血、解毒祛瘀，既能祛胞脉瘀滞，又能制参芪之燥。全方合用，益气摄血，祛瘀生新，使瘀血去而脉络通，恢复子宫藏泻功能，以达安宫止血目的。[刘新霞. 河南中医，2005，25（9）：40.]

2. 益气活血汤

治疗产后出血。党参12g，白术12g，黄芪15g，当归12g，川芎12g，桃仁12g，红花12g，甘草g，益母草15g，炒蒲黄12g，三七粉3g（冲）。水煎分2次服，每日1剂。方中黄芪、党参、白术、甘草益气摄血，桃仁、红花、当归、川芎、益母草活血祛瘀，佐以炒蒲黄、三七粉活血止血。全方诸药，益气活血，止血，适用于气虚血瘀之产后出血。[龙田. 吉林中医药，2008，28（6）：427.]

3. 益气助产汤

预防子宫收缩乏力性产后出血。组方：人参30g、黄芪30g、益母草30g、当归15g、川芎15g、红花6g、川牛膝10g。"益气助产汤"具有缩短产程、预防产后出血的效果。[刘慧琴. 中国优生优育，2013，19（8）：677.]

4. 四草止血汤

治疗妇科各种血证。由马鞭草、鹿衔草、炒茜草、益母草四味草药，另加大蓟、小蓟、炒蒲黄、炒五灵脂、炒续断组成。方中马鞭草清热利湿、化瘀止血，鹿衔草清热止血、祛风化湿，茜草炒用化瘀止血，益母草化瘀生新，四药合用清热利湿、化瘀止血。大蓟、小蓟清热凉血止血。炒蒲黄、炒五灵脂化瘀止血。炒续断补肾，化瘀止血。机制重在化瘀止血，临床上可根据不同证型加减用药，再配合止血后"澄源、复旧"治疗，可以治疗妇科各种血证。[赵光翔. 光明中医，2014，29（4）：810.]

5.人参回魂汤

治疗产后出血。组方：人参60g，丹参、黄芪、煅龙骨各30g，当归15g，川芎3~6g，荆芥炭10g，每日1剂，水煎服。功能益气固脱，兼以祛邪。小腹胀痛拒按，舌紫暗，脉沉者，加红花、赤芍、桃仁、泽兰、延胡索、五灵脂；血热加生地黄、牡丹皮、犀角；血热妄行加蒲黄炭、地榆炭、荠菜、三七粉；胸闷加茺蔚子；身痛明显加泽兰。

主要参考文献

[1] 刘桂英. 胎盘残留致晚期产后出血的临床研究 [J]. 吉林医学，2017，38（1）：59-61.

[2] 李占福，齐惠莉. 探讨大剂量雌激素用于剖宫产术后晚期产后出血的临床效果 [J]. 世界最新医学信息文摘，2018，18（29）：88.

[3] 凌冰，韩绪生，杨勇. 难治性产后出血介入治疗临床疗效分析 [J]. 中外医疗，2018（34）：26-27.

[4] 钟小琼，刘美霞. 晚期产后大出血动脉栓塞治疗的效果分析 [J]. 中国医学创新，2014，11（4）：80-81.

[5] 施恒荷，何津，崔满华，等. 急诊弹簧钢圈单侧子宫动脉栓塞救治严重晚期产后出血1例 [J]. 实用妇产科杂志，2014，30（7）：558.

[6] 赵光翔. 四草止血汤治疗妇科血证举隅 [J]. 光明中医，2014，29（4）：810.

[7] 赵明晶，张招英. 自拟益母养阴汤治疗分娩后恶露不尽45例 [J]. 中国中医急症，2014，23（6）：1192.

第三节 产后尿潴留

产后尿潴留是指新产后产妇发生排尿困难，小便点滴而下，甚则闭塞不通，小腹胀急疼痛者。多发生在产后6~8小时，不能排尿，子宫底高达脐以上水平，或在子宫前方扪及囊块者。以初产妇、滞产及手术产后多见，为产后常见病。

产后尿潴留患者多有较长时间的未排尿史，下腹部有胀满感，有排尿欲望，但无法自行顺利排尿。

中医学虽无产后尿潴留的病名，但结合本病临床表现，一般将其归类于"产后小便不通""癃闭"范畴。

一、病因病机

（一）西医学认识

①产程中特别是第二产程延长者，胎儿先露长时间压迫膀胱、尿道引起黏膜水肿充血，严重可累及膀胱底部三角区，使感受器功能失调，排尿反射不能进行。

②产后腹壁松弛，盆腔空间增大，膀胱张力减低，对内部张力增加不敏感，随着尿量的增多而无尿意产生，致使膀胱过度膨胀失去收缩力。

③由于会阴部伤口及尿道周围组织的损伤，排尿会引起疼痛，刺激尿道括约肌发生痉挛，加之产妇因怕痛而不敢用力排尿。

④产妇不习惯卧床排尿或有旁人在场，产后疲劳，情绪不佳，剖宫产后刀口疼痛等不愿意下床排尿。

⑤产前或产程中应用大剂量解痉镇静药，如妊高征应用硫酸镁等，降低膀胱张力而致尿潴留。

（二）中医学认识

中医对产后尿潴留的认识是以发病过程及临床表现为依据的，一般多将其成因分为气虚、肾虚、肝郁、血瘀。本病病位在膀胱，病理机制是膀胱气化失司。可归纳为以下4种。

1.气虚

素体虚弱，肺脾之气不足，复因产时耗气伤血，或产后忧思劳累过度，肺脾之气益虚，不能通调水道，膀胱气化不及，而致产后小便不通。

2.肾虚

元气不足，复因分娩损伤肾气，肾阳无以温煦，膀胱气化失职，水液内停以致溺不得出；若肾阴素虚，产时耗血伤津，津液枯竭，虚热移于膀胱，州都气化时常溺不得出。

3.肝郁

素体抑郁，或产后情志不舒，肝失疏泄，气机阻滞，亦可导致膀胱气化不利，而致产后小便不通。

4.血瘀

难产或滞产，膀胱受压过久，气血运行不畅，致气血瘀阻，影响膀胱气化，小便不通。

二、临床诊断

（一）辨病诊断

1.诊断要点

①多见于第二产程延长及手术产者。

②产后发生排尿困难或不能自行小便。

③腹部检查：尿量多时可于收缩的子宫前方触到膨胀的膀胱，有波动感。

2.相关检查

B超检查可见耻骨联合上膀胱区有液性暗区。

（二）辨证诊断

1.气虚型

（1）临床证候　产后小便不通，小腹胀急疼痛，或小便清白，点滴而下，神疲乏力，少气懒言，语言低弱，面色少华，舌质淡，苔薄白，脉缓弱。

（2）辨证要点　产后小便不通，小腹胀痛，伴神疲乏力，舌淡苔白，脉缓弱。

2.肾虚型

（1）临床证候　产后小便不通，小腹

胀满而痛，或小便清白，点滴而下，腰膝酸软，畏寒肢冷，面色晦暗，精神倦怠，舌质淡，苔薄白，脉沉迟。

（2）辨证要点　产后小便不通，小腹胀痛、腰膝酸软，舌淡苔白，脉沉迟。

3.肝郁型

（1）临床证候　产后小便不通，小腹胀急疼痛，烦躁不宁，胸胁胀满，舌质淡红，舌苔薄白，脉弦细。

（2）辨证要点　产后小便不通，小腹胀痛，烦躁不宁，胸胁胀满，舌质淡红，苔白，脉弦细。

4.血瘀型

（1）临床证候　多于难产、滞产后出现小便不利，小腹胀急作痛，或淋漓不畅，尿色略浑浊带血丝，舌质淡暗，苔薄白，脉细弦或细涩。

（2）辨证要点　产后小便不利，小腹胀痛，舌质淡暗，苔薄白，脉细弦或细涩。

三、鉴别诊断

1.产后小便淋痛

产后小便淋痛表现为小便淋漓涩痛，欲出未尽，痛引腰腹，或见恶寒发热，尿常规检查可见红细胞、白细胞。而产后尿潴留无尿痛，尿常规无异常。

2.产后无尿

为胂中空虚，生成障碍，而产后尿潴留为有尿但排出困难。

四、临床治疗

（一）提高临床疗效的要素

1.谨守病机，注重补气养血，化气行水

产后尿潴留的发生主要见于生产过程延长，气血耗损较大，真气受损，致膀胱气化失常，与肺、肾关系密切。故补气养血，温阳化气行水，确为"切机之治"之上策。气血充，气化复，则小便自利。

2. 针灸治疗，疗效独特

临床验证，产后尿潴留与神经反射失常有关，而针刺可以兴奋神经反射，提高神经反射的应激性，故许多医家强调对穴位的强刺激，进针后反复进针、提针、左右旋转等来加强刺激，促进排尿。

3. 中西医结合，取长补短

产后尿潴留虽非顽症，但确实有部分患者经西医导尿、下腹热敷、注射新斯的明等治疗后，仍自主排尿困难，且持续多日，而中医药治疗，特别是经西药处理无效，持续多日的顽固性尿潴留，治疗疗效确切，且复发率低。

（二）辨病治疗

应解除产妇怕排尿引起疼痛的顾虑，不习惯卧床排尿者，应鼓励其坐起排尿或下床排尿。用温开水冲洗外阴及尿道口，听流水声，便盆内放热水熏蒸，促使尿道括约肌放松，引起排尿反射。置热水袋于下腹膀胱处，并用手指按摩、挤压、刺激和诱导膀胱收缩促进排尿。新斯的明0.5~1mg肌内注射，兴奋膀胱逼尿肌促其排尿，15分钟后观察效果。

（三）辨证治疗

1. 辨证论治

（1）气虚型

治法：补气升清，化气行水。

方药：补中益气汤加味。党参、白术、升麻、柴胡、当归、陈皮、炙甘草、黄芪、桔梗、茯苓、通草。

加减：若腰膝酸软者，加杜仲、巴戟天；若汗多烦渴者加沙参、葛根。

（2）肾虚型

治法：温肾化气行水。

方药：济生肾气丸。肉桂、附子、熟地黄、山药、山茱萸、泽泻、茯苓、牡丹皮、牛膝、车前子（包煎）。

加减：小腹下坠者，加党参、黄芪、升麻、甘草；头晕耳鸣，心悸失眠者，加当归、阿胶、菟丝子；腰痛甚者，加杜仲、续断；纳差食少，胃脘痞胀者，加白术、砂仁、木香；两胁胀痛者，加柴胡、香附。

（3）肝郁型

治法：疏肝理气，通利小便。

方药：木通散加味。木通、枳壳、槟榔、滑石、冬葵子、甘草、香附、郁金。

加减：心烦易怒、舌红、苔薄黄、脉弦数者，加黄芩、栀子、夏枯草；食少便溏者，加白术、茯苓、薏苡仁；神倦气短、小腹空坠者，加党参、黄芪、白术。

（4）血瘀型

治法：活血化瘀，通利小便。

方药：加味五苓散加琥珀、马鞭草。茯苓、猪苓、白术、泽泻、桂枝、桃仁、红花、琥珀粉（吞服）、马鞭草。

2. 外治疗法

（1）体针疗法

①气虚：治宜益气行水。取膻中、足三里、气海、阴陵泉、三阴交穴。膻中、气海施补法；足三里、阴陵泉、三阴交施平补平泻法。

②肾虚：治宜温补肾阳，化气行水。取中极、膀胱俞、肾俞、三阴交、阴陵泉穴。中极施泻法；膀胱俞、肾俞施补法；三阴交、阴陵泉施平补平泻法。

③急性尿闭：治宜通闭，利尿。取内关、水沟、秩边、水道、中极、归来穴。施泻法。

（2）灸法　取神阙、关元、中极穴，采用温和灸，点燃艾条一端，在距皮肤2~3cm处进行悬灸，每个穴位5~7分钟。适用于产后尿潴留。操作时注意控制熏灸程度，应以局部皮肤发红、无灼痛感为度，不可烫伤皮肤。适用于产后尿潴留。

（3）敷法

①中药贴敷处方：肉桂10g，桃仁、甘

遂各 15g，生葱白 20g，前 3 味打成细粉，生葱白捣烂成糊状，以姜汁加黄酒调成糊状，外敷于膀胱，用纱布覆盖，加热水袋保温，温度以患者能耐受为宜。持续 1~2 小时。

②以粗盐 500g 炒热，用布包熨下腹部；或用葱白 1.5kg，切碎炒热，纱布包起，轮流更换敷小腹或肚脐，尿即通。

（4）敷脐疗法 四季葱 1 大把，肉桂粉酌量。将上两味药捣烂敷于脐下关元穴，每日数次，至小便畅通止。适用于产后尿潴留。

（5）熏洗疗法 荆芥、紫苏、艾叶各 15g，香葱 5 根，煎汤熏洗。适用于产后尿潴留。

（6）开塞露疗法 开塞露 2 支 40ml，常规肛门挤入，控制 15~20 分钟，再行排尿，即能顺利排出膀胱内潴留尿液，一次成功，此法应用了开塞露刺激直肠黏膜，使肠蠕动加快，而反射性刺激膀胱肌壁，使膀胱逼尿肌收缩而引起排尿。

（7）推拿疗法

①气虚：治宜升清降浊，化气利水。取脾俞、肾俞、关元、中极、足三里、三阴交、阴陵泉穴。患者坐位，双手拇指点按脾俞、肾俞。患者仰卧位，施用推脾运胃法、运运颤颤法，点按关元、中极；施用提拿三阴法，点按足三里、三阴交、阴陵泉。

②肾虚：治宜温阳益气，补肾利尿。取肾俞、脾俞、命门、关元、中极、足三里、太溪穴。患者坐位，双手拇指点按肾俞、脾俞，施横搓命门法。患者仰卧位，施用运运颤颤法、点按关元、中极；施用提拿足三阴法，点按足三里、太溪。

③气滞：治宜疏肝解郁，通利小便。取肝俞、膀胱俞、中极、行间、太冲、曲泉穴。患者坐位，双手拇指点按肝俞、膀胱俞。患者仰卧位，施用疏胁开胸顺气法，

点按中极；施用提拿足三阴法，点按行间、太冲、曲泉。

（8）瓜蒌坐浴 瓜蒌适量，水煎，坐浴，每日 1~2 次。适用于产后尿潴留。

（9）耳压法 取肾、膀胱、输尿管、三焦穴。用王不留行按压上述穴位上。适用于产后尿潴留。

（10）热熨法 用艾盐包热熨气海、关元、中极诸穴，是以敷换针，通过热熨腧穴，利用热力的温通作用引药物经腧穴深入肌腠内，循经运行，内到脏腑，以温煦气化，津液输布而达到舒缓膀胱括约肌、促进膀胱气化和温通利尿的作用，是药物、腧穴与温热三方作用的有效结合。适用于产后尿潴留。

3. 单方验方

①补气通脬饮：黄芪 20g，麦冬 15g，通草 10g。水煎服，用于产后尿潴留气虚型。

②桂车汤：肉桂末 1.2g（吞），车前子 15g（包）；生黄芪 12g，冬葵子 9g，水煎服，每日 1 剂。适用于产后尿潴留。

③三末饮：琥珀 1.5~4g，肉桂 1~2g，沉香 1~2g。以上三味研末调服。适用于产后尿潴留。

④通潴汤：知母、黄柏、茯苓、泽泻、车前子（包）、大腹皮、怀牛膝各 10g，肉桂 5g，益母草 15g。每日 1 剂，水煎至 120ml，每 4~6 小时服 1 次，空腹服用。一般服 1~3 剂即愈。适用于产后尿潴留。

⑤加减黄芪桂枝五物汤：黄芪 30g，桂枝、当归、炒白芍、茯苓、桔梗、通草各 10g，生姜 6g，炙甘草 5g，每日 1 剂，水煎 2 次，取 400ml，分 3 次服。适用于产后尿潴留。

（四）医家诊疗经验

1. 林芬

林芬认为产后尿潴留多由妇人分娩时产伤，努挣或出血过多，导致伤气失血，

气随血耗，以致气虚不运，气化无权，产后又多伴有血瘀，又应活血化瘀。用健脾益气利水法治疗产后尿潴留。基本方：黄芪30g，党参20g，白术15g，茯苓15g，通草10g，桂枝10g，桔梗10g，桃仁12g。腹痛甚拒按，恶露不下者加益母草；小腹胀满者加乌药，恶寒发热者加紫苏；阳虚者加制附子、肉桂；消化不良者加鸡内金；大便不通者加肉苁蓉；自汗盗汗者小麦、大枣；小便黄加白茅根、蒲公英。

2. 王剑

王剑用头针治疗产后尿潴留，依据《头皮针穴名标准化国际方案》，取顶中线及额旁3线，定位如下。顶中线：患者取仰卧位或正坐位，于头顶部取从督脉百会穴到至前顶穴，长度为1.5寸，只有1条线。额旁3线：患者体位同上，于头前部的胃经头维穴内侧0.75寸起向下引一直线，长为1寸，左右各有1条线。操作：头皮常规消毒，选取28号2寸毫针，针身与头皮呈30°夹角，快速将针刺入皮下，当针尖到帽状腱膜下层时，指下阻力减小，有落空感，这时将针身与头皮平行继续捻转进针，顶中线刺入1.5寸，额旁3线刺入1寸，针刺入到位后行均匀的捻转手法，切不可行提插手法，待得气后，留针25分钟。

五、预后转归

产后尿潴留是产后常见现象，若不及时处理，可因膀胱过度膨胀影响子宫收缩引起产后出血或造成膀胱破裂。

六、预防调护

（一）预防

产前注意在整个产程中避免膀胱积尿和过度膨胀，不使产程过长，减少胎头对膀胱的压迫；会阴切开缝合松紧度适宜，减少伤口疼痛；产后及时帮助产妇排尿，消除恐惧心理。产后6~8小时不能自行排尿者，应检查有无膀胱充盈，先行鼓励自尿，如改变体位，帮助坐起，或用无菌温热生理盐水冲洗外阴，诱导膀胱收缩。

（二）食疗

1. 黄芪鲤鱼汤

生黄芪60g，大鲤鱼一条，共煮熟，吃肉喝汤。1日分数次服用。用于产后尿潴留。

2. 蝉蜕汤

蝉蜕（去头足）9g，加水500~600ml，煎至400ml，去渣加红糖适量，1次服完。服后5个小时仍不排尿，可再服1剂。用于产后尿潴留。

3. 向日葵猪肉汤

向日葵髓心30g，猪瘦肉100g。向日葵髓心，猪肉分别洗净，猪肉切成块，与向日葵髓心同入砂锅，加水炖制，至肉烂时，去向日葵髓心不用，吃肉喝汤。用于产后尿潴留。

七、专方选要

1. 通关利尿汤

药物组成：黄芪30g，白术10g，当归20g，川芎10g，熟地黄20g，白芍10g，柴胡10g，香附10g，茯苓10g，肉桂6g，益母草30g，车前子10g，木香10g。水煎，每日1剂，早晚分服。方中黄芪、白术、当归、川芎、熟地黄、肉桂益气养血，补肾温阳以助膀胱气化；白芍、柴胡、香附养肝疏肝，增强肝之疏泄功能；木香、茯苓、车前子、益母草，行气利尿；诸药合用，共奏通关利尿之功。[张庆杰. 中国自然医学杂志，2005，7（2）：134.]

2. 益气导溺汤

处方组成：党参12g，白术12g，扁豆

10g，茯苓 12g，桂枝 10g，炙升麻 10g，桔梗 10g，通草 12g，乌药 10g。出现症状时即服 1 剂，水煎，每次服 250ml，每天 2 次。针对发病原因与病机，益气导溺汤补气升陷，通阳利尿，疗效显著。[邵桃. 河南中医，2006，26（3）：38.]

3. 益母生化汤

据"六腑以通为用"之训，立活血祛瘀、益气利尿之法，以益母生化汤治疗。基本方：益母草、太子参各 20g，桃仁 8g，当归、赤芍、牛膝各 10g，黄芪 15g，紫苏叶 6g，香附 5g。辨证加减：气血亏虚，中气下陷者重用太子参、黄芪，加白术；湿热盛发热、尿痛者加金银花、蒲公英；肾阴阳两虚者加桑寄生、杜仲；膀胱气化失常者加桂枝。方中益母草、当归、桃仁、赤芍活血祛瘀；太子参、黄芪益气健脾；香附行气；泽泻、紫苏叶利湿；牛膝活血祛瘀利水。全方补而不燥，攻而不散，利水不伤脏腑。[何翰忠. 新中医，2007，39（4）：64-65.]

4. 参芪五苓汤

黄芪 30g，党参 15g，当归 10g，泽泻 12g，茯苓 15g，猪苓 15g，白术 12g，桂枝 5g，甘草 5g。加减：脾肾阳虚者去桂枝改用肉桂 3g，以温阳利水；肾虚有习惯流产者加杜仲 12g，以补肾安胎；气虚者原方黄芪 30g 改用炙黄芪 30g，以加强补气固表升阳之功；血虚者重用当归 20g。适用于产后癃闭及孕妇症见小便不爽或闭尿者。[谭广兴. 广西中医药，2008，31（6）：36.]

5. 益气通溺汤

党参 20g，黄芪 20g，桔梗 10g，当归 10g，熟地黄 10g，茯苓 10g，桂枝 6g，益智仁 10g，益母草 20g；临症加减：血虚者加阿胶 2g，白芍 10g，腹胀急不适者加枳壳 6g，乌药 10g，便秘者加火麻仁 10g。[陈冬梅. 中国实验方剂学杂志，2011，17（18）：304.]

主要参考文献

[1] 马秋丽. 产后尿潴留的原因分析及护理 [J]. 中国医药指南，2018，16（3）：289.

[2] 姜丽杰，蔺莉. 产后尿潴留的研究进展 [J]. 中国妇产科临床杂志，2018，19（4）：372-374.

[3] 陈萍虞. 探讨中药足浴联合开塞露治疗产后尿潴留的治疗效果与护理措施 [J]. 智慧健康，2019，5（5）：69-70.

[4] 赵俊梅. 补中益气汤加减产后尿潴留 80 例 [J]. 中国中医药现代远程教育，2014，12（7）：52.

第四节　急性乳腺炎

急性乳腺炎是乳腺急性化脓性感染疾病。绝大多数发生于哺乳期的产妇，其中尤以初产妇为多见，往往发生于产后 3~4 周。据文献报道急性乳腺炎初产妇患病占 50%，初产妇与经产妇发病率之比为 2.4：1。

急性乳腺炎临床多见患乳红肿热痛，甚至化脓溃烂，伴发热、恶寒等全身症状。

中医学虽无急性乳腺炎的病名，但按其临床表现，可归属"乳痈"的范畴。

一、病因病机

（一）西医学认识

1. 乳汁郁积

由于初产妇哺乳时经验不足，哺乳后乳房未排空，多余的乳汁积聚在乳腺小叶中，形成乳块，有利于细菌生长与繁殖。初产妇乳汁中又含有较多的脱落上皮细胞，易导致乳腺管阻塞，使乳汁淤积加重，促使急性炎症的发生。另外，初产妇如果发生乳头皲裂，哺乳时会引起剧烈疼痛，或扁平乳头、乳头内陷等，均影响产妇的充分哺乳，造成乳汁郁积。

2. 细菌入侵

引起急性乳腺炎的细菌，绝大多数是金黄色葡萄球菌，链球菌比较少见，细菌入侵可有3种途径：①细菌由乳头破损处侵入，沿淋巴管蔓延至皮下或腺叶间的脂肪和结缔组织引起蜂窝织炎。②细菌由乳腺管开口侵入乳腺小叶，在淤积的乳汁中生长繁殖，可引起乳腺小叶的感染，或婴儿有鼻咽部感染，哺乳时细菌直接沿乳腺管侵入。③产妇身体其他部位的感染，细菌经血液循环至乳腺内，亦可引起乳腺炎。

（二）中医学认识

急性乳腺炎的发生，多因产后乳汁淤积，化热酿脓，或肝郁胃热，气滞血壅而成。

1. 乳汁淤积渐致乳痈

乳头破损，畸形和内陷，哺乳时剧痛，影响哺乳；亦有因乳汁多而婴儿不能吸空，均可致乳汁淤积，乳络不畅，日久败乳蓄积，化热酿脓，甚而破溃。

2. 肝郁胃热而致乳痈

依据经脉循行分布，乳头属足厥阴肝经，乳房属足阳明胃经，若肝气郁结，胃热蕴滞，以致经络阻塞，气滞血壅，邪热蕴结而成肿块，热盛内腐而成脓。

二、临床诊断

（一）辨病诊断

1. 诊断要点

（1）乳腺炎前期 即乳汁淤积期。产妇可出现畏寒、发热、乳房肿胀疼痛等症状。乳房内有界限不清的肿块，触痛明显，表面皮肤微红，或尚无颜色改变。乳房肿块主要是乳汁郁积、淋巴和静脉回流不畅所致。若能及时治疗，多能消散。

（2）蜂窝织炎期 出现寒战、高热、乳腺疼痛加重，呈跳痛性。乳房局部皮肤红肿发热，有明显肿块、质硬、压痛，表面皮肤静脉扩张，腋下淋巴结肿大和压痛。查血白细胞明显升高。感染严重时，可以引起败血症。

（3）脓肿形成期 炎症逐渐局限可形成单房或多房性脓肿，部位或深或浅，甚至可以在先后不同的时期形成几个脓肿，使病程迁延。脓肿浅表的，可以向体表或经乳腺管从乳头排出脓液。检查时乳腺局限肿块有波动感。深部脓肿早期不易发现，若不及时切开引流，则慢慢向体表破溃，导致广泛地组织坏死，也可以向乳腺管的疏松结缔组织内破溃，在乳腺和胸大肌之间形成乳腺后脓肿。少数患者脓肿切开引流或自行破溃后，形成乳瘘或脓瘘，长期不愈合。

2. 相关检查

（1）血常规检查 白细胞明显升高，有核左移现象。

（2）乳腺红外线透光检查 血管充血，局部有炎症浸润阴影。

（3）B超检查 脓肿部位较深时，B超检查可明确其大小、位置、单房或多房等情况。

（4）穿刺 病变部位较深者穿刺抽脓，以确定脓肿的位置。

（二）辨证诊断

1. 肝经郁热型

（1）临床证候 乳房肿胀疼痛，结块或有或无，皮色不变或微红，排乳不畅，伴身发寒热，头痛身痛，胸闷恶心，食少，便秘，溲黄，舌红，苔黄，脉弦数或浮数。

（2）辨证要点 乳房肿胀疼痛，身热，舌红，苔黄，脉弦数或浮数。

2. 胃热壅滞型

（1）临床证候 乳房肿痛加重，肿块增大，皮肤局部焮热，按之有跳痛剧烈感，或硬块中心渐软，按之应指，憎寒壮热，烦躁不安，口苦咽干，便秘，或切开排脓后或破溃后仍肿痛发热脓出不畅，舌苔黄腻，脉弦数。

（2）辨证要点　乳房肿块，红、热、痛，按之跳痛明显，憎寒壮热，或切开排脓后或肿溃脓破后，仍肿痛发热，脓出不畅，苔黄腻，脉弦数。

3. 气血两亏型

（1）临床证候　乳痈脓成，破溃日久，排出不畅，低热起伏，疮口不收，脓汁清稀，淋漓不尽，日久不愈，甚至形成乳瘘，面色少华，困倦乏力，舌淡或暗红，苔薄，脉沉缓无力。

（2）辨证要点　乳痈虽溃，但脓汁清稀，排出不畅，久不收口，低热起伏，面白乏力，脉沉缓无力。

三、鉴别诊断

（一）西医鉴别诊断

1. 炎性乳腺癌

好发于年轻女性，多见于妊娠期或哺乳期，局部症状明显，皮肤红肿热痛，但无明显肿块，患侧腋窝常出现转移性肿大的淋巴结，病变可迅速波及对侧乳房，全身炎症反应轻，抗炎治疗无效；细胞学病理检查可见癌细胞，病情严重，发展快，甚则数月内死亡。

2. 乳腺导管扩张症

多有先天性乳头凹陷畸形，主要表现为乳房红肿热痛，乳头溢液、内陷，乳房肿块与皮肤粘连，溃破后愈合不良或愈而复发，形成通往乳房皮肤的瘘管。抗炎治疗无效，乳腺导管造影示乳腺导管扩张，乳头或乳晕下触到增粗的导管。

（二）中医鉴别诊断

急性乳腺炎应与乳核、乳痰、乳岩相鉴别。

1. 乳核

乳房结块形如丸卵，边界清楚，表面光滑，推之活动，但无寒热，皮色不变，一般无疼痛或轻微疼痛，与月经无关，发展缓慢，一般不溃脓。

2. 乳痰

初起乳中结核，形如梅李，推之可动，质硬不坚，皮色如常，触之不痛，边界不清。不治疗，肿块可增大，与皮肤粘连，推之不动、溃后多形成瘘管，常伴有阴虚内热的症状。

3. 粉刺性乳痈

多发于非哺乳及非妊娠期，大部分患者伴有先天性乳头内陷畸形，乳头常有白色脂质样分泌物溢出。初起肿块多位于乳晕，红肿热痛轻，溃破后脓液中夹有粉渣样物质，不易收口，反复发作，形成乳漏，全身症状亦轻。

四、临床治疗

（一）提高临床疗效的要素

1. 内外结合，双管齐下

中药内服治疗本病取得了非常显著的效果，外用药物局部作用直达病所，恰到好处地发挥作用，故在注重内服药物治疗的同时，还应注重外治疗法的应用，把二者有机地结合起来，协同发挥治疗作用。

2. 中西合璧，缩短病程

中西医结合可取长补短，缩短病程，提高临床疗效。

（二）辨病治疗

1. 乳汁淤积期

用三角巾或乳罩将乳房托起，可以继续哺乳；局部冷敷减少乳汁分泌。

2. 炎症明显期

应停止哺乳，但须用吸奶器将乳房吸空，局部湿热敷或理疗，使炎症消散或局限化。

3. 全身应用抗生素

急性炎症早期脓肿未形成时，应用抗生素可获得良好的疗效。选用本地区对金黄色葡萄球菌敏感的抗生素，如青霉素或头孢菌素。对青霉素过敏者可选用红霉素。治疗后症状不缓解或有脓液形成者，可根据细菌药敏试验结果选用抗生素。不能过早停用抗生素，一般治疗应持续 10 天左右。四环素、氨基糖苷类抗生素、磺胺类、甲硝唑可经乳汁分泌，应避免使用。

4. 手术治疗

适用于脓肿已形成者，较小脓肿可局部穿刺，抽脓，注入抗生素，每日 1 次，至无积脓时为止。脓肿较大者或穿刺抽脓效果不好者，应行切开引流。深部脓肿波动感不明显，在压痛最明显处用较粗大的针头试行穿刺，以明确脓肿位置再行切开。脓肿的位置决定切开引流的方式。乳晕部位者多表浅，局麻下沿乳晕与皮肤的交界线做弧形切口，切开皮肤后行钝、锐性分离，注意勿伤及乳腺管。较深者在浅度全麻下，于波动最明显、压痛最甚处，以乳头为中心行辐射状切口。注意切口要足够长，以保证引流通畅。脓肿较大时宜在最底部做切口，以便对口引流。乳腺深部或乳腺后脓肿在乳腺的下缘行弧形切口，在乳腺和胸肌筋膜间行分离，将乳房上翻后切口脓肿，但肥胖及乳腺下垂者不宜。

5. 抑制泌乳

非常规处理，仅适用于感染严重或乳腺脓肿引流后形成乳瘘者。①苯甲酸雌二醇 4mg/d，肌内注射，3~5 天。②己烯雌酚 5mg，口服，每天 3 次，5~7 天。③维生素 B_6 200mg，口服，每天 3 次，5~7 天。④芒硝外敷。⑤生、炒麦芽代茶饮。⑥针刺足临泣、悬钟等穴，两侧交替。⑦对乳汁大量分泌者，用溴隐亭 2.5mg，口服，每天 2 次与食物共服，服 14 天。

（三）辨证治疗

1. 辨证论治

（1）肝经郁热型

治法：疏肝理气，清热解郁。

方药：瓜蒌牛蒡汤加减。瓜蒌仁、牛蒡子、连翘、天花粉、皂角刺、金银花、青皮、黄芩、栀子、柴胡、甘草。

加减：乳汁壅滞者，加漏芦、王不留行、路路通；乳房红肿痛甚者，加丹参、赤芍、穿山甲；壮热不退者，加生石膏、知母、生地黄；胸闷呕恶者，加川楝子、竹茹、藿香；不需哺乳者，加生山楂、生麦芽、神曲。

（2）胃热壅滞型

治法：清热解毒，散结排脓。

方药：托里透脓汤加减。人参、白术、穿山甲、白芷、升麻、甘草、当归、生黄芪、皂角刺、青皮。

加减：热象明显者，加蒲公英、败酱草；高热者加知母、石膏；便秘者加大黄。

（3）气血两亏型

治法：补气养血、祛腐生肌。

方药：十全大补汤加减。黄芪、白芍、当归、川芎、人参、白术、茯苓、熟地黄、肉桂、炙甘草。

加减：久溃不愈者重用黄芪。

2. 外治疗法

（1）外敷疗法

①可用冰袋或毛巾湿敷，以减少乳汁分泌，若肿块明显而皮色未变者，应热敷。适用于急性乳腺炎。

②用金黄散、玉露散、双柏散，加水、蜜调制外敷。适用于急性乳腺炎。

③用 50% 硫酸镁溶液外敷，每次 20~30 分钟，每日 3~4 次。适用于急性乳腺炎。

④用仙人掌去刺捣烂煨热敷患处。适用于急性乳腺炎。

⑤芒硝 20g，溶于 100ml 开水中，以厚

纱布或药棉蘸药液，热敷患处，每日 3 次，每次 20~30 分钟。适用于急性乳腺炎。

⑥苦黄膏外敷：苦叶苗 30g，黄芩 10g，黄柏 10g，大黄 10g，乳香、没药各 6g，冰片 4g。上药研末过筛，混合均匀，用凡士林调成膏。用时摊纱布上，敷于乳房肿块处，每日 1~2 次。适用于急性乳腺炎。

（2）按摩疗法　先在患者乳房表面涂少量凡士林，用手指从乳房四周边缘向乳头方向做放射状疏通。①操作者与患者面对面坐，用双手指掌面紧贴乳房皮肤，由乳房基底部至乳晕、乳头部做单方向均匀按摩，乳房四个象限重复 15 次以上，然后用手牵住乳头，向外挤乳，使淤积的乳汁呈线状射出，但不要用力过猛或旋转挤压。②患者坐位，操作者站在患者背后，以双手托住乳房，左右拇指挤压内外上象限，左右四指及掌面按摩挤压内外下象限，按摩 15 次以上，然后由乳房边缘向乳晕挤压，使阻塞及乳房下部乳汁或脓液排出。适用于急性乳腺炎。

（3）葱熏疗法　大葱适量剥皮，切成长 3cm 之葱段 6~10 节，放瓷杯内加水煮沸，趁热熏乳房 15~20 分钟，乳房周围可用毛巾围住，以防热气外散，一般 1~2 次即见效。适用于急性乳腺炎。

（4）塞鼻疗法　适用于乳痈初起者。取生半夏半粒，白芥子 5 粒，王不留行 15粒，生姜少许，捣烂。用两层纱布包成椭圆形，塞入患乳对侧鼻孔，每天 1 次，每次 2~3 小时。一般 1 天内症状减轻，3~5 天可愈。若两侧乳房同病，则双侧鼻孔转换塞之为宜。适用于急性乳腺炎初起者。

（5）针刺疗法　初起可针刺少泽、天宗、合谷穴，强刺激，留针 15 分钟，每日 1 次。或取穴肩井、膻中、足三里、列缺、膈俞、血海等，泻法，留针 15~20 分钟，每日 1 次。适用于急性乳腺炎。

（6）用微波照射结合中药热敷　消痈汤（蒲公英 30g，漏芦 20g，王不留行 30g，路路通 30g，通草 20g，甘草 50g）。操作方法：采用外科微波治疗仪，用圆形照射探头对乳房病灶区垂直照射，距离 5~10cm，温度以患者感局部温热而不烫为度，每次 20 分钟，每天 1 次。适用于急性乳腺炎。

（7）空针吸乳法　空针吸乳法，即用 10ml 空针管一副，拔出针栓，将空针套扣在乳头上，另一端用 1.5cm 长的细胶管连接于 50ml 空针上即可抽吸。抽吸的同时用手顺乳头的方向推按淤积的肿块，乳汁吸入空针中后拔下胶管推出，再反复抽吸，直至抽尽为止。适用于急性乳腺炎。

（8）刺脓拔罐法　操作方法：局部常规消毒，拟行针处作局部麻醉，以消毒之三棱针直刺脓腔中央，可见脓液随针眼流出，继之以闪罐法拔罐于针眼处，约 10 分钟后取下火罐，以手按压脓腔，使脓液向针眼处集中，再次拔罐，当日可重复 3 次，必要时可在一个脓腔的不同部位行 2~3 次。整个操作完毕后，针口再次消毒，并敷以无菌纱布，隔 1~2 天可再次行此治疗术。适用于成脓期乳痈。

3. 单方验方

①鹿角地丁汤：煅鹿角（先煎）10g，紫花地丁 20g，穿山甲（先煎）6g，黄芩、郁金、王不留行、生甘草各 8g，金银花、连翘、当归、赤芍、山栀子、香附、漏芦各 9g。寒热交作者加防风、荆芥各 6g；局部红肿甚剧者加川黄连 3g；坚硬较剧者加柴胡 6g，皂角刺 8g；乳汁过多过稠者加木通 5g，橘叶 10g。水煎服，每日 1 剂，一般连服 3~7 剂。适用于急性乳腺炎初、中期。

②升麻膏：升麻 150g，黄丹 150g，菜油 560g。将升麻砸碎，放油中浸泡 2 天，倒入锅内煎熬，待升麻变色，去渣，入黄丹，武火熬至滴水成珠，入冷水中牵拉数 10 次，去水再熬开，离火退热，入瓷罐中备用。敷用时，先将患处用生理盐水洗干

净，然后贴上此膏药，1 天 1 换。适用于急性乳腺炎化脓感染。

③蜂房银花汤：蜂房 6g，金银花藤（鲜品）60g，丝瓜络 15g。每日 1 剂，水煎 2 次，第一次煎液分 3 次内服，第二次煎液反复热敷，搓洗患处。寒热往来显著者，加山芝麻 15g；胀痛者，加陈皮 5g。主治急性乳腺炎早期。

（四）医家诊疗经验

1. 王渭川

王渭川治疗乳痈初起用川楝子、蒲公英、紫花地丁、金银花、牡丹皮、栀子、黄芩、连翘、山楂、神曲等药物配伍应用，水煎服。并配以外治法，选用鲜蒲公英、紫花地丁、马齿苋、木芙蓉叶、忍冬藤等药物，捣烂外敷，收到较好的疗效。他认为此类药物皆有清热解毒功能，适用于火热炽盛引起的乳痈初起之病。

2. 哈荔田

哈荔田用外敷药治疗乳痈收到一定的疗效，可以作为辅助的治疗方法。方为蒲公英、紫花地丁各 15g，野菊花、生大黄各 9g，用于乳房红肿热痛尚未破溃时。煎汤乘热渍溻患处。对乳痈初起有硬结者可起到一定的作用。

3. 张子惠

张子惠认为急性乳腺炎属中医"乳痈"，发于产前者，为"内吹乳痈"，发于产后者，为"外吹乳痈"，一般多发于初产妇，产后哺乳期，其病因病机多由肝郁、胃热循经入乳，致乳络不通、乳汁壅滞，郁结不解，凝聚为患。故治本病之关键，在于疏肝清胃、通乳散结，采用治乳便用方。药为蒲公英 60~100g，连须葱白 10 枚，白酒 60ml，加水 100ml，同煎数沸，取药液 600ml，分 2 次温服。

4. 陈会武

陈会武治疗急性乳腺炎用清热通络散

结汤，药物组成：黄芩、赤芍、丝瓜络、瓜蒌各 15g，蒲公英 20g，柴胡 12g，青皮、陈皮、王不留行、连翘各 10g，浙贝母、皂角刺各 8g，3 剂为 1 个疗程。内服中药同时外敷芙蓉膏，每日换药 1 次，至肿块消散为止。芙蓉膏药物组成：芙蓉叶 400g，山慈菇、大黄、黄芩各 150g，青黛、菊花、白及、白芷、寒水石各 100g，赤小豆、赤芍、制香附、黄柏、甘草各 50g，上药共研极细末，以 2 份药散合 8 份凡士林调匀成膏，内外合法取得满意疗效。

五、预后转归

一般患者如能及时就诊，及早诊断，积极处理，均能痊愈。极少数患者可并发败血症致病情严重。

六、预防调护

（一）预防

①有乳头皲裂者，应及时施治，可用蛋黄油或白玉膏外搽。乳头凹陷者，应在妊娠期采用牵拉、抽吸等方法，及时纠正，不要延误至哺乳期。

②保持乳头清洁卫生，注意哺乳婴儿口腔卫生，不应让婴儿含乳睡觉。每次哺乳时，要使乳汁吸尽，排空，以防乳汁淤积。

③断奶时先减少哺乳次数，然后再行断奶，同时煎服麦芽、山楂，以回奶。

④哺乳期乳痈，在未成脓时及破溃后，宜用吸乳器充分吸出乳汁；或令成人吸出，或自行挤出。

（二）食疗

1. 大飞扬煲豆腐

大飞扬草 30g（鲜品 60g），豆腐 2 块。同放煲内加水两碗半，煮后加食盐少许调味，饮汤食豆腐。连服数次。有清热解毒，通络消肿之功，适用于乳腺炎初期。

2. 岗梅根煲鸭蛋

岗梅根 50g，青皮鸭蛋 1 个。同放煲内，加水 2 碗煎至蛋熟后，蛋去壳再煎 15 分钟，去岗梅根，饮汤食蛋。每日 1 剂，连服 3~5 天。有清热解毒，通络消肿之功，适用于乳腺炎初期。

3. 蒲公英糖水

蒲公英 50g，蜂房 10g，紫花地丁 15g，白糖适量。上药先煲，去渣取汁，加入白糖饮服。每日 1 次，连服数天。有清热解毒，通乳透脓之效，适用于乳腺炎成脓期。

4. 油菜汤

油菜适量，洗净放煲内，加水适量煲汤饮服。每日 3 次，连服 3~5 天。有清热解毒，通乳透脓之效，适用于乳腺炎成脓期。

5. 黄芪炖乳鸽

黄芪 30g，枸杞子 15g，乳鸽 1 只。将乳鸽宰好去内脏，与药放炖盅内，加水适量，隔水炖熟，饮汤食肉，连服 3~5 次。功能补气益血，兼清余毒，适用于乳腺炎破溃期。

6. 虾壳粉

生虾壳适量。将虾壳洗净，放新瓦上文火焙干研细末，每天早晚服 6g，以开水送服。连服数天，治乳痈破溃后久不愈合。

七、专方选要

1. 瓜蒌消痈汤

瓜蒌 20g，青皮 10g，当归 10g，柴胡 10g，黄芩 10g，王不留行 10g，蒲公英 30g，炒穿山甲 10g，皂角刺 10g。发热头痛者加牛蒡子、连翘，以疏表邪通营卫；乳汁壅滞明显者加漏芦，以通窍下乳；口渴者加麦冬、天花粉，以养津止渴；久治未愈切开者宜加黄芪、党参；其他兼症随证加减化裁治疗。方中瓜蒌、黄芩清热散郁；蒲公英解毒消痈，为治痈第一良药；穿山甲、皂角刺化瘀消痈，通窍下乳，直达病

所，使肿块未成脓者消，脓已成者畅；青皮、当归理气化滞，调畅气血；柴胡疏肝解郁散热，引药入经；王不留行入肝胃二经，清热解毒并通乳散结。临床以此方为基础，灵活加减应用，多可获得满意疗效。[李政. 四川中医，2005，23（1）：78.]

2. 加味瓜蒌牛蒡汤

基本组成：瓜蒌 15g，牛蒡子 12g，柴胡 9g，青皮 9g，蒲公英 15g，丝瓜络 15g，橘核 15g。发热、恶寒、头痛者，加金银花 15g、连翘 15g；乳房胀痛明显者，加乳香 6g、没药 6g；肿块形成、皮色无发红者，加鹿角霜 10g；肿块较硬韧，加浙贝母 12g、莪术 12g；乳汁壅滞明显者，加路路通 15g、通草 15g；乳汁量多者，加山楂 15g、麦芽 30g；口渴者，加芦根 15g、天花粉 15g。具有疏肝解表、消肿通乳之功，适用于肝郁气滞型急性乳腺炎。[何虹. 实用中西医结合临床，2006，6（4）：48.]

3. 蒲公英地丁汤

基本组成：蒲公英、薏苡仁各 30g，紫花地丁、王不留行各 15g，青皮、生甘草各 6g，天花粉 20g，穿山甲（先煎）、丝瓜络、路路通、漏芦、皂角刺各 12g，瓜蒌 10g。发热者加金银花 12g，三叶青 10g；大便干结加天冬、麦冬各 12g。诸药合用，共奏行气消滞、通乳消痈之功。[赵筱丽. 浙江中医杂志，2008，43（10）：586.]

4. 通乳散结汤

全瓜蒌 20g，牡丹皮 15g，赤芍 15g，浙贝母 15g，青皮 15g，香附 10g，木通 5g，穿山甲 10g，王不留行 20g，甘草 5g。水煎 3 次，每日 3 次。乳房红肿热痛明显者加用紫花地丁、蒲公英、天花粉，大便干结不通者加生大黄，结块坚硬，久积不消者，重用牡丹皮、赤芍、浙贝母、穿山甲。[罗孝全. 云南中医中药杂志，2014，35（8）：51.]

5. 瓜蒌连翘汤组成

全瓜蒌 15g，连翘 30g，漏芦 10g，荷

叶 15g，桔梗 10g，皂角刺 15g，赤芍 15g，通草 6g，浙贝母 15g，丝瓜络 15g，生甘草 6g。热重者，加生石膏 20g；乳汁不通者，加路路通 15g、王不留行 15g；恶露较多者，加当归 5g、益母草 20g；气虚明显者，加黄芪 15g；血虚者，加鹿角霜少量。每次 1 剂，每日 2 次，口服。全方主要以通乳络、去乳积、清虚热、散郁结、补气血来达到治疗目的。[王艳阳. 中医研究，2014，27（4）：46.]

主要参考文献

[1] 李幸运. 瓜蒌牛蒡汤加减联合芒硝外敷治疗急性乳腺炎郁滞期的临床观察 [J]. 中国现代药物应用，2014，8（11）：30.

[2] 李兰荣，张迎春，姜朵生. 腕踝针并悬灸治疗急性乳腺炎初期临床观察 [J]. 中国中医急症，2014，23（7）：1320.

[3] 曲惠珍，吕少鹏. 局部围刺泻法配合微波治疗急性乳腺炎 136 例临床观察 [J]. 中国民康医学，2014，26（11）：95.

[4] 杨洁. 药物联合五步推拿及动力治疗仪治疗急性乳腺炎的研究 [J]. 中国医药指南，2013，11（12）：318-319.

[5] 彭锦芳. 微波加中药热敷治疗 80 例急性乳腺炎临床观察 [J]. 中国民族民间医药，2013，11（35）：36.

[6] 王敏. 中医治疗哺乳期急性乳腺炎 52 例疗效观察 [J]. 医学前沿，2014（1）：355.

[7] 罗孝全. 自拟通乳散结汤治疗急性乳腺炎 80 例疗效观察 [J]. 云南中医中药杂志，2014，35（8）：51.

[8] 王艳阳. 瓜蒌连翘汤联合针刺治疗早期急性乳腺炎 60 例 [J]. 中医研究，2014，27（4）：46.

[9] 薛采灵，马军梅，李成林，等. 产妇产褥期乳房护理对产后乳腺炎的预防效果分析 [J]. 山西医药杂志，2018，47（5）：600-602.

第五节　产后缺乳

产后缺乳也称产后乳汁缺乏。乳汁缺乏与否是根据乳汁的分泌量是否足够喂养婴儿为标准。本病的发生有如下特点。产后开始哺乳时即觉乳房不胀，乳汁稀少，以后稍多但不够婴儿食用。产后哺乳开始时即无乳汁。产后哺乳正常，因高热或七情所伤乳汁骤减，不足以喂养婴儿。

根据临床表现，归属于中医学的"产后缺乳""产后乳汁不足""产后乳汁不行""产后乳无汁"等范畴。

一、病因病机

（一）西医学认识

乳汁的分泌与乳腺的发育、胎盘功能以及全身情况有密切关系。垂体功能低下或孕期胎盘功能不全（例如妊高征）时，由于促性腺激素、促肾上腺皮质激素、生长激素、雌孕激素分泌不足，影响乳腺发育，可影响产后乳汁分泌。乳汁开始分泌后，由于营养状况、精神恐惧或抑郁等可直接影响下丘脑，只是垂体催乳素分泌减少，致使乳汁分泌减少甚至不分泌。婴儿哺乳方式错误可造成乳汁分泌不足。哺乳次数不足或乳汁排空不及，导致乳汁淤积亦可影响泌乳。早吸吮是建立母子感情的重要纽带，在婴儿娩出后半小时之内即开始实行早吸吮，乳头的刺激使脑垂体分泌催产素，使乳汁分泌。

（二）中医学认识

中医学认为，妇人经血与乳，俱由脾胃所生。乳房属阳明胃经，乳头属厥阴肝经。乳汁由气血化生，来源于中焦脾胃。而乳汁的分泌能否顺利畅通，又依赖于肝气的疏泄与调节。只有脾胃强壮、气血充足、肝气条达、疏泄有度，乳汁才能正常分泌。因此缺乳的主要致病机制，有气血化源不足之虚证和肝气郁滞，乳汁运行受阻之实证两种。

（1）气血虚弱所致缺乳　多因脾胃素弱，生化之源不足，复因分娩失血过多，气随血耗，以致气血亏虚，不能化生乳汁，故而产后乳汁甚少或全无，且兼见面色少华、心悸怔忡，舌淡少苔，脉虚细等气血虚弱之征象。

（2）肝郁气滞而致缺乳　多因多抑郁或产后情志抑郁，恚怒伤肝，肝失条达，气机不畅，以致经脉涩滞，阻碍乳汁运行，因而乳汁不下或所下甚少，并兼有胸胁胀闷，情志不舒等肝郁症状。

二、临床诊断

（一）辨病诊断

临床诊断根据观察婴儿喂养、排尿及排便情况，来确定母乳是否充足。以下各项指标提示母亲乳汁是否足够。

1. 哺乳次数

出生1~2个月婴儿24小时哺乳8~10次，3个月的婴儿，24小时内哺乳次数不少于8次；哺乳时可听见婴儿吞咽声。

2. 排泄情况

每天换湿尿布6块以上，有少量多次或大量一次质软大便。

3. 睡眠

1~2个月的婴儿两次哺乳间满足并安静，3个月的婴儿在吸吮中入睡，自动放弃乳头。

4. 体重

体重每周平均增加150g，2~3个月内婴儿每周平均增加200g。

5. 神情

婴儿双眼明亮，有神，反应灵敏。母亲在哺乳前有乳房胀满感，哺乳时有射乳反射，哺乳后乳房变软。

如以上5条不能达到，应诊断产后缺乳或乳汁不足。

（二）辨证诊断

1. 气血虚弱型

（1）临床证候　产后乳少，甚或全无，乳汁清稀，乳房柔软，无胀感，面色少华，心悸怔忡，神疲食少，舌淡，少苔，脉虚细。

（2）辨证要点　产后乳少，甚或全无，面色无华，心悸怔忡，脉虚细。

2. 肝郁气滞型

（1）临床证候　产后乳汁少或全无，乳汁浓稠，乳房胀硬，胸胁胀闷，情志抑郁，或有微热，舌质正常，苔薄黄，脉弦细或弦数。

（2）辨证要点　产后乳汁涩少或全无，乳房胀硬，胸胁胀闷，情志抑郁，脉弦细。

三、临床治疗

（一）提高临床疗效的要素

1. 补养气血，调畅情志

妇人经血与乳，都由脾胃所生。乳房属阳明，乳头属厥阴，故经乳同源于脾胃，其溢泄与排出的正常，均有赖于肝气条达、疏泄有度。若肝气郁结则乳脉壅塞，可致乳不得下或下亦甚少，肝气舒则乳络通。

2. 中西医结合，扬长避短

产后乳汁不足主要是由气血亏虚不能化生乳汁或产后情志抑郁，气机不畅，以致经脉滞涩，阻碍乳汁运行，宜调理气血，通脉下乳。西医治疗本病主要采用催产素或吸奶器等方法，且仅适用于乳汁不能畅流者，而对其他原因致本病者可采用中医辨证施治，能取得满意疗效，取长补短，提高治疗效果。

3. 内外结合

在重视内服药物治疗同时，还应注重

外治疗法，把二者有机结合起来，协同发挥治疗作用，进一步提高临床疗效。

（二）辨病治疗

①产前仔细检查乳头，及时纠正平坦或内陷乳头，做好产前母乳喂养宣教，使孕妇产前树立母乳喂养的信心。

②产后严格实行早接触、早吸吮，于产后30分钟内开始哺乳，建立泌乳反射，促进乳汁早分泌。

③指导产妇正确的哺乳姿势及婴儿正确的含接姿势，婴儿含接乳头，必须包括乳晕。

④母婴同室，24小时在一起，婴儿随时需要随时哺乳，睡眠时间超过3小时应叫醒婴儿喂奶。

⑤做好乳房保健，防止乳头皲裂的发生。轻度乳头皲裂可继续哺乳，用少量乳汁涂在乳头及乳晕处，短时间暴露和干燥乳头，有抑菌和促进表皮修复的作用，亦可每次哺乳后在皲裂处涂10%复方苯甲酸酊或蓖麻油铋糊剂或抗生素软膏，下次哺乳前洗净。严重皲裂者应停止哺乳，可用乳头罩间接哺乳或吸奶器吸出乳汁后喂婴儿。

⑥纠正孕期贫血，预防产后大出血；产后加强营养。

（三）辨证治疗

1.辨证施治

（1）气血虚弱型

治法：补气养血，通脉增乳。

方药：通乳丹。人参、黄芪、当归、麦冬、通草、桔梗。

加减：若食欲不振者，加山药，以健脾和胃消胀；若头晕心悸者，加阿胶（烊化）、何首乌，以养血宁心；若便溏腹泻者，加扁豆、茯苓，以健脾渗湿。

（2）肝郁气滞型

治法：疏肝解郁，通络下乳。

方药：下乳涌泉散加减。当归、白芍、生地黄、天花粉、柴胡、青皮、漏芦、通草、白芷、穿山甲、王不留行、川芎、桔梗、甘草。

加减：若乳房胀甚者，加橘络、丝瓜络、香附；如有身热者，酌加黄芩、蒲公英。

2.外治疗法

（1）外洗疗法　三棱15g，水煎后，用布浸药液外敷乳房上，并同时熏洗乳房，每日2次，3日为1个疗程。用于产后缺乳各型。

（2）针灸治疗　①气血虚弱：治宜补益气血，生乳通络。取膻中、乳根、脾俞、足三里、少泽穴。施补法。②肝郁气滞：治宜疏肝解郁，通络下乳。取膻中、乳根、少泽、内关、太冲穴。施泻法。用于产后缺乳。

（3）推拿

①气血虚弱：治宜益气养血，通乳。取穴：膈俞、脾俞、乳根、膻中、少泽、足三里穴。患者坐位，以拇指点按膈俞、脾俞。患者仰卧位，施用晨笼解罩法，点按乳根、膻中；施用揉拿手三阳法，点按少泽；施用提拿足三阳法，点按足三里。产后缺乳。

②肝郁气滞：治宜疏肝解郁，通络下乳。取肝俞、少泽、乳根、期门穴。患者坐位，双手拇指点按肝俞；施用揉拿手三阳法，点按少泽。患者仰卧位，施用疏胁开胸顺气法，点按乳根、期门。用于治疗产后缺乳。

（4）外敷疗法　乳房有硬块者，可用鲜柑皮或陈皮煎水湿热外敷乳房；或用芙蓉花（或叶）捣烂醋调，外敷患处。功能清热下乳，用于治疗产后缺乳。

（5）木梳疗法　乳房肿痛，可用旧木梳背烘热，轻梳患处。能通络下乳。

（6）按摩疗法　运用捏、摩、摇、揉等

不同按摩手法，对双乳进行全面按摩，每日 4~5 次，每次 10 分钟左右。治疗产后乳汁不足。

（7）敷贴法 金银花根 30g，通草 20g，当归 6g，芙蓉花叶 60g。上药捣烂，敷贴于乳房肿痛部位，每日 2 次，3 天为 1 个疗程。功能清热消肿，通络下乳。

3. 单方验方

①漏芦汤：漏芦 20g，通草 20g，石钟乳 10g。米汁煎药，温服，每日 3 次，用于产后缺乳肝郁气滞型。

②钟乳散：钟乳粉研细，煎汤口服。用于血少气衰，脉络不行之乳少。

③当归补血加葱白方：黄芪 30g，当归 10g，葱白 10 根。水煎服，每日 2 次。用于产后缺乳气血虚弱型。

④催乳饮：当归、黄芪各 15g，白芷 9g，同猪脚煮熟后服食，食后俯卧，主治气血虚乳少。

⑤增乳煎：当归、党参、川芎、赤芍、生地黄、黄芪、甘草、麦冬、白芷各 18g，水煎服，每日 1 剂。适用于体虚乳少。

⑥通草鲫鱼饮：通草 3g，鲫鱼适量，将其放锅内煮，不放油盐，吃鱼喝汤。适用于体虚乳少。

⑦通乳剂：王不留行、皂角刺、熟地黄、当归各 30g，路路通、通草、穿山甲、瞿麦、天花粉各 15g，佛手、丝瓜络各 9g，桔梗、青陈皮、柴胡各 6g。水煎服，日 1 剂。适用于肝郁气滞，乳络阻塞的乳汁缺少。

（四）医家诊疗经验

1. 朱小南

朱小南认为虚证乳汁不足，除服药外，还可配合食疗。一种较简单的方法是多饮米汤，有和胃生津，充养乳汁之功，此法惠而不贵。另外，不应单纯通乳，应在调养气血之中，稍佐一两味行血通乳药。

2. 王渭川

王渭川认为对产后缺乳，甚则乳汁不行，乳房不胀，头晕耳鸣，心悸气短，舌质淡、少苔，脉虚细者，治以补气通络，方用通乳汤。药为党参 15g，生黄芪 24g，当归麦冬 9g，路路通 9g，桔梗 9g，猪蹄 2 个。可连续服用 10 天。

3. 沈月芳

沈月芳认为当今产后缺乳仍由平素膏粱厚味，妊娠过分补养，产后进食滋腻，导致中州失运，水谷精微反变湿浊成痰，壅阻乳络，从而导致缺乳，用加味二陈汤治疗，药用姜半夏 6g，陈皮、茯苓、瓜蒌、当归、紫河车、通草、王不留行、桔梗各 10g，黄芪 20g，炮穿山甲片、炙甘草各 5g。水煎服，每日 1 剂，最少服 10 剂，最多不超过 25 剂。

4. 姚慕昆

姚慕昆用生乳汤配甲氧氯普胺治疗产后缺乳取得显著疗效。生乳汤由黄芪 30g，党参、当归各 12g，穿山甲、知母、熟地黄、玄参、甘草各 9g，木通 6g 组成，每日 1 剂，水煎 2 次，早晚分服，同时口服西药甲氧氯普胺片 10mg，每日 3 次，7 天为 1 个疗程。

5. 柴广慧

柴广慧认为产后缺乳有虚有实，虚证多因脾胃素弱，生化乏源，复因分娩时失血过多，以致气血亏虚不能化为乳汁，因而乳汁甚少或全无，病属足太阴脾经、足阳明胃经经气不足。若为实证则多因产后情志抑郁，肝失条达，气机不畅，以致经脉涩滞，阻碍乳汁运行，因而乳汁不行，病属足厥阴肝经气滞。乳房为足阳明胃经所过，乳根穴在乳部，取之可疏通阳明之经气而生乳，膻中为气之会，针之可调气以催乳。虚证针补足三里，实证则泻太冲以疏肝理气。

四、预防调护

（一）预防

注意休息，增加营养，防止不良的精神刺激。对于产后用药，应持慎重态度，如消导药（麦芽、神曲等）、泻下药、麦角制剂、阿托品等，应尽量少用或不用。采用正确的哺乳方法，除母婴有特殊情况不能授乳外，不应轻易停止授乳，每次哺乳后应将多余乳汁挤尽，防止淤积。

（二）食疗

1. 猪脚黄酒汤

猪脚1只，黄油60ml。先洗净猪脚，切块，加水适量，煮至熟透后加入黄酒，即可服食。

2. 花生粥

花生50g，粳米（或大米）100g，怀山药30g。同煮成粥，油盐调味，或冰糖适量调味亦可。分次服食。

3. 山甲当归煲老母鸡

穿山甲12g，当归10g，老母鸡1只。将前两药用干净纱布包好，母鸡宰后去内脏，与上药同放锅内，加水适量，待母鸡烂熟后，去药调味，分次服食。

4. 山甲猪蹄通乳汤

穿山甲30g，丝瓜络15g，佛手10g，猪蹄筋250g。上药洗净，放砂锅内煲烂熟，加盐、姜少许调味，分次饮汤食肉，至乳多为止。

5. 猪蹄通草粥

猪蹄2只，通草5g，漏芦15g，大米100g。猪蹄洗净切块。通草、漏芦加水煎汤代水，与猪蹄、大米煲粥，粥成加葱白2根，油盐少许调味，分次服食。

6. 橘叶猪蹄汤

橘叶、青皮各10g，猪蹄1只。猪蹄洗净切块，与橘叶、青皮同放锅内，加水适量，煮至猪蹄烂熟，放少许油、盐调味，饮汤食肉。

五、专方选要

1. 通乳丹

党参15g，黄芪30g，当归12g，白术15g，麦冬12g，王不留行10g，漏芦10g，穿山甲10g，猪蹄1个。每日1剂，3天为1个疗程。[张娅如. 四川中医. 2007；25（12）：83.]

2. 产后缺乳方

黄芪30g，当归15g，白芷10g，陈皮10g，通草5g，漏芦5g，红花3g，姜炭2g，王不留行12g，川芎6g，党参10g。若见头晕、心悸、面色无华者加枸杞子10g，炒酸枣仁6g；若头晕腰酸，烦热口渴者加山茱萸10g，桑椹10g，炙鳖甲10g；若腰酸尿频，形寒肢冷者加淫羊藿9g，肉桂3g，紫河车9g；精神抑郁，胸胁作痛者加柴胡6g，青陈皮6g；若胸闷泛恶、纳呆、形体肥胖者加瓜蒌皮10g，制苍术6g，土贝母10g；若乳房胀硬焮红、痛甚结块、乳汁不行者，去姜炭、黄芪、党参，加蒲公英10g，金银花15g，白芷5g，每日1~2剂，水煎服。[周玉梅. 光明中医. 2006；21（5）：66-67.]

3. 补益通乳汤

党参10g，炙黄芪15g，白术10g，当归10g，川芎6g，穿山甲15g，王不留行15g，通草30g，陈皮6g，漏芦12g。诸药合用，全方共奏补益气血、通络下乳之功。每日1剂，水煎分2次服，每次50ml。正常产自产后第1日开始服药，剖宫产自产后第2日开始服药，连服3~5日为1个疗程。[杜凤香. 河北中医，2004，26（2）：104.]

4. 下乳汤

黄芪20g、当归15g、桔梗10g、陈皮6g、通草6g、鲫鱼1条。气血虚弱加熟地黄20g、党参15g、白术15g；肝气郁结加柴胡10g、郁金10g、王不留行10g；恶露阻滞加炮姜10g、川芎10g、桃仁10g；食积加谷芽15g、神曲10g。全方补中益气，养血通乳，补中有疏，切合病机，故取得满意效果。［李婴. 实用中西医结合临床，2007，7（3）：59.］

5. 活血通乳汤

当归、赤芍、川芎、桃仁12g，路路通、穿山甲10g，益母草、王不留行30g，太子参20g，通草、桔梗、炙甘草各6g。情志不舒，胸胁胀闷加郁金、厚朴；少腹胀痛怕冷加桂枝、炮干姜；脘腹胀，纳差加炒白术、大枣、山楂；汗出较多加浮小麦；夜寐不佳加夜交藤、炒酸枣仁；若少腹肿块消失，而泌乳仍不多者加黄芪、升麻等升补通乳之品。［鲁文珍. 山东中医杂志，2009，28（2）：100.］

6. 催乳汤

党参15g，当归15g，白术15g，柴胡15g，黄芪15g，通草20g，穿山甲15g。用猪蹄汤煎煮，每日1剂，分早晚2次服用，每次100ml。正常产者自产后第1天开始服用，剖宫产者于产后第2天开始服用。［王春香. 中国实验方剂学杂志，2011，17（7）：286.］

7. 通乳汤

当归10g，炙黄芪30g，通草6g，穿山甲6g，王不留行10g，麦冬20g，桔梗6g，猪蹄2个。肝郁者加柴胡3g，以疏肝解郁，肝经有热者加漏芦10g。将猪蹄煮烂，去猪蹄、去浮油，取猪蹄汤煎药，每日1剂，分2次口服。［李雪冬. 通乳汤治疗产后缺乳50例临床观察. 世界中西医结合杂志，2012，7（8）：691.］

8. 通肝生乳汤加减

柴胡、白术（炒）各20g，熟地黄30g，白芍（炒）、当归、麦冬、川芎、小通草各15g，甘草、远志各10g，粳米（炒）50g。疏肝理气，通络下乳，适用于肝郁气滞型产后缺乳。产后第3天开始水煎服，每日2次，4剂为1个疗程。提高了产妇血清催乳素水平，降低了雌二醇水平进而增加了产妇泌乳量。［黄廖瑜. 浙江中医杂志，2014，49（8）：588.］

主要参考文献

［1］孙白云，蔡滨，金保方，等. 中药治疗产后缺乳的药理机制探讨［J］. 现代中西医结合杂志，2017，26（5）：562-567.

［2］李雪冬. 通乳汤治疗产后缺乳50例临床观察［J］. 世界中西医结合杂志，2012，7（8）：691.

［3］黄廖瑜. 辨证治疗产后缺乳100例临床观察［J］. 浙江中医杂志，2014，49（8）：588.

第六节　产后关节痛

产后关节痛，除关节本身病变外，由于产时过度的劳累，产后未能得到良好的休息，或旧病复发，而引起关节疼痛，称产后关节痛。其临床特点如下。①治疗及时，可以痊愈，失治误治，可迁延数月、数年，导致痿痹残疾。②冬春严寒季节分娩时多见。③北方多，南方少，农村多，城市少。④本病有突发性，短时间内出现肢体酸楚疼痛、麻木、不能屈伸，甚至不能行走。

产妇在产褥期间，出现肢体或关节酸楚、疼痛、麻木、重着、肿胀者称产后关节痛，俗称"产后风"。结合本病的主要临床表现，可分别归于中医学的"产后遍身疼痛""产后关节痛""产后痹证""产后痛风"等范畴。

一、病因病机

（一）西医学认识

单纯性关节酸痛由于分娩过度用力、牵拉，使关节周围组织轻度损伤，或产后过早持重、劳动，加重关节损伤，或产后休息不当，过早久站、端坐，使松弛的骶髂韧带未及时恢复而劳损，或产妇产后抵抗力下降，因受凉、受风后引起关节酸痛，或产后营养不足，动用长骨中储存的钙质补充，导致肢体骨骼疼痛不适。关节周围病变常见为滑囊炎、腱鞘炎、纤维组织炎、肩关节周围炎，大多数均由慢性损伤引起。亦可因产褥感染、血栓性静脉炎所致。

（二）中医学认识

产后关节痛是产后气血虚弱或产后发热后，虚损未复，四肢百骸及经脉失养，或此时风、寒、湿之邪乘虚入侵机体，使气血凝滞，经脉阻滞或失养，或产时耗伤肾气，从而导致肢体关节疼痛。

1. 血虚型

产时或产后失血过多，或素体血虚，复因产时失血耗气，四肢百骸空虚，经脉、关节失于濡养，以致肢体麻木、酸楚、疼痛，或血虚气弱，气虚运血无力，迟滞而痛。

2. 外感型

产后气血俱虚，百节开张，卫阳不固，腠理不密，若生活起居不慎，风寒湿邪乘虚而入，留滞经络、关节，使气血运行受阻，瘀滞而痛。

3. 血瘀型

产后余血未净，留滞经脉，或因难产手术耗伤气血，或因寒、因热，致血行不畅，瘀阻经脉、关节，发为疼痛。

4. 肾虚型

素体肾虚，复因产伤，耗伤精血肾气，腰为肾之府，膝属肾，足跟为肾经所过，肾虚失于濡养，故腰膝痛、身痛、足跟痛。

二、临床诊断

（一）辨病诊断

①单纯性关节酸痛，多因受风、受凉后引起关节酸痛。产妇无发热，关节周围无红肿热痛，经休息后可缓解。

②关节病变具有游走性，可累及各大关节部位，关节有红、肿、热、痛及全身发热等。多数有急性发作史。急性炎症消退后，关节功能完全恢复，不遗留关节强直和畸形，常反复发作。

③关节周围病变主要症状为肩部关节疼痛，急性期可有局部肿胀，并有活动受限。

（二）辨证诊断

1. 血虚型

（1）临床证候　产褥期，遍身关节酸楚、疼痛、麻木，遇劳则重，恶露色淡、质稀，面色无华，皮肤不泽，头晕心悸，气短懒言，舌质淡，苔薄白，脉细无力。

（2）辨证要点　产褥期遍身关节酸楚，疼痛麻木，遇劳则重，脉细无力。

2. 外感型

（1）临床证候　肢体关节疼痛，屈伸不利，项背不舒，恶寒拘急，或痛无定处，历节游走，或痛有定处，疼痛剧烈，或肢体肿胀、麻木、重着，活动不便，舌质淡，苔薄白，脉浮紧。

（2）辨证要点　肢体关节疼痛，屈伸不利，恶寒拘急，脉浮紧。

3. 血瘀型

（1）临床证候　产后肢体关节胀痛，或掣痛，或刺痛，下肢尤重，关节屈伸不利，甚或不能行走，或见恶露不畅或不绝，有血块，小腹疼痛，面紫唇暗，舌质暗，有瘀点或瘀斑，苔薄白，脉弦细。

（2）辨证要点　产后肢体关节胀痛，或掣痛，或刺痛，面紫唇暗，舌质暗，有瘀点或瘀斑，脉弦涩。

4. 肾虚型

（1）临床证候　产后腰背酸痛，足跟痛，两腿无力，头晕耳鸣，夜尿多，面色晦暗，舌质淡，苔薄白，脉沉细无力。

（2）辨证要点 产后腰背酸痛，足跟痛，两腿无力，头晕耳鸣，舌质淡，苔薄白，脉沉细无力。

三、临床治疗

（一）提高临床疗效的要素

1.勿忘于产后，重在补气养血

产后关节痛多由产时或产后失血过多，气血亏虚，四肢百骸空虚，经脉关节失养而致肢体疼痛、麻木，因此补养气血，气血盛，经脉充，则全身关节通利。同时正气盛，则邪不可干，风、寒、湿邪无孔而入。

2.勿拘于产后，祛风散寒除湿

产后关节痛应审查病因，针对感邪性质不同，采用祛风、散寒、除湿之法，祛风、寒散、湿除，气血运行通畅，则痹痛自止。

（二）辨病治疗

①产后充分休息，注意保暖，增加营养，增强机体抵抗力。

②局部物理治疗。

③疼痛重时可给予止痛、抗炎类药物。如布洛芬0.2g，每日3次，口服。

（三）辨证治疗

1.辨证施治

（1）血虚型

治法：补益气血，温经通络。

方药：黄芪桂枝五物汤加味。黄芪、桂枝、白芍、生姜、大枣、鸡血藤、当归、秦艽、桑寄生。

加减：若肩部疼痛重者，加片姜黄；偏上肢痛者，加桑枝；偏下肢疼痛者，加川牛膝。

（2）外感型

治法：养血祛风，散寒除湿。

方药：独活寄生汤加减。独活、桑寄生、秦艽、防风、细辛、白芍、川芎、熟地黄、杜仲、牛膝、茯苓、桂心、当归、党参、甘草。

加减：若风胜者，加羌活；若寒胜者，加草乌；若湿胜者，加苍术、木瓜。

（3）血瘀型

治法：活血通络止痛。

方药：身痛逐瘀汤加减。秦艽、川芎、桃仁、红花、羌活、制没药、当归、五灵脂、香附、牛膝、地龙。

（4）肾虚型

治法：补肾强腰，壮筋骨。

方药：养荣壮肾汤加加减。秦艽、熟地黄。当归、川芎、独活、肉桂、防风、杜仲、续断、桑寄生、秦艽、熟地黄、生姜。

2.外治疗法

（1）外敷疗法 白胡椒10g，杉木炭30g，共研末，用糯米稀粥趁热调成糊状，敷于患处，外用塑料布裹好，绷带包扎。用于各型产后关节痛。

（2）针刺疗法

①血虚：取脾俞、膈俞、阴陵泉、足三里穴。施补法。

②血瘀：取膈俞、血海、气海、阿是穴。膈俞、血海施泻法；气海施补法，阿是穴用三棱针刺络，闪火法拔罐以排瘀血。

③外感：取风池、曲池、膈俞、阴陵泉穴。施泻法。

④肾虚：取大杼、肾俞、命门、关元、三阴交穴。施补法。

（3）推拿

①血虚：治宜益气养血，温经通络。取脾俞、肺俞、肾俞、外关、肩井、天宗、缺盆、膻中、足三里、委中、昆仑、中极穴。患者坐位，以拇指点按脾俞、肺俞、肾俞；施用揉拿手三阳法，揉拿手三阴法，点按外关、肩井、天宗。患者仰卧位，施

用晨笼解罩法，点按缺盆、膻中；施用提拿足三阳法、提拿足三阴法，点按足三里、委中、昆仑、中极。

②外感：治宜祛风散寒除湿，疏通经络。取风门、天宗、肩井、昆仑、承山、阳陵泉、足三里、解溪、环跳穴。患者俯卧位，施用搓运夹脊法，点按风门、天宗、肩井；施用理腰三击掌跪点双窝法。患者仰卧位，施用揉拿手三阴法、揉拿手三阳法、提拿足三阴法、提拿足三阳法，点按昆仑、承山、阳陵泉、足三里、解溪、环跳等。

（4）中药局部熏洗　青风藤、海风藤、络石藤各30g，威灵仙15g，秦艽20g，人参、川乌、制何首乌各10g，当归60g，水煎，熏洗双手，每次30分钟，每日2次。治疗产后身痛、关节痛。

（5）中药熏蒸法　采用中药（处方：鸡血藤、防风、独活、羌活、当归）熏蒸配合穴位（血海、足三里、三阴交、太冲）按摩治疗。治疗产后身痛、关节痛。

（6）热敷法　取荆芥、防风、乌梅各30g，水煎2次取混合液约100ml，再加入新水5000ml加热至患者能够耐受为度。用毛巾浸取药液热敷患处，每次30分钟左右，若药液变凉，可再加热继续洗用。敷后局部用清水清洗干净，嘱患者卧床休息，注意保暖防寒。

3. 单方验方

①如神汤：当归、延胡索、桂心各等份，水煎服。用于血瘀型关节痛。

②鸡血藤汤：鸡血藤25g，黄芪25g，桂枝15g，当归15g。水煎服，每日2次。功能益气养血，温经通络。适用于气血亏虚，血脉寒凝而致的产后身痛。

③续断补肾汤：续断25g，川芎15g，独活15g，防风15g。适用于产后由肾虚所致的腰膝疼痛。

④益肾壮筋汤：续断25g，狗脊20g，淫羊藿20g，络石藤20g。功能强腰壮筋。适用于产后由肾虚所致的腰膝及足跟痛。

⑤鹿地补肾汤：鹿角霜15g，熟地黄20g，羌活15g，海风藤20g。适用于产后腰膝疼痛，甚则难以俯仰。

（四）医家诊疗经验

1. 赵纪刚

赵纪刚认为产后身痛多由产后气血亏虚，风邪乘虚而入，侵犯肌肉关节而致身痛，故治疗以补气养血，祛风通络为主。药用黄芪、当归、川牛膝、防风、川续断、桑寄生、制川乌（先煎）、甘草、乌梢蛇。头痛明显者加蔓荆子、川芎；上肢痛甚者加桑枝、羌活、腰痛、足跟痛甚者加杜仲、蚕沙；两肋胀满、叹息者加柴胡、白芍、枳实；下肢疼痛者加独活、木瓜、薏苡仁；痛如针刺者加桃仁、红花。每日1剂，水煎服。

2. 楼文根

楼文根治疗产后身痛必养冲通督兼顾。冲脉盛，督脉通，十二经络得以滋养，气血运行周身，而诸痛自己。楼文根用乌梅二鹿汤治疗。方中乌梅味酸，有敛肝、养血、养筋舒络之功。鹿角片咸温，有温阳补肾、通养督脉之效。一阴一阳，一敛一散，养冲通督。当归、乌药养血调冲，鹿衔草强筋骨、止痹痛，黄芪合当归补气生血，甘草合芍药缓急止痛，立方之意在养阴血而滋冲脉，补肾阳而通督脉，使阴阳恢复平衡，气血运行舒畅，则身痛自愈。

3. 赵良清

赵良清认为产后身痛多因产后气血亏虚，风、寒、湿邪乘虚而入，经脉阻滞，不通则痛，故治疗以补气养血祛风，温经散寒除湿为治疗大法，选用独活寄生汤加减，药为独活、桑寄生、秦艽、牛膝、当归、鸡血藤各12g，杜仲、白芍各15g，肉桂、人参各 10g，细辛（后入）4g 组成。上肢疼痛者加桑枝 15g；下肢疼痛者加木瓜 12g，威灵仙 15g；肢体冷痛者加炮附子 12g；关节屈伸不利者加木瓜 15g；恶露量多有块者加益母草 15g，水煎服，每日 1 剂，2 次分服，服药 6~18 剂而愈。

五、预后转归

产后关节痛者若治疗及时可痊愈，若误治、失治，则往往迁延数月、数年，甚则可导致残疾。

六、预防调护

（一）预防

纠正妊娠期贫血，同时加强体格锻炼，保持心情舒畅乐观。

（二）调护

注意产褥期卫生和产后护理，要避免居住在寒冷潮湿的环境中，注意起居冷暖，防止外邪侵袭。

（三）食疗

1. 葱姜糖水

生姜 20g，葱白 3 根，红糖适量，先煎葱姜，煎 15 分钟加红糖，温服。每日 2 次，连服 3~4 日。用于外感型产后关节痛。

2. 黑豆糖粥

黑豆 500g，大米 500g，红糖适量。先煮黑豆、大米粥，加入红糖，分多次服食。适用于产后由肾虚所致的腰膝疼痛。

3. 归芪羊肉汤

当归 30g，黄芪 30g，生姜 15g，羊肉 500g。羊肉洗净切块，当归、黄芪用干净纱布包好，同放砂锅内加水适量，煮至烂熟，去药渣，分次服食，连服 3~4 日。益气养血，温经通络。适用于气血亏虚，血脉寒凝而致的产后身痛。

七、专方选要

1. 温经除痹汤

生黄芪 15g，当归 10g，桂枝 10g，白芍 30g，炒白术 15g，茯苓 10g，川附子 5g，防风 10g，老鹳草 15g，桑寄生 15g，红花 10g，甘草 10g。上肢疼痛者，加片姜黄、羌活；下肢疼痛者，加独活、川牛膝；风盛游走不定者，加秦艽、木瓜；冷痛剧烈者，加川草乌；湿重者，加生薏苡仁、泽泻；肝肾不足者，加淫羊藿、墨旱莲；瘀血重者，加川芎、桃仁等。［孙国民. 江苏中医药，2005，26（10）：49.］

2. 当归四逆汤加味

桂枝、细辛、制附子、川牛膝各 10g，威灵仙、当归、白芍、通草 15g，黄芪 60g，大枣 20 枚，炙甘草 10g。气虚者加党参；血虚者加鸡血藤；血瘀者加益母草；肾虚者加杜仲、川续断。服药后将药渣置布袋内热敷疼痛部位，以加强温经通络、活血祛瘀、散寒止痛作用。［许雪梅. 中医正骨，2008，20（8）：22.］

3. 补血阳和汤

黄芪 30~60g，当归 15~30g，麻黄 6~12g，肉桂 6~10g，白芥子 6~12g，鹿角胶 15~30g，熟地黄 15~30g，炙甘草 10g，黄酒 30~60ml。气虚重者加党参或人参；血虚重者加阿胶、胎盘；血瘀者加川芎、桃仁、红花；寒重者加细辛、附子、五加皮；上肢及肩背痛重加姜黄、桂枝、威灵仙；下肢及脚跟痛重加牛膝、透骨草、桑寄生；腰部痛重者加续断、杜仲、狗脊、补骨脂；多部位痛者加川芎、鸡血藤、寻骨风、制乳香、没药；食欲不佳者加砂仁、鸡内金、陈皮。［李家生. 辽宁中医杂志，2010，37（4）：683.］

4. 补血通痹汤

阿胶 15g（烊化），黄芪 15g，桂枝 15g，当归 20g，熟地黄 20g，鸡血藤 20g，黄酒50ml，生姜6g，大枣5个。血瘀关节肌肉刺痛明显者加炒穿山甲9g；气虚乏力身困明显者加太子参15g；阳虚畏风寒明显者加淫羊藿20g，制附子6g；肾虚腰膝酸软耳鸣明显者加女贞子15g，制何首乌20g，杜仲20g；风胜者加防风15g，羌活15g。[郭永昌. 中外医疗, 2012（20）：124.]

5. 养血通痹汤

阿胶10g（烊化），熟地黄20g，黄芪15g，桂枝12g，当归20g，鸡血藤20g，生姜3片，大枣3枚，黄酒50ml。血瘀明显者加炒穿山甲6g，川芎6g；肾虚者加制何首乌20g；风胜者加防风15g。[王颂歌. 中国中医药现代远程教育, 2013, 11（10）：14.]

主要参考文献

[1] 李家生. 补血阳和汤辨治产后身痛经验探索[J]. 辽宁中医杂志, 2010, 37（4）：683.

[2] 郭永昌. 自拟补血通痹汤治疗产后痹临床观察[J]. 中外医疗, 2012（20）：124.

[3] 王颂歌. 自拟养血通痹汤治疗气血亏虚型产后痹33例[J]. 中国中医药现代远程教育, 2013, 11（10）：14.

附

录

临床常用检查参考值

一、血液学检查

指标			标本类型	参考区间
红细胞（RBC）	男			$(4.0 \sim 5.5) \times 10^{12}/L$
	女			$(3.5 \sim 5.0) \times 10^{12}/L$
血红蛋白（Hb）	新生儿			170~200g/L
	成人	男		120~160g/L
		女		110~150g/L
平均红细胞血红蛋白（MCV）				80~100fl
平均红细胞血红蛋白（MCH）				27~34pg
平均红细胞血红蛋白浓度（MCHC）				320~360g/L
红细胞比容（Hct）（温氏法）	男			0.40~0.50L/L
	女			0.37~0.48L/L
红细胞沉降率（ESR）（Westergren 法）	男		全血	0~15mm/h
	女			0~20mm/h
网织红细胞百分数（Ret%）	新生儿			3%~6%
	儿童及成人			0.5%~1.5%
白细胞（WBC）	新生儿			$(15.0 \sim 20.0) \times 10^9/L$
	6个月至 2 岁时			$(11.0 \sim 12.0) \times 10^9/L$
	成人			$(4.0 \sim 10.0) \times 10^9/L$
白细胞分类计数百分率	嗜中性粒细胞			50%~70%
	嗜酸性粒细胞（EOS%）			0.5%~5%
	嗜碱性粒细胞（BASO%）			0~1%
	淋巴细胞（LYMPH%）			20%~40%
	单核细胞（MONO%）			3%~8%
血小板计数（PLT）				$(100 \sim 300) \times 10^9/L$

二、电解质

指标		标本类型	参考区间
二氧化碳结合力（CO_2-CP）	成人	血清	22~31mmol/L
钾（K）			3.5~5.5mmol/L
钠（Na）			135~145mmol/L
氯（Cl）			95~105mmol/L
钙（Ca）			2.25~2.58mmol/L
无机磷（P）			0.97~1.61mmol/L

三、血脂血糖

指标		标本类型	参考区间
血清总胆固醇（TC）	成人	血清	2.9~6.0mmol/L
低密度脂蛋白胆固醇（LDL-C）（沉淀法）			2.07~3.12mmol/L
血清三酰甘油（TG）			0.56~1.70mmol/L
高密度脂蛋白胆固醇（HDL-C）（沉淀法）			0.94~2.0mmol/L
血清磷脂			1.4~2.7mmol/L
α-脂蛋白			男性（517±106）mg/L
			女性（547±125）mg/L
血清总脂			4~7g/L
血糖（空腹）（葡萄糖氧化酶法）			3.9~6.1mmol/L
口服葡萄糖耐量试验服糖后2小时血糖			＜7.8mmol/L

四、肝功能检查

指标		标本类型	参考区间
总脂酸		血清	1.9~4.2g/L
胆碱酯酶测定（ChE）（比色法）	乙酰胆碱酯酶（AChE）		80000~120000U/L
	假性胆碱酯酶（PChE）		30000~80000U/L
铜蓝蛋白（成人）			0.2~0.6g/L
丙酮酸（成人）			0.06~0.1mmol/L
酸性磷酸酶（ACP）			0.9~1.90U/L
γ-谷氨酰转移酶（γ-GGT）	男		11~50U/L
	女		7~32U/L

指标			标本类型	参考区间
蛋白质类	蛋白组分	清蛋白（A）	血清	40~55g/L
		球蛋白（G）		20~30g/L
		清蛋白/球蛋白比值		（1.5~2.5）：1
	总蛋白（TP）	新生儿		46.0~70.0g/L
		＞3岁		62.0~76.0g/L
		成人		60.0~80.0g/L
	蛋白电泳（醋酸纤维膜法）	α_1球蛋白		3%~4%
		α_2球蛋白		6%~10%
		β球蛋白		7%~11%
		γ球蛋白		9%~18%
乳酸脱氢酶同工酶（LDiso）（圆盘电泳法）		LD_1		（32.7±4.60）%
		LD_2		（45.1±3.53）%
		LD_3		（18.5±2.96）%
		LD_4		（2.90±0.89）%
		LD_5		（0.85±0.55）%
肌酸激酶（CK）（速率法）		男		50~310U/L
		女		40~200U/L
肌酸激酶同工酶		CK-BB		阴性或微量
		CK-MB		＜0.05（5%）
		CK-MM		0.94~0.96（94%~96%）
		CK-MT		阴性或微量

五、血清学检查

指标	标本类型	参考区间
甲胎蛋白（AFP，αFP）	血清	＜25ng/ml（25μg/L）
小儿（3周~6个月）		＜39ng/ml（39μg/L）
包囊虫病补体结合试验		阴性
嗜异性凝集反应		（0~1）：7
布鲁斯凝集试验		（0~1）：40
冷凝集素试验		（0~1）：10
梅毒补体结合反应		阴性

指标		标本类型	参考区间
补体	总补体活性（CH50）（试管法）	血浆	50~100kU/L
补体经典途径成分	C1q（ELISA 法）	血清	0.18~0.19g/L
	C3（成人）		0.8~1.5g/L
	C4（成人）		0.2~0.6g/L
免疫球蛋白	成人		700~3500mg/L
IgD（ELISA 法）	成人		0.6~1.2mg/L
IgE（ELISA 法）			0.1~0.9mg/L
IgG	成人		7~16.6g/L
IgG/ 白蛋白比值			0.3~0.7
IgG/ 合成率			−9.9~3.3mg/24h
IgM	成人		500~2600mg/L
E– 玫瑰花环形成率		淋巴细胞	0.40~0.70
EAC– 玫瑰花环形成率			0.15~0.30
红斑狼疮细胞（LEC）		全血	阴性
类风湿因子（RF）（乳胶凝集法或浊度分析法）		血清	< 20U/ml
外斐反应	OX19		低于 1 : 160
Widal 反应（直接凝集法）	O		低于 1 : 80
	H		低于 1 : 160
	A		低于 1 : 80
	B		低于 1 : 80
	C		低于 1 : 80
结核抗体（TB–G）			阴性
抗酸性核蛋白抗体和抗核糖核蛋白抗体			阴性
抗干燥综合征 A 抗体和抗干燥综合征 B 抗体			阴性
甲状腺胶体和微粒体胶原自身抗体			阴性
骨骼肌自身抗体（ASA）			阴性
乙型肝炎病毒表面抗原（HBsAg）			阴性
乙型肝炎病毒表面抗体（HBsAb）			阴性
乙型肝炎病毒核心抗原（HBcAg）			阴性

指标	标本类型	参考区间
乙型肝炎病毒 e 抗原（HBeAg）	血清	阴性
乙型肝炎病毒 e 抗体（HBeAb）		阴性
免疫扩散法		阴性
植物血凝素皮内试验（PHA）		阴性
平滑肌自身抗体（SMA）		阴性
结核菌素皮内试验（PPD）		阴性

六、骨髓细胞的正常值

指标		标本类型	参考区间
增生程度		骨髓	增生活跃（即成熟红细胞与有核细胞之比约为 20∶1）
粒系细胞分类	原始粒细胞		0~1.8%
	早幼粒细胞		0.4%~3.9%
	中性中幼粒细胞		2.2%~12.2%
	中性晚幼粒细胞		3.5%~13.2%
	中性杆状核粒细胞		16.4%~32.1%
	中性分叶核粒细胞		4.2%~21.2%
	嗜酸性中幼粒细胞		0~1.4%
	嗜酸性晚幼粒细胞		0~1.8%
	嗜酸性杆状核粒细胞		0.2%~3.9%
	嗜酸性分叶核粒细胞		0~4.2%
	嗜碱性中幼粒细胞		0~0.2%
	嗜碱性晚幼粒细胞		0~0.3%
	嗜碱性杆状核粒细胞		0~0.4%
	嗜碱性分叶核粒细胞		0~0.2%
红细胞分类	原始红细胞		0~1.9%
	早幼红细胞		0.2%~2.6%
	中幼红细胞		2.6%~10.7%
	晚幼红细胞		5.2%~17.5%

指标		标本类型	参考区间
淋巴细胞分类	原始淋巴细胞	骨髓	0~0.4%
	幼稚淋巴细胞		0~2.1%
	淋巴细胞		10.7%~43.1%
单核细胞分类	原始单核细胞		0~0.3%
	幼稚单核细胞		0~0.6%
	单核细胞		0~6.2%
浆细胞分类	原始浆细胞		0~0.1%
	幼稚浆细胞		0~0.7%
	浆细胞		0~2.1%
其他细胞	巨核细胞		0~0.3%
	网状细胞		0~1.0%
	内皮细胞		0~0.4%
	吞噬细胞		0~0.4%
	组织嗜碱细胞		0~0.5%
	组织嗜酸细胞		0~0.2%
	脂肪细胞		0~0.1%
分类不明细胞			0~0.1%

七、血小板功能检查

指标		标本类型	参考区间
血小板聚集试验（PAgT）	连续稀释法	血浆	第五管及以上凝聚
	简易法		10~15s 内出现大聚集颗粒
血小板黏附试验（PAdT）	转动法	全血	58%~75%
	玻璃珠法		53.9%~71.1%
血小板第3因子		血浆	33~57s

八、凝血机制检查

指标		标本类型	参考区间
凝血活酶生成试验		全血	9~14s
简易凝血活酶生成试验（STGT）			10~14s
凝血酶时间延长的纠正试验		血浆	加甲苯胺蓝后，延长的凝血时间恢复正常或缩短 5s 以上
凝血酶原时间（PT）		全血	30~42s
凝血酶原消耗时间（PCT）	儿童		> 35s
	成人		> 20s
出血时间（BT）		刺皮血	（6.9±2.1）min，超过 9min 为异常
凝血时间（CT）	毛细管法（室温）	全血	3~7min
	玻璃试管法（室温）		4~12min
	塑料管法		10~19min
	硅试管法（37℃）		15~32min
纤维蛋白原（FIB）		血浆	2~4g/L
纤维蛋白原降解产物（PDP）（乳胶凝聚法）			0~5mg/L
活化部分凝血活酶时间（APTT）			30~42s

九、溶血性贫血的检查

指标		标本类型	参考区间
酸化溶血试验（Ham 试验）		全血	阴性
蔗糖水试验			阴性
抗人球蛋白试验（Coombs 试验）	直接法	血清	阴性
	间接法		阴性
游离血红蛋白			< 0.05g/L
红细胞脆性试验	开始溶血	全血	4.2~4.6g/L NaCl 溶液
	完全溶血		2.8~3.4g/L NaCl 溶液
热变性试验（HIT）		Hb 液	< 0.005
异丙醇沉淀试验		全血	30min 内不沉淀
自身溶血试验			阴性
高铁血红蛋白（MetHb）			0.3~1.3g/L
血红蛋白溶解度试验			0.88~1.02

十、其他检查

指标		标本类型	参考区间
溶菌酶（lysozyme）		血清	0~2mg/L
铁（Fe）	男（成人）	血清	10.6~36.7μmol/L
	女（成人）		7.8~32.2μmol/L
铁蛋白（FER）	男（成人）		15~200μg/L
	女（成人）		12~150μg/L
淀粉酶（AMY）（麦芽七糖法）			35~135U/L
		尿	80~300U/L
尿卟啉		24h 尿	0~36nmol/24h
维生素 B_{12}（VitB_{12}）		血清	180~914pmol/L
叶酸（FOL）			5.21~20ng/ml

十一、尿液检查

指标			标本类型	参考区间
比重（SG）			尿	1.015~1.025
蛋白定性	磺基水杨酸			阴性
	加热乙酸法			阴性
蛋白定量（PRO）	儿童		24h 尿	< 40mg/24h
	成人			0~80mg/24h
尿沉渣检查	白细胞（LEU）		尿	< 5 个 /HP
	红细胞（RBC）			0~3 个 /HP
	扁平或大圆上皮细胞（EC）			少量 /HP
	透明管型（CAST）			偶见 /HP
尿沉渣 3h 计数	白细胞（WBC）	男	3h 尿	< 7 万 /h
		女		< 14 万 /h
	红细胞（RBC）	男		< 3 万 /h
		女		< 4 万 /h
	管型			0/h

指标			标本类型	参考区间
尿沉渣 12h 计数	白细胞及上皮细胞		12h 尿	＜ 100 万
	红细胞（RBC）			＜ 50 万
	透明管型（CAST）			＜ 5 千
	酸度（pH）			4.5~8.0
中段尿细菌培养计数			尿	＜ 10^6 菌落 /L
尿胆红素定性				阴性
尿胆素定性				阴性
尿胆原定性（UBG）				阴性或弱阳性
尿胆原定量			24h 尿	0.84~4.2μmol/（L·24h）
肌酐（CREA）	成人	男		7~18mmol/24h
		女		5.3~16mmol/24h
肌酸（creatine）	成人	男		0~304μmol/24h
		女		0~456μmol/24h
尿素氮（BUN）				357~535mmol/24h
尿酸（UA）				2.4~5.9 mmol/24h
氯化物（Cl）	成人	以 Cl⁻ 计		170~255mmol/24h
		以 NaCl 计		170~255mmol/24h
钾（K）	成人			51~102mmol/24h
钠（Na）	成人			130~260mmol/24h
钙（Ca）	成人			2.5~7.5mmol/24h
磷（P）	成人			22~48mmol/24h
氨氮				20~70mmol/24h
淀粉酶（Somogyi 法）			尿	＜ 1000U/L

十二、肾功能检查

指标			标本类型	参考区间
尿素（UREA）			血清	1.7~8.3mmol/L
尿酸（UA）（成人酶法）	成人	男		150~416μmol/L
		女		89~357μmol/L

指标			标本类型	参考区间
肌酐（CREA）	成人	男	血清	53~106μmol/L
		女		44~97μmol/L
浓缩试验	成人		尿	禁止饮水 12h 内每次尿量 20~25ml，尿比重迅速增至 1.026~1.035
	儿童			至少有一次比重在 1.018 或以上
稀释试验				4h 排出所饮水量的 0.8~1.0，而尿的比重降至 1.003 或以下
尿比重 3 小时试验			尿	最高尿比重应达 1.025 或以上，最低比重达 1.003，白天尿量占 24 小时总尿量的 2/3~3/4
昼夜尿比重试验				最高比重＞1.018，最高与最低比重差≥0.009，夜尿量＜750ml，日尿量与夜尿量之比为（3~4）:1
酚磺肽（酚红）试验（FH 试验）	静脉滴注法			15min 排出量＞0.25
				120min 排出量＞0.55
	肌内注射法			15min 排出量＞0.25
				120min 排出量＞0.05
内生肌酐清除率（Ccr）	成人		24h 尿	80~120ml/min
	新生儿			40~65ml/min

十三、妇产科妊娠检查

指标			标本类型	参考区间
绒毛膜促性腺激素（hCG）			尿或血清	阴性
绒毛膜促性腺激素（HCG STAT）（快速法）	男（成人）		血清，血浆	无发现
	女（成人）	妊娠 3 周		5.4~7.2IU/L
		妊娠 4 周		10.2~708IU/L
		妊娠 7 周		4059~153767IU/L
		妊娠 10 周		44186~170409IU/L
		妊娠 12 周		27107~201615IU/L
		妊娠 14 月		24302~93646IU/L
		妊娠 15 周		12540~69747IU/L
		妊娠 16 周		8904~55332IU/L
		妊娠 17 周		8240~51793IU/L
		妊娠 18 周		9649~55271IU/L

十四、粪便检查

指标	标本类型	参考区间
胆红素（IBL）		阴性
氮总量		< 1.7g/24h
蛋白质定量（PRO）	粪便	极少
粪胆素		阴性
粪胆原定量		68~473μmol/24h
粪重量	粪便	100~300g/24h
细胞		上皮细胞或白细胞偶见 /HP
潜血		阴性

十五、胃液分析

指标		标本类型	参考区间
胃液分泌总量（空腹）			1.5~2.5L/24h
胃液酸度（pH）			0.9~1.8
五肽胃泌素胃液分析	空腹胃液量		0.01~0.10L
	空腹排酸量		0~5mmol/h
	最大排酸量	胃液	3~23mmol/L
细胞			白细胞和上皮细胞少量
细菌			阴性
性状			清晰无色，有轻度酸味含少量黏液
潜血			阴性
乳酸（LACT）			阴性

十六、脑脊液检查

指标		标本类型	参考区间
压力（卧位）	成人		80~180mmH_2O
	儿童		40~100mmH_2O
性状		脑脊液	无色或淡黄色
细胞计数			（0~8）× 10^6/L（成人）
葡萄糖（GLU）			2.5~4.4mmol/L
蛋白定性（PRO）			阴性

指标		标本类型	参考区间
蛋白定量（腰椎穿刺）			0.2~0.4g/L
氯化物（以氯化钠计）	成人	脑脊液	120~130mmol/L
	儿童		111~123mmol/L
细菌			阴性

十七、内分泌腺体功能检查

指标			标本类型	参考区间
血促甲状腺激素（TSH）（放免法）			血清	2~10mU/L
促甲状腺激素释放激素（TRH）				14~168pmol/L
促卵泡成熟激素（FSH）	男		24h 尿	3~25mU/L
	女	卵泡期		5~20IU/24h
		排卵期		15~16IU/24h
		黄体期		5~15IU/24h
		月经期		50~100IU/24h
促卵泡成熟激素（FSH）	男		血清	1.27~19.26IU/L
	女	卵泡期		3.85~8.78IU/L
		排卵期		4.54~22.51IU/L
		黄体期		1.79~5.12IU/L
		绝经期		16.74~113.59IU/L
促肾上腺皮质激素（ACTH）	上午 8:00		血浆	25~100ng/L
	下午 18:00			10~80ng/L
催乳激素（PRL）	男		血清	2.64~13.13μg/L
	女	绝经前（<50 岁）		3.34~26.72μg/L
		黄体期（>50 岁）		2.74~19.64μg/L
黄体生成素（LH）	男		血清	1.24~8.62IU/L
	女	卵泡期		2.12~10.89IU/L
		排卵期		19.18~103.03IU/L
		黄体期		1.2~12.86IU/L
		绝经期		10.87~58.64IU/L

指标			标本类型	参考区间
抗利尿激素（ADH）（放免）			血浆	1.4~5.6pmol/L
生长激素（GH）（放免法）	成人	男	血清	＜2.0μg/L
		女		＜10.0μg/L
	儿童			＜20.0μg/L
反三碘甲腺原氨酸（rT_3）（放免法）				0.2~0.8nmol/L
基础代谢率（BMR）			—	−0.10~+0.10（−10%~+10%）
甲状旁腺激素（PTH）（免疫化学发光法）			血浆	12~88ng/L
甲状腺 ^{131}I 吸收率	3h ^{131}I 吸收率		—	5.7%~24.5%
	24h ^{131}I 吸收率		—	15.1%~47.1%
总三碘甲腺原氨酸（TT_3）			血清	1.6~3.0nmol/L
血游离三碘甲腺原氨酸（FT_3）				6.0~11.4pmol/L
总甲状腺素（TT_4）				65~155nmol/L
游离甲状腺素（FT_4）（放免法）				10.3~25.7pmol/L
儿茶酚胺总量			24h 尿	71.0~229.5nmol/24h
香草扁桃酸	成人			5~45μmol/24h
游离儿茶酚胺	多巴胺		血浆	血浆中很少被检测到
	去甲肾上腺素（NE）			0.177~2.36pmol/L
	肾上腺素（AD）			0.164~0.546pmol/L
血皮质醇总量	上午 8:00			140~630nmol/L
	下午 16:00			80~410nmol/L
5-羟吲哚乙酸（5-HIAA）	定性		新鲜尿	阴性
	定量		24h 尿	10.5~42μmol/24h
尿醛固酮（ALD）				普通饮食：9.4~35.2nmol/24h
血醛固酮（ALD）	普通饮食（早6时）	卧位	血浆	（238.6±104.0）pmol/L
		立位		（418.9±245.0）pmol/L
	低钠饮食	卧位		（646.6±333.4）pmol/L
		立位		（945.6±491.0）pmol/L
肾小管磷重吸收率			血清/尿	0.84~0.96
肾素	普通饮食	立位	血浆	0.30~1.90ng/（ml·h）
		卧位		0.05~0.79ng/（ml·h）
	低钠饮食	卧位		1.14~6.13ng/（ml·h）

指标			标本类型	参考区间
17-生酮类固醇	成人	男	24h 尿	34.7~69.4μmol/24h
		女		17.5~52.5μmol/24h
17-酮类固醇总量（17-KS）	成人	男		34.7~69.4μmol/24h
		女		17.5~52.5μmol/24h
血管紧张素Ⅱ（AT-Ⅱ）		立位	血浆	10~99ng/L
		卧位		9~39ng/L
血清素（5-羟色胺）（5-HT）			血清	0.22~2.06μmol/L
游离皮质醇			尿	36~137μg/24h
（肠）促胰液素			血清、血浆	（4.4±0.38）mg/L
胰高血糖素	空腹		血浆	空腹：17.2~31.6pmol/L
葡萄糖耐量试验（OGTT）	口服法	空腹	血清	3.9~6.1mmol/L
		60min		7.8~9.0mmol/L
		120min		＜7.8mmol/L
		180min		3.9~6.1mmol/L
C 肽（C-P）	空腹			1.1~5.0ng/ml
胃泌素			血浆空腹	15~105ng/L

十八、肺功能

指标		参考区间
潮气量（TC）	成人	500ml
深吸气量（IC）	男性	2600ml
	女性	1900ml
补呼气容积（ERV）	男性	910ml
	女性	560ml
肺活量（VC）	男性	3470ml
	女性	2440ml
功能残气量（FRC）	男性	（2270±809）ml
	女性	（1858±552）ml
残气容积（RV）	男性	（1380±631）ml
	女性	（1301±486）ml

指标		参考区间
静息通气量（VE）	男性	（6663±200）ml/min
	女性	（4217±160）ml/min
最大通气量（MVV）	男性	（104±2.71）L/min
	女性	（82.5±2.17）L/min
肺泡通气量（VA）		4L/min
肺血流量		5L/min
通气/血流（V/Q）比值		0.8
无效腔气/潮气容积（VD/VT）		0.3~0.4
弥散功能（CO吸入法）		198.5~276.9ml/（kPa·min）
气道阻力		1~3cmH$_2$O/（L·s）

十九、前列腺液及前列腺素

指标			标本类型	参考区间
性状			前列腺液	淡乳白色，半透明，稀薄液状
细胞	白细胞（WBC）			＜10个/HP
	红细胞（RBC）			＜5个/HP
	上皮细胞			少量
淀粉样小体				老年人易见到，约为白细胞的10倍
卵磷脂小体				多量，或可布满视野
量				数滴至1ml
前列腺素（PG）（放射免疫法）	PGA	男	血清	13.3±2.8nmol/L
		女		11.5±2.1nmol/L
	PGE	男		4.0±0.77nmol/L
		女		3.3±0.38nmol/L
	PGF	男		0.8±0.16nmol/L
		女		1.6±0.36nmol/L

二十、精液

指标	标本类型	参考区间
白细胞	精液	< 5 个 /HP
活动精子百分率		射精后 30~60min 内精子活动率为 80%~90%，至少 $> 60\%$
精子数		39×10^6/ 次
正常形态精子		$> 4\%$
量		每次 1.5~6.0ml
黏稠度		呈胶冻状，30min 后完全液化呈半透明状
色		灰白色或乳白色，久未排精液者可为淡黄色
酸碱度（pH）		7.2~8.0

《当代中医专科专病诊疗大系》
参 编 单 位

总主编单位

开封市中医院

广州中医药大学第一附属医院

海南省中医院

广东省中医院

河南中医药大学

四川省第二中医医院

执行总主编单位

首都医科大学附属北京中医医院

北京中医药大学深圳医院（龙岗）

中国中医科学院广安门医院

北京中医药大学

安阳职业技术学院

云南省中医医院

常务副总主编单位

中国中医科学院西苑医院

沈阳药科大学

吉林省辽源市中医院

中国中医科学院望京医院

江苏省中西医结合医院

河南中医药大学第一附属医院

中国中医科学院眼科医院

山东中医药大学第二附属医院

北京中医药大学东方医院

四川省中医药科学院中医研究所

山西省中医院

北京中医药大学厦门医院

副总主编单位

辽宁中医药大学附属第二医院

包头市蒙医中医医院

河南大学中医院

重庆中医药学院

浙江中医药大学附属第三医院

天水市中医医院

新疆哈密市中医院（维吾尔医医院）

中国中医科学院西苑医院济宁医院

河南省中医糖尿病医院

黄冈市中医医院

贵州中医药大学

广西中医药大学第一附属医院

辽宁中医药大学第一附属医院

南京中医药大学

三亚市中医院

辽宁中医药大学

辽宁省中医药科学院

青海大学

黑龙江省中医药科学院

湖北中医药大学附属医院

湖北省中医院

安徽中医药大学第一附属医院

汝州市中西医结合医院

湖南中医药大学附属醴陵医院

湖南医药学院

湖南中医药大学

咸宁市中医医院

中国中医科学院

南阳理工学院张仲景国医国药学院

长垣中西医结合医院

成都中医药大学附属医院

成都中医药大学第二附属医院

兰州市中医医院

扬州市中医院

高安市中医医院

馆陶县中医医院

江西中医药大学

辽宁中医药大学附属第三医院

盐城市中医院

河南省人民医院

云南中医药大学

常务编委单位
（按首字拼音排序）

安钢职工总医院

安徽中医药大学第二附属医院

安阳市中西医结合医院

安阳市中医院

安阳市肿瘤医院

百色市中医医院

北海市中医医院

北京市昌平区中西医结合医院

北京市平谷区中医医院

北京中医药大学第三附属医院

澄迈县中医院

赤水市中医医院

重庆市北碚区中医院

重庆市中医院

重庆医科大学中医药学院

重庆医药高等专科学校

重庆中医药学院第一临床学院

德江县民族中医医院

防城港市中医医院

福建中医药大学附属康复医院

广西中医药大学

广西中医药大学第一附属医院（仙葫院区）

广元市中医医院

桂林市中医医院

海口市中医医院

河南省骨科医院

河南省洛阳正骨医院

河南省中西医结合儿童医院

河南省中医药研究院

河南省中医院

河南中医药大学第二附属医院

河南中医药大学第三附属医院

南昌市洪都中医院

南京市中医院

黑龙江省中医医院

湖北省妇幼保健院

湖北省中医院

湖南中医药大学第一附属医院

黄河科技学院附属医院

江苏省中西医结合医院

焦作市中医院

开封市第二中医院

开封市儿童医院

开封市光明医院

开封市中心医院

来宾市中医医院

兰州市西固区中医院

梨树县中医院

辽宁省肛肠医院

聊城市中医医院

洛阳市中医院

南京市溧水区中医院

南京中医药大学苏州附属医院

南阳市骨科医院

南阳张仲景健康养生研究院

南阳仲景书院

内蒙古医科大学

宁波市中医院

宁夏回族自治区中医医院暨中医研究院

宁夏医科大学附属银川市中医医院

平顶山市第二人民医院

平顶山市中医医院

钦州市中医医院

青海大学医学院

山西中医药大学

陕西省中医药研究院

陕西省中医医院

陕西中医药大学第二附属医院

上海市浦东新区光明中医医院

上海中医药大学附属岳阳中西医结合医院

上海中医药大学附属上海市中西医结合医院

上海中医药大学针灸推拿学院

深圳市中医院

沈阳市第二中医医院

苏州市中西医结合医院

天津市中医药研究院附属医院

天津武清泉达医院

天津医科大学总医院

田东县中医医院

温州市中西医结合医院

梧州市中医医院

武穴市中医医院

徐州市中医院

义乌市中医医院

银川市中医医院

英山县人民医院

张家港市中医医院

长春中医药大学附属医院

浙江省中医药研究院基础研究所

镇江市中医院

郑州大学第二附属医院

郑州大学第三附属医院

郑州大学第一附属医院

郑州市中医院

中国疾病预防控制中心传染病预防控制所

中国中医科学院针灸研究所

编委单位

（按首字拼音排序）

安阳市人民医院

鞍山市中医院

白城中医院

北海市人民医院

北京市海淀区医疗资源统筹服务中心

重庆两江新区中医院

重庆市江津区中医院

东港市中医院

福建省立医院

福建中医药大学附属第三人民医院

福建中医药大学附属人民医院

福建中医药大学国医堂

福建中医药大学中医学院

广西中医药大学第一附属医院仁爱分院

广西中医药大学附属国际壮医医院

贵州省第二人民医院

合浦县中医医院

河南科技大学第一附属医院

河南省立眼科医院

河南省眼科研究所

河南省职业病医院

河南医药健康技师学院

鹤壁职业技术学院医学院

滑县中医院

滑县第三人民医院

焦作市儿童医院

焦作市妇女儿童医院

焦作市妇幼保健院

开封市妇幼保健院

开封市苹果园卫生服务中心

开封市中医肛肠病医院

林州市中医院

灵山县中医医院

隆安县中医医院

那坡县中医医院

南乐县中医院

南乐益民医院

南乐中医肛肠医院

南宁市武鸣区中医医院

南阳名仁中医院

南阳市中医院

宁夏回族自治区中医医院

平顶山市第一人民医院

平南县中医医院

濮阳市第五人民医院

濮阳市中医医院

日照市中医医院

融安县中医医院

三门峡市中医院

厦门市中医院

陕西省中医药研究院

商水县中医院

上海仁爱医院

石家庄市中医院

天门市中医医院

尉氏县中医院

温县中医院

温州市中医院

湘潭市中医医院

新乡市中医院

新乡医学院第三附属医院

邢台市中医院

兴安界首骨伤医院

兴化市人民医院

沂源县中医医院

长治市上党区中医院

昭通市中医医院

郑州大学第五附属医院

郑州市金水区总医院

郑州澍青医学高等专科学校

中国人民解放军陆军第83集团军医院

中国中医科学院中医临床基础医学研究所

珠海市中西医结合医院